U0301278

坎贝尔
泌尿外科手册
Campbell-Walsh-Wein Handbook of Urology

主　编　Alan W. Partin　　　　Craig A. Peters
　　　　Louis R. Kavoussi　　　Roger R. Dmochowski
副主编　Christopher S. Cooper　Alexander Gomelsky
　　　　Kirsten L. Greene　　　Robert M. Sweet
主　审　张　旭　杨　勇
主　译　杜　鹏　张树栋　虞　巍
副主译　李宏召　盛锡楠　李　响　李明磊　张雪培
　　　　郝钢跃　王　硕

人民卫生出版社
·北京·

图书在版编目（CIP）数据

坎贝尔泌尿外科手册 /（美）艾伦·W. 帕尔京（Alan W. Partin）等主编；杜鹏，张树栋，虞巍主译 . 一北京：人民卫生出版社，2023.8

ISBN 978-7-117-34822-5

Ⅰ.①坎… Ⅱ.①艾…②杜…③张…④虞… Ⅲ.①泌尿外科学 – 手册 Ⅳ.①R69–62

中国国家版本馆 CIP 数据核字（2023）第 098157 号

| 人卫智网 | www.ipmph.com | 医学教育、学术、考试、健康，购书智慧智能综合服务平台 |
| 人卫官网 | www.pmph.com | 人卫官方资讯发布平台 |

图字：01-2023-2434 号

坎贝尔泌尿外科手册
Kanbeier Miniao Waike Shouce

主　　译：杜　鹏　张树栋　虞　巍
出版发行：人民卫生出版社（中继线 010-59780011）
地　　址：北京市朝阳区潘家园南里 19 号
邮　　编：100021
E - mail：pmph @ pmph.com
购书热线：010-59787592　010-59787584　010-65264830
印　　刷：天津善印科技有限公司
经　　销：新华书店
开　　本：787 × 1092　1/32　印张：26　字数：741 千字
版　　次：2023 年 8 月第 1 版
印　　次：2023 年 8 月第 1 次印刷
标准书号：ISBN 978-7-117-34822-5
定　　价：580.00 元
打击盗版举报电话：010-59787491　E-mail：WQ @ pmph.com
质量问题联系电话：010-59787234　E-mail：zhiliang @ pmph.com
数字融合服务电话：4001118166　　E-mail：zengzhi @ pmph.com

坎贝尔
泌尿外科手册
Campbell-Walsh-Wein Handbook of Urology

主　编	Alan W. Partin	Craig A. Peters
	Louis R. Kavoussi	Roger R. Dmochowski
副主编	Christopher S. Cooper	Alexander Gomelsky
	Kirsten L. Greene	Robert M. Sweet
主　审	张　旭　杨　勇	
主　译	杜　鹏　张树栋　虞　巍	
副主译	李宏召　盛锡楠　李　响　李明磊　张雪培	
	郝钢跃　王　硕	

译　者　（按姓氏笔画排序）

马金超	王　硕	王文杰	王雨思	王朝旭	尤瑞建
艾　青	卢　峣	宁　晨	朱　军	朱照伟	刘　沛
刘　佳	江　彬	许　帅	孙周杰	纪勇鹏	杜　鹏
杜　源	李　响	李　娟	李　新	李　鑫	李宏召
李明磊	李思明	杨　潇	肖若陶	何　梦	何雨竹
余　飞	张建中	张树栋	张展奕	张雪培	陈烁璠
林德富	罗德毅	周　莉	周泽臻	周培敏	孟庆松
赵　强	赵旭鹏	郝钢跃	柳良仁	段佩辰	俞子怡
洪　鹏	洪保安	徐楚潇	殷昊明	高　帆	唐碧霞
黄洋阅	曹煜东	盛锡楠	葛力源	程　强	舒　帆
鄢谢桥	虞　巍	廖邦华			

人民卫生出版社
·北京·

Elsevier (Singapore) Pte Ltd.
3 Killiney Road
#08-01 Winsland House I
Singapore 239519
Tel: (65)6349-0200
Fax: (65)6733-1817

ELSEVIER

译者单位 (按姓氏笔画排序)

马金超　北京大学肿瘤医院
王　硕　北京大学肿瘤医院
王文杰　首都医科大学附属北京儿童医院
王雨思　首都医科大学附属北京儿童医院
王朝旭　首都医科大学附属北京儿童医院
尤瑞建　北京大学肿瘤医院
艾　青　解放军总医院
卢　崚　解放军总医院
宁　晨　首都医科大学附属北京友谊医院
朱　军　北京大学第一医院
朱照伟　郑州大学第一附属医院
刘　沛　首都医科大学附属北京儿童医院
刘　佳　北京大学肿瘤医院
江　彬　解放军总医院
许　帅　首都医科大学附属北京儿童医院
孙周杰　北京大学第一医院
纪勇鹏　北京大学肿瘤医院
杜　鹏　北京大学肿瘤医院
杜　源　首都医科大学附属北京友谊医院
李　响　四川大学华西医院
李　娟　北京大学肿瘤医院
李　新　北京大学第三医院
李　鑫　包头市肿瘤医院
李宏召　解放军总医院
李明磊　首都医科大学附属北京儿童医院
李思明　北京大学肿瘤医院
杨　潇　北京大学肿瘤医院
肖若陶　北京大学第三医院
何　梦　首都医科大学附属北京儿童医院
何雨竹　首都医科大学附属北京儿童医院

余 飞　解放军总医院
张建中　首都医科大学附属北京友谊医院
张树栋　北京大学第三医院
张展奕　北京大学第三医院
张雪培　郑州大学第一附属医院
陈烁璠　首都医科大学附属北京儿童医院
林德富　首都医科大学附属北京儿童医院
罗德毅　四川大学华西医院
周 莉　北京大学肿瘤医院
周泽臻　北京大学第三医院
周培敏　北京大学第一医院
孟庆松　北京大学肿瘤医院
赵 强　北京大学肿瘤医院
赵旭鹏　解放军总医院
郝钢跃　首都医科大学附属北京友谊医院
柳良仁　四川大学华西医院
段佩辰　北京大学第三医院
俞子怡　北京大学肿瘤医院
洪 鹏　北京大学第三医院
洪保安　北京大学肿瘤医院
徐楚潇　北京大学第三医院
殷昊明　北京大学第三医院
高 帆　解放军总医院
唐碧霞　北京大学肿瘤医院
黄洋阅　首都医科大学附属北京儿童医院
曹煜东　北京大学肿瘤医院
盛锡楠　北京大学肿瘤医院
葛力源　北京大学第三医院
程 强　解放军总医院
舒 帆　北京大学第三医院
鄢谢桥　北京大学肿瘤医院
虞 巍　北京大学第一医院
廖邦华　四川大学华西医院

前言

学习是一笔财富,它将伴随你走遍天下。

——中国谚语

随着社会的发展,获取信息的各种形式和渠道变得越来越容易并且迅速,但是知识的获取却并不如此。在信息海量化的当前时代,这既是一种幸福,也是一种挑战,每个人都必须谨慎应对。近十年来,我们修订《坎贝尔泌尿外科学》时,明显感觉到泌尿外科医生对实用知识的需求已经发生了变化,而通过《坎贝尔泌尿外科手册》,我们试图满足这种不断变化的需求。本书提炼了《坎贝尔泌尿外科学》作者丰富的经验和知识,简洁明确地呈现了泌尿外科学临床诊治的关键要素。本书简明的格式可以满足临床泌尿外科学生、住院医生、主治医师或青年学者的需求。同时,本书对知识信息进行充分、有效的审查,用以协助准备医学考试和其他专业知识考评,并为泌尿系统疾病患者临床医护和助学备考提供基本的信息和知识框架。衷心期望本书能够帮助您更好地改善泌尿系统疾病患者的整体治疗效果和健康状态。

编者

作者

Gregory M. Amend, MD
Fellow
Department of Urology
University of California San
　Francisco
San Francisco, California

James Anaissie, MD, BSE
Resident
Scott Department of Urology
Baylor College of Medicine
Houston, Texas

Angela M. Arlen, MD
Associate Professor
Department of Urology
Yale University School of
　Medicine
New Haven, Connecticut

**Ramasamy Bakthavatsalam,
　MS, FRCS (G)**
Professor
Department of Surgery and
　Urology
University of Washington
Seattle, Washington

Michael S. Borofsky, MD
Assistant Professor
Department of Urology
University of Minnesota
Minneapolis, Minnesota

Robert E. Brannigan, MD
*Professor, Director of
　Andrology Fellowship*
Department of Urology
Northwestern University,
　Feinberg School of Medicine
Chicago, Illinois

Benjamin N. Breyer, MD, MAS
*Professor of Urology and
　Epidemiology and
　Biostatistics*
Department of Urology
University of California San
　Francisco
San Francisco, California

Michael C. Chen, MD
Resident Physician
Department of Urology
Kaiser Permanente Southern
　California
Los Angeles Medical Center
Los Angeles, California

Caitlin T. Coco, MD
Fellow
Children's Health Texas
Department of Urology
University of Texas
　Southwestern
Dallas, Texas

**Christopher S. Cooper, MD,
　FAAP, FACS**
*Professor and Vice Chairman
　of Urology*
Department of Urology
University of Iowa;
*Senior Associate Dean of
　Medical Education*
University of Iowa Carver
　College of Medicine
Iowa City, Iowa

Nicholas G. Cost, MD
Associate Professor
Department of Surgery,
　Division of Urology
University of Colorado School
　of Medicine
Aurora, Colorado

Jessica C. Dai, MD
Assistant Instructor
UT Southwestern Medical
　Center
Dallas, Texas

Atreya Dash, MD
Associate Professor
Department of Urology
University of Washington
Seattle, Washington

Richard J. Fantus, MD
Andrology Fellow
Department of Urology
Northwestern University,
　Feinberg School of Medicine
Chicago, Illinois

Alexander Gomelsky, MD
*B.E. Trichel Professor and
　Chairman*
Department of Urology
Louisiana State University
　Health Shreveport
Shreveport, Louisiana

**Kirsten L. Greene, MD,
　MAS, FACS**
Professor and Chair
Department of Urology
University of Virginia
Charlottesville, Virginia

Sumit Isharwal, MD
Assistant Professor
Department of Urology
University of Virginia
Charlottesville, Virginia

Emily F. Kelly, MD
Resident
Department of Urology
Louisiana State University
　Health Shreveport
Shreveport, Louisiana

**Mohit Khera, MD, MBA,
　MPH**
Professor of Urology
Scott Department of Urology
Baylor College of Medicine
Houston, Texas

Aaron Krug, MD
Resident Physician
Department of Urology
Kaiser Permanente Southern
　California
Los Angeles Medical Center
Los Angeles, California

David A. Leavitt, MD
Assistant Professor
Department of Urology
Vattikuti Urology Institute,
　Henry Ford Health System
Detroit, Michigan

**Gina M. Lockwood, MD,
　MS, FAAP**
Assistant Professor
Department of Urology
University of Iowa
Iowa City, Iowa

Alan W. Partin, MD, PhD
Professor and Director
Department of Urology
The Johns Hopkins School
   of Medicine
Baltimore, Maryland

Craig A. Peters, MD
Chief, Pediatric Urology
Children's Health Texas;
Professor of Urology
UT Southwestern
Dallas, Texas

**Lauren H. Poniatowski,
   MD, MS**
Urology Resident
Department of Urology
University of Washington
Seattle, Washington

Polina Reyblat, MD
Chief of Service
Department of Urology
Kaiser Permanente Southern
   California
Los Angeles Medical Center
Los Angeles, California

**W. Stuart Reynolds, MD,
   MPH**
Associate Professor
Department of Urology
Vanderbilt University Medical
   Center
Nashville, Tennessee

Elizabeth Rourke, DO, MPH
*Female Pelvic Medicine
   and Reconstructive Surgery
   Fellow*
Department of Urology
Vanderbilt University Medical
   Center
Nashville, Tennessee

Bogdana Schmidt, MD, MPH
Assistant Professor
Division of Urology
University of Utah
Salt Lake City, Utah

Bradley F. Schwartz, DO, FACS
Professor and Chairman
Department of Urology
Southern Illinois University
   School of Medicine
Springfield, Illinois

Elisabeth Sebesta, MD
*Female Pelvic Medicine and
   Reconstructive Surgery
   Fellow*
Department of Urology
Vanderbilt University Medical
   Center
Nashville, Tennessee

Douglas W. Storm, MD
Associate Professor
Department of Urology
University of Iowa Hospitals
   and Clinics
Iowa City, Iowa

Peter Sunaryo, MD
Fellow
Department of Urology
University of Washington
Seattle, Washington

Robert M. Sweet, MD, FACS
Professor
Department of Urology and Surgery (Joint)
Adjunct Professor
Bioengineering
Chief
Division of Healthcare Simulation Science
University of Washington
Seattle, Washington

Matthew D. Timberlake, MD
Assistant Professor
Urology and Pediatrics
Texas Tech University Health Sciences Center
Lubbock, Texas

Ernest Tong, MD
Resident
Department of Urology
Louisiana State University Health Shreveport
Shreveport, Louisiana

Samuel Washington III, MD
Assistant Professor
Department of Urology
University of California, San Francisco
San Francisco, California

Dana A. Weiss, MD
Assistant Professor
Department of Urology
University of Pennsylvania;
Attending Physician
Department of Urology
The Children's Hospital of Philadelphia
Philadelphia, Pennsylvania

Jonathan T. Wingate, MD
Assistant Professor
Uniformed Services University of the Health Sciences
Madigan Army Medical Center
Tacoma, Washington

目录

第 1 章
泌尿外科患者评估：病史与检查

Lauren H. Poniatowski, Jonathan T. Wingate And Robert M. Sweet

Campbell-Walsh-Wein Urology 第 12 版作者

Sammy E. Elsamra, Erik P. Castle, Christopher E. Wolter, Michael E. Woods, Jay T. Bishoff, Ardeshir R. Rastinehad, Bruce R. Gilbert, Pat F. Fulgham, Michael A. Gorin, and Steven P. Rowe

病史和体格检查

准确的病史收集和体格检查对于评估泌尿外科患者至关重要。可靠且全面地完成此评估可以收集诊断、咨询、治疗和后续步骤所必需的信息。

门诊就诊安排

门诊就诊应该让患者感到舒适，不会引起焦虑。病房或远程医疗访问设置应包括理想的病患位置和能够实现适当的眼神交流。

病史

主诉

主诉是患者寻求泌尿外科治疗的原因，也是就诊的重点。

现病史

现病史（HPI）涵盖与主诉相关的多个因素，目的是进行鉴别诊断。

一般症状　这些症状包括发热、发冷、盗汗、食欲缺乏、体重减轻、疲劳和 / 或嗜睡。

疼痛　引起疼痛的部位、放射痛、缓解因素、诱发因素、严重程度（1 ~ 10 分）和时间（包括发作和随时间的变化）。

- 肾痛（腰痛）　肾痛位于脊柱外侧的同侧肋脊角（CVA）和第12 肋下方，通常向腹部或阴囊、阴唇放射。
- 输尿管疼痛　通常是由于输尿管阻塞引起的，并且可能出现在同侧腹部下象限。疼痛通常是急性发作和间歇性的，可能牵扯阴囊 / 阴茎。
- 膀胱疼痛　这种类型的疼痛可能是由于炎症（膀胱炎）或膀胱扩张（尿潴留）引起的。疼痛位于耻骨上位置，排尿后可能有所改善。
- 前列腺痛　这是一种深部骨盆痛，可能与直肠痛相混淆。通常伴有排尿刺激症状（尿频、尿急、排尿困难）。
- 阴茎痛　阴茎痛的表现多种多样，原因差异很大，包括包皮过长、阴茎损伤、牵涉痛、阴茎海绵体硬结症（佩伦涅病，Peyronie disease）或阴茎异常勃起。
- 阴囊疼痛　这种类型的疼痛可能是浅表的（皮肤）或阴囊内容物。睾丸扭转是泌尿外科急症。

血尿　血尿定义为尿液中存在血液，分为肉眼（可见）、镜检（显微镜检查每高倍镜视野大于 3 个血红细胞）和假性血尿（非泌尿系原因引起的尿红）。了解是否存在相关的排尿症状、吸烟史、化学接触史、外伤、尿路感染或近期泌尿外科手术史。请参阅下面的血尿部分了解更多详情。

下尿路症状（LUTS）　LUTS 在本质上分为梗阻症状和刺激性症状。梗阻症状包括尿频、尿间断、尿不尽、尿无力、尿等待、排尿紧张。刺激性症状包括尿频、尿急、排尿困难或夜尿症，可能由慢性膀胱出口梗阻、膀胱过度活动症、膀胱炎、前列腺炎、膀胱结石或膀胱癌引起。国际前列腺症状评分（IPSS）是 AUA 症状评分加上生活质量评分，是评估 LUTS（表 1-1）的有用工具（参见第 21 章）。

表 1-1　国际前列腺症状评分

症状	从不	<1/5	<1/2	大约 1/2	>1/2	总是	得分
1. 尿不尽 在过去的一个月里，您是否经常有尿不尽感？	0	1	2	3	4	5	
2. 尿频 在过去的一个月里，您两次排尿间隔是否经常小于两小时？	0	1	2	3	4	5	
3. 排尿中断 在过去的一个月里，您是否曾经有间断性排尿？	0	1	2	3	4	5	
4. 尿急 过去一个月，您是否有排尿不能等待的现象？	0	1	2	3	4	5	
5. 尿线变细 在过去的一个月里，您是否经常发现尿线变细？	0	1	2	3	4	5	
6. 排尿费力 在过去的一个月里，您需要用力使劲才能开始排尿？	0	1	2	3	4	5	
	无	1 次	2 次	3 次	4 次	≥5 次	
7. 夜尿 在过去的一个月里，从睡觉到起床，您一般需要起来排尿几次？	0	1	2	3	4	≥5次	
国际前列腺症状总分							
	高兴	满意	大致满意	还可以	不太满意	苦恼	很糟
尿路症状相关的生活质量 如果您今后的生后生中始终伴有现在的排尿症状，您认为如何？	0	1	2	3	4	5	6

摘自 Cockett A, Aso Y, Denis L. Prostate symptom score and quality of life assessment. In: Cockett ATK, Khoury S, Aso Y, et al., eds. Proceedings of the Second International Consultation on Benign Prostatic Hyperplasia (BPH); 27-30 June 1993, Paris, Channel Island: Jersey: Scientific Communication International, 1994: 553-555。

尿失禁

- 压力性尿失禁　伴随增加腹内压的活动不自主的排尿，包括瓦尔萨尔瓦动作（Valsalva maneuver）、咳嗽、打喷嚏、大笑和/或举重物。

- 急迫性尿失禁　与突然的排尿冲动相关的不自主排尿。这通常与膀胱过度活动症、膀胱炎、神经源性膀胱或顺应性差的膀胱有关。

- 混合性尿失禁　患者既有压力性尿失禁又有急迫性尿失禁。

- 持续性失禁　尿液持续漏出，与排尿模式或腹压无关。这通常是由于先天性原因或尿瘘。

- 假性尿失禁　非泌尿系统原因引起的类似尿失禁的症状，如阴道分泌物或阴唇融合导致尿潴留。

- 充溢性尿失禁　由于尿量超过膀胱容量而漏尿。这在膀胱出口梗阻很常见。

- 功能性尿失禁　由于患者行动不便或医疗设施不当导致的漏尿。除此之外，患者泌尿系统解剖/生理正常。请参阅第16章。

　　勃起功能障碍（ED）　ED是指无法达到/维持足以令人满意的性交的阴茎勃起。重要的是获取与勃起的时间和环境因素相关的病史。特征化ED的有效问卷包括国际勃起功能指数（IIEF）和缩写为IIEF-6或男性性健康指数（Shim）。参见第14章。

　　其他泌尿系统疾病　基于泌尿外科的现病史中经常涵盖的其他主题包括性欲减退、射精异常、缺少性高潮、血精症、气尿和/或尿道分泌物。

既往病史/手术史

　　获取完整的病史和手术史（包括既往泌尿生殖系统或腹部手术史）非常重要。必要时获得手术报告。

一般状况

　　作为对接受有挑战的治疗或侵入性治疗的耐受基准。评估患者进行日常生活活动（ADL）、穿衣、饮食、如厕、打扫卫生、做饭、购物、维修房屋以及与家庭和社区互动的能力。可以使用东部肿瘤协作组（ECOG）评分或 Karnofsky 状态评分对患者一般状况进行评估。

用药史

获得完整的用药史，包括泌尿系药物和抗凝剂。同时也要考虑有泌尿系副作用的药物。（表 1-2）

表 1-2　与泌尿系统副作用相关的药物

泌尿系副作用	药物类别	具体药物
性欲减退	抗高血压药	氢氯噻嗪
勃起功能障碍	精神药品	普萘洛尔
		苯二氮䓬类
射精功能障碍	α - 肾上腺素能拮抗剂	哌唑嗪
		坦洛新辛
		α - 甲基多巴
	精神药品	吩噻嗪
		抗抑郁药
异常勃起	抗精神病药	吩噻嗪
	抗抑郁药	曲唑酮
	抗高血压药	肼屈嗪
		哌唑嗪
精子减少	化疗药物	烷化剂
	有滥用可能的药物	大麻
		酒精
		尼古丁
	影响内分泌功能的药物	抗雄激素
		前列腺素
尿失禁或排尿障碍	直接平滑肌兴奋剂	组胺
		加压素

续表

泌尿系副作用	药物类别	具体药物
	其他	呋塞米
		丙戊酸
	平滑肌松弛剂	地西泮
	横纹肌松弛剂	巴氯芬
尿潴留或排尿障碍症状	抗胆碱能药或肌松药	奥昔布宁
		地西泮
		黄酮
	钙通道阻滞剂	硝苯地平
	抗帕金森病药物	卡比多巴
		左旋多巴
	α-肾上腺素能激动剂	伪麻黄碱
		去氧肾上腺素
	抗组胺药	氯雷他定
		苯海拉明
急性肾衰竭	抗菌药物	氨基糖苷类
		青霉素类
		头孢类
		两性霉素
	化疗药物	顺铂
	其他	非甾体抗炎药
男性乳房发育症	抗高血压药	维拉帕米
	心脏药物	地高辛
	胃肠药	西咪替丁
		甲氧氯普胺
	精神药品	吩噻嗪
	三环类	阿米替林
	抗抑郁药	米帕明

社会史

询问患者住在哪里，谁和患者住在家里，以及该地区是否有家人/朋友。还可以获得职业历史，以了解社会经济状况和可能的职业暴露。以非指责的方式回顾患者的性接触史，例如"您是否与男性、女性或两者发生过性关系？一个性伴侣还是多个性伴侣？"获取药物使用史，包括烟草、酒精、非法药物的使用。这对于在可能的手术/住院期间考虑戒断或应对困难是很重要的。

家族病史

询问泌尿系统情况/疾病/癌症以及出血性疾病、麻醉反应和重要的非泌尿系统情况/疾病/癌症。

系统回顾

与现病史或与主诉相关的其他症状有关的全面的基于系统的检查表。

体格检查

生命体征

收集体温、心率、血压、呼吸频率和疼痛等级。

一般体征

注意疼痛或痛苦的程度、营养状况、外表和自我护理、虚弱，活动能力。寻找与某些疾病状态有关的痕迹。

肾脏

肾脏位于腹膜后，被腰大肌、斜肌、腹膜和横膈膜包绕。对于成年人，检查者将非检查的手放在肋脊角的后方，检查手通过前腹壁触诊肾脏（图1-1）。肾脏通常很难触诊，在检查时看不到（除非患者有很大的肿块或者非常瘦）。检查者通过在

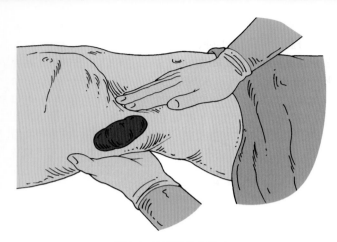

图 1-1　双手法检查肾脏

肋脊角握拳叩击来评估肾脏的疼痛，动作要轻柔。

膀胱

检查膀胱是从耻骨联合水平开始，向上至脐部，通过触诊和叩诊以确定膀胱充盈程度。当膀胱膨胀到耻骨（150ml）以上时，可以触摸到膀胱。在瘦弱的患者中，当膀胱扩张至500ml时，可以看到膀胱。此外，还可以通过双手检查来评估膀胱的活动度和肿瘤分期。

阴茎

检查皮肤的毛发分布、病变、有无包皮（成人可翻起包皮来评估龟头）和 Tanner 分期。评估尿道口（位置、狭窄、有无尿道分泌物）。触诊有无皮下斑块或弯曲。记得在检查结束时复位包皮。

阴囊和内容物

检查阴囊皮肤的毛发分布、损伤和感染。一定要评估整个阴囊到会阴的方向，尤其是那些形动不便或自我护理能力差的人。触诊睾丸的大小、方向、疼痛或肿块。评估鞘膜积液、精索静脉曲张（患者仰卧、站立、Valsalva 站立）。触诊输精管。检查腹股沟疝的方法是用示指在睾丸上滑动，探入阴囊直至外环（图 1-2）。

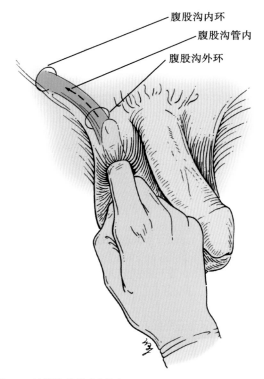

图 1-2　腹股沟管检查（摘自 Swartz MH. Textbook of physical diagnosis. Philadelphia: Saunders, 1989: 376）

直肠指诊

直肠指诊（DRE）用于评估前列腺大小并进行前列腺癌筛查。在定位时，患者应将手或肘部支撑在桌子上，同时将腰部弯曲 90°。另一种选择是双腿在臀部弯曲的侧卧位。然后检查者戴上手套并充分润滑手指向前推进，直到可触及前列腺。正常前列腺光滑且稍微柔软，而出现质硬的结节需要引起注意，可能需要进行活检。双合诊（直肠指诊联合下腹部检查）是为了明确膀胱肿瘤的分期时进行。

女性的盆腔检查

盆腔检查用于评估盆腔器官脱垂、尿失禁、性交痛、尿道或阴道出血以及阴道肿块。视诊应检查外生殖器和阴道口（是否有萎缩性变化、糜烂、溃疡、分泌物、占位病变）。分离小阴唇并检查尿道口有无脱垂、肉阜、增生或囊肿。使用内镜观察阴道并让患者进行瓦尔萨尔瓦动作以评估是否脱垂。如果存在脱垂，应该进行盆腔器官脱垂量化（POP-Q）。检查者通过将惯用手的两根手指放入阴道穹窿并将非惯用手放在下腹部并触诊骨盆肿块或压痛来进行双合诊检查。

实验室检查

尿液分析

尿液分析（UA）是对出现泌尿系统症状的患者进行的一项基本测试。收集标本时，成人应彻底清洁尿道口和周围区域，并收集中段的尿液样本。婴儿和新生儿首选从导管留取的标本。

尿液指标评估

尿液指标的评估包括粗略检查（表 1-3）、试纸化学分析和显微镜分析。

表 1-3　尿色异常的常见原因

颜色	原因
无色	非常稀释的尿液
	过度水化
混浊尿 / 乳白色	高磷酸盐尿
	脓尿
	乳糜尿

续表

颜色	原因
红色	血尿
	血红蛋白尿 / 肌红蛋白尿
	甜菜和黑莓中的花青素
	慢性铅和汞中毒
	酚酞（在排便器中）
	吩噻嗪类（如甲哌氯奥沙普秦）
	利福平
橙色	脱水
	非那吡啶（马洛芬）
	柳氮磺吡啶（阿司匹林）
黄色	正常
	非那西汀
	维生素 B_2
蓝绿色	胆绿素
	吲哚尿症（色氨酸吲哚代谢物）
	阿米替林（依拉韦尔）
	靛蓝胭脂红
	亚甲基蓝
	酚类（如 IV 西咪替丁，IV 异奥沙普秦）
	间苯二酚
	氨苯蝶啶
棕色	尿胆素原
	卟啉症
	芦荟、蚕豆和大黄
	氯喹和伯氨喹
	呋喃唑酮
	甲硝唑
	呋喃妥因

续表

颜色	原因
棕黑色	尿黑酸尿症
	出血
	黑色素
	酪氨酸沉着症（羟苯丙酮酸）
	鼠李皮、番泻叶（泻药）
	美索巴莫
	甲基多巴
	山梨糖醇

IV，静脉注射。

摘自 Hanno PM, Wein AJ. A clinical manual of urology. Norwalk, CT: Appleton-Century-Crofts, 1987:67。

尿比重和渗透性　与患者的水合作用或尿液中溶解的物质的量或肾脏的浓缩能力有关。

- 正常尿比重 1.001～1.035
- ＜1.008：稀释尿，＞1.020：浓缩尿
- 正常渗透压 50～1 200mOsm/L

　　pH　尿液 pH 范围为 4.5～8。通常反映血清 pH

- 平均尿液 pH：5.5～6.5
- 酸性尿液 pH：4.5～5.5
- 碱性尿液 pH：6.5～8

　　血液/血尿　正常尿液中每个高倍镜视野（HPF）含有少于 3 个红细胞。阳性试纸表明存在血尿、血红蛋白尿或肌红蛋白尿。显微镜下检查大于 3RBC/HPF 表明存在镜下血尿。试纸结果需要通过显微镜检查来确认[https://www.auanet.org/guidelines/asymptomatic-microhematuria-（2012-reviewed-for-currency-2016）]。肾源性血尿（与泌尿系统相比）通常与管型和显著蛋白尿有关（表 1-4）。来自肾小球疾病的红细胞通常是畸形的，而小管间质性肾脏疾病和泌尿系统起源的尿红细胞呈圆形。血尿的其他来源包括血管疾病，如动静脉瘘（AVF），这

是由剧烈运动引起的。服用抗凝剂的患者血尿仍需检查。请参阅下面的血尿部分了解更多详情。

表 1-4 肾小球性血尿患者的肾小球病变

疾病	患者
IgA 肾病（伯杰病）	30
系膜增生性 GN	14
局灶节段性增生 GN	13
家族性肾炎（如奥尔波特综合征）	11
膜性 GN	7
系膜毛细血管 GN	6
局灶节段性硬化	4
无法分类	4
系统性红斑狼疮	3
感染后 GN	2
亚急性细菌性心内膜炎	2
其他	4
总计	100

GN，肾小球肾炎；IgA，免疫球蛋白 A。

摘自 Fassett RG, Horgan BA, Mathew TH.（1982）. Detection of glomerular bleeding by phase-contrast microscopy. Lancet, 1（8287）：1432-1434。

白细胞酯酶（LE）和亚硝酸盐 LE 由中性粒细胞产生，表明尿液中存在白细胞（假阳性表明标本被污染）。革兰氏阴性菌将硝酸盐转化为亚硝酸盐，因此亚硝酸盐的存在强烈提示细菌尿。如果样本 LE 呈阳性但亚硝酸盐呈阴性，则应考虑炎症的非感染性原因。

细菌 新鲜未受污染的尿样不应含有细菌。细菌的存在表示 UTI。

酵母 真菌尿更常见于患有糖尿病或阴道念珠菌病且通常是白色念珠菌的患者。

蛋白质 蛋白尿高度怀疑潜在内科肾脏疾病或尿液中异常蛋白质溢出（多发性肌瘤）。如果存在蛋白尿，请考虑肾内科会诊。

葡萄糖和酮体　常用于糖尿病患者的筛查。尿液中检测到肾脏葡萄糖的阈值为血清葡萄糖>180mg/dl。当身体中的碳水化合物来源耗尽，出现机体利用脂肪消耗时，尿液中会发现酮体。

胆红素和尿胆原　正常尿液不含胆红素，仅含有少量尿胆素原。

尿细胞学

当怀疑泌尿系恶性肿瘤时应进行尿液细胞学检查。但不作为筛查工具或对肉眼/显微镜血尿的初步筛查。该测试对高级别尿路上皮细胞癌（UCC）具有高度特异性。

血清研究

肌酐和肾小球滤过率

肌酐和肾小球滤过率（GFR）用于评估基线或当前肾功能，并有助于判断尿路梗阻情况下的肾功能损伤。

前列腺特异性抗原

前列腺特异性抗原（PSA）用于诊断评估前列腺病理学的肿瘤标志物，包括癌症、良性前列腺增生（BPH）和前列腺炎症。

甲胎蛋白、人绒毛膜促性腺激素和乳酸脱氢酶

甲胎蛋白（AFP）、人绒毛膜促性腺激素（hCG）和乳酸脱氢酶（LDH）用于检查睾丸肿物/癌症的血清肿瘤标志物。

内分泌学研究

对疑似性腺功能减退症的男性患者进行检查时，可使用总睾酮、游离睾酮、黄体生成素（LH）、卵泡刺激素（FSH）、催乳素（PRL）和甲状腺素 T4。

甲状旁腺激素

用于检查高钙血症和含钙性肾结石患者。

门诊诊断流程

尿流率测定

用于评估排尿模式，包括对疑似膀胱出口梗阻的检查。获得的信息包括流速、排尿量和排尿曲线／模式。

残余尿

残余尿（PVR）是通过膀胱扫描（肥胖或腹水患者可能不准确）或排尿后导尿测量的膀胱中残余尿量。可接受的量取决于患者；残余尿量在 100ml 以内通常被认为是可接受的范围。

膀胱造影和尿动力学研究

尿动力学研究的组成部分包括膀胱造影、肌电图、尿道压力分布和压力流量研究。该检查用于需要全面检查尿液储存和排尿的患者。

膀胱尿道镜检查

该检查可以使用膀胱软镜直视下观察和评估下尿路情况。

泌尿系影像学检查

影像学检查在泌尿系统疾病的诊断和管理中起着关键作用。

腹部平片　是显示肾、输尿管和膀胱（KUB）的常规放射学研究。平片检查的适应证包括探查片、评估先前成像的残留造影剂、肾结石疾病治疗前后的评估、引流管和支架位置的评估（图 1-3）和／或辅助治疗对泌尿道的钝性或穿透性创伤的调查。

逆行肾盂造影（RPG）　RPG 可以通过逆行注射造影剂使输尿管和肾内集合系统显影（图 1-4）。进行膀胱镜检查，并使用输尿管导管插入输尿管口，注射造影剂后获得可透视图像。可用于评估先天性及获得性的输尿管梗阻、输尿管或肾内集合系统的充盈缺损和畸形，集合系统的显影及扩张有利于经皮肾穿刺，还可以用于寻找血尿原因，结合输尿管镜检查或输尿管

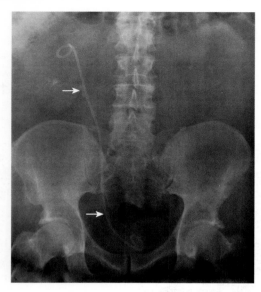

图 1-3   右侧体外冲击波碎石术后 1 周, KUB 显示右
侧输尿管支架旁残留结石碎片(箭头)

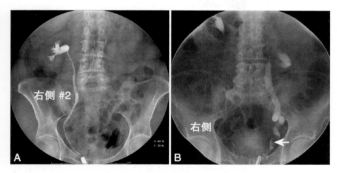

图 1-4   (A)使用 8Fr 锥端输尿管导管和稀释造影剂进行右侧逆
行肾盂造影。输尿管和肾内集合系统正常。(B)使用 8Fr 锥端输
尿管导管进行左侧逆行肾盂造影。左输尿管下段充盈缺陷(箭头)
是一种低度恶性移行细胞癌。输尿管扩张、延长和弯曲是慢性梗
阻的特征

支架置入术，可用于检测尿路上皮癌，此外，还可以评估输尿管或集合系统的损伤情况，包括医源性损伤。

储尿囊造影　该检查适用于有尿流改道史的患者（图1-5）。由于输尿管肠吻合术后尿液可发生回流，在回肠膀胱术后的患者，此检查可以看到输尿管和集合系统。通过造口插入一个小口径导管，然后引入造影剂，即可获得尿路透视图。适应证包括评估感染、血尿、肾功能不全或尿流改道术后

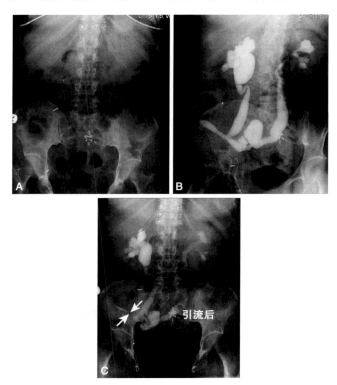

图 1-5　1 例尿道上翻 / 外翻并回肠通道尿流改道患者的尿路图。（A）造影剂注射前的平片。（B）通过放置在回肠通道内的导管进行造影剂后，显示两个输尿管 - 肠吻合口的自由反流。（C）引流后 X 线图像显示近端尿路持续扩张，表明导管机械性阻塞（箭头）

疼痛,监测上尿路是否有肿瘤性梗阻以及评估肠段或储尿囊的完整性。

逆行尿道造影术　这是一项评估前、后尿路的检查（图 1-6）。患者倾斜位置,以评估整个尿路的长度。阴茎略微拉伸,导管插入舟状窝注入造影剂。适应证包括确定尿道狭窄的位置和长度,评估异物,评估阴茎或尿路贯穿伤,评估创伤性肉眼血尿。

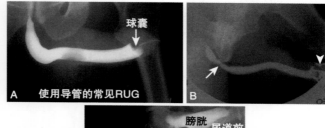

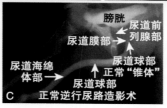

图 1-6　常见的逆行尿路造影显示:（A）逆行尿路造影术的气囊技术;（B）肾夹（箭头）技术,尿道球部狭窄（箭头）;（C）正常的男性尿路结构

排尿性膀胱尿道造影（VCUG）　这是一项用于评估膀胱和尿路解剖、膀胱输尿管反流情况的影像学检查（图 1-7）膀胱通过导尿管充盈造影剂（儿童适量剂量,成人为 200~400ml）。拔除导管后可获得具有排尿和排空后的透视图像（AP 和斜位）。适应证包括评估结构性和功能性膀胱流出道梗阻、尿路和膀胱输尿管反流。

核素闪烁显像

放射性核素显像是评估上尿路梗阻和肾功能的首选方法。

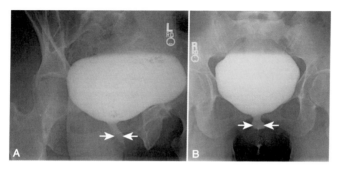

图 1-7　患者女性，行排尿性膀胱尿道造影以评估复发的尿路感染。（A）排尿时的斜位影像显示输尿管中段轮廓增厚（箭头）。（B）停止排尿后，可清楚地看到输尿管憩室向后和中线左侧延伸（箭头）

适应证包括肾血流测量、测定肾功能，评估是否存在尿路梗阻及其程度，以及肾瘢痕的评估。

锝 -99m- 二乙烯三胺五醋酸（^{99m}Tc-DTPA）

- 一种肾小球滤过剂，可用于评估梗阻和肾功能。注射到血液中后，^{99m}Tc-DTPA 完全通过肾小球滤过，并在尿液中排泄而不被重新吸收。
- 由于该试剂的肾脏清除机制，可以用来计算 GFR。
- 这种药物依赖于肾小球滤过率，对肾衰竭患者作用较小。

锝 -99m- 二巯基丁二酸（^{99m}Tc-DMSA）

- 通过肾小球滤过清除，主要定位于肾皮质。
- 有助于识别皮质缺陷和异位肾，以及区分良恶性病变。
- 由于 ^{99m}Tc-DMSA 被近端肾小管细胞保留，该显像剂非常适合用于急性肾盂肾炎和肾脏瘢痕等需要肾皮质显影的情况。
- ^{99m}Tc-DMSA 无法获得有关输尿管或集合系统的有价值的信息。

锝 -99m- 巯基乙酰三甘氨酸（^{99m}Tc-MAG3）

- 主要通过肾小管分泌清除，并通过尿液排泄。
- 用于核素利尿性显像，以诊断上尿路梗阻和评估动态肾功能（图 1-8）。

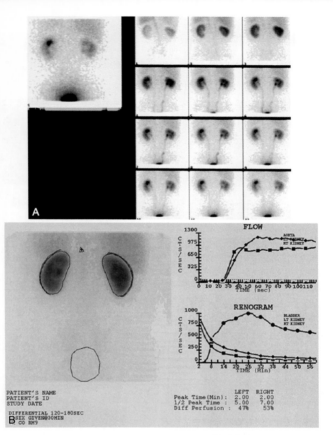

图 1-8 （A）锝 -99m- 巯基乙酰三甘氨酸(^{99m}Tc-MAG3)灌注成
像显示双肾血流正常、迅速、对称。（B）血流时间 - 活度曲线显
示流向双肾的血流基本对称。注意 ^{99m}Tc-MAG3 流动研究中典
型的上升曲线。动态功能图像显示两个肾脏对示踪剂的良好摄
取情况，并迅速显示集合系统。这张肾图显示两个肾脏的活动迅
速达到峰值。图线下坡代表示踪剂从肾脏迅速排出。输出的量
化数据显示，左肾功能差值为 47%，右肾功能差值为 53%。当使
用 ^{99m}Tc-MAG3 时，正常的半衰期小于 20min。左侧的半衰期为
5min，右侧的半衰期为 7min，这与两个肾脏畅通的情况一致

核素利尿性显像

^{99m}Tc-MAG3 肾脏扫描可提供肾功能和上尿路梗阻的相关信息。患者在检查当天应充分补充水分。

药代动力学　^{99m}Tc-MAG3 放射性示踪剂的皮质摄取峰值通常在静脉注射后 3～5min，随后不久肾集合系统出现摄取，在 10～15min 时，膀胱中可以看到放射性示踪剂从尿液中排出。

肾动态显像不同时相　肾动态显像主要包括血流灌注期

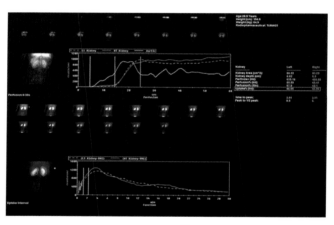

图 1-9　1 例有肾积水病史的患者的 ^{99m}Tc-MAG3 常规肾图被评估为梗阻。在图的上部，一系列每帧 2s 的血流图像显示放射性示踪剂从注射部位向心脏、主动脉 / 肾动脉和肾脏移动。给出了相应的时间 - 活度曲线。白色曲线反映了主动脉的活动，紫色和蓝色曲线反映了肾脏的放射性示踪剂活动。注意这三条线的急剧上升，而且主动脉的活动比肾脏的活动早几秒钟。在图的下半部分，一系列每帧 2min 的图像描绘了放射性示踪剂在肾脏内的活动，因为它过渡到双侧集合系统，然后从输尿管排出。在相应的时间 - 活动曲线中，肾脏内的活动在 3～4min 时达到峰值，然后被冲走，6~9min 后达到半峰。分肾功能在正常范围内，左侧为 46%，右侧为 54%（红色矩形）。没有证据提示梗阻，也没有使用利尿剂呋塞米

及肾功能期（图1-9）。

- 灌注期：测量流向每个单独肾单位的肾血流量，并与主动脉内的血流量进行比较。缓慢上升至峰值的曲线表明流向肾脏的血流不佳，提示肾功能可能不佳。

- 肾功能期：通过比较单个肾脏曲线，可以得到相对肾血流量以及肾功能。一个健康的肾脏会在注射放射性示踪剂后15min内将其自发清除。尿路梗阻时将显示放射性示踪剂滞留。但是有些患者（如以前修复过的梗阻，或输尿管盆腔交界处梗阻），尽管没有梗阻，但也会出现放射性示踪剂从肾盂的延迟清除。

- 为了将这些患者与梗阻患者区分开来，可以在肾脏集合系统活跃的情况下使用利尿剂。半衰期是指肾脏收集排泄能力比服用利尿剂时减少50%所需的时间。使用呋塞米后半衰期少于10min提示扩张型无梗阻，而半衰期超过20min提示梗阻可能性大（图1-10）。半衰期10~20min之间则情况不确定，需要进一步评估。

泌尿系超声检查

超声检查是一种用途广泛且相对便宜的成像手段，它利用超声波（图1-11）提供对泌尿系统器官和结构的实时评估，而不需要接受电离辐射。

肾脏超声检查　图像通过曲线或线性转换器显示。成人肾皮质相对于肝脏呈低回声（图1-12）。肾脏中央回声带是一个高回声区域，包含肾门脂肪组织、血管和集合系统。当患者肥胖、存在肠道气体或其他解剖异常的情况下，肾脏超声检查相对困难。肾脏超声对直径小于2cm的肾脏肿物敏感性较差。

膀胱超声检查　图像经曲线转换器，患者膀胱充盈以充分显影。对膀胱进行矢状位和横断位扫描（图1-13）。可以评估膀胱腔、膀胱壁的形态及厚度，发现损伤、结石、肿瘤的存在，以及从输尿管开口排出尿液的情况（输尿管口喷尿）。

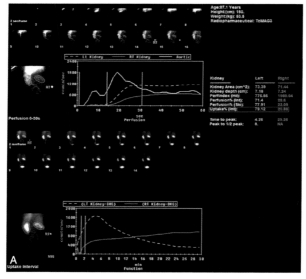

图 1-10　1 例右侧肾梗阻患者 ^{99m}Tc-MAG3 肾图。（A）在面板顶部每帧 2s 的血流图像中，左肾的血流灌注优于右肾。这一点在面板上半部分的时间 - 活动曲线中可以看出，其中代表左肾的青色曲线相对于右肾的紫色曲线具有明显更尖锐的向上划线。由于患者脊柱侧弯导致的主动脉走势异常，导致主动脉白色曲线不规则、不可靠。在面板的下半部分，每帧 2min 的图像显示放射性示踪剂正常通过左肾实质进入集合系统，并引流到膀胱，时间 - 活动曲线上左肾的蓝绿色曲线提示了这一点。右肾看起来较小，中央有一个与肾盂扩张相对应的发光区，在整个过程中表现出越来越多的摄取，进入集合系统的速度非常慢。时间 - 活动曲线中右肾的紫色曲线显示了这一点。分肾功能存在明显异常，左侧为 79%，右侧为 21%（红色矩形）

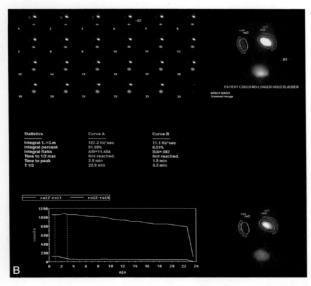

图 1-10(续) （ B）考虑到右肾梗阻的情况，静脉注射呋塞米 40mg。面板上部每帧 1min 的图像显示，使用呋塞米后，左肾集合系统中的放射性示踪剂没有明显清除。这也可以在时间 - 活动曲线上看到，代表左肾的蓝绿色曲线几乎是水平的。对呋塞米缺乏反应是集合系统受阻的诊断依据

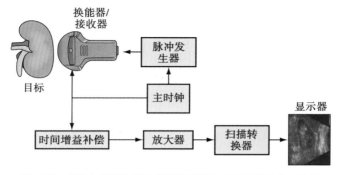

图 1-11 在这个简化的超声成像示意图中,超声波是由主时钟控制的脉冲发生器产生的。对换能器接收到的反射波在体内的振幅和传输时间进行分析,扫描转换器在监视器上产生我们所熟悉的图像,实时灰度级图像是由一系列不断刷新的垂直线生成的

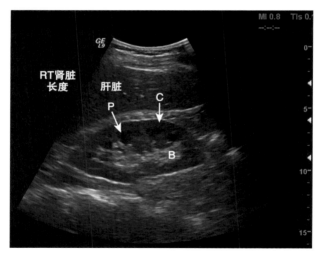

图 1-12 肾脏正中矢状面。注意与皮质(C)相比,肾锥体(P)呈相对低回声。与皮质相比,中央回声带(B)呈高回声。正中矢状面可以最大范围地测量肾一极到另一极的长度。一个好的矢状面可以显示肾脏的水平长轴

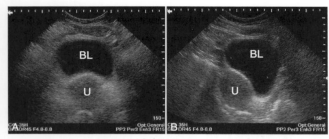

图 1-13 （A）女性患者的膀胱横切面显示子宫（U）。（B）膀胱矢状面显示子宫位于膀胱后方

阴囊超声检查 由于阴囊及其内容物位置浅表，超声检查可提供良好而详细的解剖学信息，包括整个阴囊内容物以及附睾。阴囊超声检查的适应证包括评估阴囊／睾丸肿块、阴囊／睾丸疼痛、阴囊创伤、不育症、阴囊术后的随访，以及评估阴囊空洞及其他异常。彩色或能量多普勒可显示睾丸血流（图 1-14）。

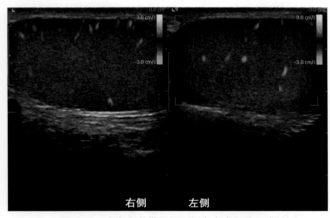

图 1-14 彩色多普勒显示双侧睾丸内血流正常

阴茎和男性尿道的超声检查 适应证包括评估阴茎血管功能障碍、阴茎海绵体纤维化、异物定位、评估尿道狭窄或憩室、评估阴茎疼痛及创伤。阴茎超声最常见的应用是评估勃起功能障碍（ED）和阴茎弯曲。经会阴超声检查可以评估近端尿

路。横向扫描显示背侧和尿路腹侧两个体部（图 1-15）。矢状面显示海绵体呈高回声的双线状结构，代表海绵体动脉。海绵体呈等回声至略低回声，提示内含粘连的尿路。

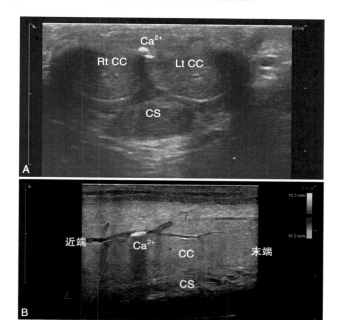

图 1-15 （A）在阴茎中干背侧的横切面上，阴茎海绵体（CC）是背侧可见的成对结构，而尿道海绵体（CS）则在中线腹侧。在两个 CC 之间可见钙化（Ca^{2+}），伴有后方阴影。（B）在矢状面，CC 位于背侧，腹侧可见相对低回声的 CS。在 CC 内，海绵体动脉壁上可见 Ca^{2+}，伴后方阴影

经会阴/经阴唇超声检查 这项研究可以显示女性的膀胱、尿路（尿路憩室、肿瘤或异物）和盆底（图 1-16）。该技术还可用于实时评估压力性尿失禁和盆腔器官脱垂的患者，以及评估尿道悬吊术和盆腔重建术的并发症（悬吊失败、松弛、排尿功能障碍）。

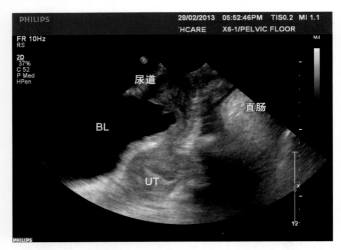

图 1-16　正常女性骨盆在正中矢状面上的经会阴超声检查。前室由膀胱和尿路组成，顶室由阴道和子宫组成，后室为直肠（Image courtesy Lewis Chan, MD）

前列腺经直肠超声检查（TRUS）　这项检查的适应证包括测量前列腺体积、DRE 异常或 PSA 升高、超声引导下前列腺穿刺活检、评估囊肿、前列腺炎、前列腺脓肿、先天性异常、下尿路症状、盆腔疼痛、血精症或不育症（无精症）。TRUS 前先进行直肠指诊，以评估疼痛、狭窄、肿块及出血情况。插入探头，从底部到顶端对前列腺进行全面扫描，包括外周带、移行带、尿路、精囊和直肠壁。前列腺体积通常使用 AP、高度和长度测量来计算。

泌尿系 X 线计算机断层扫描

基于对身体组织薄层的 X 线透射率（图 1-17，计算机对身体横断面图像进行重建，X 线计算机断层扫描（computed tomography, CT）可产生机体内部 3D 结构图像。

CT 的类型　CT 检查可用或不用静脉或口服（IV/PO）造影剂。为了更好地显示软组织，需要进行 IV 对比。口服造影

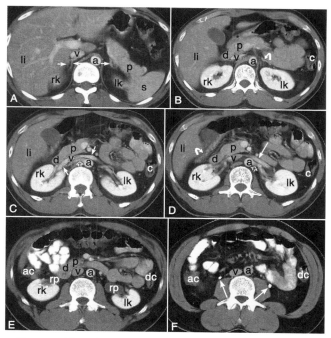

图1-17　腹部和盆腔的CT，显示正常的泌尿生殖系统解剖。（A）肾上腺用箭头表示。右肾和左肾的上极分别用Rk和Lk表示。a，主动脉；li，肝脏；p，胰腺；s，脾；v，下腔静脉。（B）肾脏上极。左侧肾上腺用箭头表示。a，主动脉；c，结肠；d，十二指肠；li，肝脏；lk，左肾；p，胰腺；rk，右肾；v，下腔静脉。（C）肾门。肾静脉主干用实心箭头表示，右主肾动脉用开放箭头表示。a，主动脉；c，结肠；d，十二指肠；li，肝脏；lk，左肾；p，胰腺；rk，右肾；v，下腔静脉。（D）通过肾门略向尾侧扫描至C。左肾主静脉用实心直箭头表示，左肾主动脉用开放箭头表示。结肠的肝曲用弯曲的箭头表示。a，主动脉；c，结肠；d，十二指肠；li，肝脏；lk，左肾；p，胰腺；rk，右肾；v，下腔静脉。（E）肾脏中下极区。a，主动脉；ac，升结肠；d，十二指肠；dc，降结肠；lk，左肾；p，胰腺；rk，右肾；rp，肾盆；v，下腔静脉。（F）肾脏下方，CT扫描显示输尿管上段充盈（箭头）。正常输尿管壁和纸一样薄，或在CT上看不到。a，主动脉；ac，升结肠；dc，降结肠；v，下腔静脉

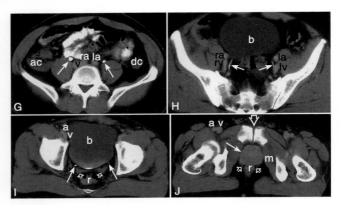

图 1-17 续 （G）髂嵴水平和主动脉分叉下方，输尿管中段的造影剂填充（箭头）ac，升结肠；dc，降结肠；la，左髂总动脉；ra，右髂总动脉；v，下腔静脉。（H）远端输尿管（箭头）位于髂血管内侧，位于骶角下方。b，膀胱；la，左侧髂外动脉；lv，左侧髂外静脉；ra，右侧髂外动脉；rv，右侧髂外静脉。（I）髋臼顶部扫描可见输尿管膀胱交界处附近的远端输尿管（实心箭头）。膀胱（b）充满尿液，并因造影剂部分混浊。正常的精囊（开放的箭头）通常有成对的蝴蝶结结构，轮廓略有分叶。a，右髂外动脉；r，直肠；v，右髂外静脉。（J）耻骨联合水平扫描（开放箭头）显示前列腺（实心箭头）。a，右髂外动脉；m，闭孔内肌；r，直肠；v，右髂外静脉

剂在泌尿外科中并不常用，但在某些情况下有助于将肠道与淋巴结、瘢痕或肿瘤区分。检查之前要慎重考虑到与对比增强成像相关的利弊。

- 类过敏反应（轻度、中度、重度）　在服用前使用糖皮质激素或抗组胺药物。
- 造影剂后急性肾损伤　指静脉注射造影剂后 48h 内发生的肾功能恶化。有以下情况的患者避免碘化对比：eFGR <30ml/（min·1.73m^2）。终末期肾病和无功能移植肾的无尿症患者可以接受静脉造影剂，不会有额外的肾脏损伤的风险。对于服用二甲双胍的肾功能不全患者，在使用碘剂当天停用二甲双胍 48h（有发生乳酸中毒的风险）。

Hounsfield 单位（HU）　表示衰减值的单位（CT 上每个像素的灰度取决于该点吸收的辐射量）

- 空气 = –1 000HU
- 致密骨 = +1 000HU
- 水 = 0HU

尿石症　平扫 CT 成像是诊断尿石症的标准方法（图1-18）。除部分茚地那韦结石外，所有肾结石和输尿管结石在 CT 扫描上均可检出。输尿管远端结石很难与盆腔钙化（静脉结石）相鉴别。应尽量使用低剂量 / 超低剂量非增强 CT 扫描，这对于复发的结石患者尤其重要，以减少终身放射暴露。

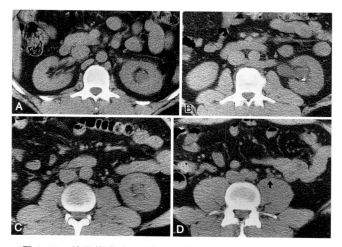

图 1-18　输尿管膀胱交界处梗阻性输尿管结石的腹部和骨盆的 CT。（A）左肾上极水平。可见中度肾积水和肾周积液渗出。（B）左肾门水平。左肾盂结石伴积水，肾盂和肾周少量积液渗出，主动脉后左肾静脉。（C）左下极水平。左肾积水，上段输尿管扩张，输尿管周围少量积液渗出。（D）主动脉分叉水平。扩张的左侧输尿管（箭头处）比附近血管信号更低

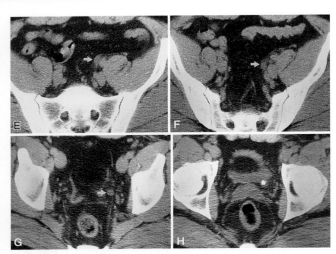

图 1-18（续）（E）骶骨上部的水平。扩张的左输尿管（箭头）穿过髂总动脉的前内侧。（F）骶骨中段水平。左侧输尿管扩张（箭头处）伴输尿管周围渗出。（G）髋臼顶部水平显示左侧输尿管盆腔部分扩张（箭头处）。（H）输尿管膀胱交界处水平。有"袖口"或"组织边缘"标志的梗阻性结石，提示输尿管壁水肿（摘自 Talner LB, O' Reilly PH, Wasserman NF. Specific causes of obstruction. In: Pollack HM, et al., eds: Clinical urography, 2nd ed. Philadelphia: Saunders, 2000）

囊实性肾肿物 肾肿物可分为单纯性、复杂性或实性肿物。肾肿物的平扫 CT 图像与皮质髓质期或肾脏期的增强图像相比较时，Hounsfield 单位（以肾肿块面积测量）增加 15～20HU 表示存在实质性强化的肿块，提示可能是肾癌。增强＜10HU 表示存在脂肪，提示血管平滑肌脂肪瘤。高密度囊肿在增强后图像和延迟期图像中密度没有变化。Bosniak 分类系统（2019 年更新）中对复杂的囊性肿物有进一步描述。

泌尿系磁共振成像

泌尿系磁共振成像（magnetic resonance imaging, MRI）的原理是，在磁场内自由水质子沿着磁场的 z 轴方向移动，利用人体不同的组织特征以及每种组织吸收和释放质子能量方式的不同而成像。

流体具有低信号强度，在 T1 加权 MRI 上显示为暗，而流体在 T2 加权 MRI 上具有高信号强度，并显示为亮。eGFR 低于 $30ml/(min·1.73m^2)$ 的患者应避免使用钆造影剂，因为有发生肾源性系统性纤维化（NSF）的风险。这类患者进行 MRI 检查，应使用 II 型造影剂。行钆造影剂的增强泌尿系 MRI 患者无须提前停止服用二甲双胍药物。

肾上腺 MRI 肾上腺病变非常适合用 MRI 进行评估。良恶性病变根据病变大小和脂质含量不同进行评估。嗜铬细胞瘤在 T2 加权图像上表现为高强度的"亮"信号（图 1-19）。

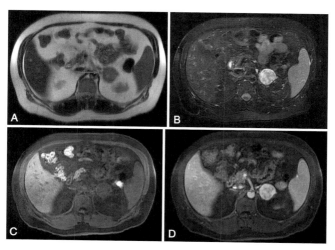

图 1-19　50 岁男性，左侧嗜铬细胞瘤，1.5TMRI 图像。（A）重加权 T2 单次快速自旋回波，信号等强（未亮）。（B）中加权 T2 脂抑制快恢复快自旋回波伴高信号（亮）。（C）T1 加权预扫描图像。（D）早期强化明显的 T1 加权增强图像

肾脏 MRI 良性肾脏病变和囊肿 MRI 不会强化。MRI 通过检测复杂囊肿壁是否强化来明确有无恶性肾细胞癌的可能。囊肿内出血在 T1 加权图像上表现为高信号。多参数 MRI 可以区分肾细胞癌亚型（表 1-5）。

表 1-5　肾上腺偶发瘤的形态学和影像学特征

病变类型	大小/cm	形态	质地	平扫CT衰减/HU	15min CT洗脱率%	磁共振信号特征	核医学检查特点
肾上腺转移瘤	可变	可变	体积较大时质地不均一	>10	RPW<40	高T2信号	PET显像阳性
肾上腺皮质癌	>4cm	可变	可变	>10	RPW<40	中高T2信号	PET显像阳性
嗜铬细胞瘤	可变	可变	可变	>10, <10少见	RPW<40	高T2信号	MibG显像阳性
囊肿	可变	光滑,圆形	均一	<10	无增强	高T2信号	阴性
腺瘤	1~4cm	光滑,圆形	均一	70%<10	RPW>40, APW>60	OP序列中SI下降	PET显像阳/阴
髓样脂肪瘤	1~5cm	光滑,圆形	可变	<0,通常<−50	无数据	高T1信号, OP序列中SI下降程度不等	PET显像阴性
淋巴瘤	可变	可变	可变	>10	RPW<40	中度SI信号	PET显像阳性
血肿	可变	平滑	可变	>10,偶尔>50	无数据	可变信号	阴性
神经母细胞瘤	可变	可变	光滑,圆形	>10	RPW<40	坏死区域信号可变	阳性
神经节细胞瘤	可变	可变	可变	>10	无数据	中度SI信号多见	通常为阴性
血管瘤	可变	可变	可变	>10	无数据	中度SI信号多见	通常为阴性
肉芽肿性瘤	1~5cm	光滑	通常质地均一	>10	无数据	中度SI信号多见	PET显像阳性

　　尿路上皮细胞癌（上、下尿道）　对于有检查禁忌证无法行其他影像学检查的患者可以行 MRU 检查。MRU 通过钆造影 T1 加权序列或重加权 T2 序列，体液和尿液表现为高信号强度图像。MRU 无法显示肾结石或钙化，因此在成像上表现为信号流空。尿路上皮肿瘤、血块、气体或肾乳头可在 T2 加权图像上表现为仅次于高信号尿液的低信号或信号流空。

　　前列腺癌 MRI　T1 和 T2 加权成像可用于显示组织解剖结构；而功能成像序列包括扩散加权成像（DWI）、表观扩散系数映射（ADC）和 DCE 序列。T1 加权扫描可以明确前列腺内是否有出血，便于疾病的鉴别诊断。前列腺 T2 加权序列提供解剖信息，应包括三平面（轴向、冠状和矢状）或类似的序列（图 1-20）。这些图像提供了腺体的详细解剖评估。

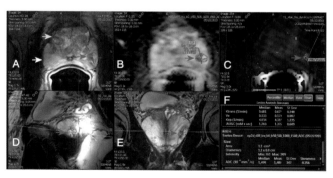

　　图 1-20　一名 66 岁的非洲裔美国男性，前列腺特异性抗原（PSA）为 7.0，既往两次活检均为阴性。行 3T 多参数 MRI 检查，发现两个可疑病变灶。（A）、（D）、（E）分别为横轴面、矢状面、冠状面图像。外周带（蓝线）和中央腺体（黄箭头）清晰可见。红色箭头示外周带范围清楚的异质良性前列腺增生结节（11mm×11mm×14mm）。（B）对应的表观扩散加权显像示异质限制区域（$761×10^{-6}mm^2/s$）。（C）病灶在 DCE 动态增强图像上表现为局灶性 2、3 型强化曲线。（F）DCE 定量分析。患者行融合穿刺活检。超声检查虽提示可疑病灶，但未检出癌变

核医学检查

核成像使用标记有放射性核素的试剂来表征细胞内的分子过程。放射性示踪剂被管理并发射放射性，可以被外部传感器单元检测到，格式化为图像。

全身骨骼扫描   骨显像是检测骨转移最灵敏的方法。"阳性"骨扫描对癌症并不是特异性的，可能需要 X 线平片、CT 或 MRI 来确认，以及与既往骨折、创伤、手术或关节炎史相关。

正电子发射断层显像（PET）   PET/CT 和 PET/MRI 根据所使用的放射性示踪剂提供基于葡萄糖、胆碱或氨基酸代谢的诊断信息。癌症的分子成像最常使用的 PET 放射性示踪剂是 2- 脱氧葡萄糖的氟代衍生物（^{18}F-FDG）。尤其适用于精原细胞瘤化疗后残余肿瘤的检测（图 1-21）。虽然 PET 检查可以提供有用的信息，但需要考虑让患者的辐射暴露为"合理可达到的最低水平"（表 1-6）。

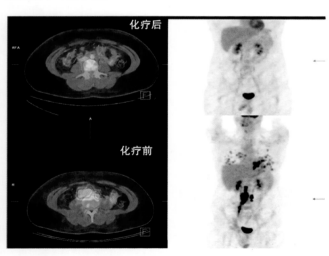

图 1-21 ^{18}F- 氟脱氧葡萄糖（^{18}F-FDG）PET/CT 可用于精原细胞瘤患者的分期和化疗后再分期评估。该患者表现为右侧精原细胞瘤伴右侧腹膜后淋巴结肿大。化疗后 PET/CT 扫描显示先前阳性的淋巴结区无核素摄取

表 1-6 常见泌尿外科影像学检查的辐射暴露

相对辐射水平	有效剂量范围	检查项目
无	0	超声，MRI
小	<0.1mSv	胸部 X 线片
低	0.1～1.0mSv	腰椎 X 线片，骨盆 X 线片
中	1～10mSv	腹部 CT 平扫，核医学检查，骨扫描，^{99m}Tc-DMSA 肾图检查，静脉肾盂造影，逆行肾盂造影，KUB 平片，胸部 CT 平扫
高	10～100mSv	腹部 CT 平扫/增强，全身 PET 扫描

血尿

血尿，或尿液中有血，是一种令人担忧的泌尿系症状，必须进行充分的检查评估。高达 25% 的血尿患者存在泌尿生殖系统（GU）恶性肿瘤。血尿分为肉眼或肉眼。肉眼血尿（GH）通常会引起患者的警觉，而显微镜下的血尿（MH）在通过尿检发现之前不会被患者发现。根据美国泌尿外科协会（AUA）的定义，MH 定义为三个或三个以上的红细胞/高倍镜视野。通过一次阳性尿检足以做出快速诊断。

镜下血尿病因

根据既往研究数据报道，约 1/3～2/3 的镜下血尿患者有明确的病因。包括尿路结石、良性前列腺增生（BPH）、尿道狭窄和各种其他情况（表 1-7）。在接受镜下血尿评估的患者中，0.68%～4.3% 患者发现恶性肿瘤。镜下血尿越严重（超过 25 红细胞/高倍镜视野），恶性肿瘤病变的可能性越大（表 1-8）。

表 1-7 无症状镜下血尿的鉴别诊断 [a]

类别	示例	常见临床表现及危险因素
肿瘤	任何肿瘤	尿路刺激症状、慢性尿路感染、留置异物
	膀胱肿瘤	高龄，男性居多，吸烟，职业暴露，排尿刺激症状
	输尿管或肾盂肿瘤	早期结肠癌或上尿路肿瘤家族史，侧腹部疼痛
	肾皮质肿瘤	早期肾脏肿瘤家族史，侧腹部疼痛，侧腹部肿块
	前列腺肿瘤	高龄，家族史，非洲裔美国人
	尿道肿瘤	梗阻症状，疼痛，血性分泌物

续表

类别	示例	常见临床表现及危险因素
感染/炎症	任何感染	感染病史
	膀胱炎	女性多见，排尿不畅
	肾盂肾炎	发热，侧腹部疼痛，糖尿病，女性多见
	尿道炎	接触性传播疾病，尿道分泌物增多，排尿不畅
	结核病	疫区旅居史
	血吸虫病	疫区旅居史
	出血性膀胱炎	感染，尿路刺激征，特殊药物，化学物品接触
结石	肾脏及输尿管结石	侧腹部疼痛，家族史，既往结石病史
	膀胱结石	膀胱出口梗阻
良性前列腺增生		男性，高龄，出口梗阻症状
内科肾病[b]	任何病变	高血压、氮血症、红细胞畸形、细胞铸型、蛋白尿
先天性/获得性解剖异常	多囊肾	肾囊性肾病家族史
	输尿管肾盂连接处梗阻	尿路感染史、结石病史、侧腹部疼痛
	输尿管狭窄	手术/放疗史、侧腹部疼痛、肾盂积水
	尿道憩室	小便疼痛、喷淋式排尿、尿滴沥、性交困难、尿路感染史、女性多见
	瘘管形成	气尿、粪尿、腹痛、反复尿路感染、憩室炎或结肠癌病史
其他	运动性血尿[c]	近期距离运动史
	子宫内膜异位症	经期女性周期性血尿
	血液/血栓性疾病	出血/血栓性疾病史
	乳头状坏死	非洲裔美国人、镰状细胞疾病、糖尿病、止疼药滥用
	动静脉畸形	
	肾静脉血栓形成	
	间质性膀胱炎	排尿症状
	外伤	外伤史
	近期泌尿生殖道手术/有创检查	手术/检查史

[a] 鉴别诊断需排除明确的良性原因，如月经、近期有创检查、单纯性膀胱炎等。

[b] 存在血液病、内科肾脏疾病或使用抗凝血剂或抗血小板药物患者仍需要行血尿评估。

[c] 运动性血尿是一种排除性诊断。停止运动后血尿消失可以确诊。

表1-8 无症状镜下血尿评估指南

指南制订机构	参考文献/时间	年龄/性别	评估标准	评估镜检	影像学检查	生物指标
美国泌尿外科协会	Davis 等, 2012	成人	单次尿检中出现≥3红细胞/高倍镜视野	超过35岁或相关危险因素	推荐行CTU	不推荐
加拿大专家共识	Kassouf 等, 2016	成人	3次尿检中至少2次出现≥3红细胞/高倍镜视野	超过35岁	酌情选择	不推荐
凯撒医疗机构	Loo 等, 2009	成人	3次尿检中至少2次出现>3红细胞/高倍镜视野	泌尿专科医生酌情选择	CTU/静脉肾盂造影/逆行肾盂造影	无明确推荐
美国妇产科医师学会和美国泌尿妇科学会	会议共识	成年女性	未统计	从不吸烟的女性应避免,年纪35~50岁,仅评估>25红细胞/高倍镜视野	从不吸烟的女性应避免,年纪35~50岁,仅评估>25红细胞/高倍镜视野	未统计
日本	Horie 等, 2014	≥40岁	单次尿检中出现≥5红细胞/高倍镜视野	≥40岁伴高危因素	超声检查	±细胞学检查
荷兰	van der Molen and Hovius, 2012	≥50岁	3次尿检中至少2次出现≥3红细胞/高倍镜视野	>50,年轻患者需酌情考虑	50岁以上患者行超声,年轻患者酌情参考	其他检查阴性患者需推荐行细胞学检测
美国医师学会	Nielsen and Qaseem, 2016	成人	单次尿检中出现≥3红细胞/高倍镜视野	未统计	未统计	不推荐
英国国家健康与卓越护理研究所(NICE)	NICE, 2016 Anderson 等, 2008	≥60岁	尿检沾贴试验+或更多;排尿困难或血细胞计数高	未统计	未统计	未统计

选择评估患者

AUA 指南建议评估所有无症状的镜下血尿或肉眼血尿成人患者。应注意鉴别肉眼血尿与色素尿。色素尿可能是由外源性来源（如胆红素、肌红蛋白）、食物（如甜菜和食用大黄）、药物（如苯并吡啶）和单纯脱水引起。在女性中，还必须将肉眼血尿与阴道出血区分开来，阴道出血通常可以通过仔细了解月经史来实现。

为了防止误诊或延误诊断相关的血尿病因，怀疑因良性原因而患有血尿的患者必须有临床证据证实。一旦怀疑的良性原因得到解决，他们也应该做进一步评估。在抗凝（如华法林、依诺肝素、肝素、阿司匹林、氯吡格雷）的情况下出现血尿的患者仍然应该进行完整的评估，因为潜在的恶性肿瘤的风险与未抗凝的患者相似。

镜下血尿和肉眼血尿的评估指南

美国泌尿外科协会制订了镜下血尿评估指南（图 1-22）。应注意所有肉眼血尿的患者都应该全面检查上下泌尿生殖道。对于符合标准的镜下血尿患者应接受风险分层评估，即使其中某一阶段的评估显示了可疑的镜下血尿原因，例如患者在上尿路影像学检查中发现了肾结石或肾肿瘤，他们仍然应接受膀胱镜检查，以评估下尿路病变。

- 应进行全面的病史询问和体检。目的是确定可能的原因，如感染、月经出血、已知的内科 - 肾脏疾病、食物 / 药物、创伤或近期泌尿系内支架植入等。同时还应包括对症状的评估，如肉眼血尿、排尿不适症状或腰背部痛。病史还应包括血尿的危险因素。应询问是否服用抗凝药物和吸烟史，因为吸烟是膀胱癌的头号危险因素。

- 体格检查时应重点关注泌尿生殖系统症状。例如腰胁部压痛，胁腹部、耻骨上区、尿道可触及的肿块，前列腺指诊，尿道狭窄等）。如果怀疑尿道狭窄或前列腺增生，应行尿流率检测和膀胱残余尿超声检测。

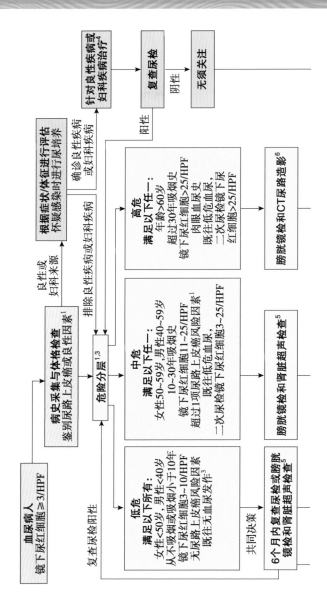

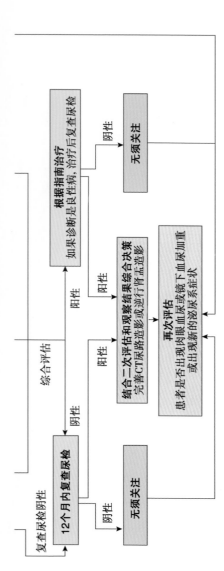

图 1-22 镜下血尿评估指南（https://www.auanet.org/documents/Guidelines/GUI-20-5442%20MH%20Algorithm.pdf.）

1. 尿路上皮癌的主要危险因素主要包括在 AUA 危险分层系统中的几个因素（年龄、性别、吸烟、镜下血尿程度和血尿史）、其他危险因素包括不限于下尿路刺激症状、环磷酰胺或异环磷酰胺化疗史、尿路上皮癌或 Lynch 综合征的家族史、本化学物质或芳香胺职业接触史、尿路置管病史等。

2. 如怀疑肾病，需同时行评估，基于风险需同时行泌尿外科评估。

3. 患者首次出现镜下血尿时可能是低风险，但如果发现持续的镜下血尿，则可能被认为是中等或高风险的。

4. 有些不需要进行治疗的良性病变可能会混淆血尿诊断的判断和耐心来进行评估。对于阴道或盆腔器官脱垂的女性，可考虑通过置尿管导尿采集尿液样本。部分慢性病情况下患者可能不需要进行治疗，这时候临床医生必须通过谨慎的判断和泌尿妇科疾病来进行评估。如上述包括的妇科疾病、非梗阻性结石或反复泌尿系感染进一步辅助诊断。

5. 如果超声结果果阴性但仍有血尿，可进行 CT 尿路造影或逆行肾盂造影进一步诊断。

6. 如患者伴有 CT 尿路造影的禁忌可进行磁共振尿路造影或非对比造影加增行肾盂造影。

- 实验室检查包括尿液分析（如果之前没有进行），以评估血尿、畸形红细胞、细胞模型或蛋白尿。如果尿液分析提示有尿路感染，则应进行尿培养。在适当的环境和患者人群中应检查前列腺特异性抗原。

- 尿液细胞学检查对于检测高级别尿路上皮癌是高度敏感和特异性的。然而，目前的证据表明，现有的尿液生物标志物，包括细胞学，不足以取代膀胱镜或影像学检查，因此，镜下血尿患者不推荐进行细胞学检查，但对于初始检查阴性但仍怀疑尿路上皮癌的患者，以及有症状的镜下血尿或肉眼血尿患者，可以考虑进行细胞学检查。

- 如果在初始评估中发现导致血尿的良性原因（如尿路感染），应对该原因进行复核和治疗，然后复查尿液分析以确保血尿已经消退。如果根据病史和实验室检查结果怀疑血尿是肾内科原因所致，建议进行肾内科相关评估，但患者仍应进行完整的泌尿系血尿评估。

下尿路评估

膀胱镜检查是下尿路评估的金标准，因为它是评估膀胱和尿道是否有肿瘤最可靠的方法。所有中、高危患者都推荐进行膀胱镜检。低危患者可考虑复查膀胱镜检，而不是重复尿检。目前美国泌尿外科协会不建议使用蓝光膀胱镜评估镜下血尿。

上尿路评估

多时相 CT 尿路造影（包括预扫期、肾实质期和排泄期等）是美国泌尿外科协会指南推荐的用于评估高危血尿患者的影像学检查（图 1-23）。

- 第一阶段　平扫 CT，以区分可能存在于肾脏的不同肿块和肾结石。但结石后续会被排泄到肾脏集合系统的造影剂所掩盖而显示不清。

- 第二阶段（肾皮质期）　注射造影剂后 30~70s，用于确定血管的灌注情况。

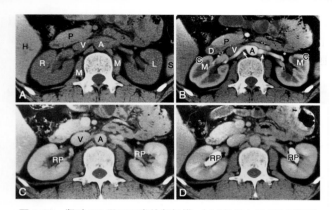

图1-23   肾脏CT显示正常的肾扫描。（A）肾门水平CT平扫显示右（R）和左（L）肾的CT值略低于肝脏（H）和胰腺（P）。A，腹主动脉；M，腰大肌；S，脾脏；V，下腔静脉。（B）肾皮质期（通常是注射造影剂后25～80s）进行的增强CT扫描显示，肾皮质（C）相对于髓质（M）增强。双侧肾动脉用实性箭头表示。相对于腹主动脉（A）和肾动脉，肾静脉（敞开箭头）的强化程度较低。D，十二指肠；P，胰腺；V，下腔静脉。（C）在肾髓质期（一般在造影剂给药后85～120s）进行的CT扫描显示肾实质均匀的强化。正常肾盂（RP）壁薄如纸或在CT扫描上不可见。A，腹主动脉；V，下腔静脉。（D）排泄期CT扫描显示双侧肾盂出现造影剂；这在注射造影剂约3min后开始出现

- 第三阶段（肾髓质期） 注射造影剂后90～180s，可以灵敏地检测和肾占位性病变。

- 最后阶段（排泄期） 注射造影剂后3～5min。可以显示肾脏集合系统。

CT能够提供了上尿路的完整成像，在检测病变（如肾结石、肾输尿管肿瘤）方面具有较高的灵敏度和特异度。对于CT尿路造影有禁忌证的患者，可以使用磁共振（MR）尿路造影代替。对于两种成像方式均有禁忌证的患者（如严重肾功能损坏、造影剂过敏、安装有心脏起搏器等），可以通过平扫CT或超声+拟行肾盂造影来评估肾盂、肾盏和输尿管病变。对于中低危血尿患者，超声检查是首选推荐方案。

若通过检查发现肾结石、肾肿瘤或膀胱肿瘤病变，后续章节中有对应指南指导相应疾病的诊治。本章将仅讨论导致血尿的良性病因。

要点

- 泌尿科医生应该系统、完整的询问泌尿科病史和行体格检查，并同主要症状做出鉴别诊断。
- 应对患者行全方位评估，包括社会史和行为状态。针对儿童和老人等特定人群需要特殊照顾。
- 仅靠试纸尿检不足以诊断镜下血尿。镜下血尿的诊断标准为 3 个红细胞 / 高倍镜视野。
- 尿液细胞学检查不是镜下血尿的首选推荐检查。但是在高级别尿路上皮癌患者行细胞学检查有临床意义。
- CTU 对于上尿路的尿路上皮癌敏感性和特异性较高，同时也是血尿病因诊断的推荐检查项目。
- 对于泌尿系结石，腹部和盆腔平扫 CT 是诊断的关键检查。但是吲哚那韦结石例外。
- 肾肿瘤的 MRI 特征性改变是病灶强化改变。

　泌尿系统癌症的分子成像最常使用的 PET 放射性示踪剂是 2- 脱氧葡萄糖的氟代衍生物（^{18}F-FDG）。

（程强、高帆、艾青、李宏召 译　李宏召 校）

推荐读物

American College of Radiology (ACR). *Manual on contrast media.* 2020. https://www.acr.org/-/media/ACR/Files/Clinical-Resources/Contrast_Media.pdf.

Barocas DA, Boorjian SA, Alvarez RD, et al. Microhematuria: AUA/SUFU Guideline. *J Urol* 2020;204(4):778-786. https://doi.org/10.1097/JU.0000000000001297.

Barry MJ, Fowler FJ, O'Leary MP, et al. The American urological association symptom index for benign prostatic hyperplasia. *J Urol* 1992;148:1549.

Davis R, Jones JS, Barocas DA, et al. Diagnosis, evaluation and follow-up of asymptomatic microhematuria (AMH) in adults: AUA guideline. *J Urol* 2012;188:2473-2481.

Farwell MD, Pryma DA, Mankoff DA. PET/CT imaging in cancer: current applications and future directions. *Cancer* 2014;120:3433-3445.

Karnofsky DA, Abelmann WH, Craver LF, et al. The use of the nitrogen mustards in the palliative treatment of carcinoma—with particular reference to bronchogenic carcinoma. *Cancer*, 1948;1(4):634-656.

Kriston L, Gunzler C, Harms A, et al. Confirmatory factor analysis of the German version of the international index of erectile function (IIEF): a comparison of four models. *J Sex Med* 2008;5:92.

Oken MM, Creech RH, Tormey DC, et al. Toxicity and response criteria of the Eastern Cooperative Oncology Group. *Am J Clin Oncol* 1982;5(6):649-655.

Silverman SG, Pedrosa I, Ellis JH, et al. Bosniak classification of cystic renal masses, version 2019: an update proposal and needs assessment. *Radiology* 2019;292:475-488.

Steiner H, Bergmeister M, Verdorfer I, et al. Early results of bladder-cancer screening in a high-risk population of heavy smokers. *Br J Urol* 2008;102:291-296.

第2章
泌尿外科一般原则与围术期管理

Jessica C. Dai And Robert M. Sweet

Campbell-Walsh-Wein Urology 第 12 版作者

Simpa S. Salami, David Mikhail, Simon J. Hall, Manish A. Vira, Christopher J. Hartman, Casey A. Dauw, Stuart J. Wolf, and Melissa R. Kaufman

术前评估

病史

"病史和体检"应在手术 30 天内完成，并在手术当天更新。应引出显著的并发症，任何控制不佳的并发症都应注意，以便术前调整。

体格检查

全面的身体检查可以发现代偿不良的全身性疾病的迹象。应注意运动习惯和既往手术瘢痕；仔细检查腹部、腹股沟和会阴，有助于确定首选手术入路。在进行导尿手术前，还应特别评估腹部是否有潜在的造瘘口。

功能评估

术前"健康"与术后发病率和死亡率、住院时间和术后功能恢复有关。整体功能状态可通过患者进行日常生活活动（ADL）指数评定量表或日常生活工具活动量表（IADL）的能力，以及简短的活动能力测试（如起立行走实验）来评估。脆弱性可以用标准化的仪器进行评估（如 Fried 衰弱评估方法）。详细的认知评估（如简易认知分量表 Mini-Cog 测试）也可用于认知障碍或痴呆患者和老年患者。

术前教育

术前教育应包括讨论手术的风险、益处和替代方案。麻醉类型、切口大小和位置、手术入路、术后引流或导尿管等应予以讨论。应设定关于术后恢复、疼痛管理和预期恢复活动的预期。在造口治疗师的指导下，术前教育也可能对接受尿流改道术的患者有益。

风险分层工具

美国麻醉医师协会（American Society of Anesthesiologists, ASA）身体状况分级是根据术前发病率对患者身体状况进行风险分层的常用框架。这是围术期死亡率的独立预测因子（框2-1）。其他手术风险计算器，如美国外科医师学会美国手术质量改进计划计算器（ACS NSQIP, https://riskcalculator.facs.org/RiskCalculator/PatientInfo.jsp），也可用于预测更广泛的个性化术后结果。

框 2-1　美国麻醉医师协会分级	
1. ASA Ⅰ 级	正常健康患者
2. ASA Ⅱ 级	患有轻微的全身疾病
3. ASA Ⅲ 级	患有严重全身性疾病，活动受限，但没有丧失活动能力
4. ASA Ⅳ 级	患有使人丧失行动能力的疾病并对生命构成持续威胁的患者
5. ASA Ⅴ 级	危重患者，手术与否都将在 24h 内死亡
6. ASA Ⅵ 级	确证为脑死亡，其器官拟用于器官移植手术
7. ASA E 级	在紧急手术的情况下，罗马数字后面加 E（从 Ⅰ 到 Ⅴ 级）

术前测试

对于接受非心脏手术的健康患者,常规的术前实验室检查并不是强制性的,因为这已被证明并不比 ASA 状态更具有成本效益或预测围术期结果。然而,对于特定的患者,术前检查可能有助于指导围术期的管理。这可能包括全血细胞计数,基本代谢检查,凝血酶原时间(PT),部分凝血活蛋白时间,以及国际化标准化比率(INR)。所有育龄妇女均应在手术当天进行尿妊娠试验。有心脏并发症或年龄超过 40 岁的,应考虑心电图检查。既往无心肺疾病的,不建议常规胸片检查。对于慢性阻塞性肺疾病(COPD)患者,可考虑进行肺功能检查和肺活量测定。然而,这些并不能预测术后肺部并发症。

术前并发症处理

心脏

术前有严重心脏疾病(如冠状动脉疾病、心力衰竭、症状性心律失常、直立性低血压、起搏器或除颤器依赖)的患者应在术前确定。美国心脏学会(American College of Cardiology)和美国心脏协会工作组(American Heart Association task force,2014)确定了主要心脏不良事件的三个预测因素:临床病史、功能能力和外科手术类型。这些因素决定了在非紧急手术前需要进一步的心脏评估(图 2-1)。围术期应继续使用 β - 肾上腺素受体阻滞剂。

临床病史　心血管危险的主要临床预测因素包括近期心肌梗死(1 个月)、不稳定型心绞痛、心脏缺血、失代偿性心力衰竭、严重心律失常和严重瓣膜病疾病。

功能能力　任务代谢当量(metabolic equivalent, MET)是指满足特定活动的有氧需求的能力。4-MET 相当于爬两段楼梯的能力;4-MET 容量通常表明无须进一步进行有创心脏评估。杜克活动状态指数(表 2-1)可用于评估功能能力。

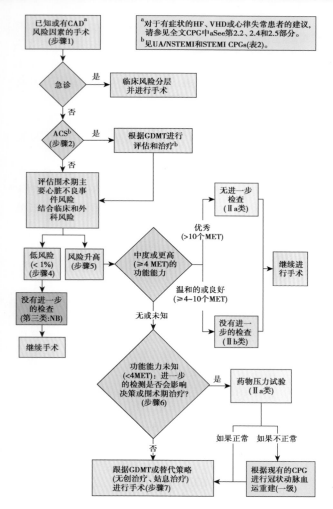

图 2-1   围术期心血管评估和治疗建议。来自 2014 年美国心脏学会(American College of Cardiology)/ 美国心脏协会(American Heart Association)关于非心脏手术患者围术期心血管评估和治疗的指南建议。CAD,冠状动脉疾病;CPG,临床实践指南;GDMT,指南指导的药物治疗;MET,代谢当量

表 2-1 杜克活动状态指数 [a]

活动	是的	没有
你能照顾好自己吗,比如吃饭、穿衣,洗澡,或是上厕所?	2.75	0
你能在室内行走吗,比如在房子周围?	1.75	0
你能在平地上走一两个街区吗?	2.75	0
你能爬上一段楼梯或爬上一座小山吗?	5.50	0
你能跑短距离吗?	8.00	0
你能在房子周围做一些轻微的工作吗?掸灰尘或是洗碗?	2.70	0
你能在房子周围做适度的工作吗?比如吸尘,扫地,或者搬进来食品杂货吗?	3.50	0
你能在家里做一些很重的工作吗?比如擦洗地板或搬运重物家具吗?	8.00	0
你会做庭院工作吗,比如耙树叶、除草、推电动割草机?	4.50	0
能有性生活吗?	5.25	0
能参加适度的娱乐活动吗?比如高尔夫、保龄球、舞蹈、双打网球,打棒球或踢足球?	6.00	0
能参加剧烈运动吗?比如游泳,单打网球,足球,篮球,或者滑雪吗?	7.50	0

[a] 最广泛认可的心肺健康指标是最大耗氧量($\dot{V}O_2peak$),单位为 ml/(kg·min)。该指数评分与 $\dot{V}O_2peak$ 直接相关,因此是最大代谢当量(MET)的间接衡量指标。

杜克活动状态指数(DASI)=所有 12 个问题的值之和。

估计峰值摄氧量($\dot{V}O_2peak$),ml/min =(0.43*DASI)+9.6。

$MET = \dot{V}O_2peak \times 0.286[ml/(kg \cdot min)]$。

手术类型 高风险手术包括大型紧急手术和导致长时间手术、大量液体转移或失血的手术。中危手术包括微创手术。低风险手术包括内镜或表面手术,不需要进一步的检查。

心脏风险计算器 ACS NSQIP 风险计算器,Gupta 围术期心肌梗死或心搏骤停风险计算器,Lator、Goldman 风险指数和修订的心脏风险指数,这些都可以用来更精确地估计一个人的心脏风险。

肺

肥胖、哮喘和阻塞性睡眠呼吸暂停(OSA),COPD患者术前应继续使用支气管扩张剂,哮喘患者术前应继续使用糖皮质激素吸入剂。

吸烟　吸烟者围术期发病风险高出4倍,死亡率高出10倍。术前戒烟6个月可降低肺部发病率至非吸烟者水平,术前戒烟4周可降低术后伤口和肺部并发症。虽然传统上认为手术后8周内戒烟会导致更严重的肺部并发症,但最近的文献并不支持这一观点。

阻塞性睡眠呼吸暂停　使用经过验证的筛查工具(如Berlin问卷、ASA停止问卷)可在术前识别OSA。这些患者围术期应采用持续气道正压治疗。

肝胆系统

Child-Pugh分级使用血清标志物(如胆红素、白蛋白、PT)和临床体征(如脑病、腹水)来估计肝硬化患者的围术期发病率和死亡率。儿童A类估计死亡风险为0,儿童B类估计死亡风险为30%,儿童C类估计死亡风险为76%~82%。终末期肝病模型(MELD)评分基于实验室血清检查(如肌酐、胆红素、INR)和透析状态提供了更准确的围术期死亡率估计(https://mayoclinic.org/meld/mayomodel9.html)。两者都为肝硬化患者提供了关键的风险评估。

内分泌

仔细的围术期内分泌疾病管理对于减少手术并发症至关重要。

糖尿病　围术期高血糖与伤口愈合受损、感染率较高有关。根据病情严重程度和患者特点,建议血糖控制目标为140~200mg/dl。胰岛素和降糖药的围术期管理总结见表2-2。

表 2-2 围术期降糖药的管理

苯磺酸类衍生物促生物促泌剂（如瑞格列奈、那格列奈）	正常服用	上午手术：省略早晨剂量，下午手术：进食时给予早晨剂量
磺脲类（如格列本脲、格列齐特、格列吡嗪）	正常接受	上午手术：省略早晨剂量，下午手术：省略剂量
SGLT-2 抑制剂（如达格列净、卡格列净）	无剂量变化	上午手术：平常早晨剂量的二分之一：入院时检查血糖；晚餐剂量不变。下午手术：平常早晨剂量的二分之一：入院时检查血糖；晚餐剂量不变；术后一天也省略
阿卡波糖	正常服用	上午手术：省略早晨剂量，下午手术：如进食，给予早晨剂量
DPP-IV 抑制剂（如西格列汀、维格列汀、沙格列汀、阿格列汀、利格列汀）	正常接受	正常服用
GLP-1 类似物（如艾塞那肽、利拉鲁肽、利司那肽）	正常接受	正常服用
二甲双胍（不需要使用造影剂的程序）	正常服用	正常服用
吡格列酮	正常服用	正常服用
基础胰岛素方案（如甘精素、地特米尔、NPH）	基础剂量的 80%	基础剂量的 80%

DPP-IV，二肽基肽酶-iv；GLP-1，高血糖素样肽-1；SGLT-2，钠 - 葡萄糖协同转运蛋白 2。
改编自 Stoffel JT, Montgomery JS, Suskind AM, Tucci C, Vanni AJ. Optimizing outcomes in urological surgery: preoperative care for the patient undergoing urologic surgery or procedure. American Urological Association White Paper, 2018。

甲状腺功能减退　择期手术前应达到甲状腺功能正常状态。由于甲状腺功能低下患者有发生甲状腺毒症的危险，可能表现为发热、心动过速、意识模糊或心血管衰竭，围术期应继续使用甲状腺替代药物和 β-肾上腺素受体阻滞药物。甲状腺风暴可用碘和糖皮质激素治疗。

慢性糖皮质激素使用　慢性大剂量糖皮质激素使用（过去一年每天摄入 0.2mg 泼尼松或等量泼尼松）导致下丘脑-垂体轴抑制的患者应使用压力剂量糖皮质激素。通常情况下，在麻醉诱导前给予 50~100mg 静脉注射（IV）可的松，然后每 8h 给予 25~50mg 氢化可的松，持续 24~48h。如果不补充，患者可能会出现肾上腺功能不全的症状，包括恶心、呕吐、低血压、精神状态改变、低钠血症或高钾血症。

神经系统

围术期脑血管意外的危险因素包括高血压、糖尿病、心脏病、吸烟、肥胖、年龄、性别、既往短暂性脑缺血事件、脑动脉瘤或动静脉畸形。择期手术前，有症状的、高度狭窄（70%）的患者应行颈动脉支架或动脉内膜剥脱术，有 60% 狭窄的无症状患者也应考虑行颈动脉支架植入术。

围术期注意事项

抗凝治疗

抗血栓治疗的管理需要仔细平衡血栓风险和围术期出血风险。2014 年 AUA/国际泌尿外科疾病协议会（International Consultation on Urological Disease, ICUD）白皮书为常用泌尿外科手术的抗血小板和抗凝剂管理提供了围术期建议。

抗血小板药物　抗血小板药物（如阿司匹林、氯吡格雷）不可逆地抑制血小板功能，必须在手术前 7~10 天停用。双抗血小板治疗应在裸金属心脏支架放置后至少持续 6 周，药物洗脱支架放置后至少持续 12 个月；择期手术应推迟至停用一种或两种药物。为继发性卒中预防而服用抗血小板的患者围术期应继续服用阿司匹林。如果存在显著的心脏危险因素，围术期可继续使用小剂量阿司匹林。抗血小板管理总结见图2-2。

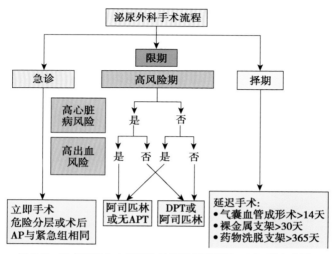

图 2-2 围术期抗血小板药物的推荐管理情况。AP,抗血小板;APT,抗血小板治疗;DPT,双联抗血小板治疗。摘自 2014 年 Anticoagulation and Antiplatelet Therapy in Urologic Practice: ICUD and AUA Review Paper

抗凝血剂 术前 5 天应停用华法林(目标国际比值 1.5)。新型口服抗凝剂需要更短的停用时间(表 2-3)。对于中危和高危患者,建议围术期使用治疗剂量的低分子肝素(LMWH)或肝素(UFH)进行桥接(表 2-4)。如果出血风险可接受,术后应在 12~24h 内恢复抗凝治疗。

表 2-3 肾功能正常的患者围术期新型口服抗凝剂管理

药物名称	达到峰浓度时间	低出血风险手术	低出血风险手术
达比加群	1.25~3h	术前 2 天停药(跳过 2 剂)	术前 3 天停药(跳过 4 剂)
利伐沙班	2~4h	术前 2 天停药(跳过 1 剂)	术前 3 天停药(跳过 4 剂)
阿哌沙班	1~3h	术前 2 天停药(跳过 2 剂)	术前 3 天停药(跳过 4 剂)

改编自 Culkin DJ, Exaire EJ, Green D, et al. Anticoagulation and antiplatelet therapy in urological practice: ICUD/AUA review paper. J Urol 2014;192(4):1026-1034。

表2-4　慢性抗凝治疗患者围术期动脉或静脉血栓栓塞事件的
危险分层

风险	抗凝治疗的适应证		
	机械性瓣膜病	心房纤颤	VTE
低	双叶状主动脉瓣置换，无房颤，无其他卒中危险因素	CHADS2 评分 0～2 分（且既往无卒中或短暂性脑缺血发作）	12 个月前发生单次 VTE，无其他危险因素 过去 3～12 个月内的 VTE 非重度血栓形成倾向（如杂合因子 V Leiden 突变、杂合因子 II 突变）
中	双叶状主动脉瓣置换加以下一种或多种：房颤、既往卒中或短暂性脑缺血发作、高血压、糖尿病、充血性心力衰竭、年龄大于 75 岁	CHADS2 评分 3～4 分	复发性 VTE
高	任何二尖瓣置换或任何球笼瓣或蝶形主动脉瓣置换最近（6 个月内）卒中或短暂性脑缺血发作	CHADS2 评分为近期（3 个月内）卒中或短暂性脑缺血发作 5～6 分的风湿性心脏病患者	活动性癌症（6 个月内治疗或姑息治疗）近期（3 个月内）VTE 重度血栓形成倾向（如缺乏蛋白 C、蛋白 S 或抗凝血酶；存在抗磷脂抗体；多个异常）

CHADS2,充血性心力衰竭,高血压,年龄,糖尿病,卒中；VTE,静脉血栓栓塞。
改编自 Douketis JD, Spyropoulos AC, Spencer FA, et al. Perioperative management of antithrombotic therapy: Antithrombotic Therapy and Prevention of Thrombosis, 9th ed: American College of Chest Physicians evidence-based clinical practice guidelines. Chest 2012;141 (2 suppl):e326S-e350S。

营养

充足的营养对于伤口愈合、免疫反应、肠道功能恢复和肢端器官功能的维持至关重要。营养评估可包括实验室检测（如淋巴细胞计数、血清白蛋白）和有效的评估工具。蛋白质补充和"免疫营养"可以降低术后感染的发生率，减少并发症，缩短住院时间。营养不良患者可能进一步受益于术前肠内或全胃肠外营养（TPN）营养；肠内营养是首选，因为它有助于维持肠黏膜屏障。手术前，可在全麻诱导前 6h 内进食固体食物、非人奶和轻食。手术前 4h 可喝母乳，手术前 2h 可喝清水。

肠道准备

从普通外科文献推断,传统上重大泌尿外科手术之前口服泻药和抗生素(如新霉素 1 红霉素或甲硝唑)。然而,最近的荟萃性分析并没有证明使用泻药可降低吻合口漏、伤口感染、腹腔脓肿或死亡率。对于泌尿外科手术,抗生素泻药的益处尚未得到充分研究。

术中注意事项

抗生素预防

1 级证据支持使用抗生素预防手术部位感染(SSI)。药物由患者易感性(框 2-2)和伤口类别(框 2-3)决定。表 2-5 总结了 2019 年 AUA 针对手术特异性预防方案的最新建议,应与局部抗生素联合考虑。抗菌预防应在切口前 1h 进行,并在围术期持续 24h;长期使用会增加艰难梭菌结肠炎和抗生素耐药性的风险,并增加成本。

框 2-2　增加感染风险的患者因素

- 高龄
- 解剖异常
- 营养状况差
- 吸烟
- 长期使用糖皮质激素
- 免疫缺陷
- 长期留置硬物
- 感染的内源性或外源性物质
- 远端共存感染
- 长期住院治疗

摘自 Cruse PJ. Surgical wound infection. In: Wonsiewicz MJ, ed. Infectious disease. Philadelphia, PA: Saunders, 1992:758-764; Mangram AJ, Horan TC, Pearson ML, et al. Guideline for prevention of surgical site infection, 1999. Hospital Infection Control Practices Advisory Committee. Infect Control Hosp Epidemiol 1999;20(4):250-278; quiz 279-280。

框 2-3　手术伤口分类

清洁

- 未感染的伤口没有炎症，也没有进入生殖器、尿路或消化道甲级伤口愈合，闭式引流

可能被污染的

- 未感染的伤口，可控制地进入生殖器、泌尿道或消化道甲级伤口愈合，闭式引流

受污染的

- 无菌技术严重破裂的未感染伤口（胃肠道或非化脓性炎症造成的严重溢出）
- 新鲜的意外伤口

肮脏的感染

- 先前存在临床感染或内脏穿孔的伤口
- 有组织失活的旧创伤

摘自 Garner JS. CDC guideline for prevention of surgical wound infections, 1985. Supersedes guideline for prevention of surgical wound infections published in 1982.(Originally published in 1995.)Revised. Infect Control 1986;7(3):193-200; Simmons BP. Guideline for prevention of surgical wound infections. Infect Control 1982;2:185-196。

皮肤准备

当毛发可能干扰手术视野时，应去除毛发。机械剪刀或脱毛膏是首选，尽管剃刀可能对阴囊皮肤的创伤较小。皮肤预处理可用酒精、聚维酮碘或氯己泰溶液进行。对于清洁手术，在甲基化酒精中加入 0.5% 的氯己定会比基于酒精的聚维酮碘产生更低的 SSI 率，尽管没有足够的证据支持一种特定的皮肤制剂优于其他皮肤制剂。尽管建议术前淋浴或用消毒溶液洗澡，但表明这会导致更少的 SSI 的证据有限。

手术体位

正确的患者体位是整个手术室团队的共同责任。仔细的填充和定位对于避免定位相关的周围神经病变至关重要（框 2-4）。这通常是由于过度拉伸、长时间压迫或局部缺血造成的。

表2-5　泌尿外科操作推荐的抗菌药预防措施。治疗持续时间应为单剂量和/或24h以内

操作	常见病原体	伤口分类	抗生素选择	抗生素备选方案
膀胱尿道镜检查伴轻微操作(如突破黏膜屏障、活检、电灼等)	革兰氏阴性杆状菌、偶见肠球菌	清洁-污染	甲氧苄啶/磺胺甲噁唑、阿莫西林-克拉维酸盐	第一代或第二代头孢菌素+氨基糖苷 ± 氨苄西林
经尿道病例(如TURP、TURBT、激光摘除、激光消融等)	革兰氏阴性杆状菌、偶见肠球菌	清洁-污染	头孢唑啉、甲氧苄啶/磺胺甲噁唑	阿莫西林-克拉维酸、氨基糖苷类 ± 氨苄西林
前列腺近距离放疗、冷冻疗法	金黄色葡萄球菌、凝固酶阴性葡萄球菌、A组链球菌	清洁-污染	头孢唑啉	克林霉素
经直肠前列腺活检	革兰氏阴性杆状菌、厌氧菌；如果最近完全身使用抗生素(6个月)、国际旅行、卫生保健工作者，则考虑多重耐药性覆盖范围	污染	氟喹诺酮类、第一代或第二代第三代头孢菌素(常用头孢曲松)+氨基糖苷类[a]	氨曲南　可考虑感染病咨询
经皮肾手术(如经皮肾镜)	革兰氏阴性杆状菌、罕见肠球菌、凝固酶阴性葡萄球菌、A组链球菌、金黄色葡萄球菌	清洁-污染	第一代或第二代头孢菌素、氨基糖苷+甲硝唑、或克林霉素	氨苄西林+舒巴坦
输尿管镜	革兰氏阴性杆状菌、偶见肠球菌	清洁-污染	甲氧苄啶/磺胺甲噁唑、第一代或第二代头孢菌素	氨基糖苷[a] ± 氨苄西林、第一代或第二代头孢菌素、阿莫西林

续表

操作	常见病原体	伤口分类	抗生素选择	抗生素备选方案
不进入尿道的开放、腹腔镜或机器人手术，如肾上腺切除术、盆腔或腹膜后淋巴结切除术	金黄色葡萄球菌、凝固酶阴性葡萄球菌，A组链球菌	清洁	头孢唑啉	克林霉素
阴茎手术（如包皮环切术，阴茎活检）	金黄色葡萄球菌	清洁-污染	无	无
尿道成形术（如前尿道重建，包括尿道切除术，可控的尿路暴露在内的尿道狭窄修补）	金黄色葡萄球菌、凝固酶阴性葡萄球菌，A组链球菌	清洁-污染	头孢唑啉	头孢西丁、头孢替坦、氨苄西林舒巴坦
涉及可控的尿路暴露（如肾脏手术，部分或根治性肾切除术、输尿管切除术、肾盂成形术、根治性前列腺切除术、膀胱部分切除术）	革兰氏阴性杆状菌（大肠埃希菌），偶见肠球菌	清洁-污染	头孢唑啉，甲氧苄啶/磺胺甲噁唑	氨苄西林舒巴坦、氨基糖苷[a]±甲硝唑或克林霉素
累及小肠（如尿流改道，肠切除的膀胱切除术、肾盂输尿管连接部修复术、膀胱部分切除术）	金黄色葡萄球菌、凝血酶阴性葡萄球菌，A组链球菌，革兰氏阴性杆菌，偶见肠球菌	清洁-污染	头孢唑啉	克林霉素+氨基糖苷[a]、头孢呋辛（第二代头孢菌素）、氨基青霉素-β-内酰胺酶抑制剂+甲硝唑
累及结肠，结肠通道术	革兰氏阴性杆菌，厌氧菌	清洁-污染	头孢唑林+甲硝唑，头孢西丁，头孢替坦或头孢曲松+甲硝唑	氨苄西林-舒巴坦、克拉维酸-替卡西林、哌拉西林-他唑巴坦

续表

操作	常见病原体	伤口分类	抗生素选择	抗生素备选方案
植入假体装置（如人工尿道括约肌，可充气阴茎假体，骶神经调节器）	革兰氏阴性杆菌，金色葡萄球菌，厌氧菌和真菌的报道越来越多	清洁	氨基糖苷[a]+第一代或第二代头孢菌素或万古霉素[b]	氨苄西林-β内酰胺酶抑制剂（如氨苄西林-舒巴坦，替卡西林，他唑巴坦）
腹股沟和阴囊病例（如根治性睾丸切除术，输精管切除术，输精管重建术，精索静脉曲张结扎术，睾丸鞘膜积液清除术）	革兰氏阴性杆菌，金黄色葡萄球菌	清洁	头孢唑林	氨苄西林-舒巴坦
阴道手术，女性尿失禁（如尿道悬吊术），瘘修补，尿道憩室切除术	金黄色葡萄球菌，链球菌，肠球菌，阴道需氧菌，凝固酶阴性葡萄球菌，A组链球菌	清洁-污染	第二代头孢菌素（头孢西丁头孢替丁）优于第一代头孢菌素，因为厌氧覆盖率更好；悬吊术中头孢唑林基本覆盖阴道厌氧菌	氨苄西林-舒巴坦+氨基糖苷+甲硝唑，或克林霉素

a 在肾功能不全的患者中，氨曲南可替代氨基糖苷类药物。

b 需要肠道准备或置管时的静脉用药包括万古霉素+红霉素碱或碳酸新霉素+甲硝唑

GNR：革兰氏阴性菌（通常包括大肠埃希菌 变形杆菌 泌尿生殖道中的克雷伯氏菌）；MDR：多重耐药；PCNL：经皮肾镜取石术；SSI：手术部位感染；TMP-SMX：甲氧苄啶/磺胺甲噁唑；TURBT：经尿道膀胱肿瘤切除术；TURP：经尿道前列腺切除术

NB：克林霉素、氨苄霉素+甲硝唑或头孢菌素可替代青霉素和头孢菌素用于青霉素过敏患者。

摘自 2019 AUA Best Practice Statement on Urologic Procedures and Antimicrobial Prophylaxis.

框 2-4   美国麻醉医师协会工作组关于预防围术期周围神经病变的建议

术前评估

- 如果判断得当，有助于确定患者能够舒适地耐受预期的手术体位。

上肢体位

- 仰卧位患者应将手臂外展限制在 90°；俯卧位的患者可以舒服地耐受手臂外展大于 90°。

- 手臂的位置应减少肱骨髁后沟（尺骨沟）的压力。当手臂夹在身体两侧时，建议前臂保持中立的位置。

- 当手臂在臂板上外展时，无论是旋后位还是前臂中立位都是可以接受的。

- 应避免长时间压迫肱骨桡神经沟中的桡神经。肘部伸展超出舒适范围可能会拉伸正中神经。

下肢体位

- 将腘伸群拉伸到舒适范围之外的截石位姿势可能会拉伸坐骨神经。

- 应避免在腓骨头处对腓神经施加长时间的压力。

- 髋关节的伸展和弯曲都不会增加股神经病变的风险。

保护垫

- 带衬垫的臂板可降低上肢神经病变的风险。

- 在侧位患者中使用胸部垫可以降低上肢神经病变的风险。

- 肘部和腓骨头处的衬垫可分别降低上肢和下肢神经病变的风险。

设备

- 用于上肢功能正常的自动血压袖带不会影响上肢神经病变的风险。

- 头朝下倾斜幅度较大时的肩部支撑可能会增加臂丛神经病变的风险。

术后评估

- 术后对四肢神经功能进行简单的评估可能能够对周围神经病变进行早期识别。

记录

- 在患者护理过程中记录具体的体位信息图示，可以提高护理质量，通过帮助护理者将注意力集中在患者有意义的体位、提供改善患者持续护理过程的信息来实现护理精细化。

摘自 American Society of Anesthesiologists Task Force on Prevention of Perioperative Peripheral Neuropathies. Practice advisory for the prevention of perioperative peripheral neuropathies: A report by the American Society of Anesthesiologists Task Force on Prevention of Perioperative Peripheral Neuropathies. Anesthesiology 2000; 92 (4): 1168-1182.

麻醉

麻醉的基本组成部分包括催眠、帮助遗忘和镇痛。麻醉的适当选择取决于患者并发症、气道状态、手术复杂程度和患者以及麻醉师偏好。

区域麻醉 区域麻醉（如脊髓、硬膜外麻醉等）最适合内镜或下腹部手术并可避免全身麻醉对心肺的影响。特殊并发症可能包括因交感神经阻滞导致的术后低血压（10%~40%）、硬膜穿刺后头痛（<2%）和严重的神经功能缺损（<0.05%）。

麻醉监护 在麻醉监护（monitored anesthesia care，MAC）监测下的清醒镇静通常使用苯二氮䓬类药物和Ⅳ类阿片药物。MAC要求全身麻醉相同程度的围术期监测。

全身麻醉 全身麻醉适用于时间较长或更复杂的手术。诱导可通过吸入剂（如一氧化二氮、异氟烷、七氟烷、地氟烷、氟烷）或Ⅳ类药物（如硫喷妥钠、氯胺酮、丙泊酚、咪达唑仑）。这些药物与阿片类药物和去极化或非去极化肌松药一起使用。

保温

核心体温即使降低 1~2℃，也可能损害血小板功能、凝血、免疫功能和组织灌注。这会增加失血、输血和手术部位感染（surgical site infection, SSI）的发生率。术中，外周血管扩张和传导热损失会增加体温过低的风险。可以使用保暖毯、加热液体、吹入加热增湿的二氧化碳和升高环境温度来保温。

输血

输血标准必须考虑到持续或潜在的手术出血、血容量、并发症以及心肺储备。基于血红蛋白推荐的输血指征在血流动力学稳定的患者中为<7g/dl，有基础心血管疾病的患者则为血红蛋白<8g/dl。血小板或新鲜冷冻血浆的复合输注并非常规，除非有严重的血小板减少症，需要立即纠正凝血病或大量输血方案。

输血反应 溶血性输血反应可立即表现为发热、寒战、胸痛、低血压或出血倾向；血管内溶血可能以延迟反应的方式出现。治疗包括暂停输血、液体复苏和碱化尿液。输血相关急性肺损伤表现为急性非心源性肺水肿，是输血相关死亡的主要原因。支持性护理是治疗的主要手段。

感染风险 在现代，输血导致细菌或病毒传播的风险很低（每200万例中有1例感染人类免疫缺陷病毒和丙肝；每20万例中有1例感染乙肝）。最容易造成细菌感染的是输血小板（1例/5 000单位）。

特殊情况 对于不接受血液制品的患者，可以考虑使用细胞保护剂、大剂量重组人促红素或术前静脉输注铁剂。肾功能不全或慢性贫血患者也可以从术前应用重组人促红素和铁剂中获益。

止血剂 止血剂对于辅助止血可能是有效的，特别是有活性的组织表面的渗血。这些止血剂包括为血栓形成提供底物的干基质制剂或生物活性制剂（表2-6）。

表2-6 控制术中出血的止血剂

类型	底物	示例
干基质剂	纤维素板	Fibrillar, Surgicel, Nu-Knit
	牛胶原蛋白粉或薄片	Avitene
	猪胶原明胶基质	Surgifoam, Gelfoam
	植物淀粉粉剂	Arista
生物活性物质	基于凝血酶	Thrombin-JMI, Evithrom, Recothrom, Surgiflo, Floseal
	基于纤维蛋白	Tisseel, Evicel, Evarrest
	基于白蛋白	BioGlue

辐射安全

"合理可行尽量低"（as low as reasonably achievable, ALARA）原则应适用于所有泌尿外科手术的辐射使用。低剂量、脉冲透视设置可使术中辐射暴露减少 97%。使用间歇透视、"最后图像保持"功能、图像准直、C 臂激光束和外科医生控制的脚踏板也可以减少曝光。其他措施包括给患者加保护罩和将患者靠近 C 臂图像增强器。

术中决策

切口

泌尿系统手术可用正中切口、Pfannenstiel 切口(图 2-3)、Gibson 切口(图 2-4)、胸腹切口、肋下切口(图 2-5)、chevron 切口(图 2-6)、腰部切口(图 2-7)和腹股沟切口(图 2-8 和图 2-9)。正中切口在进入腹腔的同时可以避开主要血管和神经；盆腔、腹腔、腹膜外和腹膜后结构都可以通过这种切口进入。肾脏可通过前切口或侧切口触及；传统上也有使用腰背入路。腹股沟韧带上方或下方的腹股沟切口可提供通向精索、睾丸和髂腹股沟淋巴结的通路。

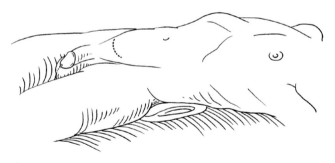

图 2-3　Pfannenstie 切口。Pfannenstie 切口最常被泌尿科医生用于儿童和成人人群的良性和恶性盆腔器官手术。它也可以用于供体肾切除术和标本取出。它愈合美容效果好，并且减少了手术后的疼痛，因为它是一个肌肉分离的过程(摘自 Smith JA Jr, Howards SS, Preminger GM, Dmochowski RR. Hinman's atlas of urologic surgery, 4th ed. Philadelphia, PA: Elsevier, 2018；图 69-1)

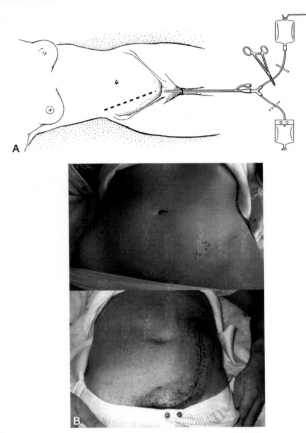

图2-4 （A）传统斜行 Gibson 切口。此切口用于肾移植中异体的
肾切除术，同时也可作为暴露输尿管下段和膀胱的切口。（B）传
统斜行 Gibson 切口与"曲棍球棒"切口。现代 Gibson 切口实
际上已经变得更像"j 型"，现在也被一些人称为"曲棍球棒"切
口。两个切口的作用相似，如有需要，j 型切口可以向上方延伸
（A 摘自 Smith JA Jr, Howards SS, Preminger GM, Dmochowski
RR. Hinman's atlas of urologic surgery，4th ed. Philadelphia,
PA: Elsevier, 2018；B 摘自 Nanni G, Tondolo V, Citterio F, et al.
Comparison of oblique versus hockeystick surgical incision for
kidney transplantation. Transplant Proc. 2005, 37（6）: 2479-2481）

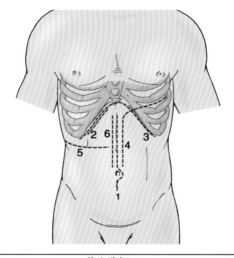

前入路切口

1. 腹腔前正中线   4. 改良胸腹
2. 肋下   5. 横向
3. 人字切口   6. 旁正中

图 2-5 肾脏和腹膜后的前入路。在仰卧位或改良的斜位,有多种途径可从前方到达肾脏和腹膜后腔。每种方法都有不同的优点和缺点,在 Campbell-Walsh-Wein 泌尿外科学第 12 版中对此进行了进一步讨论(摘自 Smith JA Jr, Howards SS, Preminger GM, Dmochowski RR. Hinman's atlas of urologic surgery,4th ed. Philadelphia, PA: Elsevier, 2018;图 8-4)

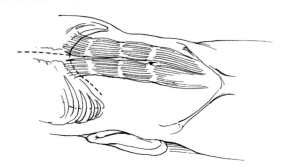

图 2-6　肋下切口及延伸。左侧显示肋下切口（黑体线）。可用于仰卧位或侧卧位的肾脏通路。虚线表示可能穿过中线延伸至"3/4"切口或完整的肋下"chevron"切口。进一步延伸包括胸骨切开术（虚线所示）很少被泌尿科医生使用（摘自 Smith JA Jr, Howards SS, Preminger GM, Dmochowski RR. Hinman's atlas of urologic surgery，4th ed. Philadelphia, PA: Elsevier, 2018；图 8-8）

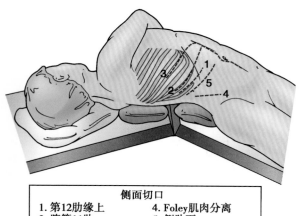

侧面切口	
1. 第12肋缘上	4. Foley肌肉分离
2. 跨第11肋	5. 侧肋下
3. 胸膜	

图 2-7　肾脏和腹膜后的前入路。在仰卧位或改良的斜位，有多种途径可从前方到达肾脏和腹膜后腔。每种方法都有不同的优点和缺点（摘自 Smith JA Jr, Howards SS, Preminger GM, Dmochowski RR. Hinman's atlas of urologica surgery，4th ed. Philadelphia, PA: Elsevier, 2018；图 8-5）

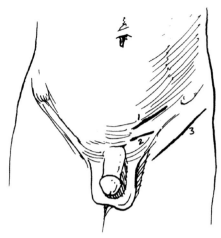

图 2-8 腹股沟切口。切口 1：用于根治性睾丸切除术和疑似恶性肿瘤的弧形切口。切口 2：腹股沟外环上方的腹股沟切口，用于隐睾或腹股沟入路精索静脉曲张结扎术。切口 3：腹股沟下切口，用于阴茎癌的腹股沟淋巴结清扫术（改编自 Smith JA Jr, Howards SS, Preminger GM, Dmochowski RR. Hinman's atlas of urologic surgery，4th ed. Philadelphia, PA: Elsevier, 2018；图 117-1）

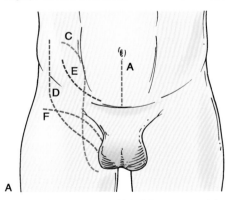

图 2-9 （A）阴茎癌 ILND/PLND 的各种切口。A. 正中切口，进行双侧 PLND。B. 垂直切口，进行浅部和深部 ILND。C. S 形切口，进行 ILND 和同侧盆腔淋巴结清扫。D. L 形切口，于 S 形切口类似。E. Gibson 切口，用于同侧淋巴结切除。F. 普通腹股沟下切口，用于切除同侧淋巴结

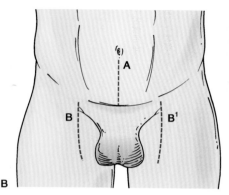

图 2-9(续)（B）双侧腹股沟和盆腔淋巴清扫的另一种入路（改编自 Loughlin KR. Surgical atlas. Surgical management of penile carcinoma: the inguinal nodes. BJU Int. 2006, 97(5): 1125-1134 ）

缝合

缝线的选择必须根据伤口的组织特征和抗拉强度进行调整。存在多种单丝或编织结构的缝合材料，每种材料都具有不同的拉伸强度、操作质量和组织反应性（表 2-7）。

引流

被动的、开放的非负压引流管（如 Penrose）可用于帮助关闭潜在空间和防止液体积聚。因为感染的风险更大，所以应该比封闭式引流管更早撤除。封闭式非负压引流（如猪尾引流）可用于更好地量化或描述引流液。如果需要快速地进行低流量引流，则首选"主动"闭式抽吸引流管（如 Jackson Pratt、Blake 引流管）。负压通常使用可压缩球囊来维持。

表 2-7　缝合材料特性

缝合用的线	材质	组织相容性	物理构造	抗张强度	备注
Vicryl	合成纤维	可吸收	编织线	2 周时为 65% 4 周时为 40%	与聚酒精酸（Dexon）相比，失效更慢，断裂强度更高
Dexon	合成纤维	可吸收	编织线	2 周时为 63% 3 周时为 17%	润滑涂层降低了摩擦系数
Monocryl	合成纤维	可吸收	单乔	2 周时为 30%~40%（染色型） 2 周时为 25%（未染色型）	优异的抗张强度利于使用较小的缝合线缝合皮肤
PDS	合成纤维	延迟可吸收	单乔	2 周时为 74% 4 周时 50% 6 周时为 25%	90 天后才能吸收；低反应性；在有感染的情况下更能保持强度；较新的带刺版本是无法打结的
Maxon	合成纤维	延迟可吸收	单乔	2 周时为 81% 4 周时为 59% 6 周时为 30%	
Chromic gut	天然材料	可吸收	单乔	3 周时为 0	正常的肠道中吸收更快
Nylon	合成纤维	不可吸收	单乔	1~2 年时为 50%	极低的组织反应性
Prolene	合成纤维	不可吸收	单乔	不可吸收	可塑性高；表面非常光滑（需要额外打结）
Silk	天然材料	不可吸收	单乔	不可吸收	编织后便于使用；可能容易感染
Mersilene	合成纤维	不可吸收	单乔	不可吸收	不应在感染时使用

PDS, 聚对二氧环己酮或聚二恶烷酮缝线。

导尿管

留置导尿管以法国测量标准（Fr）有多种的规格（1Fr = 1/3mm）。虽然导尿管有多种材料可供选择（如乳胶、聚氯乙烯），但硅胶导尿管是首选。硅胶导尿管对组织刺激性小，细菌黏附的风险较低，并且对乳胶过敏患者来说也是安全的。对于特殊的泌尿外科适应证，选用特殊设计的导尿管效果可能更好，如弯头尖端导尿管、Council 尖端导尿管或加强型血尿导尿管（图 2-10）。导尿管留置的时间必须与长时间留置导尿管引起的尿路感染风险相权衡。

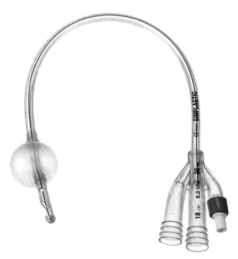

图 2-10　三腔血尿导尿管（Image courtesy of Teleflex Incorporated. © 2019 Teleflex Incorporated. All rights reserved）

支架

输尿管支架通常直径在 4~7Fr 之间，由柔性聚合物制成。自留式"双 J"型猪尾状支架最常用于输尿管的临时引流。"单 J"型猪尾巴支架可用于尿流改道患者。其他支架类型（如开放式、螺旋式、哨式）可能有助于输尿管引流或逆行肾盂造影。在输尿管存在外部压迫的情况下，可以考虑使用串联支架或金属支架来维持输尿管通畅。后者需要的更换次数较少，但并发症发生率超过50%（如组织增生性反应、结痂或组织向内生长、输尿管髂血管瘘）。留置支架可能导致尿急、尿频和疼痛。支架长度而非直径与更严重的症状有关。支架引起的不适首选α-肾上腺素受体阻滞剂和抗心律失常药物治疗。用于减轻膀胱刺激症状的替代支架也在开发中。

肾造瘘管

肾造瘘管的尺寸从5Fr到32Fr不等，由各种材料制成，如硅胶、聚氨酯或聚乙烯。肾造瘘管依靠卷曲的尾端保持在集合系统内。Cope导管具有类似的设计，但在内部使用尼龙绳固定以保证其安全性（图2-11）。肾输尿管支架是维持输尿管通畅以及最大限度减少移位风险的首选。在PCNL术后，球囊导管和Malecot导管也被用作肾造瘘管。当需要维护两条通路时，最好使用圆形导管。Kaye肾造瘘填塞球囊可用于控制经皮入路的出血。

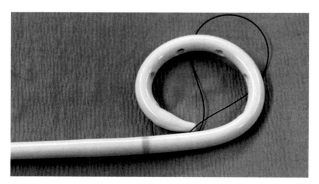

图2-11　用于演示的松开保持线的Cope导管

筋膜缝合技术

目前临床上有多种筋膜缝合技术（图2-12和图2-13），但没有一种单一的缝合技术是最好的。荟萃分析表明，使用缓慢可吸收或不可吸收缝线进行连续或间断缝合筋膜时，切口疝发生率相似。此外，使用缓慢可吸收缝合线间断或连续缝合后，伤口开裂或感染率似乎没有差异。连续筋膜缝合不应使用快速可吸收缝合线，因为会增加切口疝的风险。

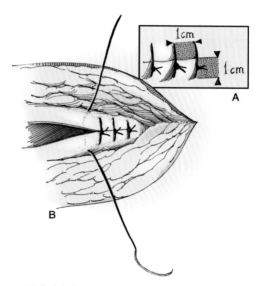

图 2-12　筋膜缝合技术。(A 和 B)对于腹部切口，牢固的筋膜缝合十分重要。缝合时通常使用 2-0 不可吸收缝线，如图所示，缝合线应距边缘 1cm，两针相距 1cm。可以使用间断缝合(如上图所示)或连续缝合(摘自 Smith JA Jr, Howards SS, Preminger GM, Dmochowski RR. Hinman's atlas of urologic surgery, 4th ed. Philadelphia, PA: Elsevier, 2018; 图 2-5AB)

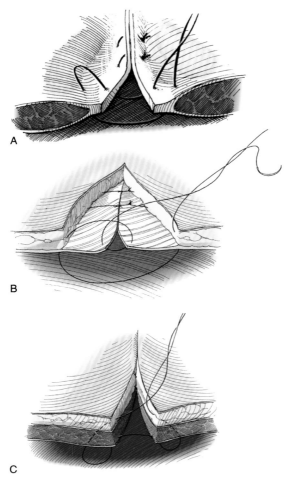

图 2-13　其他筋膜缝合技术。其他不同的筋膜缝合技术已经被报道，但在泌尿科医生中较少使用。(A)用于肿块闭合的远近缝合术。(B)Smead-Jones 技术，缝线间隔 2cm，远近交替形成 8 字形。(C)同时缝合两层筋膜的 Gambee 缝合或垂直褥式缝合(摘自 Smith JA Jr, Howards SS, Preminger GM, Dmochowski RR. Hinman's atlas of urologic surgery, 4th ed. Philadelphia, PA: Elsevier, 2018: Figs. 2.7A-C)

伤口缝合

具体的伤口缝合技术可由伤口类型决定（框 2-3）。一期缝合适用于清洁伤口的或清创后的二类伤口，可使用可吸收的单乔或缝钉缝合皮肤。二期缝合适用于严重污染的伤口。首先对筋膜进行缝合，皮肤和皮下组织可通过伤口收缩和上皮化得以愈合。延迟一期缝合（三期缝合）通常适用于腹腔间隔室综合征患者或需要计划再次手术的患者，这些患者只有在术后一段时间后才关闭筋膜和皮肤。负压辅助闭合装置（VAC）可用于二期缝合和三期缝合，有利于伤口清创，保护伤口免受外部环境的影响。开放的腹部 VAC 系统也可用于临时腹腔关闭。

术后管理

静脉血栓栓塞的预防

围术期的血栓预防必须根据患者的个体风险因素（框2-5）和具体情况进行调整。可以使用多种不同的风险评估模型（如 Rogers 评分、Caprini 评分）进行患者风险分层。不同手术级别的推荐预防方案如表 2-8 所示。可能包括机械（如气动弹力袜）或药理学（如低分子肝素、低剂量 UFH）等选择（表2-9）。在适当的时候，可以考虑术前给药进行预防。高级别的证据支持术后延长使用低分子肝素预防 4 周可以降低因腹部或盆腔恶性肿瘤接受大手术的患者的静脉血栓栓塞（VTE）风险。

框 2-5　增加静脉血栓栓塞的患者相关因素风险	
• 手术	• 静脉压迫（肿瘤、血肿、动脉异常）
• 创伤（严重创伤或下肢损伤）	• 既往静脉血栓栓塞病史
• 行动不便、下肢瘫痪	• 高龄
• 癌症（活动性或隐匿性）	• 怀孕和产后
• 癌症治疗（激素、化疗、血管生成抑制剂、放疗）	• 含雌激素的口服避孕药或激素替代疗法

框 2-5　增加静脉血栓栓塞的患者相关因素风险（续）	
• 选择性雌激素受体调节剂	• 骨髓增生性疾病
• 红细胞生成刺激剂	• 阵发性睡眠性血红蛋白尿症
• 急性内科疾病	• 肥胖
• 炎症性肠病	• 中心静脉置管
• 肾病综合征	• 遗传性或获得性血栓形成

摘自 Geerts WH, Bergqvist D, Pineo GF, et al. Prevention of venous thromboembolism: American College of Chest Physicians evidence-based clinical practice guidelines（8th edition）. Chest 2008;133（6 suppl）:381S-453S。

表 2-8　静脉血栓栓塞（VTE）的风险分层和泌尿外科手术推荐的 VTE 预防措施

风险类别	临床特点	预防措施
低风险	小手术，40 岁以下，无其他危险因素	早期步行
中等风险	• 小手术，附加风险因素 • 40~60 岁，无附加风险因素	• 肝素 5 000U SC q12h，术后开始 [a] • 依诺肝素 40mg（CrCl<30ml/min = 30mg）SC 每日一次 如出血风险高，则采用气动加压装置
高风险		• 肝素 5 000U SC q8h，术后开始 [a] • 依诺肝素 40mg（CrCl<30ml/min = 30mg），皮下注射，每日一次 如出血风险高，则采用气动加压装置
极高风险		• 依诺肝素 40mg（CrCl<30ml/min = 30mg）SC，每日一次，同时辅助使用气动加压装置 肝素 5 000U SC q8h，手术后开始并辅助使用气动加压装置

[a] 美国胸科医师协会 2012 年指南建议考虑术前给药。

CrCl，肌酐清除率；SC，皮下。

摘自 the American Urological Association Best Practice Statement for the prevention of deep vein thrombosis in patients undergoing urologic surgery（2009）。

表 2-9 机械和药理学静脉血栓栓塞预防

预防方式	剂量	优点	缺点
气动弹力袜	N/A	可用于高出血风险患者 易于标准化 可在多个患者组中进行研究	没有尺寸或压力标准 没有专门研究的个体模型 效果不如药物预防
低分子肝素	40mg SC 每日一次	每日一次给药 降低肝素诱导的血小板减少风险 无须血液监测	不可逆 费用高 肾功能不全患者相对禁忌
低剂量普通肝素	5 000U SC q8h	可逆 可安全用于肾功能不全患者 相对便宜	需要每 8～12h 重新给药 可导致肝素诱导的血小板减少症

N/A,不适用;SC,皮下。

疼痛管理

术后疼痛建议多模式镇痛。多模式镇痛能降低阿片类药物的总体需求,获得更好的主观疼痛控制。

多模式疼痛控制 辅助药物包括对乙酰氨基酚、非甾体抗炎药(NSAID)、加巴喷丁和普瑞巴林,可通过局部或椎管内麻醉增强镇痛作用。其他非药物辅助治疗包括经皮神经电刺激和针灸。非阿片类药物的应用已在包括输尿管镜检查和前列腺切除术在内的许多泌尿外科手术证明是安全可行的。

麻醉剂 在必要时,口服麻醉剂优于肠胃外给药。当需要后者时,建议采用非基础输液的患者自控镇痛。术后麻醉剂的使用与肠功能的恢复延迟、呼吸抑制、镇静、术后恶心或呕吐以及长期成瘾有关。为了最大限度地减少这种风险,术后麻醉处方应以最低有效剂量开具,剂量尽可能少,以充分控制术后疼痛。

胃肠恢复

术后早期恢复进食已被证明可以促进营养、刺激肠蠕动并保持肠黏膜完整性；目前已在多种术后快速康复过程中广泛采用。胃肠（GI）功能的恢复可以通过嚼口香糖或假进食促进。术中使用 μ- 阿片受体拮抗剂阿维莫泮（entereg）可加快胃肠道恢复，减少术后肠梗阻发作，缩短膀胱切除患者的住院时间，但在肾功能不全的患者中应谨慎使用，长期使用阿片类药物的患者应禁止使用。术后伤口愈合以及急性期蛋白和免疫蛋白的合成都需要更多的蛋白质摄入。对于术后 7~10 天内无法满足热量需求的患者，需要通过肠内或肠外营养方式进行补充，首选肠内营养。

谵妄

术后谵妄是认知的急剧变化，其特征是注意力不集中、意识水平波动和思维混乱。术后谵妄在 65 岁以上的患者中很常见，并且与住院时间延长、术后功能下降、护理成本增加和死亡率增加有关。术前认知障碍是术后谵妄的重要预测因素。手术应激、疼痛控制不充分、电解质紊乱、联合用药、缺氧、肾功能不全、睡眠剥夺和留置尿管加剧了这种风险。预防措施包括保持舒适体位、维持睡眠 - 觉醒周期以及解决潜在的风险因素。

特殊人群

妊娠

妊娠是一种特殊的生理状态，其特征是心排出量增加、全身血管阻力降低、耗氧量增加、慢性呼吸性酸中毒、血浆容量增加、高凝状态、肾小球滤过率增加、输尿管集合系统扩张和尿液化学成分改变。此外，妊娠子宫对腔静脉、横膈膜和子宫产生占位效应。这些变化会影响这些患者的手术和生命体征。

辐射暴露 发育中的胎儿从胚胎植入前到怀孕 15 周，电离辐射暴露的风险最高。ALARA 原则应指导孕妇选择合适的影像学检查和诊断方式。超声和 MRI 仍然是首选的成像方式。但是，在必要的诊疗过程中，不应拒绝对孕妇进行诊断成像研究,例如 CT;标准成像技术的暴露量仍然远低于与胎儿伤害相关的剂量。在检查过程中应避免碘对比成像。

手术原则　美国妇产科医师协会建议在提供新生儿和儿科服务的机构对孕妇进行手术。手术过程中应由具有剖宫产能力的产科护理人员以及专科人员来解读胎心率。限期手术不应仅仅因为妊娠状态而被拒绝,但择期手术应推迟到产后。如果可能,应在妊娠中期进行非紧急手术,此时致畸和自然流产的风险最低。迄今为止,尚未证实麻醉剂或镇静剂对胎儿有害。鉴于妊娠期间 VTE 风险增加,应采取适当的围术期 VTE 预防措施。怀孕期间放置的留置支架或肾造瘘管应每 4~6 周更换一次,避免感染。该人群应治疗无症状菌尿。

病态肥胖

体重指数(BMI)>30kg/m² 定义为肥胖;BMI>40kg/m² 或超过理想体重45kg(100 磅)为病态肥胖。肥胖与功能减退以及心血管疾病、高血压、糖尿病和肺通气不足等并发症有关,这些并发症会增加围术期风险。此外,肥胖也是术后伤口感染的危险因素。对于肥胖患者来说,腹腔镜手术可能是减少心肺并发症风险的首选方法,术中可能需要超长的腹腔镜器械。肥胖患者的手术时间通常更长,这也增加了房室综合征和横纹肌溶解症的风险。此外手术过程中可能需要额外的设备以确保肥胖患者在术中的安全定位,如液压手术台、侧延伸板、额外的衬垫和宽气动弹力袜等。

老年患者

高龄是围术期发病率和死亡率增加的独立预测因素。老年患者的生理储备减少;因此,应尽量减少高龄患者的手术时间和术中压力。此外,老年患者发生谵妄和术后并发症的风险很高,而且更容易出现药物相关并发症。2016 年 Beers 老年人潜在不当用药标准为老年患者常见泌尿外科相关药物的使用提供了额外指导。

要点
• 术前风险评估和现有并发症的优化可以减少围术期并发症并最大限度地降低患者的发病率。
• 必须仔细考虑患者和手术特异性风险,以确定适当的围术期心血管监测、抗血小板药物和抗凝剂的使用、静脉血栓预防和最佳抗生素预防。
• 手术部位感染可通过以下几项措施预防:戒烟、仔细脱毛、彻底的术前皮肤准备、适当的抗菌预防、维持正常体温和适当的伤口缝合。
• 使用多种引流管和导尿管时,可根据具体手术和外科医生的偏好进行调整。
• 认真的筋膜缝合可将术后切口裂开和切口疝的风险降至最低。伤口缝合方式取决于伤口类型和污染程度。
• 充足的围术期营养对于术后伤口愈合至关重要。当需要补充营养时,肠内营养优于肠外营养。
• 老年患者和病态肥胖患者发生围术期并发症的风险很高,手术期间需要额外考虑。
• 不应拒绝怀孕患者进行必需的诊断或手术。ALARA 原则应指导影像学诊断。择期手术应推迟到产后,非紧急手术最好在妊娠中期在具有适当产科和新生儿专业知识的机构进行。

(卢崚、赵旭鹏、李宏召 译　李宏召 校)

推荐读物

ACS NSQIP Surgical Risk Calculators. https://riskcalculator.facs.org/RiskCalculator/PatientInfo.jsp.

Chrouser K, Foley F, Goldenberg M, et al. *Optimizing outcomes in urologic surgery: Intraoperative considerations.* American Urological Association White Paper, 2018.

Culkin DJ, Exaire EJ, Green D, et al. Anticoagulation and antiplatelet therapy in urological practice: ICUD/AUA Review Paper. *J Urol* 2014;194(4):1026-1034.

Fleisher LA, Fleischmann KE, Auerbach AD, et al. 2014 ACC/AHA guideline on perioperative cardiovascular evaluation and management of patients undergoing noncardiac surgery: a report of the American College of Cardiology/American Heart Association Task Force on practice guidelines. *Circulation* 2014;130:e278-e333.

Forrest JB, Clemens JQ, Finamore P, et al. AUA Best Practice Statement for the prevention of deep vein thrombosis in patients undergoing urologic surgery. *J Urol* 2009;181(3):1170-1177.

Gould MK, Garcia DA, Wren SM, et al. Prevention of VTE in nonorthopedic surgical patients. Antithrombotic Therapy and Prevention of Thrombosis, 9th ed: American College of Chest Physicians Evidence-Based Clinical Practice Guidelines. *Chest* 2012;141(2):e227S-e227S.

Griebling TL, Dineen MK, DuBeau CE, et al. AUA white paper on the Beers criteria for potentially inappropriate medical use in older adults. *Urol Practice* 2016;3(2):102-111.

Lighter DJ, Wymer K, Sanchez J, Kavoussi L. Best practice statement on urologic procedures and antimicrobial prophylaxis. *J Urol* 2020;203(2):351-356.

Smith A, Anders M, Auffenberg G, et al. *Optimizing outcomes in urologic surgery: postoperative.* American Urological Association White Paper, 2018.

Stoffel JT, Montgomery JS, Suskind AM, et al. *Optimizing outcomes in urological surgery: preoperative care for the patient undergoing urologic surgery or procedure.* American Urological Association White Paper, 2018.

White JV, Guenter P, et al. Consensus statement: Academy of Nutrition and Dietetics and American Society for Parenteral and Enteral Nutrition: characteristics recommended for the identification and documentation of adult malnutrition (undernutrition). *J Parenter Enteral Nutr* 2012;36(3):275-283.

第3章
经腔道手术、腹腔镜和机器人手术原理和基础

Peter Sunaryo And Robert M. Sweet

Campbell-Walsh-Wein Urology 第 12 版作者

Brian Duty, Michael Joseph Conlin Roshan M. Patel, Kamaljot S. Kaler, and Jaime Landman

膀胱镜检准备和技巧

在膀胱及尿道镜检查前需要用消毒剂进行皮肤消毒，由于葡萄糖酸氯已定和酒精溶液均可造成黏膜损伤，因此不建议用于会阴区，而聚维酮碘在所有皮肤表面都是安全的。进镜前要将普通凝胶或利多卡因凝胶注入尿道，尽管荟萃分析并未发现这能改善患者对整个过程的耐受性。检查过程中，最难受的是当镜头通过膜部尿道时，一项随机试验显示，进镜过程通过挤压冲洗袋能够显著改善患者的疼痛感。当镜头通过膜部尿道时，应该鼓励患者尽量放松，特别是对于年轻男性；其他减轻疼痛的方式是让患者观察监护仪或者是听古典音乐。

输尿管镜检技巧和要点

要牢记在心的基本原则是：找到输尿管口、良好的视野和维持低压环境。一般情况下，输尿管硬镜最好是用于髂血管以下的输尿管镜检，而输尿管软镜可以用于髂血管以上的输尿管镜检。检查过程应该用生理盐水冲洗，冲洗装置由加压袋、手泵和脚泵组成，可以起到改善视野、润滑的作用，并且便于处

理结石；加压袋可以提供恒定的流量，而手泵和脚泵便于操作者对冲洗装置的控制。移动 C 臂荧光镜的使用可以提供更佳的图像质量，并且相较于固定显示器能有效减少散射。在输尿管镜检前排空膀胱以便储存镜检过程中的冲洗液，尽量不要让输尿管软镜在膀胱内盘曲（图 3-1）。如果用的是较长的输尿管硬镜，可以抬高对侧大腿，以便于进入输尿管口。在输尿管硬镜检查过程中至关重要的一条安全指南是保留通路，并且在出现任何问题时能够放置输尿管支架。沿着导丝可以很容易识别输尿管口，操作者通过操控导丝后外侧的输尿管镜尖端可以抬高导丝从而撑开输尿管口。如果有必要，可以增加一根导丝，然后将输尿管镜置于两根导丝之间，这样能让输尿管口完全打开（图 3-2），当输尿管镜或镜鞘安全进入输尿管管腔后，可将增加的导丝安全取出。

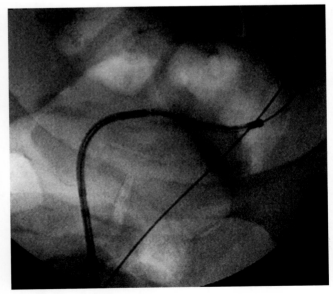

图 3-1 输尿管软镜进入输尿管口前应该排空膀胱，以防止在输尿管口遇到阻力时，软镜在膀胱内盘曲

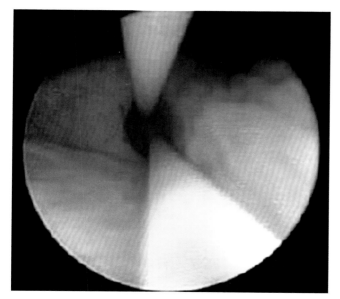

图 3-2 两根导丝之间的半刚性输尿管镜通道。在安全放置导丝（底部）后，另一根导丝（顶部）通过工作通道放入，输尿管镜在直视下向上进入输尿管，"帐篷式打开"输尿管口，然后在导丝之间轻轻推进，直到完全进入输尿管

当试图穿过结石周围时，必须要小心穿孔的可能，使用有角度的亲水涂层（尖端或全部）导丝，或有角度的可扭转的导管放置在结石的旁边，或同时使用两者，可能有助于避免穿孔。如酚酞丝不能安全穿过结石，可以使用输尿管硬镜在结石下方直视下置入导丝。如果结石是嵌入式的，轻轻地推动或者用激光处理暴露良好的区域是有帮助的，这样可以开阔视野并且更安全地完成碎石。当近端输尿管可见时，可以在完成碎石之前直视下通过导丝。

如果怀疑结石上方有感染可能，应通过开放式导管顺行至梗阻处进行尿培养，并通过支架或经皮肾造瘘进行引流，输尿管镜检应该推迟到感染得到控制。

可以通过导丝推进双腔导管以扩张输尿管口，并引入第二根导丝以通过输尿管镜或镜鞘。如果输尿管软镜未顺利通过输尿管口，可以将镜子绕着导丝旋转 90° 或 180° ，以更好地定位输尿管镜尖端。激光光纤进入时要将输尿管软镜拉直，以免损伤工作通道。

导丝 市面上可以提供不同直径、刚性、尖端设计、材料和涂层的导丝，通常硬度大的导丝更适合用于通过镜鞘、扩张器和输尿管镜，在一些特定的情况下，也可以使用一些软头、J头或双软头的导丝。导丝的直径从 0.018~0.038cm 不等，长度从 80~260cm 不等。在障碍物周围建立通道，亲水涂层导丝的效果是最好的，但容易滑脱，新的混合型导丝可以兼顾两者的一些优点。

输尿管镜鞘 允许重复进入肾内集合系统而不需要重复放置导丝，现已证实镜鞘可以降低肾内压力，并且更利于提取碎片。镜鞘的尺寸从 10/12F（内径 / 外径）到 14/16F 不等，长度从 28~55cm 不等。使用输尿管镜鞘损伤输尿管的风险很小（表 3-1）。

表 3-1　目前可用的输尿管镜鞘的特点

制造商	鞘管名称	扩张器 / 鞘 /Fr	长度 /cm	独有特性
Boston Scientific	Navigator	11/13 13/15	28, 36, 46	
	Navigator HD	11/13 12/14 13/15	28, 36, 46	
Applied	Forte（AxP and HD）	10/12~16 12/14~18 14/16~18	20, 28 35, 45 55	
	Forte Plus	10/14	35, 55	灵活的转向机制
Bard	Proxis	10/12 12/14	25, 35, 45	
Cook	Flexor	9.5/11 12/13.7 14/16	13, 20 28, 35 45, 55	

续表

制造商	鞘管名称	扩张器/鞘/Fr	长度/cm	独有特性
	Flexor DL	9.5/14	13, 20	双腔设计
		12/16.7	28, 35	
			45, 55	
	Flexor Parallel	9.5/11	13, 20	单线外鞘快速释放设计
		12/13.7	28, 35	
		14/16	45, 55	
Olympus	UroPass	10/12	24, 38	
		11/13	46, 54	
		12/14		
		13/15		

其他设备 输尿管扩张、取石、抗反流和输尿管活检装置都可用于输尿管镜手术(表 3-2)。新的镍钛合金取石篮有更好的使用性,并且更加耐用。

表 3-2 输尿管镜检常用器械

输尿管管镜	
硬镜	软镜
7Fr 或更小的半硬性输尿管管镜	7.5Fr
带有笔直镜鞘(可选)的更大的输尿管管镜	8.6Fr 或更大
	可进行二次转向或有更大转向角度的输尿管管镜
一次性用品	
导丝	0.035cm 混合型导丝
0.035cm 和 0.038cm 成角亲水型导丝	冲洗
0.035cm 和 0.038cm 直线型聚四氟乙烯涂层导丝	手动控制冲洗装置
	脚踏控制冲洗装置
0.035cm 和 0.038cm 镍钛合金芯,聚氨酯涂层导丝	高压工作端口密封装置
	压力袋
0.035cm 和 0.038cm 超硬导丝	取石装置(3.0Fr 或更小)

续表

螺旋形取石篮	扩张设备
多丝取石篮	高压输尿管扩张球囊（5~7mm）
无尖端取石篮	"零尖"输尿管扩张球囊
三爪抓钳或类似工具	活检设备
导管	3Fr 杯活检
双腔导管	扁平钢丝篮
6~12Fr 扩张导管	BIGopsy（可选）
5Fr 开放式导管	输尿管支架
5Fr 尖端成角可扭转锥形导管	4.7~7Fr，20~28cm，双 J 管
腔内碎石设备	
钬激光	气动（可选）
铥激光	电动液压（可选）

特殊情况

膀胱造瘘

膀胱造瘘的患者发生尿路感染、膀胱结石和膀胱癌的风险大大增加，目前还没有 1 级证据显示对于长期置管的患者，定期行膀胱镜检能提高生存率，然而，在置管超过 5~10 年的患者中，定期膀胱镜检是一种常规操作。在瘘管形成之前的几周时间，应尽量避免经瘘口行膀胱镜检，在未成熟的瘘管或者肥胖患者的蜿蜒曲折的瘘管中，建议使用导丝。在检查前静脉注射靛胭脂红或亚甲蓝有助于找到水肿的输尿管口。

可控性尿流改道

在对可控尿流改道患者行内镜操作前，查阅此前手术记录是至关重要的，以便于了解手术过程中肠段的选择、输尿管肠管吻合口的类型和位置、所采用的控尿机制以及是否制作输入袢。检查过程中，如果发现尿道吻合口挛缩，而患者没有梗阻症状，建议使用更小号的内镜，而不是扩张或切开狭窄部，因为有加重尿失禁的风险。对于经皮可控储尿囊的检查最好是通过置管通道的膀胱软镜完成，而治疗操作应该在经皮肾镜中操作，因为控尿机制往往是脆弱的，操作过程中必须注意避免损伤血管蒂。操作前首先冲洗掉储尿囊中所有黏液，然后适当进行灌注，灌注过少会导致储尿囊黏膜褶皱明显，影响视觉，但是过度膨胀储尿囊会导致无法进入输入袢。

泌尿外科腹腔镜和机器人手术基础

经腹入路建立气腹

闭式技术（Veress 针） 手术前应确保气腹针的功能。握持气腹针中部，用轻柔、稳定的压力垂直刺入皮肤，过程中会有两个阻力点：腹壁筋膜和腹膜。

- **穿刺要点** 穿刺点通常选择在脐上缘，优点是腹壁最薄，术后美容效果好，要注意穿刺过程有可能损伤大血管（如左髂总血管、主动脉或腔静脉）。在非肥胖患者中，气腹针应朝向盆腔，以免损伤肠道和大血管，在肥胖患者中，由于脐的位置更加靠下，气腹针不需要太大的倾斜角度，而应该垂直刺入。帕尔默点（即左侧锁骨中线肋缘下交点）和右侧相应部位也是可行的穿刺点，当怀疑腔内粘连时应首选，但是有可能损伤同侧的肝脏或在个别情况下损伤左侧的脾脏。

- **评估穿刺是否成功** 首先进行抽吸 - 注射 - 抽吸试验，穿刺入气腹针后，用带有 5ml 生理盐水的 10ml 注射器抽吸气腹针，检查是否有血液或肠内容物吸出，如果没有，注射生理盐水，然后使用注射器再次抽吸，没有液体抽出，最后，注射器与气腹针分离，气腹针中的液体迅速因腹腔内负压迅速下落（即"滴注试验"）。然后可以进行推进试验，穿刺入气腹针后继续推进 1cm，如果有阻力，通常意味着气腹针仍在腹膜前间隙，需要继续推进刺穿腹膜。刚开始可以 2L/ 分的流量进气，气腹压设定在 10mmHg，如果 0.5L 二氧化碳进入腹腔后能自由流动，可以将流量调到最大，气腹压设定为 15mmHg。

开放技术 Hason 技术在预计腹腔内广泛粘连，需要做更大的切口，并可能增加手术过程腹腔漏气的情况下，建议使用

Hason 技术。在脐下缘或略低于脐做半圆形切口，横向切口打开腹壁筋膜和腹膜，扩大切口至足以容纳外科医生的示指，在视觉和手指同时确认进入腹腔后，在筋膜两侧用 0 号丝线缝合牵引，接下来通过切口置入 Hason 套管。

手动辅助入路　　最安全的方式是使用开放技术在腹正中线或下腹部的 6.5~7.5cm 切口中放入辅助手，然后通过辅助手端口建立气腹，接下来，一个钝头套管穿过手辅助装置，并连接气腹管，其他的套管可以在外科医生的腹腔内辅助手引导下快速放置。建议在腹部内的辅助手使用棕色手套，因为它们不会反射来自腹腔镜的光线，从而减少眩光。

腹膜后入路和腹膜后空间建立

腹膜后间隙首先由 12 肋尖下方的腋下横切口进入，采用 Hasson 技术建立，切开腰背筋膜后层，分离肌纤维，切开或直接刺胸腰前筋膜，进入腹膜后间隙。触诊后方的腰大肌平面和前方被 Gerota 筋膜覆盖的肾下极，可证实准确进入后腹腔。然后进行两次球囊扩张——一次指向头侧，第二次指向尾侧，以充分扩张腹膜后空间（图 3-3）。

局限性

除了腰大肌，腹膜后镜检查很少能找到其他的解剖标志，与经腹膜腹腔镜相比，腹膜后腹腔镜的工作空间也相对有限，这导致腹膜后入路的学习曲线更加陡峭。此外，由于可用空间相对有限，因此必须精确地确定套管的位置，与传统观念相反，在腹膜后镜检查过程中意外发生腹膜破损通常不会影响后续的手术步骤。然而，在腹膜外镜检查过程中发生腹膜破损可能会产生干扰，并且可能需要改用经腹膜技术。腹膜后手术史增加了二次进入腹膜后间隙的难度。

优势

显著的优势包括最大限度地减少意外肠损伤和术后肠梗阻发生率，与经腹腔腹腔镜相比，腹膜后入路可以减少术后肩

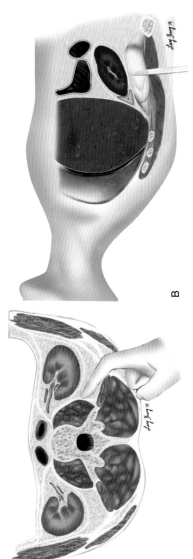

图 3-3 （A）进入右侧腹膜后空间。通过最低肋骨（第 12 肋）尖端的切口，穿过胸腰筋膜后进入腹膜后。在腰大肌和 Gerota 筋膜之间用手指剥离，为气囊扩张器创造空间。通过触诊位于腰膜后的示指和位于患者背部的另一只手的指尖之间的腰肌和竖脊肌，可以确认手指剥离确实在正确的平面上进行。在右侧腹膜后手指向头侧轴动时针转动可顺时针转动可触及脂肪覆盖的肾下极。（B）肾后间隙球囊扩张有利于后腹腔镜肾切除术的工作空间的形成（冠状面）

部疼痛,以及降低术后套管针部位疝的发生率。另一个显著的好处是可以直接快速进入肾门,并且肾动脉是第一个遇到的肾门结构。此外,如果计划行肾部分切除术,从腹膜后入路接近肾后方肿瘤可能效果更好。

生理效应

二氧化碳是建立气腹最常用的气体,因为它是无色的,不可燃的,极易溶于血液,而且价格便宜,易溶于水,易在人体组织中扩散。然而,二氧化碳容易被快速吸收的特点,虽然减少了发生气体栓塞的机会,但也可能导致潜在的问题(如高碳酸血症、心律失常),特别是对于慢性阻塞性肺疾病的患者,可能无法通过增加通气来排出所吸收的二氧化碳。最后,二氧化碳也储存在身体的各个部位,可能需要几个小时才能排出累积的额外二氧化碳。

氦是一种惰性不可燃的气体,不会导致高碳酸血症,因此可用于肺部疾病或出现高碳酸血症的患者。然而,由于其溶解度较低,导致气体栓塞的风险较高。

在腹膜后和经腹膜腹腔镜检查中都存在发生高碳酸血症的可能性。麻醉医师应该在潮气末二氧化碳升高时调整呼吸频率和潮气量,以加快二氧化碳的排出,同时,外科医生应降低气腹压。

如果气腹压力超过 20mmHg,由于静脉回流减少,心排血量减少,平均动脉压随之降低;或者,在仰卧位时,心率增加,平均动脉压降低,体循环阻力增加,心排血量减少;俯卧位心率下降,平均动脉压升高,体循环阻力下降,心排血量增加。

表 3-3 总结了不同气腹压力下的生理效应。

表 3-3　压力效应:5mmHg、10mmHg、20mmHg 和 40mmHg

效应	5mmHg	10mmHg	20mmHg	40mmHg
心血管系统				
心率	↑	↑	↑	↓
平均动脉压	↑	↑	↑	↑

续表

效应	5mmHg	10mmHg	20mmHg	40mmHg
体循环阻力	↑	↑	↑	↑
静脉回心血量	→/↓	↓↑	↓↑	↓
心排血量	→/↓	→/↑	→/↓	↓
肾脏				
肾小球滤过率	→	↓	↓↓	↓↓
尿量	→	↓	↓↓	↓↓
呼吸系统				
潮气末 CO_2	→	→/↑	→/↑	↑
PCO_2	→	↑	↑	↑
动脉血 PH	→	→/↓	↓	↓

CO_2，二氧化碳；PCO_2 二氧化碳分压。

腹腔镜和机器人手术中的并发症应对

术前留置导尿管排空膀胱是几乎所有腹腔镜泌尿系统手术所推荐的，这不仅在很大程度上防止膀胱损伤，而且还可以监测尿量，此外，随时准备一个"出血"应对托盘是有帮助的（框 3-1）。

框 3-1　腹腔镜手术"出血"应对托盘目录
腹腔镜
10mm 吸引器头
4-0 可吸收缝线 Endo 缝合装置
Lapra-Ty 夹子应用装置和 Lapra-Ty 夹子
末端预装 Lapra-Ty 夹的 4-0 血管缝线，小半弧针
2 个腹腔镜穿刺器
局部止血剂的选择

腹膜前间隙充气　气腹针进入腹膜前间隙可能会导致套管放置失败。如果气腹针在开始充气时位于腹膜前间隙，压

力通常较高,随后出现腹部不均匀膨胀;其次,气腹针不可能在没有阻力的情况下轻易地深入1cm。如果没有及早发现,当注入1~2L 二氧化碳气体后,可能会出现许多指示正确腹腔内充气的迹象,从而误导外科医生。下一步要做的是通过套管侧孔排出二氧化碳,并使用开放技术,扩大切口,用一对 Allis 钳夹住腹膜表面提起并切开,放置 Hasson 套管,并对腹膜腔进行充气。

关腹 移除套管和关腹不当可导致主要并发症,包括疝、肠套叠和术后出血。在移除套管之前,必须在降低腹压的情况下仔细检查手术部位和每套管孔,必须在目视控制下取出所有腹腔镜套管,以避免任何可能的腹腔脏器疝出。大多数人建议在移除任何钝头套管时,不需要缝合筋膜,但位于中线大于10mm 的套管孔除外。成人的 5mm 切口是不需要缝合的,但小儿是需要的。缝合筋膜最简单的方法是用拉钩牵开皮肤,抓住筋膜,用可吸收 0-0 缝线缝合。然而,在肥胖患者中,安全地处理筋膜可能很困难。Carter-Thomason 缝合器由一个圆锥组成,它有两个集成的、中空有角度的圆柱形通道,位于 180° 的对侧,使用单动钳,将缝线穿过其中一个圆柱体,从而穿过肌肉、筋膜和腹膜层。然后,重新抓住线端,并通过另一个通道带出来。

(江彬、余飞、李宏召 译   李宏召 校)

推荐读物

Brackman MR, Finelli FC, et al. Helium pneumoperitoneum ameliorates hypercarbia and acidosis associated with carbon dioxide insufflation during laparoscopic gastric bypass in pigs. *Obes Surg* 2003;13:768-771.

Gill IS, Schweizer D, Hobart MG, et al. Retroperitoneal laparoscopic radical nephrectomy: the Cleveland Clinic experience. *J Urol* 2000;163:1665-1670.

Gunendran T, Briggs RH, Wemyss-Holden GD, et al. Does increasing hydrostatic pressure ("bag squeeze") during flexible cystoscopy improve patient comfort: a randomized, controlled study. *Urology* 2008;72:255-258.

Kavoussi L, Sosa E, Chandhoke P, et al: Complications of laparoscopic pelvic lymph node dissection. *J Urol* 1993;149:322-332.

Meraney A, Gill I. Extraperitoneoscopic pelvic surgery. *AUA Update Ser* 2001;20: 298-303.

Palmer R. Safety in laparoscopy. *J Reprod Med* 1974;13:1-5.

Patel AR, Jones JS, Babineau D. Lidocaine 2% gel versus plain lubricating gel for pain reduction during flexible cystoscopy: a meta-analysis of prospective, randomized, controlled trials. *J Urol* 2008;179:986-990.

Pearle M. *Physiologic effects of pneumoperitoneum*. St. Louis: Quality Medical Publishing, 1996.

Scott D, Julian D. Observations on cardiac arrhythmias during laparoscopy. *BMJ* 1972;1:411-441.

Soomro KQ, Nasir AR, Ather MH. Impact of patient's self-viewing of flexible cystoscopy on pain using a visual analog scale in a randomized controlled trial. *Urology* 2011;77:21-23.

Subramonian K, Cartwright RA, Harnden P, et al. Bladder cancer in patients with spinal cord injuries. *BJU Int* 2004;93:739-743.

Taghizadeh AK, El Madani A, Gard PR, et al. When does it hurt? Pain during flexible cystoscopy in men. *Urol Int* 2006;76: 301-303.

Traxer O, Thomas A. Prospective evaluation and classification of ureteral wall injuries resulting from insertion of a ureteral access sheath during retrograde intrarenal surgery, *J Urol* 189:580-584, 2013.

Wolf JS. Tips and tricks for hand-assisted laparoscopy. *AUA Update Ser* 2005;24:10-15.

Wolf JS, and Stoller M. The physiology of laparoscopy: basic principles, complications and other considerations. *J Urol* 1994;152:294-302.

Yeo JK, Cho DY, Oh MM, et al. Listening to music during cystoscopy decreases anxiety, pain, and dissatisfaction in patients: a pilot randomized controlled trial. *J Endourol* 2013;27:459-446.

第4章
儿童泌尿外科评估

Caitlin T. Coco And Craig A. Peters

Campbell-Walsh-Wein Urology 第 12 版作者

C.D. Anthony Herndon, Rebecca S. Zee, Rachel Selekman, Hillary L. Copp, and Hans G. Pohl

现病史

对儿童进行泌尿外科疾病评估并不复杂,但由于儿童易紧张、焦虑,这可能变得很有挑战性。病史和体格检查通常可以提示诊断结果,帮助制订治疗计划,然而,实验室检查结果和影像学检查也是十分需要的。同样重要的是,医师要以敏感和耐心的态度面对同样焦虑的患儿家人。表达出对病史提供者的焦虑感到同情,并且尊重年长儿童的隐私,对于建立信任的关系非常重要。

病史往往是确立诊断和指导治疗的最重要根据。孩子提供的信息往往比父母更准确。如果父母询问孩子的排尿频率,孩子可能不知道。孩子们往往对这些问题不关注,但不要低估孩子,哪怕是一个年幼的孩子的洞察力。

医生最好通过询问病史,由经验进行判断,而不是询问诊断结果或让其回答是否"正常"。例如,应该询问大便的频率和稠度,而不是问孩子是否"便秘"。

让孩子参与到讨论中,态度尽可能温和,有助于孩子在接触过程中放松。如果沟通让一个焦虑、不合作的 2 岁孩子感到沮丧,将会毫无成效和不愉快的。有时,将孩子安慰好再带回来沟通,也是有效的办法。

儿童对触摸时的疼痛和体温特别敏感,因此,手要干净、温暖。应在询问病史结束后即进行体格检查,以防止监护人在孩子感到不安时遗漏重要的临床细节。

体格检查

患儿查体(表 4-1)。

表 4-1   有用的体格检查提示

明确对监护人/儿童说明要检查的位置
在问诊后开始体格检查
有监护人陪伴,以确保儿童舒适/分散注意力
在整个查体过程中用平静、温柔的声音说话
确保双手干净、温暖

睾丸检查

检查应确定性腺的位置、大小和质地,并确定睾丸和阴囊的病变。患者可以仰卧,蛙状位进行检查,双腿也可以分开、蹲、坐或站立。检查者应站在被检查区域的对侧。非主导检查的手可以从髂前上棘向耻骨结节轻轻推动,将睾丸推向腹股沟内环。(含肥皂和水)润滑的手套可能有助于检查。

可以通过跳跃、咳嗽、大笑、吹泡泡增加腹内压力以显示阴囊肿物。如果检查时没有发现肿物,可以让患儿家人拍照。积液(和新生儿肠道)透过阴囊皮肤,可能呈现蓝色。

女性会阴检查

女性生殖器检查应使阴唇、阴道口、尿道口、阴蒂和肛门暴露。患者应处于蛙状位,检查者轻轻地向侧面拉动大阴唇,露出阴道口。

神经肌肉系统评估

神经肌肉检查有助于确定膀胱功能障碍的原因。通过观察孩子走路或上、下检查台来评估运动功能和平衡。可以通过让合作的孩子活动、对指或推检查者的手来进行力量测试。使用棉签评估感觉，并询问患儿能否感觉到。新生儿和婴儿的运动功能评估可能更具挑战性，观察包括评估上肢和下肢活动度，检查新生儿足底反射和手掌抓握反射。在年龄较大的儿童中，如有必要，可以评估膝跳反射和踝关节反射。

实验室检查

尿液分析

尿液分析可以识别尿液中的血液、蛋白质、尿液管型或感染性标志物。这包括颜色、浑浊度和碎屑的大体检查，以及试纸和显微镜分析。尿比重通常在 1.001~1.035 之间，可以检测水化状态和浓缩能力；尿 pH 可在 4.5~8 之间变化，并反映血清 pH；尿液中的血液可通过试纸分析检测，但在肌红蛋白尿或血红蛋白尿的情况下也可能是阳性的；每高倍镜视野（HPF）三个红细胞是显微镜下鉴别血尿的标准；蛋白尿、红细胞（RBC）管型和棕色尿液提示血尿是肾源性的；白细胞酯酶和亚硝酸盐检测超标提示菌尿。

尿液培养

尿液培养可以明确感染并识别病原体。众所周知，很难获得儿童干净的无污染的尿液。一个带黏性项圈的无菌塑料袋被放置在婴儿的生殖器上以收集尿液样本，但通常会被污染。如果正常的话，它可以让孩子不需要导尿而获取尿液样本。尿液在收集后 1h 内进行检测，单一病原体大于 100 000 个菌落形成单位（CFU）/ml，是确定感染的必要条件。导尿管或耻骨上抽吸尿液的菌落计数大于 50 000CFU/ml 判定为感染。

尿流率

在接受过如厕训练的儿童中，尿流率是通过让儿童在检查椅或马桶小便，并通过检测装置同步记录每次排尿的流量。这可以提供有关排尿模式和膀胱功能的信息。膀胱剩余尿液通过超声测量可确定残余尿（PVR）。流速和 PVR 可用于监测治疗后的效果变化。很小的 PVR 和钟形排尿流速曲线是正常的表现。

排尿 - 肌电图研究

尿流与盆底肌电图（使用会阴电极片）可以显示在排尿时，膀胱 - 盆底协调的信息。排尿时尿道外括约肌应保持静止。

尿动力学

影像尿动力学可以评估膀胱储尿、稳定性、容量、顺应性和括约肌协调性。X 线检查显示了膀胱解剖结构，包括排尿时的膀胱出口形态、膀胱形状和输尿管反流情况。这是一项重要的检查，能够描述和分析膀胱结构功能病变或神经系统疾病的儿童的储尿和排尿动力学改变。它有助于评估膀胱高压引起的上尿路损伤，并指导治疗。由于该检查需要为患儿放置检测导管，因此，一个专业的团队和平静、放松的检测环境都至关重要。

影像检查

参见表 4-2 和表 4-3。

肾和膀胱的超声检查

产前超声检查，能够显示胎儿肾皮质的状态和质量、泌尿系统的发育异常、脐带和前腹壁解剖异常、羊水量和胎儿膀胱内的尿量。在妊娠 20 周左右，超声检查能够发现更多的泌尿系统异常。与成人相比，新生儿肾脏的皮质髓质分化更明显，髓锥体显示更暗，可能被误认为是肾积水。在新生儿期的前几天里，由于脱水过程，肾积水可能被低估。超声检查可以评估肾积水；皮质发育不良；盆腔和肾的囊性病变（表 4-4）；肾、腹部和膀胱肿块；肾结石；感染；创伤；后尿道瓣膜；输尿管囊肿；膀胱憩室；和膀胱结石（图 4-1）。

表 4-2 小儿泌尿外科影像学检查比较

肾脏核素扫描技术 [a]	超声检查	X线/电离辐射 [a]	CT技术 [a]	MRI技术	核成象肾显像	
					MAG3	DMSA
用于儿童泌尿外科	• 肾脏/膀胱 • 肾积水 • 阴囊 • 睾丸扭转 • 产前检查 • 脊柱 • 脊柱闭合不全	• 骨骼异常 • 不透射线的结石 • 大便过多 • 生殖造影 • 尿动力学 • 神经源性膀胱 • 膀胱尿道造影 • 膀胱输尿管反流 • 后尿道瓣膜	• 严重钝性腹部 创伤 • 肾结石 • 肾动脉病	• 肾和膀胱肿瘤 • 肾盂弯曲症 • 生殖造影 • 泌尿生殖突异常	• 泌尿系梗阻	• 评估肾硬阻 和功能 • 肾盂肾炎和 肾实质损害 • 分肾功能
优点	• 价格低廉 • 无须镇静 • 实时图像 • 不需对比观察	• 显示范围 • 实时图像	• 在大多数情况下 可用 • 快速 • 无须镇静	• 良好的解剖结构 细节 • 尿路造影阶段提 供功能信息	• 评估肾梗阻 和功能	• 评估肾瘢痕
缺点	• 设备和操作人员重要 • 显示功能的信息很少	• 电离辐射	• 大量电离辐射	• 幼儿需要镇静 • 不易推广 • 成本高	• 电离辐射	

[a] 使用电离辐射,这在高危儿童人群中应尽量减少。

DMSA,二巯基丁二酸;MAG3,巯基乙酰三甘氨酸。

表 4-3 何时对产前发现的肾积水患儿进行影像学检查

检查策略	新生儿超声结果					
	新生儿首次检查	正常的新生儿超声显示正常	轻度集合系统分离 (SFU 1~2 或 APRPD<15MM)	男性中度-重度 (SFU 3~4或APRPD>15MM) 或肾皮质变薄、集合系统扩张、输尿管、膀胱壁增厚或尿道后尿道扩张	女性中度-重度 (SFU 3~4或APRPD>15MM) 或肾皮质变薄、集合系统扩张、输尿管、膀胱壁增厚	中-重度 (SFU 3-4 或 APRPD>15MM) 在VCUG或CEVUS上没有膀胱输尿管反流的证据
RBUS	√	√	√	√	√	√
VCUG	×	×	1/2	√	√	做
ceVUS	×	×	1/2	1/2	√	做
MAG3 肾扫描	×	×	×	√	√	√
RNC	×	×	×	×	×	N/A

RBUS，肾脏和膀胱超声；APRPD，肾盂前后径；SFU，美国胎儿泌尿外科协会；VCUG，排尿性膀胱尿道造影；ceVUS，对比增强排尿声学尿道造影；MAG3，巯基乙酰三甘氨酸像；RNC，放射性核素膀胱显像。

源自美国放射学会产前肾积水标准。

表 4-4 多囊肾病变的影像学特征

多囊性肾发育不良	多囊肾病		多房性囊性肾瘤 a	囊性肾母细胞瘤 a
	常染色体隐性遗传	常染色体显性遗传		
单侧	双侧	双侧	单侧	单侧或双侧
不同尺寸;随机分布	扩大且均匀的高回声薄壁组织	囊肿替代肾实质	囊肿替代肾实质通常在第四年和第五年出现。大小不等的囊肿比实质组织 MCDK 多	大小不等 但实质组织多于 MCDK 的不相通的囊肿
双侧通常致命	可能致命;非致死性常伴有肝脏受累	囊肿替代肾实质通常在 4~5 岁出现	高峰发病率为 4 岁和青春期	发生于 2~4 岁左右的儿童

a 尽管患者的年龄小以及超声提示诊断为肾肿块,应进行腹部增强 CT 加以确认。
MCDK,多囊性肾发育不良。

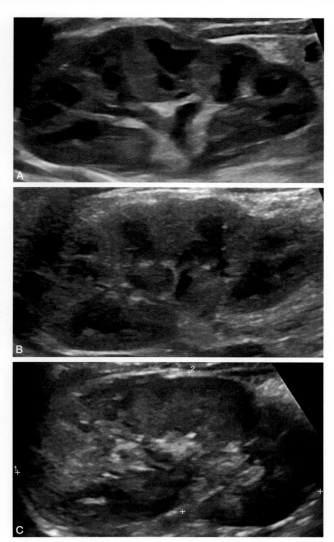

图 4-1 （A 和 B）产后超声显示新生儿肾脏皮髓质存在明显的差异，这可能被误认为是扩张的肾盏。（C）作为对比，这是一个大龄儿童肾脏超声表现

睾丸超声

超声检查可识别睾丸和睾丸旁肿块以及附睾炎等感染性疾病。由于对隐睾的敏感性较差，常规隐睾不应进行超声检查。偶然发现的睾丸微石症并不需要进一步随访，除非存在其他危险因素，如不育伴萎缩性睾丸或睾丸癌伴对侧微石症。睾丸超声可以通过显示睾丸血流来明确阴囊急症是否由睾丸扭转引起。然而，它不能取代睾丸扭转的体格检查，因为它不是100%准确的，急诊手术探查和复位可能使睾丸扭转患者受益（表4-5）。

膀胱造影、肾盂造影和泌尿生殖造影

电离辐射检查应在幼儿中谨慎使用，因为他们更为敏感而对生长产生影响，并可能因辐射导致恶性肿瘤。逆行肾盂造影术需要麻醉，将造影剂注入输尿管口，以在术中定位梗阻性病变。泌尿生殖造影显示性发育异常患儿的尿道和阴道结构。排尿性膀胱尿道造影（VCUG）评估下尿路的解剖和功能，通常不需要镇静。VCUG可以评估膀胱输尿管反流，并能清晰的显示膀胱壁和尿道异常（如狭窄、输尿管囊肿、憩室、后尿道瓣膜、尿道疾病、膀胱破裂和异物）的解剖细节。

核素影像检查

放射性核素膀胱显像： 与X线透视VCUG相比，放射性核素膀胱显像准确地检测膀胱输尿管反流（VUR），具有更高的灵敏度和更低的辐射暴露，但解剖细节不如VCUG。

DMSA： 二巯基丁二酸（DMSA）结合放射性核素，在肾血流模式检测中被近端小管细胞吸收。相对肾功能可通过每个肾脏的放射活性测算。核素摄取减少可能反映了肾脏的急性炎症过程或永久性肾脏瘢痕，通常是由于感染或先天性发育不良所导致。

MAG3利尿造影： 巯基乙酰三甘氨酸（MAG3）和不太常用的Tc-二乙烯三胺五醋酸（DTPA）是用于利尿肾核素造影

表4-5　阴囊病变的影像学表现

睾丸扭转	睾丸附睾炎症	睾丸或睾丸附件扭转	畸胎瘤	卵黄囊瘤	表皮样囊肿	肾上腺残余
彩色多普勒显示睾丸无血流	附睾和/或睾丸充血	睾丸上极或附睾低回声或无血管结节伴周围无血	不均匀肿块，包括实性、囊性和钙化成分	血运良好的富血供肿块	无内部血流的高回声或低回声，呈洋葱环样表现	双侧高回声，充血，异质性肿块
漩涡征：高分辨率超声显示精索扭转	可能有发热的全身症状；尿液可能敏感感染	逐渐发病；早期阴囊皮肤变化和阴囊壁水肿	预后年龄相关性；青春期前考虑部分睾丸切除术	最常见于青春期；青春期前考虑分睾丸切除术	适合保留睾丸的肿物切除术	先天性肾上腺皮质增生症伴激素替代不当的情况下可见

的两种放射性核素。这些检查要求患者充分补液，检查者需选择合适的感兴趣区域，进行背景减影、膀胱排空，并注意利尿剂给药的时机。通过该检查，可以检测分肾功能、排出曲线和半排时间，从而评估集合系统的排空情况。医师应当亲自解读核素吸收和排出图像信息，简单地读取报告往往会产生误导。

CT 成像

CT 应谨慎地给儿童使用，减少电离辐射对儿童发育组织的影响。CT 检查的优势大于风险的适应证包括：腹部钝性创伤、小儿肾肿瘤评估和测量尿路结石。复杂的重建手术可能也需要 CT 检查。

磁共振尿路造影

磁共振尿路造影（MRU）通过三阶段检查中明确解剖结构的异常，并评估尿路的功能和引流情况。T2 加权像（流体敏感）明确解剖结构。对比后，T1 加权像评估肾血管系统、实质强化和排泄功能。延迟图像详细描述了输尿管解剖结构。该检查大约需要一个小时，因此，6 岁以下的儿童常需要镇静。MRU 能够显示肾肿块和囊肿、肾盂肾炎相关的急性炎症反应、膀胱肿块（如横纹肌肉瘤）和其他先天性畸形。它在评估结石、阴囊急症、阴囊肿块、隐睾和性发育异常方面不如超声。

常见的产前影像学异常

肾

先天性畸形 如果有一个肾脏没有发育，影像学上可以看到一个孤立的肾脏。肾脏从骶骨区上升到腰部位置过程中，可以随时停止运动，导致肾脏位置异常又称异位肾。马蹄肾是由肾脏融合并被肠系膜下动脉阻碍导致，影像学成像上表现为孤立的旋转不良肾脏（图 4-2）。

肾积水 肾积水分级依据超声检查，遵从胎儿泌尿外科学会进行分级（图 4-3）。

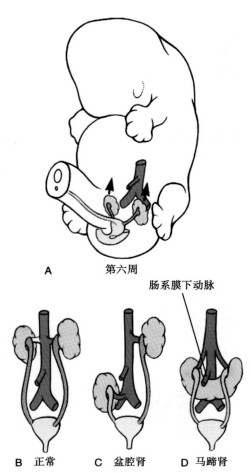

A 第六周

肠系膜下动脉

B 正常 **C** 盆腔肾 **D** 马蹄肾

图 4-2 正常和不正常肾脏的上升。（A 和 B）后肾通常在第六周到第九周之间从骶骨区域上升到其最终的腰部位置。（C）很少有肾脏无法上升，导致盆腔肾。（D）如果肾脏的下极在上升前融合，则由于肠系膜下动脉的阻挡，由此产生的马蹄形肾脏，不会上升到正常位置（改编自 Larsen WJ. Human embryology. New York: Churchill Livingstone；1997）

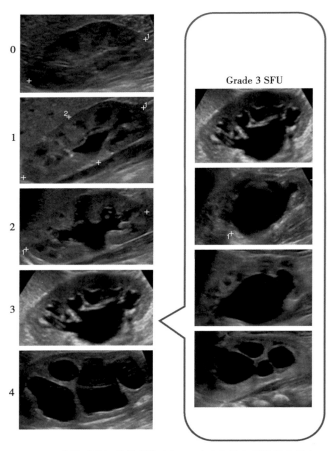

图 4-3 美国胎儿泌尿外科协会(SFU)建立的产后肾积水超声标准:0 级,没有肾盂肾盏扩张。1 级,仅肾盂可见。2 级,肾盏可见。3 级,大小肾盏均扩张。4 级,具有 3 级的特点,并且肾皮质变薄。在此标准中,3 级可存在不同程度的集合系统扩张情况

鉴别诊断　梗阻(肾结石、肾盂输尿管连接部梗阻、输尿管膀胱交界处梗阻)、巨输尿管、膀胱输尿管反流、多囊肾发育不良、囊性肾瘤和非梗阻非反流性肾积水。

影像学检查选择　首选超声检查,随后是 VCUG 和 / 或利尿剂肾造影。

临床表现

症状

排尿困难

症状　排尿时灼热或刺痛。

现病史　应询问患儿和家属该症状持续时间、排尿是否连续、严重程度、是否伴随血尿、全身症状有无如发热、既往创伤、既往感染史、尿线是否变细或者偏离和排尿习惯 - 是否习惯憋尿? 有便秘吗?

体格检查　尿道口应当在直视下检查,尿道口狭窄可出现在尿道口下方存在异常组织,通常会导致背侧尿流缺损;女孩或男孩出现红斑表明存在局部炎症;应触诊膀胱以排除尿潴留;可以触诊腹部是否有过多的大便。

实验室检查　尿液分析可以辨别可能的感染和血尿;尿比重高表明饮水少;白细胞或亚硝酸盐阳性提示应进行尿液培养。

影像学检查　在此问题中,影像学检查很少使用。大量的残余尿足够表明存在明显的尿路刺激征或者潜在的排尿功能障碍导致膀胱无法排空。

鉴别诊断　排尿困难的最常见原因是尿路感染。非细菌性病毒性膀胱炎表现为明显的排尿困难和血尿。无感染的血尿提示有异物或结石,可以通过影像学检查发现。排尿功能障碍是另一个需要考虑的鉴别诊断,排尿病史、便秘和可能的失禁可以帮助确诊。男孩会抱怨排尿困难和阴茎疼痛,伴有排尿功能障碍和排尿延迟。女孩的会阴刺激症状常见,可能由阴道排尿、功能失调的排尿延迟和便秘引起。尿道口狭窄在接受包皮环切术的男孩中很常见,但通常不会引起排尿困难。

治疗 治疗要针对病因。如果病因尚不清楚,偶氮药物试验治疗是有效的。直接治疗排尿功能障碍通常可以改善症状。语言安慰可以让患者对治疗计划的依从性更好。

血尿

症状 肉眼血尿或者在电子显微镜下>3 个红细胞/高倍镜视野。

现病史 血尿特点有助于病因的诊断,例如终末血尿见于良性尿道出血。关键因素包括出血持续时间、凝块形成或出血严重程度、排尿困难、既往外伤病史、既往感染、遗传性肾脏疾病的进展和既往手术有大出血的病史。鉴别相关的并发症,例如 BK 病毒感染提示存在于免疫功能低下的儿童。

体格检查 主要表现包括尿道口滴血、腹膜刺激征、侧腹部压痛和可触及腹部包块。

实验室检查 尿液分析可以判断感染、蛋白尿和结晶尿。如果有白细胞或者亚硝酸盐需要进一步行尿培养。大量血尿时需要检测血红蛋白和血细胞比容。如果肉眼血尿同时显微镜下没有发现红细胞通常提示肌红蛋白尿,需要单独评估。

影像学检查 肾超声检查可鉴别肿块、肾积水或者梗阻性结石。

鉴别诊断 血尿最常见的原因是尿路感染(UTI),其次是腹膜刺激征、创伤、尿道狭窄伴溃疡、凝血功能异常和肾结石。少见原因包括镰状细胞病、肾小球疾病、恶性肿瘤和良性特发性尿道出血。

治疗 血尿治疗应根据严重程度和病因的特异性。镜下血尿如果不伴有尿结晶、蛋白尿、高血压和遗传性肾脏疾病的进展可保守观察,并在 6~12 个月后复查。良性特发性尿道出血如果影像学正常可以观察。90% 的患者可以恢复正常。如果肉眼血尿的原因不明确,特别是合并蛋白尿时需要转诊至肾内儿科医生。如果肉眼血尿严重需要输血或者有血凝块沉积,需要考虑入院治疗。儿童导尿管冲洗通常受到尿道大小限制。对于严重的肉眼血尿,膀胱镜下清除血凝块或电灼术,耻骨上置管或尿液分流可能是必需的选择。

尿失禁

症状   儿童在 4 岁时会出现日间尿失禁，5~6 岁时出现夜间尿失禁。

现病史   询问病史时要注重排尿习惯的描述，而避免笼统的陈述，比如"孩子总是湿裤子"。询问病史包括外阴干燥间隔时间，活动后是否加重，排尿拖延，排尿姿势，饮水习惯，排便习惯，神经系统疾病史，脊髓损伤或手术史。是否是新出现的尿失禁还是孩子从来就没有控制排尿的情况。

体格检查   体格检查应针对外生殖器是否有异常形态，腹部查体评估排便情况，下肢检查判断步态。持续尿失禁病史通常提示输尿管开口异位。检查发现臀间裂孔常提示骶骨凹陷，部分患者伴有毛发表明可能存在脊柱发育异常。

实验室检查   尿路感染可以引起尿失禁，通过尿液分析可以排除尿路感染。如果尿液分析提示感染，需要进行尿液培养。

影像学检查   B 超测量排尿后膀胱残余容量有助于排除充溢性尿失禁并评估膀胱排空程度。膀胱容量 = [年龄（岁）+ 2] × 30。

鉴别诊断   肠道和膀胱功能障碍，女孩异位输尿管开口、泌尿路感染、性虐待、神经源性膀胱和尿道上裂为鉴别诊断。

治疗   肠道和膀胱功能障碍的患者需要行为干预，包括改善饮水习惯，每 2~3h 定时排尿，改善胃肠道功能。其他病因包括异位输尿管和神经源性膀胱需要进一步检查。

阴囊疼痛

症状   阴囊区不适或压痛伴或不伴肿块和炎症。

现病史   明确疼痛的持续和开始时间、之前有无外伤史、相关伴随症状如有无红斑，恶心呕吐，发热寒战以及腹痛。

体格检查   检查睾丸在阴囊中的位置，判断有无肿块、压痛、波动和红斑。并且注意与对侧睾丸对比。附睾触诊有无压痛以及提睾肌反射。腹股沟检查判断有无疝气。

实验室检查   阴囊肿块需要检查肿瘤标志物包括 β - 人绒毛膜促性腺激素（β -hCG），甲胎蛋白（AFP）、乳酸脱氢酶

（LDH）。全血细胞分析有助于诊断脓肿或感染。尿液分析或尿液培养可支持附睾炎的诊断。

影像学检查 睾丸超声有助于评估睾丸轮廓、血流信号以及触诊不清楚的睾丸包块。外伤史合并不规则睾丸轮廓通常提示睾丸破裂可能。睾丸扭转时睾丸血流缺失，而血流信号增加常提示睾丸炎症，异位输尿管引起的附睾炎需要进行肾脏的影像学评估。

鉴别诊断 鉴别诊断包括睾丸扭转、睾丸或附睾尾扭转、睾丸或睾丸旁肿瘤、精索静脉曲张、疝气和鞘膜积液、睾丸创伤、附睾睾丸炎、阴囊脓肿、蜂窝织炎和便秘。

治疗 见表4-6。

尿潴留

症状 自主排空膀胱功能障碍。

现病史 询问上次排尿的时间、既往发作、肠道病史，以及有无神经系统疾病。注意尿潴留可继发于儿童排尿疼痛。另外询问近期用药变化情况和既往泌尿外科手术史。

体格检查 体格检查包括尿道口和膀胱触诊。神经系统检查用于评估存在骶骨凹陷和下肢运动障碍或感觉缺陷的患者。

实验室检查 对于严重尿潴留患者，基础代谢检查（BMP）有助于评估肾功能。

影像学检查 膀胱超声可以定量测定膀胱容积和排尿后膀胱残余尿量。X线平片检查有助于确定肠道内积便情况和脊柱解剖结构。

鉴别诊断 鉴别包括排尿功能异常、便秘、神经系统疾病、尿路感染、药物副作用和局部侵袭性肿瘤。新生儿应考虑后尿道瓣膜。

治疗 第一步是确定尿潴留的原因。如果怀疑便秘或排尿功能障碍，可以使用灌肠剂。通常情况儿童排尿时都伴有肠道蠕动。如果考虑其他原因引起的尿潴留，或者灌肠剂不能解决尿潴留时，需要留置导尿管。在进一步的检查完成后，可教导家长进行清洁间歇性导尿。

表 4-6 阴囊疾病的诊断和治疗

诊断	主要症状	红斑	压痛	波动	肿胀	影像学检查	治疗
睾丸扭转	恶心或呕吐；平卧腹痛、提睾反射消失	√	√		迟发	多普勒超声显示缺乏血流信号	急诊双侧睾丸固定术±睾丸切除术
睾丸或睾旁肿瘤	可触及的阴囊肿块				√	超声显示肿块占位	紧急手术探查±经腹股沟睾丸切除术
睾丸创伤破裂	阴囊瘀斑		√		√	超声显示睾丸轮廓消失	紧急手术探查
阴囊脓肿	阴囊红肿、波动	√	√	√	√		紧急手术探查或者清创术
精索静脉曲张	阴囊内静脉盘曲成团			√	瓦尔萨尔瓦动作增大		选择性精索静脉切除术
疝气	腹股沟阴囊肿胀±捻发音				腹压增高时增大		手术修复

续表

诊断	主要症状	红斑	压痛	波动	肿胀	影像学检查	治疗
积液	透光试验			√	√		手术修复
睾丸或睾丸附件扭转	蓝斑征		局部的		√		非甾体抗炎药物治疗
睾丸附睾炎	附睾区压痛	√	√	√	√	多普勒超声血流信号增加	脓尿或尿培养阳性应用抗生素
急性特发性阴囊炎或蜂窝织炎		√	√		√	超声示"喷泉症"	局部糖皮质激素、抗生素

摘自 Gatti JM, Murphy. Current management of the acute scrotum. Semin Plast Surg 2007; 16 (1): 58-63 ; Lau P, Anderson PA, Giacomantonio JM, Schwarz RD. acute epididymitis in boys: are antibiotics indicated? Br J Urol 1997; 79 (5): 797-800 ; and Morey AF, Broghammer JA, Hollowell CMP, et al. Urotrauma Guideline 2020 : AUA Guideline. J Urol 2021; 205 (1): 30-35。

阴茎疼痛

症状 表现为阴茎体或者龟头不适感或压痛。

现病史 病史询问包括持续时间、严重程度、诱发因素、有无皮疹、发热以及排尿困难和便秘。

体格检查 阴茎查体非常重要。一定要向父母和孩子解释检查外生殖器的重要性。注意包皮、尿道口位置、阴茎的大小、阴茎体有无旋转或者弯曲。另外性传播疾病在青春期男性中流行，应注意阴茎有无红斑和损伤。

实验室检查 尿液分析用于评估感染。如果存在白细胞或亚硝酸盐，需要进一步行尿液培养。

影像学检查 不需要影像学检查。

鉴别诊断 鉴别诊断包括阴茎异常勃起，龟头炎、尿潴留、便秘、排尿功能障碍和特发性阴茎水肿。

治疗 见表4-7。

表4-7 常见阴茎疾病治疗

嵌顿包茎	紧急手法复位
缺血性阴茎异常勃起	水化、碱化、氧疗、镇痛。镰状红细胞病可以考虑抽吸和冲洗
龟头炎或包皮炎	局部护理，应用抗生素或抗真菌药物、皮质醇激素
排功能障碍的阴茎疼痛	改善排尿功能，治疗便秘，α-肾上腺素受体阻滞剂

侧腹部疼痛或绞痛

症状 表现为侧腹部或者腹部不适感或者压痛。

现病史 深入了解发病时间、持续时间、诱发因素、创伤以及相关伴随症状如血尿、排尿困难、发热和寒战。其他病史包括肾结石病家族史、泌尿生殖系统（GU）结构异常、与代谢相关的结石，服用药物史和既往的尿路感染。

体格检查 仔细触诊腹壁和侧腹部非常重要。除了评估发热以外，局部疼痛的定位非常重要。

实验室检查 尿液分析评估感染和血尿。如果存在白细胞或亚硝酸盐应进行尿液培养。

影像学检查 如果考虑肾盂肾炎或外伤，肾超声是鉴别结石、脓肿或积液继发肾积水的首选方法。CT是诊断结石理想的检查方法，但儿童的放射辐射风险较高。对于B超不能明确诊断，而临床高度怀疑结石的患者，CT仍然是理想的诊断方法。

鉴别诊断 鉴别诊断包括感染性疾病如肾盂肾炎和结石。其他鉴别诊断包括局部外伤和肾盂输尿管连接部梗阻。

治疗 治疗主要是针对病因。结石治疗主要根据患者的一般情况、结石大小、疼痛控制，对侧肾功能和伴随的感染指标。感染患者应立即使用逆行输尿管支架插管或经皮肾造口进行减压。非急性期治疗主要包括观察、镇痛药、药物排石和手术治疗。在儿童中 α-肾上腺素受体阻滞剂被推荐为一线排石药物，尤其是远端的小结石。体外冲击波碎石和输尿管镜检查同成人一样适用于治疗较小结石。较大的肾结石患者应用经皮肾镜取石术。对于有代谢异常的患者建议进行代谢评估。

体格检查

男性外生殖器
阴茎

肿胀和红斑 肿胀和红斑通常是由于炎症因素引起。包皮嵌顿在查体时表现狭窄包皮外翻至阴茎冠状沟处，阴茎头红肿、充血致使包皮不能复原。这种情况需要立即进行手法复位。龟头炎表现为阴茎头红肿发炎。在非包皮环切的患儿会表现为阴茎头包皮炎。在春夏季节，由于蚊虫叮咬和户外暴露，患儿会表现出阴茎水肿和瘙痒。这种情况通过保守治疗可以自愈。

持续勃起 阴茎异常勃起是阴茎持续勃起超过4个小时，通常只涉及阴茎海绵体而与性刺激无关。阴茎异常勃起可分为缺血性（静脉闭塞、低流量）、非缺血性（动脉、高流量）和间歇性三种。完全僵硬的海绵体提示缺血性阴茎异常勃起。镰状细胞病引起的低流量阴茎异常勃起的治疗包括输血、碱化、水化和氧疗同时治疗原发疾病，以及阴茎海绵体内注射拟交感

神经药物。高流量阴茎异常勃起的治疗是有争议的，因为它可能不会产生慢性纤维化。

尿道口大小异常   如果包皮环切术后尿道口像针尖样大小表明尿道口狭窄，如果尿道口异常宽大则表明是包皮完整的巨尿道。

皮肤损害   阴茎皮损的表现从轻度尿疹到重度闭塞性干燥性龟头炎（BXO）。

形态异常   阴茎体先天性、非进行性弯曲可表现为沿垂直和/或水平轴的弯曲。由于影响性功能，因此严重的阴茎弯曲需要手术治疗。如果阴茎旋转畸形大于60°，则需要手术进行矫正。

尿道异常   尿道下裂表现为尿道开口于阴茎腹侧伴有阴茎向下弯，同时有背侧帽状包皮，而尿道上裂则为阴茎向背侧弯曲。

阴囊

肿胀   阴囊肿胀必须及时进行评估，避免漏诊睾丸扭转或肿瘤。而绝大多数其他情况并不需要紧急处理。

囊性或实性包块   患侧睾丸触诊有助于囊实性包块的鉴别。透光实验可以鉴别囊性液体和实性肿块。睾丸积液可能是感染性、创伤性和肿瘤性。触诊质地柔软有时伴有捻发音，可代表阴囊内有肠或网膜疝出。如果睾丸不能触及则需要B超检查。

压痛   阴囊压痛提示炎症过程，包括附睾炎、睾丸或附睾附件扭转引起反应性附睾炎，睾丸扭转或睾丸炎。无炎症的压痛提示早期扭转或创伤。

红斑   阴囊红斑病因包括蜂窝织炎、昆虫咬伤或急性特发性阴囊炎。这是一种可能由过敏引起的炎症过程，可表现为严重肿胀、红斑和瘙痒。阴囊超声有助于诊断，表现为"喷泉征"或漩涡状水肿的阴囊壁组织。局部使用糖皮质激素和抗炎剂，如果怀疑感染可应用抗生素。肠外克罗恩病引起外生殖器肿胀罕见。

睾丸下降不全   单侧或者双侧阴囊内不能触及睾丸可以

是隐睾或者是可缩回的睾丸。对于无先天性肾上腺皮质增生症合并双侧未及睾丸患者需测量米勒管抑制物或抗米勒管激素水平。超声对定位未下降睾丸没有作用。

女性外阴

阴唇间包块

参见表4-8。

表4-8　阴唇间肿块诊断和治疗

	图片	诊断	表现	治疗
尿道		尿道脱垂	红色、质脆黏膜覆盖的肿物 呈环形 常见于青春期前便秘女孩	局部雌激素或抗炎软膏、坐浴,但多数需要手术治疗
		输尿管囊肿脱垂	光滑、充血黏膜覆盖的肿物 呈非环形	手术减压
尿道周围		尿道旁囊肿	阴道前壁的薄壁金黄色或白色囊肿	通常可以自愈
阴道		葡萄状横纹肌肉瘤	呈串珠葡萄样改变	可能需要手术切除
		处女膜闭锁	阴道口白色或者黄色膜状膨隆;年长者可呈蓝色或者紫色	手术切开

摘自 Rudin JE, Geldt VG, Alecseev EB. Prolapse of urethral mucosa in white female children: experience with 58 cases. J Pediatr Surg 1997; 32(3): 423-425。

尿道肿块   **尿道脱垂**：脱垂的输尿管囊肿表现为一种光滑、充血、黏膜覆盖的阴唇间肿块，从尿道突出，与阴道不同。这可以与尿道脱垂区分开来，因为输尿管囊肿不是环形的。直接还纳很难复位。通常需要通过输尿管囊肿切开或者开窗进行手术减压。

尿道旁肿块   位于阴道前壁的薄壁金黄色或白色囊肿，是典型的尿道旁腺囊肿，通常可以自行消退。

阴道肿块   葡萄状横纹肌肉瘤在阴道中呈串珠葡萄样改变。

尿道憩室（urethral diverticulum, UD）   经阴道开口突出的尿道周围囊性结构，通常大小不一，囊内充满尿液。

阴道开口缺失

阴唇粘连   小阴唇在中线融合，遮蔽阴道开口。如果有临床症状，可局部使用雌激素或糖皮质激素将边缘分离，但后续需要持续应用药物保湿以防止再次粘连。

处女膜闭锁   处女膜闭锁在婴儿期通常表现为在阴道开口处可见白色或者黄色膨隆或者在年长儿表现为闭经伴疼痛。治疗可采用手术切开的方式，一般不需要扩张。

泄殖腔畸形   表现为女性外阴，尿道、阴道和直肠汇合后共同开口于一个腔孔的泄殖腔畸形。早期的目标是形成胃肠道和泌尿系统分流。膀胱引流可通过经阴道导管插入术或耻骨上置管、膀胱造口术，甚至阴道造口术。分流结肠造口通常需要放置在相对较高的位置。

阴蒂和耻骨异常

女性尿道上裂   典型女性尿道上裂通常表现为阴道位置正常。这些患者几乎都有尿失禁表现，需要进行重建手术。

外阴模糊

单纯体格检查不能区分男性和女性表型。提供家庭咨询时，要注意敏感性问题。在讨论孩子的性别之前注意不要使用特定的性别词语（使用"你的孩子"而不是"他或她"等）。初步评估的一个关键因素是确定是否存在可触及的性腺。如果可以触及性腺表明不可能是 46XX 染色体先天性肾上腺皮质增生症（CAH）。对于不能触及性腺并伴有男性化表型要考虑CAH可能，同时立即对电解质流失评估。非对称性腺通常是混合性腺发育不良的典型表现。

主要结构异常

尿道上裂　膀胱外翻复合畸形：可形表现为从单纯尿道上裂到典型膀胱外翻再到泄殖腔外翻。本病是尿道和膀胱融合失败的结果。

梅干腹综合征　表现为腹部肌肉组织松弛、双侧隐睾。膝外侧皮肤凹陷有助于该病诊断。

（许帅、王朝旭、李明磊　译　李明磊　校）

推荐读物

Barocas DA, Boorjian SA, Alvarez RD, et al. Microhematuria: AUA/SUFU Guideline. *J Urol* 2020;204(4):778-786.

Bauer R, Kogan BA. Modern technique for penile torsion repair. *J Urol* 2009;182(1):286-291.

Brandt ML. Pediatric hernias. *Surg Clin North Am* 2008;88(1):27-43.

Buckley JC, McAninch JW. Use of ultrasonography for the diagnosis of testicular injuries in blunt scrotal trauma. *J Urol* 2006;175(1):175-178.

Expert Panel on Pediatric Imaging, Brown BP, Simoneaux SF, Dillman JR, et al. ACR Appropriateness Criteria® Antenatal Hydronephrosis—Infant. *J Am Coll Radiol* 2020;17(11S):S367-S379.

Gatti JM, Murphy P. Current management of the acute scrotum. *Semin Pediatr Surg* 2007;16(1):58-63.

Geiger J, Epelman M, Darge K. The fountain sign: a novel color doppler sonographic finding for the diagnosis of acute idiopathic scrotal edema. *J Ultrasound Med* 2010;29(8):1233-1237.

Hoberman A, Wald ER, Reynolds EA, et al. Pyuria and bacteriuria in urine specimens obtained by catheter from young children with fever. *J Pediatr* 1994;124(4):513-519.

Holm M, Hoei-Hansen CE, Rajpert-De Meyts E, Skakkebaek NE. Increased risk of carcinoma in situa in patients with testicular germ cell cancer with ultrasonic microlithiasis in the contralateral testicle. *J Urol* 2003;170(4):1163-1167.

Jansson UB, Hanson M, Sillén U, Hellström AL. Voiding pattern and acquisition of bladder control from birth to age 6 years- a longitudinal study. *J Urol* 2005;174(1):289-293.

Kawaguchi AL, Shaul DB. Inguinal hernias can be accurately diagnosed using the parent's digital photographs when the physical examination is nondiagnostic. *J Pediatr Surg* 2009;44(12):2327-2329.

Koff SA. Estimating bladder capacity in children. *Urology* 1983;21(3):248.

Lau P, Anderson PA, Giacomantonio JM, Schwarz RD. Acute epididymitis in boys: are antibiotics indicated? *Br J Urol* 1997;79(5):797-800.

Majd M, Rushton H. Renal cortical scintigraphy in the diagnosis of acute pyelonephritis. *Semin Nucl Med* 1992;22(2):98-111.

Montague DK, Jarow J, Broderick GA, et al. American Urological Association guideline on the management of priapism. *J Urol* 2003;170(4):1318-1324.

Morey AF, Brandes S, Dugi DD 3rd, et al. Urotrauma: AUA guideline. *J Urol* 2014;192(2):327-335.

Rudin JE, Geldt VG, Alecseev EB. Prolapse of urethral mucosa in white female children: experience with 58 cases. *J Pediatr Surg* 1997;32(3):423-425.

Sachedina A, Chan K, MacGregor D, et al. More than grapes and bleeding: an updated look at pelvic rhabdomyosarcoma in young women. *J Pediatr Adolesc Gynecol* 2018;31(5):522-525.

Schulert GS, Gigante J. Summer penile syndrome: an acute hypersensitivity reaction. *J Emerg Med* 2014;46(1):e21-e22.

Subcommittee on Urinary Tract Infection, Steering Committee on Quality Improvement and Management, Roberts KB. Urinary tract infection clinical practice guideline for the diagnosis and management of the initial UTI in febrile infants and children 2 to 24 months. *Pediatrics* 2011;128:595-610.

Tallen G, Hernáiz Driever P, Degenhardt P, et al. High reliability of scrotal ultrasonography in the management of childhood primary testicular neoplasms. *Klin Padiatr* 2011;223(3):131-137.

Walker BR, Ellison ED, Snow BW, Cartwright PC. The natural history of idiopathic urethrorrhagia in boys. *J Urol* 2001;166(1):231-232.

第 5 章
尿路感染与膀胱输尿管反流

Christopher S. Cooper

Campbell-Walsh-Wein Urology 第 12 版作者

Christopher S. Cooper, Douglas W. Storm, Antoine E. Khoury, and Elias Wehbi

发热儿童的评估与治疗

高达 8% 的婴儿及儿童发热性感染的原因为尿路感染（urinary tract infection, UTI）。即使已经确定发热性感染的原因为中耳炎或者呼吸道感染，并发尿路感染的风险仅降低 50%，所以临床医师接诊发热的婴儿时一定要考虑到尿路感染的可能性。图 5-1 提供了一份关于直肠温度高于 38℃儿童评估与治疗的总结。发热儿童如存在中毒性表现可能提示疾病严重，中毒性症状与体征包括易激惹、嗜睡、异常呼吸、心动过速以及发绀。

尿路感染的定义

在儿童中，什么构成具有临床意义的尿路感染诊断标准是有争议的。现今，美国儿科学会（the American Academy of Pediatrics, AAP）针对 2~24 月龄儿童的诊断指南规定 UTI 的诊断标准为尿液分析（urinalysis, UA）中有脓尿和 / 或菌尿，并且由导尿管或者耻骨上穿刺获得的尿液中培养出单一病原体，数量至少为 50 000CFU/ml。一小部分严重 UTI 的儿童可能不符合上述诊断标准但是确实能从治疗中获益。

第5章 尿路感染与膀胱输尿管反流

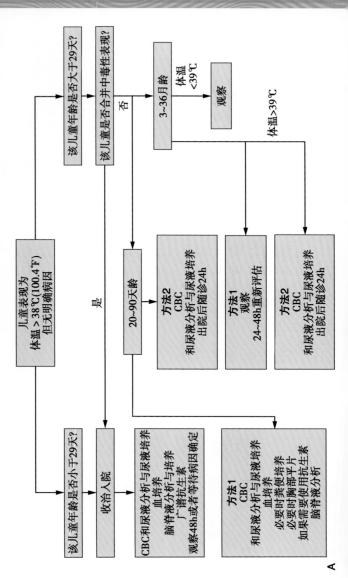

A

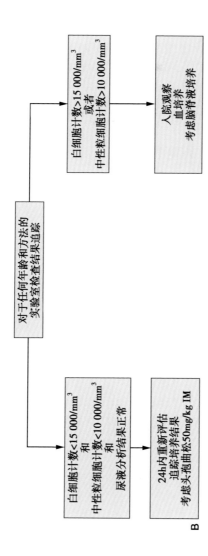

图5-1　（A）0~36月龄儿童无明确原因发热且体温高于38℃（100.4°F）的治疗流程图。（B）0~36月龄儿童无明确原因发热且体温高于38℃（100.4°F）的进一步治疗流程图。ANC，中性粒细胞绝对值；CBC，全血细胞计数；CSF，脑脊液；IM，肌内注射；WBC，白细胞

尿路感染的发病机制

大多数 UTI 起因于胃肠道来源的尿路病原体造成的尿道周围区域污染，最常见的尿路病原体是大肠埃希菌。这些细菌定植在尿道，移行至膀胱，侵袭膀胱壁细胞，然后可能上行至肾脏。细菌肾脏定植会产生细菌毒素，宿主组织破坏，甚至可能导致菌血症（图 5-2）。

儿童尿路感染的危险因素

性别与年龄   男童 UTI 比女童更常见的唯一年龄段为小于 1 岁。大约 2% 男童与 0.7% 女童在生后第 1 年曾经得过 UTI；然而 6 岁以前曾经得过 UTI 的女童与男童比例为 7% 和 2%。

包皮环切术   包皮环切术可将生后 6 个月内的 UTI 发生率减少将近 10 倍。

解剖结构异常   易感 UTI 的解剖结构异常包括由肾盂输尿管连接部梗阻（ureteropelvic junction obstruction, UPJO）、输尿管膀胱交界处梗阻（ureterovesical junction obstruction, UVJO）、膀胱输尿管反流（vesicoureteral reflux, VUR）、感染性结石、感染性无功能肾脏节段与肾乳头或者尿道梗阻等引起的肾积水、肾输尿管积水。除了 VUR 外，其他解剖结构异常在肾脏和膀胱超声（renal and bladder ultrasound, RBUS）中均显示清晰，所以目前推荐幼儿在首次发热性 UTI 后接受肾脏和膀胱超声检查。

膀胱输尿管反流（vesicoureteral reflux, VUR）   VUR 在全体新生儿中的发病率为 1%~2%，但在首次 UTI 后的儿童中发病率为 25%~40%。VUR 的发病率随着年龄增长逐渐降低（表 5-1）。VUR 导致细菌自膀胱上行至肾脏，然而 50%~70% 患有肾盂肾炎的儿童无合并 VUR。

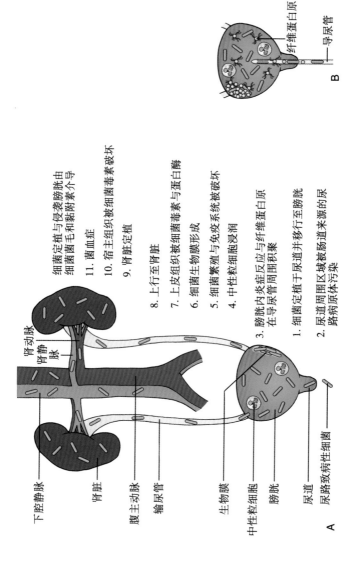

图 5-2 （A）非复杂性尿路感染起源于通常存在于肠道的尿路病原体定植结肠（步骤1）。然后这些细菌移行至膀胱（步骤2），定植并侵袭尿路上皮表层的伞细胞（步骤3）。宿主固有炎症反应开始清除细菌（步骤4）。一些细菌尽管侵袭免疫系统，并同时增殖（步骤5）形成细菌生物膜（步骤6）。这些细菌产生细菌毒素与蛋白酶促使宿主细胞损伤（步骤7）。它们还会释放促进细菌生存的营养物质，并允许细菌上行至肾脏（步骤8）。细菌定植肾脏（步骤9）导致肾脏病原体以及宿主组织损伤（步骤10）。如果病原体穿过肾小管内肾上皮屏障，尿路感染最终能发展为菌血症（步骤11）。（B）尿路病原体引起复杂性尿路感染遵循相同的初始步骤，包括尿道周围细菌定植（步骤1），然而，病原体要引起感染，膀胱肯定受损。最常见导致膀胱受损的原因是留置导尿管（步骤3），导致纤维蛋白原沿导管尿管积累，为尿路病原体提供了一个理想的附着蛋白包裹的导尿管的导尿管之后，细菌增殖（步骤5），形成生物膜（步骤6），使上皮组织损伤（步骤7），并可引起肾脏感染（步骤8和9），细菌毒素导致组织损伤（步骤10）。这些尿路病原体也可能穿过肾脏内肾小管上皮屏障，发展为菌血症（步骤11）（A 摘自 Flores-Mireles AL, Walker JN, Caparon M, et al. urinary tract infections: epidemiology, mechanisms of infection and treatment options. Nat Rev Microbiol, 2015; 13:269-284 ）

表 5-1　膀胱输尿管反流国际分级

分级	描述
1	反流进入输尿管但输尿管不扩张
2	反流进入肾盂和肾盏但输尿管不扩
3	输尿管、肾盂和肾盏轻到中等程度扩张，肾盏杯口轻度变钝
4	输尿管中等程度迂曲扩张，肾盂和肾盏扩张
5	输尿管、肾盂和肾盏重度扩张，肾乳头压迹消失和输尿管迂曲

性行为　性行为会增加 UTI 的风险。

膀胱直肠功能障碍（bladder and bowel dysfunction, BBD ）　BBD 是 UTI 的易感因素，治疗 BBD 可减少再发性 UTI、尿失禁以及膀胱输尿管反流的发生。

医源性因素　导尿管相关 UTI（catheter-associated UTI, CAUTI）是最常见的院内感染，导尿管留置时间延长增加 UTI 风险。推荐住院患者尽早移除导尿管。

细菌生物膜

细菌生物膜由被自身分泌的聚合物基质包裹的微生物菌落构成，其依附在活性或者惰性材料表面。抗生素在细菌生物膜内不能够完全清除细菌，可能导致细菌持续存在。

儿童尿路感染的分类

膀胱炎与肾盂肾炎

基于症状，UTI 可被分为膀胱炎与肾盂肾炎，尽管该分类方式的假阳性率较高。当患儿无发热且仅合并有下尿路症状包括尿急、尿频、排尿困难、尿液发臭和 / 或耻骨上压痛，怀疑为膀胱炎。当患儿合并 UTI，且有发热、恶心、呕吐、胁腹部疼痛或嗜睡等症状时考虑为肾盂肾炎。值得注意的是，当患儿合并发热和全身症状时，仅 50%~66% 在 ^{99m}Tc- 二巯基丁二酸（ ^{99m}Tc-dimercaptosuccinic acid， ^{99m}Tc-DMSA ）肾脏静态显像可表现出急性炎症期改变。

无症状菌尿症

无症状菌尿症(asymptomatic bacteriuria, AB)在学龄前女童中的发病率为 0.8%，定义为连续两次尿液培养阳性且为同一种病原菌($>10^5$ CFU/ml)。在学龄期女童中，AB 的自行消退率为 50%。儿童 AB 不使用抗生素，因为其似乎没有导致复发有症状性 UTI、肾脏损伤以及肾脏生长受限的风险。一个非常重要的例外是，婴儿 AB 存在导致严重 UTI 的风险，应该给予抗菌治疗而且同时应该进行影像学检查明确是否存在先天畸形。

细菌性肾炎

急性细菌性肾炎的发生是由于细菌感染引起的炎症反应扩散到整个肾脏。这种炎症的局部形式又称为急性局灶细菌性肾炎或者叶性肾炎。CT 表现为肾脏整体增大，与肾周脂肪和 Gerota 筋膜炎性改变。增强 CT 影像学表现为边界模糊、不均质区域的肾实质强化减弱，该区域通常呈楔形(图 5-3)。

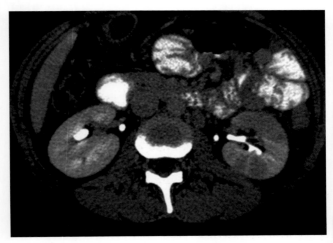

图 5-3　CT 扫描显示急性局灶性肾盂肾炎(叶性肾炎)

肾积脓

肾积脓是脓性渗出物积聚在肾脏集合系统内,通常与肾盂尿液流出梗阻相关。

急性肾脓肿

肾脓肿症状与肾盂肾炎相似,然而高达 20% 的肾脓肿病例的尿培养结果可能是阴性的,这增加了病因是通过血行传播至肾脏的概率。CT 影像学表现包括:①界限清晰的低密度衰减或者增强减弱区域;②条纹状、楔形增强强化或者减弱区域。

儿童尿路感染的诊断

症状

UTI 的诊断可能很困难,因为尤其在幼儿中症状可能是非特异性的,需要高度怀疑。症状包括发热、易激惹、进食差、黄疸、生长受阻、呕吐、腹泻、腹胀或者尿液发臭。在小于 2 岁的儿童中,体温高于 40℃、既往曾有 UTI、存在耻骨上压痛或者未行包皮环切术是预测 UTI 最有效的症状与体征。年长儿通常表现为典型的 UTI 症状,包括腹痛、背痛、排尿困难、尿频与尿失禁。年长儿与青少年合并尿道炎症状一定要考虑性传播疾病的可能性,尿道炎可能由淋病奈瑟菌、沙眼衣原体或者解脲支原体导致。

体格检查

幼儿体格检查中特异性体征少见,可能包括发热或者嗜睡。因梗阻而扩张的膀胱或肾脏可能被分别触诊为腹部或者胁腹部包块。年长儿可能出现耻骨上、腹部或者胁腹部压痛。肋脊角压痛提示肾盂肾炎。应该对于外生殖器进行体格检查以评估创伤、局部炎症、尿道口狭窄或者分泌物、包茎、异物和女童解剖结构异常如异位尿道开口或者输尿管囊肿脱垂导致的尿道肿块。睾丸体格检查可显示附睾睾丸炎引起的压痛。

背部体格检查 隐形脊柱裂体征,例如突出的脂肪垫、不对称的臀裂或者骶部浅窝,同时进行神经系统体格检查,可能指向潜在神经系统原因导致的 UTI 易感。

尿液采样方法 随着采样方法的侵入性程度降低,尿液标本污染的概率也随之增加。收集袋中的尿液标本只有在结果正常时才能提供可靠信息,从而排除 UTI。清洁中段尿液标本对比通过更加侵入性的采集方法包括导尿或者耻骨上穿刺(suprapubic aspiration, SPA)得到的尿液标本的污染概率更高。年长女童或者接受过包皮环切的男童的清洁尿液更加可靠。对于未进行排尿训练的小于 2 岁的幼儿,AAP 指南推荐 SPA 或者导尿。

成功给女童导尿一般需要两个人。大阴唇应该向外轻柔牵引并稍微向侧方拉伸,以暴露尿道口与阴道口,帮助导尿管插入正确的位置。这种方法,相比较于单手和手指横向侧方展开大阴唇,更常规暴露通常凹陷的尿道口和周围解剖学标志。

尿液试纸试验 白细胞酯酶从尿液中分解的白细胞中释放出来,并作为脓尿的标志物。革兰氏阴性肠道菌可将尿液硝酸盐还原为亚硝酸盐,这一过程需要数小时;因此,尿液试纸试验应用第一次晨尿具有最高的灵敏度。频繁排尿不允许足够的时间将尿液硝酸盐转化为亚硝酸盐从而导致亚硝酸盐试验假阴性。稀释的尿液或者感染革兰氏阳性菌不能还原硝酸盐也可能产生假阴性试验结果。

白细胞酯酶检验 UTI 的灵敏度估计为 80%,特异度范围为 64%~92%。亚硝酸盐试验的灵敏度为 50%,然而特异度非常高为 98%,意味着亚硝酸盐试验呈阳性可能反映真正的 UTI。

尿液培养 尿液培养结果阳性是诊断 UTI 的必要条件;然而,基于每毫升尿液的菌落形成单位(colony-forming units, CFU)的数量构成的真阳性尿液培养的定义在不同指南之间不尽相同。AAP 指南要求导尿管尿液培养达到 50 000CFU/ml 以及 UA 为脓尿。

放射成像

成像策略的争议 尽管膀胱输尿管反流的患病率高达40%，修订后的 AAP 指南推荐年龄小于 2 岁且有一次发热性 UTI 的幼儿进行一次肾脏超声检查，如果超声检查正常，无须进行排尿性膀胱尿道造影（voiding cystourethrogram, VCUG）。AAP 泌尿章节推荐第一次发热性 UTI 后 VCUG 仍然是可以接受的选项。多数人同意再发性发热性 UTI 或者 RBUS 显示肾脏结构异常、肾脏大小不对称、输尿管扩张或者膀胱异常的儿童进行 VCUG 检查。

超声 1%~2% 有 UTI 病史的儿童 RBUS 显示异常，需要额外评估。RBUS 被用于监测有 UTI 或者 VUR 病史的儿童的肾脏发育，肾脏大小参照标准肾脏生长曲线。值得注意的是，RBUS 对 VUR 的检测灵敏度的灵敏度非常低，即使在高级别 VUR 的儿童中。

排尿性膀胱尿道造影 当进行对比成像时，VCUG 仍然是检测 VUR 与 VUR 分级的金标准成像技术。由于解剖结构分辨力提高，许多人倾向选择对比 VCUG 作为首选的评估方式，保留放射性核素膀胱显像（radionuclide cystogram, RNC）作为后续成像技术（图 5-4）。最近，为了消除辐射暴露，人们越来越关注和应用排泄性尿路超声造影取代 VCUG 或者 RNC。一般来说，进行 VCUG 检查时间至少要推迟到 UTI 治疗完成后1 周以利于从感染中恢复，但一旦尿液是无菌的而且患儿临床症状上有所改善应该尽早进行。用于减少儿童与 VCUG 相关的焦虑与不适的技术包括应尿道局部麻醉、分散注意、镇静和催眠。

五级反流分级被用来描述 VCUG 放射造影图像中输尿管、肾盂和肾盏的形态（图 5-5）。

尽管分级系统被广泛使用，但往往存在显著的观察者间差异。除此之外，输尿管与肾盏扩张之间预期的一致性并不总是发生（图 5-6）。应该常规报告 VCUG 首次发现反流时的膀胱容量，因为在低膀胱容量时出现的反流与 VUR 自行消退概率较低和再发性 UTI 出现概率较高相关，与 VUR 分级无关。

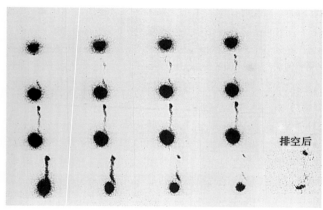

排尿后

图 5-4 放射性核素膀胱显像显示右侧膀胱输尿管反流随着膀胱充盈逐渐加重。集合系统在排尿后完全排空

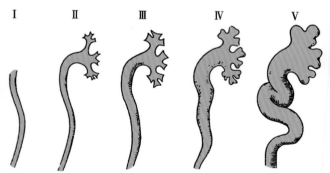

膀胱输尿管反流分级

图 5-5 膀胱输尿管反流国际分级

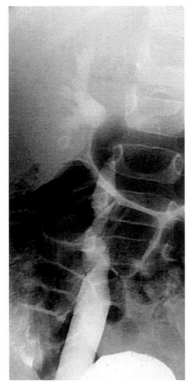

图 5-6 一侧反流的输尿管下段严重扩张但集合系统无变形，这可能与典型的 II 级反流不相同

DMSA 肾静态显像 DMSA 肾皮质显像尤其是与单光子发射 X 线计算机断层扫描（single-photon emission computed tomography, SPECT）相结合是识别肾实质病变的金标准。DMSA 的摄取能够很好地反映肾小球滤过情况。DMSA 检测 UTI 中肾脏是否受累的时机显著影响其灵敏度。在急性肾盂肾炎（acute pyelonephritis, APN）的前 10 天中，49%~79% 的患者会有异常的腹部显像，但 1 个月后降低至 30%。约有 15% 合并这些病灶的儿童最终形成永久性肾脏瘢痕。在急性炎症

期过后,最终的瘢痕包括组织丢失,在放射成像显示为肾盏上肾实质变薄(图5-7)。评估不可逆转肾脏损伤与瘢痕不应该早于APN后6个月进行。VUR尤其是高级别反流与肾脏发育异常/先天性肾脏发育不良相关,其与获得性感染后肾盂肾炎瘢痕的表现相同(表5-2)。

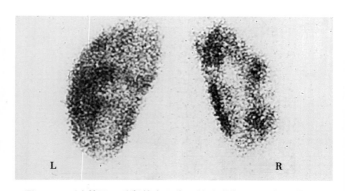

图 5-7　二巯基丁二酸肾静态显像。针孔成像显示左肾正常,右肾皮质多发缺损区

表5-2　常用抗生素

	剂量	常见副作用	备注
口服制剂			
阿莫西林克拉维酸盐	20~40mg/(kg·d),分3次给药	腹泻、恶心/呕吐、皮疹	
SMZ-TMP	TMP6~12mg/(kg·d),分2次给药	腹泻、恶心/呕吐、光敏、皮疹	禁忌证为小于6周龄
头孢克肟	8mg/(kg·d),1次给药	腹痛、腹泻、胀气、皮疹	
头孢泊肟酯	10mg/(kg·d),分2次给药	腹痛、腹泻、恶心、皮疹	
头孢丙烯	30mg/(kg·d),分2次给药	腹痛、腹泻、LFT升高、恶心	
头孢氨苄	50~100mg/(kg·d),分4次给药	腹泻、头痛、恶心/呕吐、皮疹	

续表

	剂量	常见副作用	备注
呋喃妥因	3~5mg/（kg·d），分 2 次给药	恶心 / 呕吐，味觉障碍	年龄＜3 个月或 GFR＜50% 或 G-6-PD 缺乏症儿童禁用
肠外制剂			
头孢曲松	75mg/（kg·d），1 次给药		每日单次可接受剂量
头孢噻肟	150mg/（kg·d），间隔 6~8h 1 次		
头孢他啶	100~150mg/（kg·d），每 8h 1 次		
庆大霉素	7.5mg/（kg·d），每 8h 1 次		每日单次可接受剂量
妥布霉素	5mg/（kg·d），每 8h 1 次		
哌拉西林	300mg/（kg·d），间隔 6~8h 1 次		

G-6-PD，葡萄糖 -6- 磷酸脱氢酶；GFR，肾小球滤过率；LFT，肝功能检查；TMP-SMX，甲氧苄啶 / 磺胺甲噁唑。

CT　CT 可提供详细的解剖图像；然而，高辐射严重限制 CT 在儿童 UTI 中作为常规成像方式的获益。与肾脏感染与炎症相关的典型表现包括皮质区域低密度衰减、楔形缺损、肾脏皮髓质分界不清和条纹状表现（图 5-3）。

儿童尿路感染的处理

抗生素治疗

发热性尿路感染的早期抗生素治疗限制了肾脏受累和随后的肾瘢痕形成。因此，临床医生必须保持对 UTI 的高度警惕，并根据经验常规使用抗生素。当出现症状后 2~3 天开始使用抗生素时，急性闪烁扫描肾损害的发生率从 22% 增加到 59%。当 2~6 天时开始使用抗生素，最终瘢痕形成率也从 11% 增加到 76.5%。

住院与门诊管理

如果口服抗生素的依从性和耐受性不是问题，2 个月以上的婴儿和疑似肾盂肾炎无中毒症状的儿童可在门诊进行治疗。由于新生儿和婴儿（小于 2 个月）的发热性尿路感染更容易导致尿脓毒症和电解质异常，该年龄组患儿需要住院治疗和肠外抗生素治疗。住院治疗的其他适应证，包括中毒表现或脱水、口服摄入不良、抗生素依从性较差，部分建议 6 个月以下的婴儿。在治疗开始后的 48h 内，90% 的儿童体温恢复正常，但如果儿童在 48h 后没有好转，则应考虑行肾脏和膀胱超声。

抗生素疗程

对于不太严重的 UTI，如无发热性急性膀胱炎，2~4 天的抗生素疗程就足够了。对于儿童发热性尿路感染，建议持续 7~14 天的抗生素治疗，因为短疗程的治疗已被证明较差。患有局灶性肾盂肾炎（以前称为急性大叶性肾病）的患者需要至少 3 周的抗生素治疗。肾脓肿通常可以单独用抗生素治疗；然而，抗生素治疗无效可能需要经皮引流。

抗生素的选择

约 50% 的门诊就诊的 UTI 患儿使用了甲氧苄啶 / 磺胺甲噁唑（TMP-SMX）和阿莫西林，但由于大肠埃希菌耐药率高，这些可能是不良的经验用药选择。呋喃妥因或第一代头孢菌素是许多 UTI 患儿的合适窄谱抗生素选择。经验治疗应基于每年修订和公布的当地抗生素谱，因为尿路感染致病菌的流行率和耐药性会因地区而异，并会随时间而变化。表 5-2 列出了用于治疗 UTI 的常用口服和非肠道抗生素，以及常用剂量和副作用。

除大肠埃希菌外，其他常见的革兰氏阴性细菌尿路病原体包括克雷伯菌、变形杆菌、肠杆菌和枸橼酸杆菌。革兰氏阳性尿路病原菌包括腐植葡萄球菌、肠球菌和罕见的金黄色葡萄球菌（表 5-3）。新生儿和幼儿在选择经验性抗生素时应覆盖肠球菌,因为婴儿早期感染这种病原体的发生率高于后期。氨苄西林和第三代头孢菌素或氨基糖苷的联合应用被认为是接受肠内治疗的新生儿和婴幼儿安全的经验性选择。

表5-3　常用预防性抗生素及其剂量

抗生素	剂量	年龄注意事项	不良反应 [a]
阿莫西林	5~10mg/(kg·d)	无	腹泻
磺胺异噁唑(磺胺呋喃唑)	20~30mg/(kg·d)	<2月龄	胆红素脑病
甲氧苄啶	2mg/(kg·d)	<3月龄	低钠血症
甲氧苄啶/磺胺甲噁唑	甲氧苄啶 1~2mg/(kg·d)	<2月龄	胆红素脑病(复方磺胺甲噁唑)
呋喃妥因	2~3mg/(kg·d)	<1月龄	G-6-PD 缺乏症溶血
头孢氨苄	10mg/(kg·d)	无	

[a] 列出了每种治疗最重要的不良反应。
G-6-PD,葡萄糖-6-磷酸脱氢酶。

呋喃妥因穿透性差,不应用于发热性 UTI/肾盂肾炎。硝基呋喃妥因还与 3 个月以下婴儿溶血性贫血风险增加有关,不应在这一人群中使用。早产儿和小于 6 周龄的新生儿禁用 TMP。

尿路感染后的处理

根据以前的尿液培养敏感性,在接受抗生素治疗的儿童中定期重复尿液培养是不必要的。10%~30% 的儿童至少出现一次复发性尿路感染,并且在尿路感染后的前 3~6 个月内复发率最高。本章开头指出的 UTI 风险因素的识别有助于指导治疗或消除这些风险因素的管理。肾瘢痕形成随着发热性尿路感染次数的增加和治疗的延迟而增加;因此,父母应就复发性尿路感染的高风险进行咨询,并寻求对其子女后续的发热疾病进行及时评估。患有发热性尿路感染的儿童应定期由初级保健医师监测其身高、体重和血压。患有严重双侧肾瘢痕或肾功能降低的儿童需要长期随访以评估高血压、肾功能和蛋白尿。

长期预防性抗生素治疗

CAP 可能会导致抗生素耐药性和其他潜在的副作用，并不是常规推荐给所有发热的 UTI 患儿。然而，预防性抗生素在减少尿路感染方面的优势在具有复发性尿路感染高风险的特定人群中更明显，包括患有 BBD、有发热性尿路炎病史或 VUR 等级较高的儿童。常见的预防性抗生素包括 TMP-SMX、TMP、硝基呋喃妥因和第一代头孢菌素。

膀胱直肠功能障碍

任何儿童尿路感染都应评估潜在的膀胱直肠功能障碍（BBD）作为诱发因素，因为 BBD 的治疗显著降低了这些儿童复发性尿路感染的机会。单独治疗便秘可显著减少复发性尿路感染，改善膀胱功能。患有 VUR 和直肠和 / 或膀胱功能障碍的儿童有发生复发性肾盂肾炎的高风险，并且更有可能从 CAP 中获益。据估计，约 45% 的 VUR 儿童会复发 UTI，而 15% 的儿童没有 BBD。

膀胱输尿管反流

关于 VUR 的几个要点总结如下，有助于指导 VUR 儿童的管理：

1. 抗生素预防似乎对 II 级或更低级别 VUR 的患者没有什么益处，特别是在没有 BBD 的情况下。

2. 抗生素预防似乎对 VUR III 级或更高级别的患者有益，至少在女孩中如此。

3. 大约 15% 的 VUR 患儿在 2 年内会出现反复发热性尿路感染，其中大约 15% 的患儿会出现肾瘢痕。

4. BBD 是使用或不使用抗生素的复发性尿路感染的主要危险因素，大约 45% 的 BBD 儿童会出现这种情况，而 15% 的无 BBD 患者会出现这种现象。

5. VUR 等级越高，出现肾盂肾炎和新的肾损害的风险越高。

6. 年龄对肾损害风险的影响尚不明确,尽管许多人认为,年龄较小的儿童更容易受到肾盂肾炎的肾损害。

VUR 的病因　原发反流是由输尿管膀胱交界处(UVJ)的缺陷引起的;继发反流是由异常高的膀胱压力引起,而膀胱压力超过了正常的 UVJ。膀胱功能障碍通常是持续反流和继发反流的主要原因。

AUA 指南表明,BBD 是影响 VUR 治疗和 UTI 的最重要的关键和可变的变量之一;因此,应识别和治疗 BBD 的症状,如尿急、失禁、便秘或大便失禁。

自发缓解　大多数低级别反流例(Ⅰ级和Ⅱ级)会自动消退,而Ⅲ级反流约有 50% 的病例会消退,极少数高级别反流例会消退(Ⅳ级和Ⅴ级,以及双侧Ⅲ级)。年龄较大时出现的 VUR 以及膀胱容积较低时开始的 VUR 自发缓解率与反流级别无关(图 5-8)。

管理原则　反流管理的要点包括:

1. 自发消退是非常常见的,并且通过治疗 BBD 来促进缓解。

2. 高级别的反流不太可能自发缓解,尤其是在年龄较大的儿童中。

3. 无菌反流不太可能导致肾损害,因此,预防 UTI 比消除 VUR 更重要。

4. 预防性抗生素的使用是有益的,尤其是在 UTI 风险较高的患者中,如 VUR、BBD 级别较高或有反复发热性 UTI 病史的患者。

5. 以上管理原则对于大多数形式的反流均有效。

医疗管理

医疗管理旨在通过每日单次低剂量持续抗生素预防感染(CAP)降低 UTI 风险因素,以预防感染并保持泌尿系无菌。夜间服用 CAP 可能会延长抗生素在膀胱内的持续时间。对于 2 个月以下的儿童,最常用的 CAP 药物是阿莫西林。

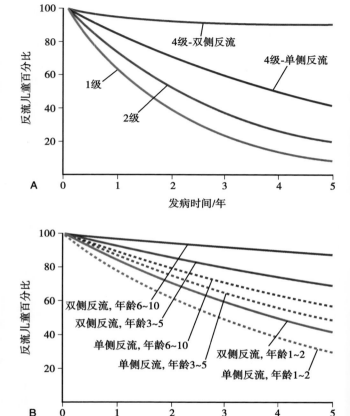

图 5-8 （A）初始评估后，1、2、4 级反流持续 1~5 年的百分比。（B）初始评估后，按年龄划分的 3 级反流持续 1~5 年的百分比（摘自 Elder JS, Peters CA, Arant BS Jr, et al. Pediatric Vesicoureteral Reflux Guidelines Panel summary report on the management of primary vesicoureteral reflux in children. J Urol, 1997; 157:1846-1851）

大于 2 个月儿童, 选择的抗生素通常是 TMP-SMX(复方磺胺甲噁唑)。另一种最常用的药物是呋喃妥因。呋喃妥因可能会减少对肠道菌群的耐药性;然而,由于味道和更严重的胃肠道症状,口服耐受性低于 TMP-SMX。

除了 CAP 之外,及时排尿习惯、健康饮食和排便措施以预防便秘,以及评估家庭依从性和获得及时护理是医疗管理的重要组成部分。如果患者在 CAP 治疗中表现良好,且尿路感染的危险因素减少,则可能需要进行 CAP 治疗试验。

手术治疗

尽管有适当的膀胱和排便习惯,但在抗生素预防治疗期间出现严重发热性尿路感染或肾盂肾炎,通常被认为是手术矫正反流的指征。其他适应证可能包括无法解决较高级别的 VUR 或希望限制抗生素的使用。手术选择包括通过膀胱内或膀胱外入路对 VUR 进行开腹输尿管再植术,这种方法在 98% 以上的病例中成功地解决了 VUR。机器人辅助腹腔镜手术也可以考虑作为输尿管再植术的一种方法,以减小切口(图 5-9)。内镜下注射填充剂可在简短门诊手术中进行,长期 VUR 解决率约为 70%。

与 VUR 相关的异常和条件

肾盂输尿管连接部梗阻

高达 3% 的 VUR 患儿可能有或发展为肾盂输尿管连接部梗阻(UPJO),这在重度反流患儿中更为常见。三种影像学征象提示反流情况下存在 UPJO:当造影剂扩张输尿管时,肾盂显示很少或没有充盈;造影剂由于稀释而进入肾盂的图像不清晰;或者因为大肾盂未能及时排空并在排空后保留造影剂(图5-10)。如果显像与导管引流证实为 UPJO,梗阻矫正优先于手术修复 VUR。不过,在肾盂成形术时行内镜下 VUR 矫正术是一个合理的选择。

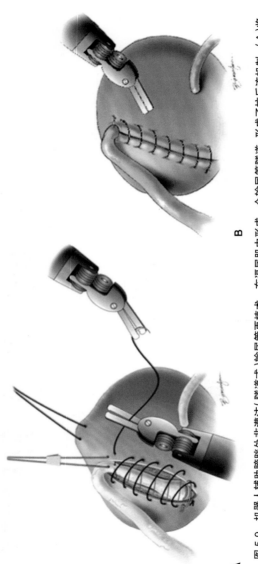

图 5-9　机器人辅助膀胱外非灌注（隧道式）输尿管再植术。在逼尿肌中形成一个输尿管隧道，形成了抗反流机制。（A）将匙形输尿管与膀胱黏膜吻合后，开始缝合逼尿肌。（B）完成膀胱外再植（摘自 Gundeti MS, Kojima Y, Haga N, Kiriluk K. Robotic-assisted laparoscopic reconstructive surgery in the lower urinary tract. Curr Urol Rep, 2013; 14:333-341）

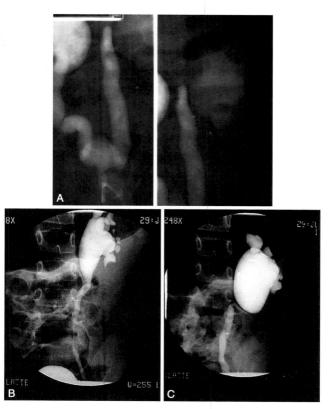

图 5-10 反流与肾盂输尿管连接部梗阻。(A)明显反流填充左侧输尿管至 UPJ 处,充盈最窄处可能是这一水平梗阻的迹象。(B)在另一位患者中,膀胱充盈时会出现反流。(C)排泄时 UPJ 发生明显的扭曲

重复肾输尿管畸形

VUR 相关的畸形最常见的是重复肾输尿管畸形。重复肾输尿管反流最常见于下半肾,因为输尿管更多地侧向和近端插入膀胱,而壁内输尿管更短(图 5-11)。

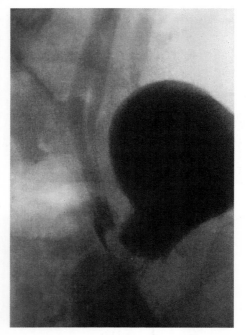

图 5-11　如图所示，反流到完全重复的两个输尿管中比反流到下半肾输尿管中更不常见

膀胱憩室

一些输尿管旁憩室损害了 UVJ 的抗反流机制，并导致持续性反流，但在其他情况下，VUR 与原发性反流相似。（图 5-12）

肾功能异常

与反流相关的显著肾脏异常包括多囊性肾发育不良（MCDK）和肾发育不全。MCDK 对侧反流的患病率约为 25%，其中一半为低级别（1~2 级）VUR。在约 25% 的患者中，肾发育不全也与 VUR 相关。

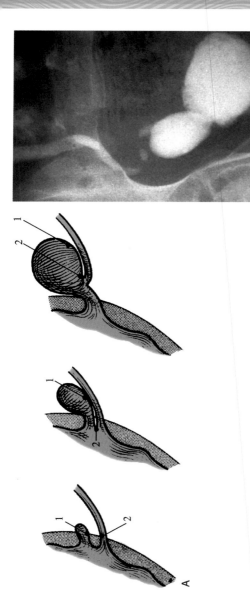

图 5-12 （A）膀胱憩室（2）示意图。少量黏膜最初因膀胱肌肉组织的先天性缺陷而突出。缺陷随着空隙而增大。最后，输尿管口（1）并入憩室（B）排尿性膀胱造影显示，反流至右侧的输尿管旁憩室和输尿管（A 摘自 Hernanz-Schulman M, Lebowitz RL. The elusive-ness and importance of bladder diverticula in children. Pediatr Radiol, 1995; 15:399-402）

巨膀胱 - 巨输尿管综合征

双侧重度 VUR 可导致整个上尿路的逐渐重塑，从而导致巨膀胱 - 巨输尿管关联或综合征。这些患者的大量残余尿是复发性 UTI 的重要危险因素。膀胱造瘘术可以暂时缓解这种情况，直到进行输尿管再植术。

怀孕与反流

有反流史的女性在怀孕期间 UTI 相关并发症发病率增加，无论反流是否得到纠正。此外，患有高血压和中度肾功能损害的女性有早产的风险。由于 VUR 的遗传性很强，超过 40% 的妇女的孩子也会有 VUR，这应该提醒临床医生可能需要对孩子进行额外评估。

肾瘢痕

VUR 与感染后检测肾皮质异常的风险增加三倍。在有明显肾瘢痕的儿童中，VUR 不太可能消退。儿童更严重的反流性肾病会增加他们患高血压的风险，尽管目前尚不清楚是感染后瘢痕形成、先天性发育不良还是两者的结合导致了高血压。伴随严重肾瘢痕形成的内科肾脏疾病可能包括高滤过、浓缩缺陷、蛋白尿、微量白蛋白尿（Lama 等人，1997 年）、肾小管酸中毒（Guizar 等人，1996 年）和慢性肾功能不足。此外，许多 VUR 患儿低于正常年龄调整后的生长曲线，尤其是双侧反流和有一定程度肾功能损害的患者。

（陈烁璠、黄洋阅、李明磊 译　李明磊 校）

推荐读物

Cooper CS. Individualizing management of vesicoureteral reflux. *Nephrourol Mon* 2012;4(3):530-534.

Craig JC, Williams GJ, Jones M, et al. The accuracy of clinical symptoms and signs for the diagnosis of serious bacterial infection in young febrile children: prospective cohort study of 15,781 febrile illnesses. *BMJ* 2010;340:c1594.

Elder JS, Diaz M. Vesicoureteral reflux—the role of bladder and bowel dysfunction. *Nat Rev Urol* 2013;10(11):640-648.

Hoberman A, Wald ER, Hickey RW, et al. Oral versus initial intravenous therapy for urinary tract infections in young febrile children. *Pediatrics* 1999;104:79-86.

Koff SA, Wagner TT, Jayanthi VR. The relationship among dysfunctional elimination syndromes, primary vesicoureteral reflux and urinary tract infections in children. *J Urol* 1998;160(3 Pt 2):1019-1022.

Peters CA, Skoog SJ, Arant BS Jr, et al. Summary of the AUA guideline on management of primary vesicoureteral reflux in children. *J Urol* 2010;184:1134-1144.

Shaikh N, Hoberman A, Keren R, et al. Recurrent urinary tract infections in children with bladder and bowel dysfunction. *Pediatrics* 2016;137(1):e20152982.

Shaikh N, Morone NE, Lopez J, et al. Does this child have a urinary tract infection? *JAMA* 2007;298(24):2895-2904.

Subcommittee on Urinary Tract Infection, Steering Committee on Quality Improvement and Management, Roberts KB. Urinary tract infection: clinical practice guideline for the diagnosis and management of the initial UTI in febrile infants and children 2 to 24 months. *Pediatrics* 2011;128(3):595-610.

第6章

儿童下尿路功能障碍与异常

Angela M. Arlen And Christopher S. Cooper

Campbell-Walsh-Wein Urology 第 12 版作者

Duncan T. Wilcox, Kyle O. Rove, Aaron D. Martin, Christopher C. Roth, John P. Gearhart, Heather N. Di Carlo, Francisco Tibor Dénes, Roberto Iglesias Lopes, Aseem Ravindra Shukla, Arun K. Srinivasan, Carlos R. Estrada, Stuart B. Bauer, Paul F. Austin, Abhishek Seth, Martin A. Koyle, Armando J. Lorenzo, John C. Thomas, Douglass B. Clayton, and Mark C. Adams

儿童下尿路和肠道功能障碍

流行病学和病理生理学

下尿路（LUT）功能障碍包括膀胱充盈不良，并涵盖广泛的临床疾病。无论是功能性的、解剖学的、还是神经性的，肠道和泌尿道异常经常并存。便秘可能会对膀胱功能产生不利影响，例如导致功能低下、尿失禁、尿路感染（UTI），诱发或加重膀胱输尿管反流（VUR）。下尿路功能障碍占小儿泌尿外科门诊就诊量的 40%。学龄期儿童的日间尿失禁因年龄和性别而异，似乎在女孩中更常见。最常见的泌尿系统症状包括憋尿和尿急。遗尿症是由于膀胱控制能力的发育迟缓造成的，其发病机制涉及三个器官系统：膀胱、肾脏和大脑。大约

15% 的儿童在 5 岁时有某种程度的夜间遗尿现象,每年的自行缓解率约为 15%,因此 15 岁时只有 1%~2% 的青少年仍会遗尿。

临床表现

导致尿潴留的 LUT 状况与 UTI 相关。已知 LUT 和 VUR 之间存在关联,VUR 可能继发于膀胱功能障碍。临床医生还应该认识到与神经精神疾病的关系,如日间尿失禁儿童的注意力缺陷多动障碍(ADHD),因为这些并发症可能会影响治疗的疗效。膀胱肠道异常活动之间的关系被称为膀胱肠道功能障碍(BBD),如果存在 BBD,明确识别和处理伴随的肠道功能障碍是成功治疗排尿症状的关键所在。

诊断与检查

对尿失禁、排尿功能障碍或已知 LUT 病变的评估首先要进行全面的病史采集和体格检查。包括泌尿系统症状和尿路感染(UTI)、饮食、肠道功能和发育指标的评估,包括如厕训练。临床医生还应该认识到日间尿失禁与神经精神疾病如 ADHD 的关联,因为这可能会影响治疗的成功。检查应包括检查脊部是否有隐性脊柱裂或脊髓栓系的迹象,如脂肪瘤、肿块或毛发增生。还应评估便秘 / 肠道功能;Bristol 大便量表是一个常用的指南(图 6-1)。建议采用 Rome Ⅳ 标准来诊断儿童功能性便秘(表 6-1)。如果便秘和粪便嵌塞在病史和体格检查中很明显,建议根据临床情况进行管理,无须进行影像学检查。7 天肠道日记及排尿日记和 48h 频率 - 尿量图表对于诊断简单和复杂的 LUT 排尿功能障碍非常有价值。如果存在尿路刺激症状(排尿困难、尿急或尿频),则可进行无创性检查,包括尿液分析及尿液培养。超声检查应包括排尿前和排尿后膀胱容积、膀胱壁厚度、直肠直径和粪便情况。

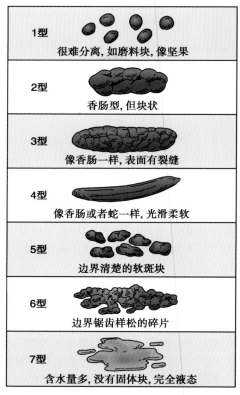

图 6-1 Bristol 粪便性状量表。与患者谈论肠道功能时，该量表为记录大便稠度提供了一个有用的且客观的参考（改编自 Lewis SJ, Heaton KW. Stool form scale as auseful guide to intestinal transit time. Scand J Gastroenterol. 1997, 32(9): 920-924 ）

表 6-1　功能性便秘的罗马Ⅳ诊断标准

1. 每周排便≤2 次
2. 有大量大便潴留史
3. 排便疼痛或排便困难史
4. 有巨大粪块史
5. 直肠内有巨大粪块
对于受过如厕训练的儿童，可以使用以下附加标准：
6. 每周至少有一次大便失禁
7. 排出的粪便粗大以致堵塞马桶

摘自 Benninga MA, Faure C, Hyman PE, et al. Childhood functional gastrointestinal disorders: neonate/toddler. Gastroenterology 2016; 150（6）: 1443-1455。E2. https://doi.org/10.1053/j.gastro.2016.02.016。

尿流率检查能提供有关排尿过程中尿流特征的信息，包括形态信息和尿流模式。尿流肌电图（EMG）可以了解盆底肌、括约肌松弛和膀胱排空之间的协调关系，还能帮助鉴别诊断协同或失协调的排尿模式。

继发于神经病变或严重梗阻性尿路疾病的 LUT 功能障碍应该通过正式的尿动力学检查来评估并确定其膀胱压力。与上尿路损伤有关的尿动力学结果包括：①顺应性受损（正常值：0.20ml/cmH$_2$O）；②逼尿肌 - 括约肌协同失调，同时伴有排空困难、无法排空和 / 或排尿压力升高；③充盈时逼尿肌压力（Pdet）持续升高；④逼尿肌漏尿点压（DLPP）升高（0.40cmH$_2$O）；⑤在流量不佳的情况下排尿压力升高。在没有神经病变的情况下，对有 LUT 症状的小儿患者进行常规侵入性尿流动力学检查很少能改变治疗方法，应该限制其对该类患者的应用。

治疗

保守治疗无效时，可以采用药物治疗、物理治疗、生物反馈、神经调节或手术干预。使儿童恢复正常的排尿习惯是任何行为矫正方案的最终目标。如果存在肠道功能紊乱的证据，就要开始实施包括高纤维饮食（每日纤维摄入量为年龄加上15~20g）和增加液体摄入的方案，以及每2h定时排尿。增加纤维素摄入不成功时，我们通常建议口服聚乙二醇，促使患儿每天都排出Bristol 4型大便。

生物反馈是使用电子或机械仪器传递感知证据来帮助儿童控制膀胱功能的一种治疗方式。LUT功能障碍的药物干预包括抗胆碱能药物和α-肾上腺素受体拮抗药（即α-肾上腺素受体阻滞剂）分别来增强膀胱充盈与排空。奥昔布宁是第一代可用于治疗儿童尿失禁的现代抗毒蕈碱药物之一。主要不良反应包括便秘、口干、视力模糊、出汗减少、面色潮红以及行为和认知改变。电神经刺激也叫作神经调节，已被用于治疗儿童难治性非神经源性LUTD。在神经调节中，非侵入性的电刺激改变现有的神经传递模式并调节逼尿肌活动。

复杂症状性夜间遗尿症患儿的初始治疗方法与上文针对LUT功能障碍的详述相同。夜间遗尿症的常规疗法包括行为矫正、遗尿报警和药物治疗（如去氨加压素、抗胆碱能药、米帕明等）。

与膀胱管理一样，肠道管理应该考虑更为保守的、非手术的治疗方案（图6-2）。排便障碍的手术治疗包括顺行可控性灌肠，通过可插入导管的通道［Malone顺行可控性灌肠手术（MACE）］或盲肠造口管进行。直肠中使用气囊导管逆行（经肛门）冲洗是一种可行且侵入性较小的替代方法。患者的选择至关重要，这些患者在准备接受侵入性检查前已经接受了最大限度的保守治疗，并均告失败。

预后

解决伴随的肠功能障碍并排除潜在的内科疾病（如后尿道瓣膜、脊柱裂、糖尿病）是改善症状的关键。

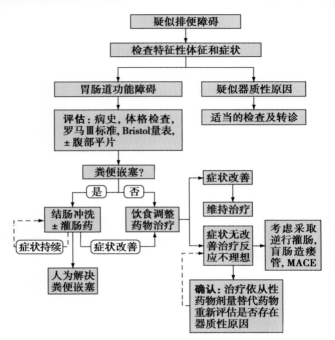

图 6-2 小儿泌尿外科关于儿童排便障碍的处理步骤。充分治疗至少 3 个月后便秘恶化、无好转或治疗效果不满意，才能认为是治疗无改善或难治性便秘。MACE，Malone 顺行可控性灌肠手术

儿童膀胱畸形

早在妊娠第 10 周就可以检测出膀胱异常。膀胱缺如是非常罕见的，只有当输尿管异位引流时，膀胱发育不全的患儿才能得以存活。在胎儿期由于发育过程中尿液充盈或储存不足而导致膀胱发育不全。伴有羊水过少的先天性巨膀胱，应关注是否存在 LUT 阻塞；然而，先天性巨大膀胱如果在分娩前就消退，可能没有产后遗症。出生后，先天性巨大膀胱伴有腹胀、呕吐和未能排出胎粪应怀疑巨膀胱合并细小结肠 - 肠蠕动迟缓综合征。

　　膀胱憩室通常是在出生后发现的，可能与感染、血尿、尿失禁或梗阻有关。患有广泛性结缔组织病（如 Ehlers-Danlos 综合征、Williams 综合征或 Menkes 综合征）的儿童发生多发性或巨大的后外侧膀胱壁憩室的风险增加。输尿管旁憩室可能是获得性 / 继发于膀胱以下部位梗阻。

　　脐尿管畸形（图 6-3）通常是出生后脐部反复液体流出而被发现。脐尿管畸形必须与脐炎相鉴别，脐炎通常表现为浅表的蜂窝织炎和脐肠系膜导管未闭，后者表现为脐部的粪便引流。感染的脐尿管囊肿或脓肿的处理包括初始引流和抗生素治疗，然后需将包括部分膀胱顶壁在内的全长脐尿管未闭结构切除。

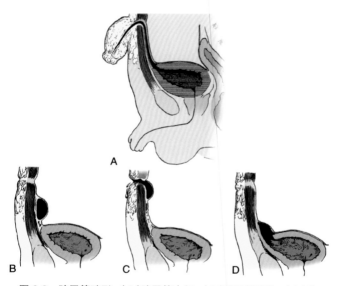

图 6-3　脐尿管畸形。（A）脐尿管未闭。（B）脐尿管囊肿。（C）脐尿管窦道。（D）膀胱脐尿管憩室

　　肾源性膀胱腺瘤是一种罕见的膀胱良性肿瘤，与感染或创伤反应有关。治疗可行切除术，但高达 80% 的患者可能会复发。

儿童出血性膀胱炎通常与环磷酰胺或异环磷酰胺化疗以及免疫功能低下儿童的 BK 病毒、巨细胞病毒和腺病毒感染相关。可同时使用美司钠与环磷酰胺来预防出血性膀胱炎。

后尿道瓣膜

流行病学和病理生理学

PUV 是男孩 LUT 阻塞（LUTO）最常见的原因，其发生率为（1.6~2.1）/10 000。大多数瓣膜表现为从精阜产生的小叶在早期融合（图 6-4）。在胎儿发育过程中，PUV 导致瓣膜肥厚，导致较高的储存压力和排尿压力。PUV 可能导致后尿道扩张、膀胱颈肥大、膀胱壁增厚、膀胱输尿管反流、上尿路扩张，以及 1/3 的受影响患者出现终末期肾病。

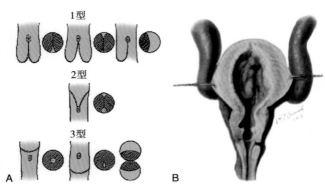

图 6-4 （A）Young 于 1919 年发表论文的原创示意图，论文描述了三种类型的后尿道瓣膜。（B）William P. Didusch 图解的后尿道瓣膜的病理解剖特点抬高的膀胱颈，增厚的膀胱壁和扩张的后尿道。图中可以看到 1 型后尿道瓣膜的两个瓣叶，双侧输尿管明显扩张（摘自 Young HH, Frontz WA, Baldwin JC. Congenital obstruction of the posterior urethra. J Urol 1919; 3:289）

临床表现

新生儿表现 许多婴儿是由于产前肾积水、羊水过少或厚壁膀胱被发现。后尿道瓣膜的患儿可能会受到严重并发症的影响,比如肺发育不全和肾功能不全等。

迟发表现 尽管目前产前超声很普遍,但 2/3 的 PUV 患儿在出生后才被发现;因此,对于出现 LUT 症状,特别是反复感染、充溢性尿失禁、严重血尿或肾功能不全的男孩,仍值得高度怀疑后尿道瓣膜。

诊断与检查

产前诊断 膀胱壁增厚、上尿路扩张和羊水过少的超声表现具有高度敏感性;扩张的后尿道显示"钥匙孔征"。羊水量、肾发育不良和胎儿尿液分析提示梗阻的严重程度。

产后诊断 与产前诊断一样,经典的超声检查结果包括膀胱扩张、膀胱壁增厚和后尿道扩张。排尿性膀胱尿道造影(VCUG)仍然是诊断 PUV 的最重要的检查办法。后尿道瓣膜患者的膀胱常出现膀胱增厚、小梁形成、多发性憩室,大约 50% 的男孩可见高级别 VUR(图 6-5)。产后肾功能评估的生化指标包括电解质和肌酐测定。

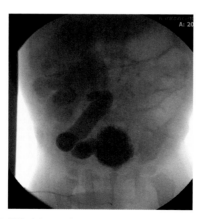

图 6-5 可以看到小而不规则的膀胱,单侧高位膀胱输尿管反流和后尿道的充盈缺损

治疗

产前管理   胎龄在 20 周以上即可获得胎儿尿样, 如果尿钠 $<100mEq/L$, 氯化物 $<90mEq/L$, 渗透压 $<200mEq/L$, β_2 微球蛋白 $<6mg/L$ 提示预后良好。应该有选择性的且谨慎进行胎儿羊膜腔分流术。

产后管理   应插入 5Fr 或 8Fr 大小的鼻饲管。放置导管时可能会因膀胱颈肥大和升高而受阻, 导致导管在扩张的后尿道内卷曲。放置导管时将手指放在直肠中能一定程度上向前推导管, 或者使用 coudé 型导管来帮助放置, 但谨记不要充起球囊。

新生儿后尿道瓣膜治疗首选膀胱镜下瓣膜切除术。带有偏移透镜的 7.5Fr 或 9Fr 婴儿膀胱镜可以使用多种切除装置。膀胱造口术主要适用于极低出生体重儿、尿道无法置入内镜的新生儿, 以及在瓣膜切除或导尿后肾功能仍持续受损、膀胱高容量和上呼吸道功能恶化的患儿。上尿路尿液转流术很少使用。鼓励进行包皮环切术。

预后

膀胱功能障碍会引起肾功能障碍、尿毒症和排尿功能障碍。后尿道瓣膜男孩终末期肾病的终身患病率为 20%~50%。血清肌酐 $<0.8mg/dl$ 似乎表明风险较低, 而 1 岁时 $>1.2mg/dl$ 则预示更高的患终末期肾衰竭风险。

膀胱在儿童时期经历了三种不同的收缩模式: ①婴儿期和幼儿期的逼尿肌反射亢进; ②儿童期膀胱内压下降, 顺应性改善; ③青春期膀胱容量增加, 出现低收缩性和低张力。VUR 治疗的重点是改善膀胱功能, 而输尿管再植术很少被提出。

膀胱外翻

流行病学和病理生理学

膀胱外翻 - 尿道上裂复合畸形是一种罕见的先天性畸形,

表现为下腹壁缺损、膀胱膨出外翻、耻骨联合广泛分离、肛门直肠异常和尿道上裂。

临床表现

出生时，膀胱外翻 - 尿道上裂复合畸形患儿的膀胱黏膜通常看起来是正常的。应该常用生理盐水冲洗并用敷料保护外露的黏膜。膀胱外翻的大小、顺应性以及筋膜缺损的大小会影响手术时机和术后管理。

女孩的阴道较正常短，但直径正常。阴道口常狭窄，并向前移位，阴蒂分叉，阴唇、阴阜和阴蒂是散开分布（图 6-6A）。男性生殖道缺陷很严重（图 6-6B）。阴茎短小是由于耻骨联合分离和前海绵体明显不足。

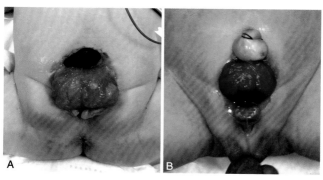

图 6-6　（A）女性新生儿的典型膀胱外翻：阴蒂分叉，阴唇和阴阜散开分布，肛门前移，耻骨联合分离。（B）男性新生儿的典型膀胱外翻：可见背屈阴茎，短尿道板

腹股沟斜疝在该病患儿中很常见。会阴短而宽，肛门向前移位并直接位于泌尿生殖膈膜后面。该病患儿 CT 三维重建显示出广泛的骨盆骨缺损，包括耻骨分离增宽和前耻骨段缩窄（图 6-7）。

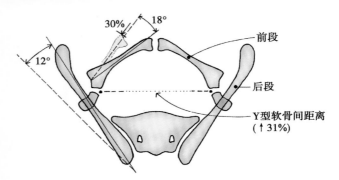

图 6-7 典型膀胱外翻中的盆骨异常。骨盆后段部分外旋（双侧平均 12°），但长度未变。前段也外旋（双侧平均 18°）并缩短 30%。Y 型软骨间的距离增加 31%

诊断与检查

产前诊断 只有 25% 的病例可以在产前诊断出来。产前超声诊断标准包括膀胱缺乏充盈、脐位置偏低、耻骨支增宽、外生殖器较小和下腹部团块连同腹腔内脏器一同随孕期增加而增大（图 6-8）。胎儿 MRI 已被用于诊断，但帮助有限。

产后检查 产后进行详细检查来确定膀胱板和尿道板的大小和质量以及男性的阴茎长度。及时拍摄骨盆和髋关节平片。

治疗

产后管理 出生时应用 2-0 丝线在靠近腹壁处结扎脐带。膀胱表面可以被覆水合凝胶敷料或塑料薄膜来防止膀胱与其他物品粘贴在一起。术前一般不预防性使用抗生素。

手术修复 修复的目标是关闭膀胱和尿道，重建外生殖器，并重建控制、排尿和性功能的功能器官。与新生儿闭合术相比，延迟闭合术具有相同的尿控率并且最终的膀胱容量并没有差异。

现代分阶段膀胱外翻修补术（MSRE）是将膀胱外翻转化为完整的尿道上裂，让膀胱有时间循环和生长。完全性一期膀

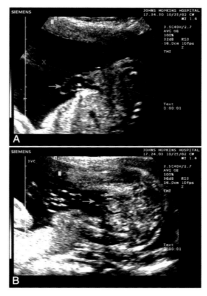

图6-8　产前B超显示膀胱外翻。(A)纵位相显示脐带低位(蓝绿色箭头),腹腔内无膀胱,下腹壁肿块(红色箭头)。(B)横位相通过A的平面(X)显示的是脐带(蓝绿色箭头)及高亮的膀胱上缘(红色箭头)

胱外翻修复术(CPRE)包括膀胱闭合术、膀胱颈重建术、尿道延长术和尿道上裂修复术的组合手术。通常进行骨盆截骨术来防止行膀胱闭合术后出现过大的张力(图6-9)。对于膀胱外翻患者来说,想要重建一个功能及外观均令人满意的阴茎,应该满足以下四点:①矫正阴茎背屈;②尿道重建;③龟头成形;④阴茎皮肤重建。

预后

膀胱外翻修复术后预后的差异很大。根据目前公布的资料,术后尿控率为37%~90%。大多数男性的勃起功能、感觉和性欲都完好无损。63%的男性患者能进行顺行射精,但精子的

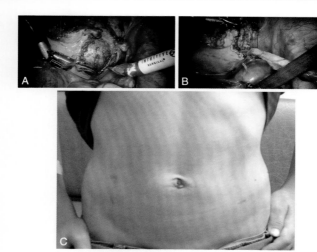

图 6-9　机器人辅助腹腔镜下阑尾膀胱造瘘术治疗患有瓣膜膀胱综合征和后尿道瓣膜术后的儿童。(A)在膀胱后壁切开逼尿肌，以便对阑尾进行吻合。(B)将阑尾与膀胱吻合，尿管穿过阑尾进入膀胱后壁的切口。(C)术后外观，阑尾膀胱造口仅在脐部可见

质量和数量较正常同龄男性会有所下降。长期研究发现，少数膀胱外翻男性患者无须辅助生殖技术也能生育。对于女性患者来说，是可以正常性交的或并发性交痛。虽然女性的生育能力并未受影响，但是由于缺乏盆底支撑，子宫脱垂较正常女性更常见。

Prune-Belly 综合征

流行病学和病理生理学

Prune-Belly 综合征(PBS)又叫作腹肌发育缺陷综合征、Eagle-Barrett 综合征，其特点是腹部肌肉的缺失，双侧腹腔内隐睾和泌尿道异常。泌尿道异常主要表现为不同程度的肾积水、肾发育不良、输尿管扩张纤曲、膀胱扩大及前列腺部尿道扩张。PBS 在活产儿中的发病率为 1∶40 000~1∶29 000，主要见于男孩患儿。症状的严重程度差异很大，常伴随有呼吸

道、胃肠道、心血管系统和运动系统异常。

临床表现

腹壁缺损是 PBS 新生儿最具特征性的体征（图 6-10）。同 PUV 一样，最初的产后病程取决于肺发育不全的严重程度。

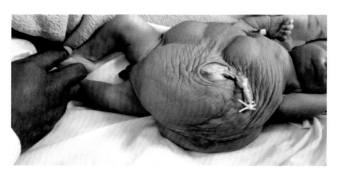

图 6-10　PBS 新生儿的外观：由于腹壁肌肉缺损和膀胱膨隆导致的腹壁皱纹、多余的腹壁皮肤向两侧膨出

诊断与检查

产前诊断　PBS 产前检查所见与其他原因引起的膀胱出口梗阻相似。但是输尿管肾积水、膀胱膨隆及腹围异常直到妊娠 30 周也难以持续可见图 6-11。

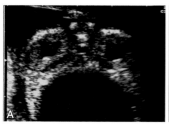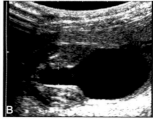

图 6-11　（A）B 超检查可见 PBS 胎儿膀胱膨隆、肾积水的肾实质回声增强。（B）可见膨大的膀胱和扩张的前尿道提示尿道闭锁引起的出口梗阻（Courtesy E. Ruiz）

疾病谱   根据新生儿期临床表现将其分为三大类（表6-2）。Ⅰ类包括明显的羊水过少伴有严重的肺发育不全和运动系统的患儿异常。Ⅱ类的疾病谱包括中度肾功能不全和中度到重度肾输尿管积水。Ⅲ类包括轻度症状的患者，肾功能通常正常或轻度受损，无肺功能不全。

表 6-2   PRUNE BELLY 综合征的疾病谱

类别	特征	类别	特征
Ⅰ	肾发育不良		无肺发育不良
	羊水过少		可能发展为肾衰竭
	肺发育不全	Ⅲ	不完全或轻度三联症
	Potter 征		轻度到中度尿路畸形
	尿道闭锁		无肾发育不良
Ⅱ	完全三联症		肾功能稳定
	轻度或单侧的肾发育不良		无肺发育不良

产后检查   为评估肾功能应进行血尿素氮（BUN）、肌酐、电解质水平的测定以及超声检查。虽然无明确目的的器械检查应该予以避免，但是可以用来评估膀胱出口及膀胱排空能力的 VCUG 尤为重要。

治疗

产后管理   低压力性尿路扩张是 PBS 的标志。PBS 患儿的膀胱通常增大、张力减退且顺应性升高。约 75% 的 PBS 患儿存在低压 VUR。这些膀胱可以储存尿液，但常表现出不完全排空，逼尿肌的收缩力降低。保护患儿肾功能的关键是要避免 UTI，建议包皮环切术以减少尿路感染的风险。推荐预防性抗生素治疗，特别是在进行泌尿系操作之前更应该使用。

手术治疗   推荐在 6 月龄左右行开放或腹腔镜双侧睾丸下降固定术。

　　尿道重建的范围和时间要根据患儿的膀胱功能而定，同时需要考虑到手术后腹压增高会影响儿童的呼吸状态。当出现反复尿路感染或上尿路积水进行性加重时，需要行输尿管重建手术（图6-12）。当合并有较大脐尿管憩室或进行更广泛尿路重建时（如阑尾输出道），可一并行膀胱减缩成形术。

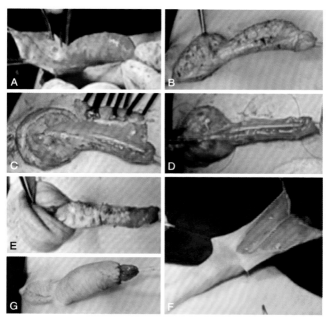

图6-12　PBS患者巨尿道手术修复治疗。（A）阴茎包皮脱套。（B）暴露尿道，尿道膨大呈舟状。（C和D）裁剪扩张的尿道。（E）完成尿道成形术。（F）过长的包皮组织。（G）尿道成形术和包皮环切术后外观（注意阴囊是空虚的）

　　腹壁重建除了能改善外观和减少心理问题，还能促进膀胱排空、增加咳嗽力度和改善排便。Monfort和Ehrlich腹壁成形术都提到通过垂直折叠腹壁筋膜强化腹壁来矫正外侧冗余腹壁（图6-13）。

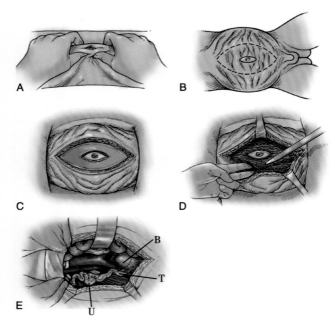

图 6-13 Monfort 腹壁成形术和 PBS 伴发泌尿系畸形修复术。
（A）通过提拉腹壁确定冗余腹壁范围。（B）沿标记切开，环切
脐部周围皮肤以保留脐部。（C）应用电刀切除表皮和真皮质。
（D）在两侧腹直肌外缘纵行切开，上缘起自腹壁上血管，下端至腹
壁下血管，保留包含肌肉和筋膜层的中央结构。（E）暴露充分为
经腹行泌尿生殖系统畸形矫正提供空间

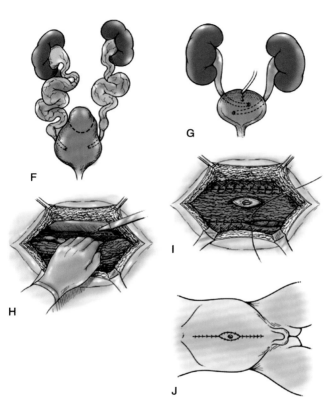

图 6-13 续　（F）仅保留近端正常输尿管用以行双侧输尿管膀胱再植术，切除脐尿管憩室。（G）经膀胱三角区行双侧输尿管膀胱再植术，根据输尿管径的大小可以做适当的输尿管裁剪。（H）在外侧腹壁的壁腹膜处用电刀纵行切开。（I）将两侧腹直肌外缘与切开的壁腹膜处肌层缝合。（J）两侧皮瓣向中线汇聚，在肌层和皮下间隙留置引流条，中线处缝合皮肤，成形肚脐

预后

因继发于围生期严重的肺部发育不良,20%的患儿在新生儿期死亡。存活的 Prune-Belly 综合征的患者中,55% 患有明显的呼吸系统疾病。至少 1/3 患者会发展至终末期肾病。婴儿时期最低肌酸酐值低于 0.7mg/dl 预示着儿童时期肾功能稳定。膀胱排空功能良好有助于降低尿路感染和上尿路功能损伤的风险。行睾丸下降固定术后,可以有正常的性别发育,但是尚未有可以正常生育的报道。

儿童下尿路神经肌肉功能异常

流行病学和病理生理学

神经管缺陷是导致神经源性膀胱最常见的病因,其中以脊髓脊膜膨出最为常见。怀孕早期叶酸水平低的妇女,胎儿患神经管缺陷的风险更高。神经病变的表现因神经元受累而异,仅凭椎体缺损不能可靠预测神经受损情况(表 6-3)。几乎所有患脊柱裂的婴儿都患有阿诺德 - 基亚里畸形(Arnold-Chiari syndrome,小脑扁桃体下疝畸形),这与脑积水和大脑的发育性异常有关。

表 6-3　脊髓脊膜膨出节段

节段	发病率 /%	节段	发病率 /%
颈椎至高位胸椎	2	腰骶部	47
低位胸椎	5	骶尾部	20
腰椎	26		

临床表现

未接受产前干预的婴儿,通常在分娩后 24h 内接受椎板切除术并闭合。

诊断与检查

产前诊断　大部分婴儿在产前检查时获得诊断。产前超声提示神经管发育缺陷对中枢和周围神经系统的损害是进行性的,如下肢运动可能丧失,妊娠期间后脑发生脑疝和脑积水可能加重。

产后诊断 出生后尽早进行肾脏和膀胱超声检查。3个月时行尿动力学检查和血清肌酐检测。可以检测到三种类型的下尿路情况:下尿路功能协同(26%),伴或不伴逼尿肌顺应性减低的协同不良(37%)和完全去神经(36%)。

在婴儿期需要识别出引起泌尿系功能进行性损害的表现,如膀胱顺应性差、逼尿肌过度活动、逼尿肌括约肌协同失调导致的流出道梗阻。

治疗

产前治疗 妊娠 26 周前,行神经管闭合手术可改善神经的运动功能,减少脑室 - 腹腔分流的风险,但是对肠道和膀胱功能的改善没有帮助。产前干预的风险有:胎儿死亡,增加孕妇患病率,早产等。

产后治疗 产后治疗最主要的目的是通过保持膀胱低压和治疗有症状的尿路感染及膀胱输尿管反流以尽可能地保留肾脏功能。如残余尿持续增多,需要行间歇性清洁导尿。早期行间歇性清洁导尿并联合抗胆碱能药物,保持膀胱压力低于 $30cmH_2O$,降低尿路感染、膀胱输尿管反流和上尿路损伤,减少终末期肾病发生风险(图 6-14)。

预后

肾功能不全的危险因素包括逼尿肌括约肌协同失调、逼尿肌高压、逼尿肌过度活动、发热性尿路感染和膀胱输尿管反流。神经源性肠道的治疗也可以改善膀胱功能。高达 70% 的男性脊柱裂患者能够勃起,40%~75% 患者有射精能力。报告显示 70%~80% 的脊柱裂妇女能够顺利怀孕和分娩。

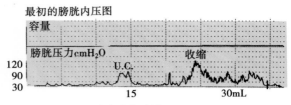

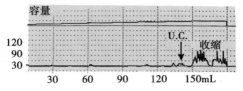

图 6-14   奥昔布宁是一种有效的抗胆碱能药物,可显著抑制逼尿肌收缩并降低收缩压力。U.C.,无抑制收缩

儿童下尿路重建

当内科治疗不能纠正下尿路功能异常时,需要考虑行下尿路重建手术。术前尿动力学评估和影像学检查是了解下尿路功能障碍和解剖的关键。大多数儿童在下尿路重建后需要间歇性清洁导尿来排空膀胱,他们或他们的家人必须接受并坚持终身导尿。

当需要行抗反流治疗时,首选输尿管膀胱再植手术。膀胱重建最大的技术挑战之一是可靠地提供足够的流出阻力以实现理想的尿控。膀胱颈修复术或吊带术虽然可提供不同的尿控结果,也可能导致新的膀胱功能异常发生。因此,细致和长期的随访工作是必需的。

下尿路重建手术后膀胱需要达到合适的容量,通常可储存4h 产生的尿液。用胃肠道做膀胱扩大时,需要做到去肠管化、管腔重构、吻合口宽大等要求,以最大化的提升膀胱容量和顺应性。将膀胱重构成球形可提高膀胱容量和钝化肠道自主收缩。原位膀胱通常被保留,纵行劈开成双瓣,以防止吻合口狭窄,导致膀胱扩大术后憩室形成(图 6-15)。当使用回肠时,选择距离回盲瓣近端至少 15cm 肠管。

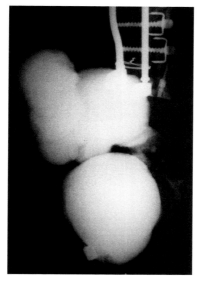

图 6-15　膀胱扩大术后膀胱造影图像，图示吻合口狭窄，扩大后的肠管类似憩室样形态

遗憾的是，通过长期随访发现膀胱扩大术后的患者日后需要再次行相关手术的情况是非常普遍的。铵盐吸收可引起代谢性酸中毒，对于肾功能不全的患者而言更容易发生该情况，此外，铵盐吸收会增加肾结石的风险。肠道黏膜持续产生黏液，每天冲洗膀胱可以防止黏液积聚，有助于降低尿路感染和膀胱结石的风险。细菌尿在膀胱扩大术后很常见，不需要常规治疗。膀胱扩大术后的肠管部分可表现为模糊的腹部症状，需高度怀疑。可以通过膀胱造影，CT，急诊手术探查等方法明确诊断。神经源性膀胱患者在行膀胱扩大手术后，发生膀胱癌的风险增加。

（王文杰、林德富、李明磊　译　李明磊　校）

推荐读物

Ashley RA, Inman BA, Routh JC, et al. Urachal anomalies: A longitudinal study of urachal remnants in children and adults. *J Urol* 2007;178:1615-1618.

Austin PF, Bauer SB, Bower W, et al. The standardization of terminology of lower urinary tract function in children and adolescents: update report from the standardization committee of the International Children's Continence Society. *Neurourol Urodyn* 2016 Apr;35(4):471-481.

Burgers RE, Mugie SM, Chase J, et al. Management of functional constipation in children with lower urinary tract symptoms: report from the Standardization Committee of the International Children's Continence Society. *J Urol* 2013;190(1):29-36.

Inouye BM, Massanyi EZ, Di Carlo H, et al. Modern management of bladder exstrophy repair. *Curr Urol Rep* 2013;14:359-365.

Koff SA, Mutabagani KH, Jayanthi VR. The valve bladder syndrome: pathophysiology and treatment with nocturnal bladder emptying. *J Urol* 2002;167(1):291-297.

Lopes RI, Tavares A, Srougi M, et al. 27 years of experience with the comprehensive surgical treatment of prune belly syndrome. *J Pediatr Urol* 2015;11(5):276.e1-276.e7.

Sandler AD. Children with spina bifida: key clinical issues. *Pediatr Clin North Am* 2010;57:879-892.

第 7 章
先天性肾盂、输尿管畸形
Matthew D. Timberlake And Craig A. Peters

Campbell-Walsh-Wein Urology 第 12 版作者

Brian A. VanderBrink, Pramod P. Reddy, John C. Pope IV, Craig A. Peters, Kirstan K. Meldrum, Irina Stanasel, L. Henning Olsen, and Yazan F.H. Rawashdeh

先天性肾发育异常

肾发育不全

肾发育不全表现为先天性单侧或双侧肾脏缺失，由输尿管芽和后肾间质发育异常导致。由于羊水过少和肺发育不全，双侧肾发育不全是致命的。单侧肾发育不全常伴有对侧输尿管异常，包括肾盂输尿管连接部梗阻（11%）、输尿管膀胱交界处（UVJ）梗阻（7%）和膀胱输尿管反流（VUR）（30%）。对于单侧肾发育不全患者而言，推荐行排泄性膀胱尿道造影（VCUG）。因为，这类患者常伴有膀胱输尿管反流，特别是存在肾积水或输尿管积水的孤立肾肾积水患者。

单侧肾发育不全患者中，10%~15% 的男孩和 25%~50% 的女孩存在同侧生殖管道异常。男性患者可能伴有同侧血管发育不全。女性患者可能出现单角或双角子宫伴患侧子宫角和输卵管缺如或发育不全。男孩的 Zinner 综合征和女孩的梗阻性半阴道同侧肾发育不全综合征是类似情况，病因是异位输尿管芽插入生殖管道系统导致同侧肾发育不良（图 7-1）。

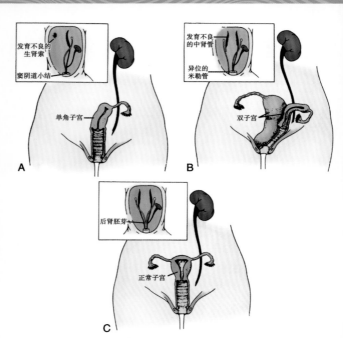

图 7-1　女性生殖和肾脏发育异常分类，细节看原文（摘自 Magee MC, Lucey DT, Fried FA. A new embryologic classification for urogynecologic malformations: the syndromes of mesonephric duct induced Müllerian deformities. J Urol, 1979; 121: 265-267）

马蹄肾

　　马蹄肾是最常见的肾融合异常，估计发病率为 1/400。解剖学上，马蹄肾有一个由肾实质构成的峡部连接左右肾，通常在 L3-L4 水平，与肠系膜下动脉交叉。肾盏朝向后方，输尿管与肾盂连接部靠向外侧。大约 30% 的马蹄肾患者伴有其他先天性异常，尤其是特纳综合征、尿道下裂或隐睾（5%）、米勒管异常（5%）、膀胱输尿管反流（50%）和肾盂输尿管连接部梗阻（UPJO）。输尿管与肾盂连接部异常导致肾脏非梗阻性扩张是常见的现象。由于尿液引流相对不畅,马蹄肾患者容易引起结石和上尿路感染的症状。

交叉融合异位肾

交叉异位指肾脏异位到与其连接的输尿管的对侧。90%的交叉异位肾与对侧的肾部分融合。最常见的情况是异位肾从左向右交叉,异位肾脏位于正常肾脏的下方。在所有类型中,输尿管开口形态和位置均正常。交叉异位肾通常无症状,多在偶然发现,但少数患者表现为尿路感染、结石或血尿(图 7-2)。

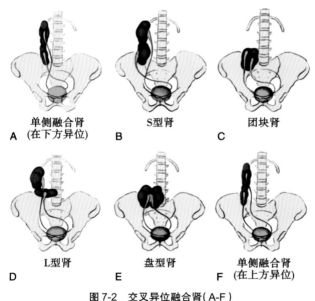

单侧融合肾
A（在下方异位）

B　S 型肾

C　团块肾

D　L 型肾

E　盘型肾

单侧融合肾
F（在上方异位）

图 7-2　交叉异位融合肾(A-F)

肾重复畸形

由单个输尿管芽的分支导致不完全的肾盂输尿管重复,其特征为单个输尿管开口和分支肾盂或 Y 型输尿管。不完全型重复畸形很少引起临床症状。相反，从同一中肾管分离出两个单独的输尿管芽会导致完全的输尿管重复，其中相对位于头部和外侧的输尿管引流下半部肾脏，相对位于尾部和内侧的输尿管引流上半部肾脏。上半部输尿管更容易发生远端梗阻，并可能伴有输尿管膨出或输尿管开口异位。下半部输尿管因膀胱内隧道长度短，所以更容易发生膀胱输尿管反流。

尿路梗阻的机制研究

先天性梗阻性尿路病变不同于出生后获得性梗阻，因为它改变了发育中的肾脏的生长和分化。已知的病理生理机制虽然可能反应关键的发育通路，但是更加精确的机制仍有待明确。主要的病理模式包括纤维化和形态学改变，严重的病例最终导致肾发育不良。出生后通过手术解除梗阻通常不能使肾脏完全恢复正常，但可减缓肾功能持续恶化。然而，由于功能改变和持续的病理生理过程，肾功能也可能会继续恶化。比如双侧肾积水和孤立肾肾积水，尽管肾核素扫描肾脏摄取功能正常，但是肾活检显示明显的组织结构改变。研究表明，早期对正常肾脏发育的损害与后来发展为肾功能不全有关。目前尚未发现有效的预测梗阻性肾病的生物标志物，用以辅助判断手术干预的必要性。

肾盂输尿管连接部梗阻

定义

肾盂输尿管连接部梗阻是儿童最常见的上尿路梗阻性疾病，临床可分为有症状和无症状两种情况。其病因有多种，婴幼儿自发缓解的情况也比较常见。有些梗阻是由输尿管内在因素引起的，其近端发育异常导致积水的发生。外源性梗阻也是常见的原因，表现为侧腹疼痛和肾积水。这种外源性梗阻常由肾下极迷走血管压迫输尿管引起。

临床表现

肾盂输尿管连接部梗阻大多数是由产前超声发现的，但也有因腹部或侧腹疼痛就诊发现的。在妊娠 20 周时,通常进行超声筛查,如果发现肾积水,则应用系列超声检查随访扩张的肾盂前后径。在妊娠晚期,当肾盂前后径超过 7mm 时,需要进行产后随访。

腹部和侧腹部疼痛需要与胃肠道疾病鉴别,一些以腹痛为表现的肾积水患儿因此会长时间不能得到明确诊断。突然发作的剧烈疼痛,经常伴有恶心和呕吐,是典型的肾积水发作模式,被称为 Deitl 危象。这些症状会持续几个小时,但通常会完全消失。这些症状经常与周期性呕吐综合征或偏头痛混淆。如果儿童没有症状,影像学检查可能不会显示明显的肾积水,但急性期影像学检查通常会显示肾盂较基线水平扩张。在疼痛发作时,立即行超声检查,可能会提供明确的诊断。疼痛症状也可能会在利尿性肾图检查时诱发。MAG3 肾核素扫描应该在疼痛发作后至少 48h 再进行。

产前检查发现肾积水后,需要在出生后的最初几周进行超声检查和进一步的功能成像。关于功能性成像的适应证以及行利尿肾图的时机仍存在争议。是否进行排尿性膀胱尿道造影也是有争议的,最近的一些报道建议推迟进行该检查,但除外有相关的输尿管扩张、肾输尿管重复畸形或肾脏形态异常。尽管发生率很低,但仍有可能漏诊膀胱输尿管反流。

评估

利尿肾图(MAG3 扫描)评估的关键因素包括受累肾脏与对侧肾脏的相对功能,以及呋塞米给药后示踪剂的排泄时间。传统的梗阻阈值是示踪剂半排时间大于 20min,但在儿科实践中并不是普遍认可的。梗阻的实际定义仍然存在争议,一些学者认为随访过程中肾功能在逐渐下降,才考虑梗阻。另一些学者认为,肾能下降而且引流曲线延迟提示需要手术干预。

治疗

对于先天性肾积水的手术适应证,目前尚无公认的标准。大多数文献表明,约 25% 的单侧肾盂明显扩张的儿童,因肾功能下降或肾积水加重而最终接受手术治疗。

保守治疗　超声随访的计划包括，一岁前，每三个月检查一次；一岁以后，根据肾积水严重程度每 6~12 个月检查一次。核医学检查需要在 6~12 个月评估一次或在发现肾积水加重时进行。制订随访计划时需要考虑家长实际情况，因为连续的随访会增加家庭的负担。

明确的手术指征包括：肾积水明显加重，肾图相对摄取下降 10%，并出现疼痛或尿路感染等症状。持续性肾积水且随时间变化无改善也是需要干预的指征。

手术治疗　治疗肾盂输尿管连接部梗阻的金标准是肾盂成形术。该术式可以在任何年龄进行。手术开始前可行逆行肾盂造影，同时可置入输尿管支架。标准的手术是肋缘下经腹膜外入路，游离出肾盂，切除输尿管和肾盂连接部及部分肾盂。切开输尿管外侧，可吸收线缝合肾盂及输尿管。儿童也可选择背侧经腰部入路手术。在开放式手术中，输尿管支架置入和伤口引流可根据实际手术情况选择。

近些年来，腹腔镜和机器人手术被广泛采用，成功率与开放手术相同。手术通常采取经腹腔入路，肾盂输尿管吻合采用连续缝合的方式进行。通常情况下需要留置输尿管支架管，支架管末端可连接一根缝线，方便取出支架管，避免后续的膀胱镜检查。通常不使用伤口引流。

如果存在外源性梗阻，则需要离断输尿管并转至血管前方，肾盂输尿管进行斜行吻合。目前也有血管悬吊技术的报道，将血管固定于肾盂，解除血管对输尿管的压迫，该方法可避免离断输尿管。但是，该方法的效果评价不一。

术后 4~8 周通过肾脏超声检查进行评估，并进行长期的随访。有学者在术后 3 个月时进行利尿肾图检查，如果排空良好，则停止进一步随访。但是，谨慎的做法是持续监测肾积水情况 2~5 年。

手术成功率通常非常高，大部分研究报道成功率高于 95%。常见的并发症包括尿外渗、尿瘤形成，需要进一步行引流术。术后感染很常见，可适当使用预防性抗生素治疗。持续梗阻不常见，但可能需要置入输尿管支架管、球囊扩张或再次手术治疗（图 7-3 和图 7-4）。

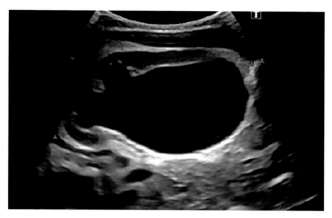

图 7-3　肾盂输尿管连接部梗阻超声图像

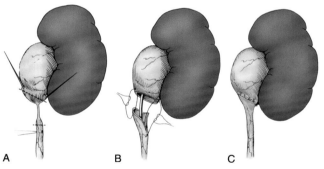

图 7-4　Anderson-Hynes 离断性肾盂成形术。（A）分别于肾盂内侧和外侧缝合牵引线，为离断肾盂做准备。在梗阻水平以下的近端输尿管外侧缝合牵引线。这种牵引方式有助于在吻合过程中保持正确的方向。（B）切开肾盂输尿管连接处，剪开输尿管近端的外侧，剪开的输尿管最低点与肾盂最低点吻合，输尿管的内侧与肾盂的上缘吻合。（C）应用可吸收线，选择间断缝合或连续缝合，全层缝合输尿管和肾盂壁，达到防止尿液外渗的效果

输尿管膀胱交界处梗阻

定义

输尿管膀胱交界处梗阻（ureterovesical junction obstruction, UVJO）也被称为原发性梗阻性巨输尿管，是由于输尿管膀胱壁内段狭窄，导致近端输尿管不同程度的梗阻。巨输尿管的定义是无论何种原因导致输尿管增粗，管径≥7cm。巨输尿管的病因可能是输尿管膀胱交界处梗阻、膀胱输尿管反流或同时合并上述两种情况。输尿管扩张可以是非病理性的，表现为稳定平衡的扩张状态。

临床表现

输尿管膀胱交界处梗阻大多在产前超声发现。婴儿或儿童期表现为发热性尿路感染、脓毒症、腹痛、结石或镜下血尿。输尿管膀胱交界处梗阻在男孩中多见，左侧较右侧多见。输尿管膀胱交界处梗阻在出生后第一年有可能会自行缓解。

评估

产前发现的肾输尿管积水需要在产后行超声检查和排尿性膀胱尿道造影。肾盂输尿管连接部梗阻患者常伴有明显的输尿管积水而无膀胱输尿管反流。在6周龄左右行MAG3肾图检查，可以评估肾功能和引流情况。代谢曲线和半排时间通常会延迟，但不能指导治疗。内镜检查或磁共振尿路造影（MRU）可以鉴别输尿管膀胱交界处梗阻和输尿管开口异位。

治疗

保守观察治疗　不伴有感染或者肾功能下降的输尿管膀胱交界处梗阻患者，即使肾图显示造影剂代谢延迟，仍可采取保守观察治疗。婴儿如合并尿路感染，但是输尿管扩张尚未持续加重，可口服预防量抗生素治疗。一岁内需要采取系列超声随访，超过一岁后每6~12个月复查一次超声。复查肾图以确定肾功能是否稳定，肾脏排尿有无改善。

临时性治疗　患有输尿管膀胱交界处梗阻的婴儿，在伴有肾盂输尿管进行性扩张、肾功能下降或脓毒症时，在行根治性手术前，可考虑行临时的尿液引流，包括行输尿管皮肤造口或者将盆腔段输尿管与膀胱侧壁做临时性吻合。

根治性治疗　行输尿管再植手术的适应证是复发性或者严重的尿路感染，患侧肾功能低于40%，明显的或连续性的肾功能下降。如出现结石、腹痛或输尿管进行性扩张等情况，也需要考虑手术治疗。输尿管膀胱交界处梗阻需要切除狭窄段输尿管并行输尿管再植术。手术可采取膀胱内入路或者膀胱外入路。因输尿管扩张明显，往往需要行输尿管裁剪或者输尿管折叠（图7-5）。

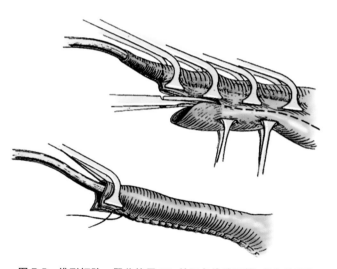

图7-5　锥形切除。婴儿使用8Fr的红色橡胶导管，老年儿童和成人使用10Fr的导管。确定血管位置后，在导管一侧用无损伤夹标记。婴儿Allis钳有助于收缩输尿管的待切除部分，这部分通常在一侧。重要的是不要切除太多的输尿管。使用5-0单丝可吸收线缝合输尿管近端2/3。为使输尿管缩短，其的远端1/3用间断缝合线缝合

内镜下手动或球囊扩张 UVJ，然后放置临时输尿管支架，已成为锥形输尿管再植的微创替代方案。

输尿管膨出

定义

输尿管膨出是膀胱内远端输尿管的囊性扩张，常伴有上尿路梗阻。输尿管膨出可能与单一集合系统或重复集合系统有关。在完全重复的情况下，输尿管膨出与 UM 输尿管相关，而反流在 LM 输尿管常见。输尿管膨出根据其位置和形态进行分类（框 7-1）。

框 7-1   输尿管膨出术语

单系统膀胱内输尿管膨出
- 完全位于膀胱内和膀胱颈上方
- 排尿过程中可能脱出尿道

异位输尿管膨出
- 部分输尿管膨出位于膀胱颈或尿道，但其开口位于膀胱内

膨出脱垂
- 开口延伸超过膀胱颈进入尿道
- 术前可能无法识别；因其较为复杂，给内镜治疗带来了挑战

输尿管膨出不成比例
- 重复肾输尿管膨出，伴有小（通常不可见）的上半肾
- 膀胱内可见的膨出；同侧下半部分似乎不明显
- 患侧输尿管膀胱外部分无扩张

假性输尿管膨出
- 扩张的异位输尿管挤压膀胱壁，使超声误诊为膀胱内结构
- 因明显扩张的异位输尿管向内挤压膀胱后外侧，使 VCUG 显示明显的充盈缺损

VCUG，排尿性膀胱尿道造影。

表现

输尿管膨出通常在产前肾积水评估期间发现,或在临床上表现为发热性尿路感染。感染可能十分严重,伴有菌血症和败血症。女婴可能出现阴唇间肿块,说明输尿管膨出通过尿道脱垂。巨大的输尿管膨出会使膀胱三角区和尿道的解剖结构变化,并影响排尿。

评估

初始评估通常包括膀胱超声和 VCUG。根据超声表现,可鉴别输尿管膨出与异位输尿管(图 7-6A、B)。双侧肾积水可能提示对侧输尿管开口或膀胱颈梗阻。在 VCUG 上,输尿管膨出表现为圆形充盈缺损,充盈早期显示更明显(图 7-6C、D)。在排尿过程中,输尿管膨出表现出类似膀胱憩室的外观,可能提示三角区较为薄弱。识别同侧下段和对侧输尿管的反流非常重要,其将影响治疗决策。核素扫描可用于评估梗阻和同侧肾脏的功能,但是这项检查在出生的最初几周内并不准确。在功能没有丧失的情况下,重复肾的 UM 应占同侧功能的 1/3,而下半肾应占 2/3。

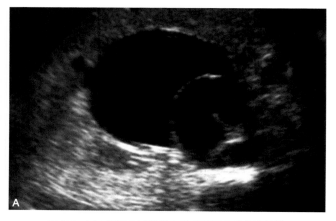

图 7-6 (A)膀胱水平膀胱内输尿管膨出的超声图像

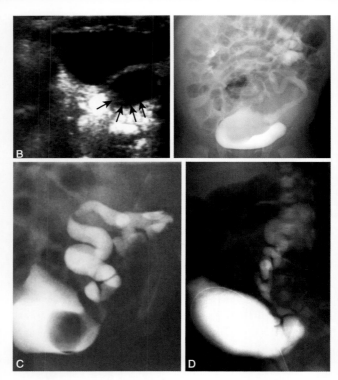

图 7-6 续 （B）异位输尿管延挤压膀胱的儿童膀胱超声图像。输尿管壁比输尿管膨出厚，并且输尿管腔延伸到膀胱外，则表明这是异位输尿管而不是输尿管膨出。（C）一名输尿管膨出表现为膀胱内充盈缺损和同侧下极大量反流的儿童的膀胱尿道造影。（D）一名患有输尿管膨出的儿童的排尿性膀胱尿道造影和输尿管膨出外翻伴排尿的证据。突出的憩室样结构是随膀胱内压力增加而突出膀胱外的输尿管膨出。这种现象可见于输尿管膨出外翻或内翻进入扩张的输尿管。该患儿也有下极输尿管反流

治疗

治疗目标包括保存功能性肾实质（通过纠正梗阻和预防VUR）、消除或预防感染、保证排尿正常和减少手术次数。

保守治疗 伴有轻度至中度单侧肾积水的膀胱内小输尿管膨出的婴儿，通常采用保守治疗。婴儿通常使用预防性抗生素，随后进行一系列超声检查。对家庭成员进行 UTI 症状和体征的教育。6~12 周龄的核素肾图结果可能有参考价值。同侧无 VUR 或低级别 VUR 以及同侧肾功能异常提示更好的临床预后。

手术治疗 手术干预的适应证包括感染、严重或恶化的同侧肾积水和双侧肾积水(继发于膀胱出口或对侧输尿管口梗阻)。对抗生素没有立即反应的全身感染或败血症儿童需要进行紧急手术减压。

经尿道切开或穿刺输尿管膨出进行减压。使用冷刀、Bugbee、激光或 Collins 刀，在输尿管膨出处形成横向全层切口。膀胱镜检查时，输尿管膨出在膀胱不完全充盈时较好观察。切口最好位于远端、中间和靠近膀胱底部。通过尿液溢出情况或输尿管膨出远端输尿管镜检查，可以直视下明确减压的充分性。

内镜治疗的主要风险是手术导致的同侧新生反流。风险取决于技术，但膀胱外输尿管囊肿(70%)的风险高于膀胱内输尿管囊肿(25%)。很多情况下，在患儿年龄较小时，经尿道切口用于缓解梗阻。待患儿一至两岁后，可以进行重建。表 7-1 总结了最终治疗的手术选择和考虑因素。

表 7-1 输尿管膨出的最终手术治疗方案

手术方式	绝对适应证	优势	局限
经尿道切开术	小年龄婴儿合并 VUR 的较大输尿管膨出	门诊治疗 [a] 有效减压 有时可以作为最终治疗	由于输尿管膨出产生了新的膀胱输尿管反流而不得不进行下尿路重建
上半肾切除术	无下半肾输尿管反流 上半肾无功能	可能为最终治疗 切除了致病部位 避免了膀胱内手术	可能仍需要下尿路重建 可能损伤下半肾
UU or 输尿管肾盂吻合术	无下半肾输尿管反流 上半肾有功能	在梗阻或 UTI 风险很小的情况下引流了梗阻部分	输尿管膨出仍在膀胱内 也许会引起 VUR

续表

手术方式	绝对适应证	优势	局限
输尿管膨出切除后再植	下半肾存在VUR 上半肾有功能,且无明显积水	消除梗阻和VUR 切除输尿管囊肿 肾脏无损伤风险	手术复杂 有可能损伤阴道和BN 可能需要裁减输尿管

ª 除非患者是需要入院进行血氧监测的婴儿。

BN,膀胱颈;UTI,尿路感染;UU,输尿管输尿管吻合术;VUR,膀胱输尿管反流。

异位输尿管

定义

异位输尿管进入膀胱三角区的位置是正常输尿管开口的远端,这是由于中肾管异常的输尿管出芽引起的。与输尿管膨出一样,异位输尿管可能与单系统肾脏或重复肾的 UM 有关。异位输尿管最常开口于膀胱颈或近端尿道,但也可能开口于生殖道(图 7-7)。

表现

常因产前检查发现,输尿管通常伴有严重扩张。婴儿和儿童可能出现严重的全身感染,在有些少见情况下可能表现为慢性低热,但尿液培养结果呈阴性。持续漏尿的女生应考虑异位输尿管,因为开口于生殖道后外括约肌无法控制其漏尿。相反,男生不会出现尿失禁,因为输尿管异位走行在外括约肌近端。然而,当异位输尿管走行在中肾管结构时,男生反而可能在不常出现附睾睾丸炎的年龄段出现附睾睾丸炎。

评估

通过会阴检查,可能会发现女生阴道内的 Gartner 囊肿扩张,尿液可能从输尿管开口于阴道的位置排出。初始检查包括肾脏超声(RUSD)、VCUG 和核素扫描。当超声显示,膀胱和输尿管之间的间隔相对较厚,且管腔延伸到膀胱腔的外部可以鉴别异位输尿管膨出。如果输尿管开口位于膀胱颈附

女性

男性

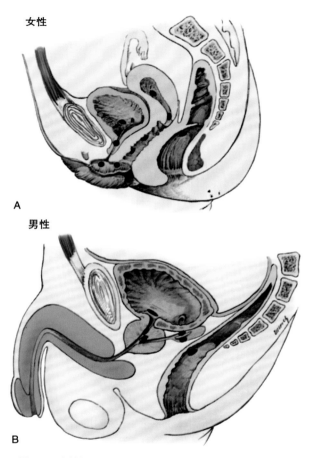

图7-7　女性（A）和男性（B）患者中异位输尿管开口的位置

近，可能表现为膀胱输尿管反流。在具有异位 UM 输尿管的重复肾中，常见 LM 反流。肾核素扫描通过评估同侧肾脏或上半肾功能可以指导最终的治疗。异位输尿管开口（即输精管、射精管、子宫）越远，肾脏发育不良和功能降低的风险就越高。

当解剖结构复杂时，输尿管严重积水，异位开口的位置不确定，或难以辨别是否为重复肾时，可以使用 MRU 检查明确。MRU 可提供功能的信息，但需要对幼儿进行镇静后检查。

膀胱镜检查可以鉴别异位输尿管和输尿管膨出，确认开口的位置，或提示重复集合系统的存在。异位输尿管的开口在尿道或阴道内通常很难看到。

治疗

通常需要手术干预以保护肾脏功能，解决感染相关并发症，建立控尿能力，或切除积水的、无功能的肾输尿管。

保守治疗　对于积水和梗阻或患侧下肾 VUR 的婴儿，在等待最终治疗时，可以使用预防性抗生素治疗。无临床症状、无进行性扩张或患侧肾无功能的儿童可进行随诊观察。

姑息治疗　一些患有异位输尿管的婴儿，需要通过皮肤输尿管造口术暂时改道，为最终的重建治疗准备。脓毒症或严重积水和肾功能不确定的婴儿需要考虑改道。可以行输尿管袢造瘘术或输尿管远端造口术，在最终治疗前对受影响的肾输尿管进行减压和功能评估。或者，可以通过膀胱外侧壁与扩张的异位输尿管内侧的回流吻合来实现减压。尽管后一种选择可能降低 UTI 和尿路定植的风险，但也可能增加后续最终重建的复杂性和难度。

最终治疗　对于单一集合系统的异位输尿管和可挽救患侧肾功能的儿童，建议行输尿管再植术。如果相关的肾脏没有功能但又引发临床症状，则考虑肾切除术。对于重复肾的儿童，最终重建与重复肾输尿管膨出的适应证相同，由异位输尿管相连的肾脏的相对功能和存在或不存在下极 VUR 决定。

一般来说，对于 UM 有功能和 LM VUR 的儿童来说，共鞘输尿管再植是首选，因为在这种情况下反流不太可能自愈。对于 UM 有功能且无 LM VUR 的患者，输尿管吻合术是一个很好的选择。最后，无论是否进行 LM 输尿管再植术，对于 UM 无功能的儿童，可以考虑半肾切除术（图 7-8）。

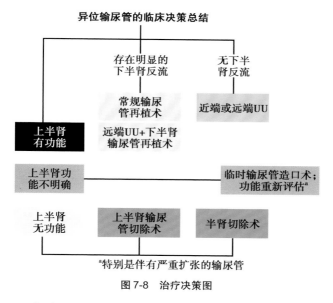

图 7-8 治疗决策图

肾囊性疾病

多囊肾发育不良

MCDK 是婴幼儿肾囊性疾病的最常见原因，也是新生儿腹部肿块的第二常见原因（严重肾积水最常见）。MCKD 可能代表梗阻性肾积水或 UPJ 梗阻的极端情况，其中所有功能性肾实质受损。通常由产前超声发现。影像学上，MCDK 的特点是无较大中心囊肿的不规则分布的不相通囊肿。这可与严重的 UPJ 梗阻鉴别，UPJ 梗阻的肾盏围绕中间的肾盂并与中间的肾盂相通。

MCDK 的自然病史呈现良性发展，具有较高的自发性消退率。继发高血压是罕见的。20%~30% 的病例可能存在对侧 VUR。恶变极为罕见。

评估包括出生后第一年连续的 RUSD，以观察是否自发消退。可通过 VCUG 来评估对侧 VUR，也可以通过肾核素扫描以鉴别 UPJ 梗阻、囊性肾瘤和囊性肾母细胞瘤。在患者整个童年时期都应该仔细监测血压。

当MCDK引起呼吸或胃肠道损害、难治性高血压、自发性破裂或创伤出血时，可进行肾切除（图7-9）。

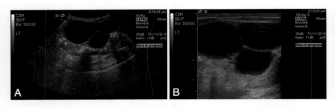

图7-9　（A和B）左侧多囊肾发育不良的肾脏超声图。有多个大囊肿。未见明确的肾皮质

多囊肾病

常染色体隐性多囊肾病（ARPKD）由 *PKHD1* 基因突变和纤维胱氨酸蛋白缺陷引起。与更常见的常染色体显性遗传形式相反，ARPKD通常出现在婴儿期或儿童期。肾功能不良可能导致羊水过少和继发于肺发育不全的分娩后呼吸窘迫。患者由于双侧肾脏增大可能有腰部包块。

影像学表现为肾脏存在微小囊肿，伴随回声增强。大囊肿随着年龄的增长而出现。所有患者均伴有先天性肝纤维化和不同程度的胆道扩张。对于在新生儿期存活的患儿，高血压和肾功能不全是主要表现。严重的患者可能因占位效应或呼吸、胃肠道损害而需要肾切除。大多数患者最终需要透析和移植。

常染色体显性多囊肾病通常在30~40岁显现。已知父母患有此常染色体显性疾病的患儿，可能会在儿童期通过影像学筛查或基因检测早期发现该疾病（图7-10）。

幼年性肾痨或髓质囊性肾病

幼年性肾痨（JN）是一种常染色体隐性遗传疾病，是儿童和青少年终末期肾病最常见的遗传原因。患者表现为多尿、多

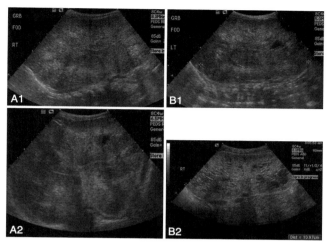

图 7-10　常染色体隐性多囊肾病（ARPKD）和常染色体显性多囊肾病（ADPKD）新生儿肾脏的超声表现可以相似。（A1、A2）新生儿 ARPKD。表现为肾脏增大、高回声、均匀外观。A2 是婴儿腹部的横截面剖视图，显示两个肾脏都很大并且占据了腹腔的大部分。（B1、B2）患有 ADPKD 的新生儿。表现为肾脏结构异常和充血。薄壁组织由多个微小的囊肿组成，有些囊肿比其他囊肿稍大（Courtesy of Marta Hernanz-Schulman, MD）

饮和身材矮小。多尿继发于浓缩功能缺陷和电解质丢失。血压通常正常。贫血和尿液分析正常并无蛋白尿很常见。患者双侧肾小，皮质髓质分界不清，皮质髓质囊肿，直到青春期或成年才表现出来。

　　髓质囊性肾病是由尿调节蛋白缺陷引起的常染色体显性疾病。症状和影像学表现与 JN 几乎相同。然而，患有髓质囊性肾病的患者常伴有高血压，并可能在青春期发展为痛风。

　　这两种疾病的治疗都是对症治疗，包括控制血压和补充钠。通常需要透析和肾移植，但肾移植对这两种疾病都不容易（图 7-11）。

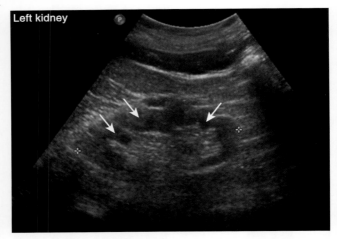

图 7-11　髓质囊性肾病的特征。超声显示皮质髓质囊肿，其中一些由箭头指示。肾小管间质纤维化导致高回声（摘自 Simms RJ, Eley L, Sayer JA. Nephronophthisis. Eur J Hum Gen, 2009; 17:406-416）

脑视网膜血管瘤病

脑视网膜血管瘤病（von Hippel-Lindau syndrome，VHL，冯希佩尔 - 林道综合征）的特点是小脑血管母细胞瘤、视网膜血管瘤、嗜铬细胞瘤、附睾乳头状囊腺瘤、肾囊肿和肾细胞癌。

肾囊肿通常是该病的最早表现，80% 的患者出现肾囊肿。大于 2cm 的囊肿更可能是恶性的。VHL 患者需要积极的影像学监测，以监测肾细胞癌或嗜铬细胞瘤的发展。

肾盏憩室

肾盏憩室是一个由移行上皮覆盖的囊腔，通过狭窄的峡部与肾盏或肾盂相通。小憩室通常无症状，但有时临床上可能表现为疼痛、感染、钙乳或结石形成。

超声检查通常显示一个充满液体的区域，比单纯的皮质囊肿更居中。CT 或磁共振尿路造影可能显示憩室内造影剂聚集。无症状患者不需要治疗。手术干预的适应证包括发热性尿路感染、疼痛或结石形成。

手术入路取决于憩室的位置和方向。后方的憩室可行经皮肾镜取石或憩室消融术。对于前方的憩室，可通过腹腔镜或机器人进行开窗减压和憩室上皮电灼术。对位于上极的憩室，可通过输尿管镜进行亚甲蓝定位、憩室颈部扩张和内镜取石（图 7-12）。

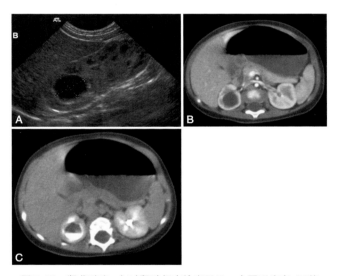

图 7-12　肾盏憩室。（A）肾脏超声检查显示一个圆形病变，可能与肾囊肿混淆。由于患者有反复发热性尿路感染的病史，所以进行了增强 CT 检查。（B）病变早期并未增强；然而，延迟扫描（C）显示集合系统的一部分出现造影剂分层，证实了肾盏憩室的诊断

（林德富、何梦、李明磊　译　李明磊　校）

推荐读物

Calderon-Margalit R, Golan E, Twig G, et al. History of childhood kidney disease and risk of adult end-stage renal disease. *N Engl J Med* 2018;378(5):428-438.

Figueroa VH, Chavhan GB, Oudjhane K, Farhat W. Utility of MR urography in children suspected of having ectopic ureter. *Pediatr Radiol* 2014;44(8):956-962.

Han MY, Gibbons MD, Belman AB, et al. Indications for nonoperative management of ureteroceles. *J Urol* 2005;174(4 Pt 2):1652-1655.

Huang WY, Peters CA, Zurakowski D, et al. Renal biopsy in congenital ureteropelvic junction obstruction: evidence for parenchymal maldevelopment. *Kidney Int* 2006;69(1):137-143.

Jawdat J, Rotem S, Kocherov S, et al. Does endoscopic puncture of ureterocele provide not only an initial solution, but also a definitive treatment in all children? Over the 26 years of experience. *Pediatr Surg Int* 2018;34(5):561-565.

Kawal T, Srinivasan AK, Talwar R, et al. Ipsilateral ureteroureterostomy: does function of the obstructed moiety matter? *J Pediatr Urol* 2019;15(1):50.e1-50.e6. doi:10.1016/j.jpurol.2018.08.012.

Sander JC, Bilgutay AN, Stanasel I, et al. Outcomes of endoscopic incision for the treatment of ureterocele in children at a single institution. *J Urol* 2015;193(2):662-666.

Sparks S, Viteri B, Sprague BM, et al. Evaluation of differential renal function and renographic patterns in patients with dietl crisis. *J Urol* 2013;189(2):684-689.

第 8 章
儿童肾结石的处理

Douglas W. Storm and Christopher S. Cooper

Campbell-Walsh-Wein Urology 第 12 版作者

Gregory E. Tasian, and Lawrence A. Copelovitch

儿童肾结石的流行病学

近几十年来，儿童肾结石的发生率以每年 5%~10% 的比例增长。在儿童各年龄中，肾结石发生率增长最快的年龄段为青春期儿童，相较于男孩，女孩发生结石的概率更高。在成人中，75%~80% 的结石为草酸钙结石，5% 为磷酸钙结石，10%~20% 为磷酸镁铵结石，而约 5% 为尿酸结石。儿童和成人结石成分的分布大致相同，但磷酸钙结石比例较成人稍高而尿酸结石比例相对较低。值得注意的是，大部分儿童期即出现的结石并非完全与基因异常、先天的代谢异常及感染因素相关。儿童肾结石常伴有发生骨密度降低、慢性肾脏病及心脏疾病的风险。

评估

对可疑肾结石患儿的评估

对于可疑肾结石的患儿，超声为首选检查方式。若超声无法确诊，但临床高度可疑结石的患儿，可行平扫 CT 检查。超声诊断结石的标准为：①出现在肾乳头、肾盏、肾盂内的高回声团；②彩色多普洛超声出现闪光现象（图 8-1）。既往观点认为,结石后方伴声影为诊断结石的必要条件之一,但近年来的观点认为对于小于 4mm 的结石可能并不一定出现声影。超声诊断泌尿系结石的敏感性>70%,特异性>95%。

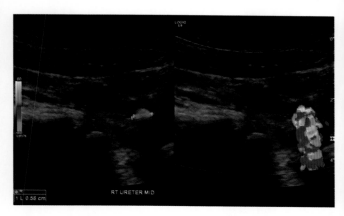

图 8-1   输尿管结石的超声表现。在灰度超声上结石表现为强回声影,而在彩色多普勒超声上表现为闪耀影。在多普勒超声时,应将脉冲重复频率调至最大。对于小于 4mm 结石可能不会表现出强回声后的声影

平扫 CT 对于诊断肾结石的敏感性及特异性接近 100%。然而,CT 检查有放射性,有导致组织恶变的风险。虽然,单次 CT 检查导致恶变的风险相对较低(0.2%~0.3%),但若进行反复 CT 检查,其射线的累积效应会增加恶变风险。如必须行 CT 检查(结石无法在 B 超上显示,但有肾积水征象,高度怀疑结石的可能),低剂量腹盆腔平扫 CT 是可选择的方法之一(图 8-2)。

病史

对于怀疑肾结石的患儿,需要对患儿的饮食情况进行评估,重点在于液体、盐的摄入,维生素 A、C、D 和矿物质补充情况,有无特殊饮食(如生酮饮食)等。有无特殊用药史,如糖皮质激素、利尿剂(呋塞米、乙酰唑胺等)、蛋白酶抑制剂(茚地那韦)、抗生素以及抗癫痫药物(托吡酯)用药史等。既往有性早

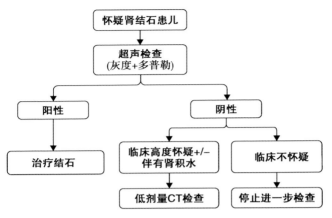

图 8-2 怀疑儿童肾输尿管结石的诊断流程图

熟、尿路畸形、尿路感染、肠吸收不良及长期制动病史的患儿
罹患结石的风险明显增加。

代谢评估

有代谢异常的患儿相较正常患儿结石复发的风险增加 5
倍以上。因此，有学者认为，对所有结石患儿均应行全面的代
谢评估。但此观点对于第一次发生肾结石的患儿仍有争议，因
为儿童肾结石的成分分布和成人类似。对于既往结石病史及
反复结石复发的患儿应行全面的代谢评估。对于无法行结石
分析或结石分析为钙或尿酸结石的患儿，需进一步行血清和
尿液代谢检查。血肌酐可用于评估急性肾损伤或慢性肾脏病。
血钙、磷酸、碳酸氢盐、镁及尿酸水平可有效筛查高 / 低钙相关
结石情况。24h 尿液可以帮助评估尿钙、草酸盐、尿酸、钠、枸
橼酸盐、胱氨酸、肌酐、尿量及 pH 等。

尿液代谢异常

儿童高钙尿症的发生率为 30%~50%，儿童和成人高钙尿
症的原因常为特发性。尿液草酸盐升高常由于遗传性代谢病
（如原发性高草酸盐尿症）或继发于草酸盐吸收或摄入增加。

表 8-1　导致肾结石的遗传疾病

疾病	遗传模式/基因	症状	中位年龄	结石类型	治疗
原发性高草酸症	常染色体隐性遗传；AGT 酶缺乏	肾结石，肾钙质沉着，肾损伤，高草酸尿症	5~6 岁，可在婴儿期或成年期发现	草酸钙结石	水化，枸橼酸钠补充，磷酸 B_6，肝肾移植化，水化，限盐摄入，碱化尿液，低蛋白饮食
胱氨酸尿症	常染色体隐性遗传	肾结石	20~30 岁	胱氨酸结石	别嘌醇
磷酸核糖焦磷酸合成酶过度活化	X 连锁遗传	年轻男性，痛风性关节炎，肾结石	儿童期	尿酸结石	别嘌醇
鸟嘌呤磷酸核糖转移酶缺乏	X 连锁遗传	神经系统表现，自残，高尿酸血症，高尿酸尿	儿童期	尿酸结石	别嘌醇，水化，限制嘌呤饮食
维生素 B_6 转磷酸核糖糖基酶缺乏	常染色体隐性遗传	肾结石	幼龄儿童	二羟维生素 B_6 结石	水化，低嘌呤饮食
黄嘌呤氧化酶缺乏	2p22 突变	肾结石，肌病，血尿酸水平低	5 岁	黄嘌呤结石	口服枸橼酸盐，低盐饮食，控制代谢性酸中毒
糖原累积症 1 型	常染色体隐性遗传	肝大，矮小，骨质疏松，低血糖，乳酸血症，高脂血症，高钙尿症，低枸橼酸尿症，高尿酸血症	儿童期，随年龄增加发病率增高	钙结石	利尿剂，ACEI 类药物
Dent 病	X 连锁遗传	肾结石，蛋白尿，高钙尿病，低张力，白内障	儿童早期	钙结石	镁补充剂，噻嗪类药物，肾移植
家族性原发性低镁血症伴高钙尿和肾钙质沉着症	常染色体隐性遗传	肾结石，多尿，多饮，发育不良，癫痫，肌肉痉挛，严重的眼部受累	1~8 岁	钙结石	

胃肠道对于草酸盐的吸收与钙的吸收相反，低钙饮食会导致草酸盐吸收增多，继而导致高草酸尿症。胱氨酸尿症是一种常染色体隐性遗传病，造成氨基酸在近曲小管的转运异常。虽然，儿童尿酸的排泄相较成人多，但尿酸结石在儿童较少，占所有肾结石的比例＜5%。高尿酸尿症及尿 pH 降低是发生尿酸结石的高危因素。

还有一些其他的代谢性疾病会导致儿童结石的形成。表8-1 总结了各种代谢性疾病的情况。

儿童及青少年肾和输尿管结石的处理

药物排石治疗

药物排石治疗是通过使用 α - 肾上腺素受体阻滞剂或钙离子通道阻滞剂增加输尿管结石的排出成功率。药物排石治疗增加结石排出率的原理是在肾盂输尿管连接处和输尿管远端 1/3 的平滑肌上有大量 1a 和 1d 型 α - 肾上腺素受体。自发排石率在大龄患儿、结石＜5mm 及远端输尿管结石中较高。美国泌尿外科协会和内镜泌尿外科协会指南中推荐对于≤10mm 的非复杂性儿童结石可选择保守观察伴或不伴药物排石治疗（证据等级：B 级）。

手术治疗

手术治疗方法 大约 60% 的儿童肾及输尿管结石需要手术治疗。手术治疗的方法包括输尿管镜、体外冲击波治疗及经皮肾镜治疗等。以上所有手术方法均需要麻醉及放射线暴露。近期的一项综述报道，各个手术方式的结石清除率约为：经皮肾镜（70%~97%）、输尿管镜（85%~88%）以及体外冲击波碎石（80%~83%）。手术方式的选择主要取决于结石的大小和位置、患儿的解剖因素以及患儿和家长的意愿（表 8-2）。

手术相关的放射线风险 结石患儿常因诊断评估、手术治疗及术后监测等原因暴露于放射线中。对于儿童而言，由于此类患儿常暴露于多次射线检查中，因此累积射线暴露风险的评估是十分重要的。近年来的技术，应用超声行输尿管镜、体外

表 8-2　美国医师学会和内镜学会对于儿童尿路结石的手术治疗推荐

推荐意见	推荐强度	证据等级
对于儿童<10mm的非复杂性输尿管结石应进行观察等待或不伴 α-肾上腺素受体阻滞剂治疗	中等	B级
根据患者的解剖或体型特点,临床医生应对结石无法排出的,保守治疗/排石治疗失败的患儿进行输尿管镜或体外冲击波碎石治疗	强	B级
进行经皮肾镜取石术前应行低剂量CT检查	强	C级
对于输尿管结石患儿,可无须于输尿管镜手术前常规留置支架管	学组共识,根据成员的临床经验判断	专家意见
对于≤20mm的肾结石患儿,可选择输尿管镜或体外冲击波碎石作为一线治疗	中等	C级
对于>20mm的肾结石患儿,经皮肾镜和体外冲击波碎石均可考虑,如果选择体外冲击波碎石应留置输尿管支架管或肾造瘘管	学组共识,根据成员的临床经验判断	专家意见
对于儿童上尿路结石不应首选开放、腹腔镜或机器人手术取石	学组共识,根据成员的临床经验判断	专家意见
对于无症状、无硬阻性结石患儿,可选择定期超声检查进行主动监测	学组共识,根据成员的临床经验判断	专家意见

冲击波碎石及经皮肾镜治疗可有效降低放射线的暴露。在放射检查治疗时，减少放射暴露的技巧包括减少透视时间、增加皮肤和放射源距离及设置合适的放射线剂量等。

预防性抗生素使用 对于所有行输尿管镜、经皮肾镜以及有感染风险的体外冲击波碎石的患儿，应常规使用预防性抗生素。对于所有上尿路结石操作均应于术前行尿培养检查了解尿液是否无菌，并根据尿培养结果决定是否术前行预防性抗生素治疗。经皮肾镜操作、重度梗阻及内置支架管操作均可增加尿源性脓毒症的发生，因此对于此类患儿应重视预防性抗生素的应用。

上尿路结石的输尿管镜治疗 对于保守/药物排石治疗失败及结石<20mm的患儿应选择体外冲击波碎石或输尿管镜治疗作为一线治疗方案。随着内镜设备的进步，输尿管镜治疗的结石清除率可超过85%以上，且并发症发生率与成人相似。虽然，25%的患儿行输尿管镜治疗需要分期手术，但常规行支架预先置入并不推荐。输尿管镜治疗的并发症包括输尿管损伤、尿路感染和出血等。严重并发症（超过Clavien 3级）并不常见，包括未发现的输尿管损伤、输尿管假道、部分或完全输尿管撕脱。如果发生输尿管损伤，手术操作应当立即停止并留置输尿管支架管以减轻输尿管损伤、减少缺血及尿外渗。

体外冲击波碎石 儿童体外冲击波碎石治疗在并发症发生率、安全性及结石清除率上与成人相当。体外冲击波碎石适用于儿童上尿路结石≤15mm，其作为一线治疗的有效率为68%~84%。但对于合并尿路结构异常和既往尿路重建手术的患儿，体外冲击波碎石的结石清除率相对较低。对于此类患儿，应根据身体情况、结石大小及位置选择输尿管镜及经皮肾镜治疗。

结石大小是影响体外冲击波碎石术结石清除率的重要因素。研究报道，对于小于10mm和大于10mm的结石，体外冲击波碎石的结石清除率分别为91%及75%。虽然对于>20mm的儿童结石，体外冲击波碎石仍是可选择的治疗方式之一，其结石清除率低于经皮肾镜治疗，可能需要多次手术。

结石位置是影响体外冲击波碎石效果的另一个重要因素。下极结石的结石清除率为56%~61%，再手术率约为40%。结石负荷高、肾盏长度、肾盂角超过45°是体外冲击波治疗失败和再手术的影响因素。结石成分也是影响体外冲击波碎石成功率的因素之一，胱氨酸结石质地较硬，体外冲击波碎石对此类结石效果较差。

体外冲击波碎石的短期副反应为血尿（可高达44%）及被膜下/肾周血肿。此外，对于儿童体外冲击波治疗，结石碎片排出过程中可能引起间歇肾绞痛、急诊就诊止痛或石街形成等。另外，有学者担心儿童体外冲击波碎石会导致高血压发生，但此结论尚有争议。

经皮肾镜治疗　对于结石>20mm的患儿，应选择经皮肾镜作为一线治疗，结石清除率可达90%左右。随着设备的进步，越来越细的通道建立成为可行方案，从而在减少出血的同时将术后无结石率维持在75%以上。虽然，美国泌尿外科协会的指南推荐体外冲击波碎石和经皮肾镜均可治疗>20mm的结石，但对于此类患儿经皮肾镜应是更好的选择。

经皮肾镜的手术操作较为复杂，对于手术医生的经验要求较高。应于术前行CT检查，并仔细阅片，以决定能否行经皮肾镜治疗及合适的穿刺肾盏。结石位置、大小及邻近器官是首要考虑因素。此外，一些解剖因素如脊柱侧弯、脊柱前弯及脊柱后凸等可能会影响肾脏解剖，亦应作为考虑因素之一。经皮肾镜的手术风险包括需要输血治疗的出血，需要栓塞的迟发性肾脏出血、败血症、血气胸、尿胸、结石清除不完全及损伤邻近器官等。

尿路感染应在术前予以纠正，应于术前2~3周进行尿培养和药敏检查。既往常于经皮肾镜后对于残留结石行体外冲击波碎石治疗（三明治法），但随着设备的进步，经皮肾镜有效率超过90%，三明治法越来越少。

经皮肾镜的术后并发症发生率为15%~39%。大部分并发症较轻，但超过Clavien 3级以上的并发症发生率为1%~16%（表8-3）。术后需输血治疗的出血发生率<10%。常见并发症包括术后发热（30%）、输血（24%）。输血的发生与手术时间、穿刺鞘大小及结石负荷有关。研究显示，影响并发症发生率的因素包括手术时间、结石大小、中盏穿刺及鹿角形结石。

表 8-3 经皮肾镜治疗儿童结石的效果

作者年份	病例数	平均年龄/岁	管径	器械方法	结石清除率%	发热	败血症	输血率/%	尿外渗	肾盂损伤	死亡	总体并发症	Clavian≥分级Ⅲ级
Yadav 等, 2017	639	12.2	2~4Fr	气压弹道钬激光	94	19(3)	NR	43(6.5)	5(1)	0	0	143(22)	13(2)
Citamak 等, 2015	346	8.5	14~30Fr	气压弹道钬激光	73	NR	4(0.3)	41(12)	NR	4(0.3)	1(0.1)	NR	NR
Daw 等, 2015	26	3.7	14Fr	钬激光	77	4(15)	0(0)	1(4)	2(8)	0(0)	0(0)	8(31)	3(11)
Dede et al. 2015	39	5.8	12Fr	气压弹道钬激光	82	4(10)	0(0)	0(0)	2(5)	0(0)	0(0)	6(15)	0(0)
Goyal 等, 2014	158	10	24~30Fr	气压弹道	85	8(5)	10(6)	12(8)	12(8)	2(1)	0(0)	62(39)	10(16)
Zeng et al. 2013	331	7.8	14~20Fr	气压弹道钬激光	80	23(7)	13(4)	10(3)	NR	2(1)	0(0)	51(16)	5(1.5)
Ozden 等, 2008	53	9.7	20~30Fr	气压弹道	74	NR	NR	9(17)	3(6)	1(2)	0(0)	NR	NR
Jackman 等, 1998	11	3.4	11Fr	结石取石	85	NR	0(0)	0(0)	NR	NR	0(0)	NR	NR

如果出现明显出血情况，手术应停止，并与成人的处理相同，留置 Foley 导尿管压迫止血。如果发生肾盂损伤，手术亦应停止，顺行留置输尿管支架管。

腹腔镜及机器人辅助肾盂切开取石术　对于儿童无尿路畸形的上尿路结石，不推荐常规行腹腔镜及机器人辅助肾盂切开取石术作为一线治疗。对于合并有尿路异常的结石患儿（如肾盂输尿管连接部梗阻）可选择此方法。

儿童肾结石的二级预防

饮食调整
液体摄入

足量液体摄入是预防结石重要的方法，有利于减少成石因子的浓度，包括钙、草酸盐、尿酸、胱氨酸等。多数学者认为，液体摄入量在儿童期应达到液体维持量，在青少年应超过 2~2.5L。对于胱氨酸尿及高草酸尿症患儿液体摄入量应达到 1.5~2L/m^2。除清水外，如橘子汁、柠檬及黑加仑汁可以通过升高尿液 pH 从而减少含钙结石的形成。然而，葡萄汁可能会降低尿 pH，从而增加含钙结石形成风险。软饮料是否增加结石形成风险仍存在争议。

钠

高钠摄入与尿液高钙分泌及含钙结石形成有关。高钠摄入可减少尿钙在肾小管的重吸收，从而导致高钙尿症。对于高钙尿症或含钙结石患儿，推荐低盐饮食，即儿童小于 2~3mmol/（kg·d），青少年小于 2.4g/d。对于胱氨酸尿症患儿，低盐饮食也可帮助减少尿液中胱氨酸分泌。

钙

目前，大量证据表明，高钙饮食有助于降低结石形成的风险。这种矛盾现象的潜在机制可能是随着高钙的摄入，其在肠道内与膳食中草酸盐结合，从而降低肠道内草酸盐吸收，最终减少尿液中草酸分泌。因此，目前对于结石患儿不常规限制钙的摄入。

动物蛋白

有证据表明,草酸钙结石形成与动物蛋白(肉、鱼及家禽)摄入有关。植物和乳制品蛋白与结石形成关系不大。目前主流观点推荐,对于含钙结石患儿仅摄入满足相应年龄发育所需蛋白量即可,不可过多摄入动物蛋白。

草酸盐

膳食草酸盐和结石形成的关系存在争议,仅 10%~20% 的尿液草酸盐分泌来源于膳食摄入。目前多数学者认为,对于草酸钙结石及高草酸尿症患儿应限制膳食草酸的摄入。高草酸含量的食物包括坚果类(杏仁、花生、腰果、核桃及胡桃等)、菠菜、黄豆、豆腐、大黄、甜菜、白薯、小麦、秋葵、香菜、韭菜、黑树莓、阳桃、绿茶及巧克力等。维生素 C 摄入与草酸钙结石形成有关,对此类患者应暂停维生素 C 的补充。

枸橼酸盐

含钾食物(如蔬菜、水果等)往往富含大量枸橼酸盐成分,是草酸钙结石形成的一个保护性因素。多数研究表明,高钾饮食可减少尿路结石形成。相反,低钾饮食可能导致尿钙分泌增多,低钾和低枸橼酸尿症。因此,推荐此类患儿多食含钾量丰富的蔬菜及水果。

其他

镁可与草酸盐结合,从而减少草酸盐在肠道内的吸收,减少尿液中草酸钙的分泌。一些研究表明,高镁膳食减少结石形成风险。碳水化合物摄入与高钙尿症有关,蔗糖摄入与结石形成有关。植物酸盐属于膳食因子,存在于多种高纤维食物(如谷物、豆类、蔬菜、坚果)中,能够有效地结合钙,从而抑制草酸钙结石的形成。

药物治疗

利尿剂

对于严格低钠饮食仍无好转的高尿钙症患儿,常选用噻嗪类利尿剂,通常推荐氢氯噻嗪 $1\sim2mg/(kg \cdot d)$(成人 $25\sim100mg/d$)。可联用枸橼酸钾减少钾离子的丢失。

碱化药物

使用枸橼酸钾（2~4mmol/（kg·d），成人 30~90mmol/d）或枸橼酸镁钾碱化尿液可以减少草酸钙结石的复发。治疗的安全性较好，可能有轻微的胃肠道反应。然而，过度的碱化尿液可能导致尿液 pH＞6.5，从而增加磷酸钙结石的形成风险。对于尿酸结石患儿，也可使用枸橼酸钾碱化尿液。

含硫醇类药物

对于胱氨酸尿症，使用膳食液体调整及碱化尿液后仍不能有效预防结石复发者，可加用含硫醇类药物，常用药物包括青霉胺及硫普罗宁。这些药物通过减少连接两个半胱氨酸分子的二硫键来起作用。然而，青霉胺不良反应较重，包括发热、胃肠不适、肝功能异常、味觉受损、骨髓抑制、微量金属缺乏、膜性肾病、重症肌无力及皮疹等。硫普罗宁的副作用与青霉胺类似但稍轻。服用这些药物的患者应定期监测肝功、全血细胞分析、尿液分析和人体血液内铜锌水平。

别嘌醇

对于儿童尿酸结石的治疗主要为大量的水化和碱化尿液。别嘌醇（4~10mg/（kg·d），不超过 300mg/d）用于同时合并高尿酸血症和高尿酸尿症患儿。别嘌醇对黄嘌呤脱氢酶的抑制作用可能会导致黄嘌呤的积累和尿排泄异常。继发性黄嘌呤尿伴黄嘌呤结石在儿童慢性的治疗过程少见。在患者未伴有高钙尿、高草酸钙尿或低枸橼酸尿的情况下，别嘌醇可以作为治疗高尿酸型草酸钙尿石症的首选药物。

维生素 B_6

维生素 B_6 与丙氨酸乙醛酸转氨酶有关，10%~30% 的儿童原发性高草酸尿症 1 型对维生素 B_6 敏感（＞30% 可减少尿液草酸盐分泌）。对于可疑此病患儿应使用维生素 B_6 治疗，初始剂量 2~5mg/（kg·d），可逐渐增至 8~10mg/（kg·d）。大剂量维生素 B_6 会增加感觉性神经疾病风险。对于其他类型高草酸尿症，此药治疗并不能获益。

（刘沛、李明磊 译   李明磊 校）

推荐读物

Assimos D, Krambeck A, Miller NL, et al. Surgical management of stones: American Urological Association/Endourological Society Guideline, part I. *J Urol* 2016a; 196(4):1153-1160.

Assimos D, Krambeck A, Miller NL, et al. Surgical management of stones: American Urological Association/Endourological Society Guideline, part II. *J Urol* 2016b; 196(4):1161-1169.

Borghi L, Meschi T, Maggiore U, et al. Dietary therapy in idiopathic nephrolithiasis. *Nutr Rev* 2006;64(7 Pt 1):301-312..

Denburg MR, Jemielita TO, Tasian GE, et al. Assessing the risk of incident hypertension and chronic kidney disease after exposure to shock wave lithotripsy and ureteroscopy. *Kidney Int* 2016;89(1):185-192.

Denburg MR, Leonard MB, Haynes K, et al. Risk of fracture in urolithiasis: a population-based cohort study using the health improvement network. *Clin J Am Soc Nephrol* 2014;9(12):2133-2140.

Kokorowski PJ, Chow JS, Strauss KJ, et al. Prospective systematic intervention to reduce patient exposure to radiation during pediatric ureteroscopy. *J Urol* 2013;190 (4 suppl):1474-1478.

National Research Council. *Health risks from exposure to low levels of ionizing radiation. BEIR VII, Phase 2*. Washington, DC: National Academies Press, 2006.

Routh JC, Graham DA, Nelson CP. Epidemiological trends in pediatric urolithiasis at United States freestanding pediatric hospitals. *J Urol* 2010a;184(3):1100-1104.

Routh JC, Graham DA, Nelson CP. Trends in imaging and surgical management of pediatric urolithiasis at American pediatric hospitals. *J Urol* 2010b;184(4 suppl):1816-1822.

Tasian GE, Cost NG, Granberg CF, et al. Tamsulosin and spontaneous passage of ureteral stones in children: a multi-institutional cohort study. *J Urol* 2014;192(2):506-511.

第 9 章
外生殖器疾病

Dana A. Weiss And Craig A. Peters

Campbell-Walsh-Wein Urology 第 12 版作者

Lane S. Palmer, Jeffrey S. Palmer, Christopher J. Long, Mark R. Zaontz, Douglas A. Canning, Julia Spencer Barthold, Jennifer A. Hagerty, and Martin Kaefer

女性

外阴

阴唇粘连

描述　小阴唇的融合。

流行病学　0.6%~1.8%；通常发病于未满 2 岁女童。

临床表现　在检查时或由父母看到；通常无症状；可能引起排尿后滴漏、尿流偏斜或局部刺激症状。

治疗　仅当有症状时需治疗；大多数是自愈的。局部涂抹雌激素（0.625mg/g），成功率达 90%（副作用：乳房增生，皮肤色素沉着）。用利多卡因乳膏局麻后用润滑探针进行手工分离。术后如果不继续使用保湿软膏，很容易复发。

尿道脱垂

参见图 9-1。

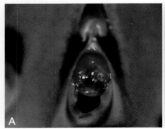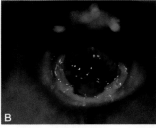

图9-1　（A和B）尿道脱垂

描述　尿道黏膜向周围外翻。

流行病学　好发于青春期前黑人女孩和绝经后妇女。

临床表现　黏膜出血导致血斑。

治疗　观察、坐浴、局部糖皮质激素结合雌激素涂抹。手术切除多余的黏膜以防复发等。

尿道旁囊肿

描述　尿道周围腺体（Skene腺体）在尿道口内扩张。新生儿在母亲雌激素反应下分泌黏液物质，导致囊肿形成。

诊断　尿道口移位并产生尿流偏斜。

治疗　经常自发性破裂。如果持续存在，可以通过针刺引流。

加特纳管囊肿

描述　沿着阴道前内侧壁生长的囊状结构，由不完全退化的中肾管形成。可能与输尿管异位开口于阴道，但未能突破阴道壁有关。

治疗　切开以缓解梗阻；可注射造影剂以明确解剖结构。异位输尿管可能引流发育不良的肾脏或上尿路的尿液，从而可能导致尿失禁。

阴道

处女膜闭锁

参见图9-2。

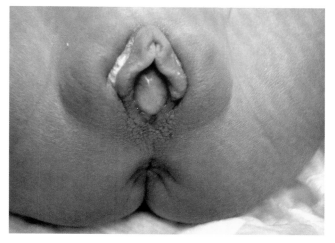

图 9-2 处女膜不通。注意阴道分泌物引起的扩张

描述 处女膜无开口；由于母体雌激素的刺激，处女膜会充满滞留的阴道分泌物。

流行病学 最常见的女性生殖道先天性梗阻畸形。

诊断 通常在出生时看到白色隆起；后来在检查中或因青少年闭经发现。

治疗 对于新生儿，可在床边横向切开。不应进行穿刺引流。年龄较大的儿童，在麻醉下切开。

处女膜皮赘

描述 少量多余的处女膜组织，通常是正常发现。

治疗 如果有症状（出血、引起牵拉），切除并送病理检查。

阴道隔膜

描述 可以在不同的水平，最常见于阴道的中上 1/3。通常 1cm 厚，可能有小孔。

流行病学 每 70 000 名女性中就有 1 人。

诊断 出现闭经和上阴道扩张。影像：经会阴、经直肠或腹部超声和 MRI。高位横隔必须与先天性无宫颈相鉴别。

治疗 手术可能因激素抑制而延迟。隔膜可以被切开，或用 Z 型整形术或阴道模具完全切除以防止阴道狭窄。

阴道闭锁

描述 远端阴道未能从泌尿生殖窦形成；米勒结构不受影响。

诊断 直肠检查可触及阴道扩张。

影像学检查 用于明确米勒结构的超声和 / 或 MRI。

治疗 在处女膜环处做横向切口，并在阴道上端近端切开。直通手术将阴道带到阴道口，有时带有皮瓣。

阴道发育不全

描述 先天性无近端阴道，而其他表型、染色体和激素分泌完好。先天性子宫阴道缺如综合征（Mayer-Rokitansky-Küster-Hauser syndrome，MRKH）的一部分。两种类型：A 型（典型），对称性残留子宫和正常输卵管；B 型（不典型），不对称的子宫芽和异常发育的输卵管，伴有其他器官系统异常。

流行病学 每 5 000 名活产女婴中就有一名。

诊断 出现闭经。处女膜环和小的远端阴道囊存在，它们源于泌尿生殖窦。

影像学检查 超声和 MRI：扫描残留的米勒结构，确定是否存在子宫颈，以及相关的肾脏或骨骼异常。

治疗 非手术治疗用扩张器对会阴部逐渐施压，使阴道逐渐内陷。手术治疗：皮肤或肠道代阴道术或口腔黏膜阴道成形术。只有在宫颈存在的情况下，新阴道才能与子宫相连。

并发症 阴道狭窄发生于皮肤 / 回肠新阴道术、乙状结肠新阴道术。

阴道横纹肌肉瘤

参见图 9-3。

描述 阴道横纹肌肉瘤；女性生殖道肿瘤中预后最好；主要为胚胎细胞型。

流行病学 平均年龄，2 岁。

诊断 阴道口出血或可见隆起的肿块，有时可见"葡萄状"成簇的组织。

影像学检查 腹部 / 骨盆 / 胸部 CT 检查、骨髓活检。

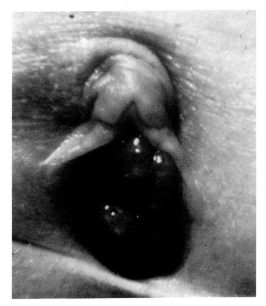

图9-3 阴道横纹肌肉瘤

治疗 通过活检进行组织诊断。化疗是一线治疗，随后进行局部切除或重建手术(参见第11章)。

阴蒂

阴蒂肥大

描述 阴蒂组织增大，通常与共同的泌尿生殖窦有关。

病因学 通常是肾上腺糖皮质激素合成中的酶缺陷导致产生过量的雄激素代谢物。最常见缺乏 21- 羟化酶或 11- 羟化酶。还有就是产生雄激素的母体肿瘤，及来自神经纤维瘤的局部生长因子。

评估 血清电解质、17- 羟黄体酮水平和核型。

治疗 如果是先天性肾上腺皮质增生症(CAH)，糖皮质激素和盐皮质激素替代治疗以防止雄激素产生进一步刺激外生殖器。

输尿管囊肿脱垂

参见图 9-4。

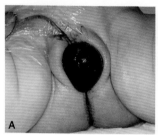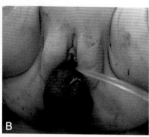

图 9-4 （A 和 B）输尿管脱垂

描述 大的输尿管囊肿可能会通过尿道脱垂。

诊断 尿道呈粉红色或深紫色隆起；可能导致尿潴留。

影像学检查 肾脏和膀胱超声（RBUS）。

治疗 针头穿刺减压或切开复位，放置导尿管。

泌尿生殖窦／泄殖腔畸形

描述 阴道与尿路汇合；发生于膀胱至尿道口。持续性泄殖腔：直肠也在阴道后面相通；会阴部单个开口。

流行病学 泌尿生殖（UG）窦通常与 CAH 相关；每 500 名女性中就有 1 人发病。

诊断 会阴单个开口；由于膀胱扩张或阴道积水导致的耻骨上肿块。

影像学检查 肾脏和膀胱超声（RBUS）和盆腔超声；考虑磁共振。

治疗 与膀胱颈有关的汇流程度是外科治疗中最关键的因素；泌尿生殖道手术将尿路和阴道置于会阴。

腹股沟疝气

描述 未闭的阴道突出腹股沟内环，包含腹部内容物（腹膜液、肠、网膜、性腺）。

流行病学 女孩比男孩少见。可能与完全雄激素不敏感综合征（CAIS）有关。

诊断 腹股沟区隆起，偶有疼痛。

治疗 开放或腹腔镜关闭未闭的突起；确保外表上的女性不是遗传上的男性：盆腔超声、阴道镜检查宫颈，通过腹股沟识别卵巢和输卵管。

男性

阴茎

包茎

描述 新生儿是生理性；由尿液或龟头炎慢性刺激引起的病理改变参见图 9-5A。

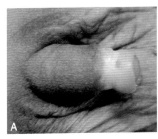 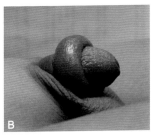

图 9-5 阴茎未割包皮的相关情况。（A）包皮环引起的包茎。（B）包皮过长并伴有包皮嵌顿在阴茎龟头后面

治疗 3～4 年的生理自发消退（由于有包皮垢和勃起）。如果是病理性的，一线治疗为糖皮质激素乳膏；包皮环切术。

嵌顿包茎

描述 包皮紧箍在龟头后边。

后遗症 数小时内包皮严重水肿；如果不缓解导致龟头缺血。

治疗 加压/冰敷后手动复位以减少水肿；背侧切开手术。

阴茎垢

描述 无法收缩的包皮下包裹脱落的皮肤细胞或包皮环切后的腺体粘连。

诊断　皮肤下有白色、圆形、壁光滑的病变。

治疗　随着粘连打开消退。

包皮环切术

描述　切除包皮。

风险/益处　益处:预防阴茎癌,减少尿路感染(UTI),减少性传播疾病。风险:手术带来的损伤。

手术　新生儿夹钳(Gomco、Mogen、Plastibell),局部麻醉(局部和阴茎阻滞)。在全身麻醉下进行手术。

并发症　0.2%~5%的男孩会发生。出血(0.1%):通常来自系带。伤口感染:罕见。皮肤分离:表现为阴茎干皮肤的脱落。一般是正常结果,外用油基软膏可以愈合。瘢痕或继发性包茎:龟头上的皮肤粘连。用0.05%或0.1%的倍他米松治疗(每天2~3次,持续21~30天)。

阴茎粘连与阴茎皮桥

描述　龟头内侧的附着物。粘连:细胞层较厚。皮桥:更厚,上皮化。

流行病学　包皮环切术后的新生儿常见,发病率随年龄增长而下降。

治疗　局部止痛后在诊室内松解或分离;如果皮桥宽或粗,则需要麻醉下烧灼或缝合。

尿道口狭窄

描述　尿道口变窄。在包皮环切术后发生。

介绍　症状:向背侧偏斜,尿流狭窄。

治疗　尿道外口切开术:在门诊或手术室(OR),龟头腹侧正中切开以扩大尿道口。尿道外口成形术:在手术室(OR),将龟头腹侧楔形切除,使尿道黏膜边缘与龟头缝合。

尿道口囊肿

描述　尿道口附近的小水疱或囊肿。囊壁是移行鳞状或柱状上皮。

治疗　完全切除。

闭塞性干燥性龟头炎(BXO)、硬化性癣和萎缩性癣

描述　龟头、尿道口和尿道的慢性炎症、浸润性皮肤病;可引起包茎。包茎过紧、结痂、包皮刺激、不适、出血;急性尿潴留。

治疗 尿道口：局部糖皮质激素（倍他米松或氯倍他索）或全身性他克莫司治疗。包皮：包皮环切术。尿道下裂修复后：切除并更换组织。

风险 20%~40%的概率复发。

阴茎显露不良，包括埋藏/隐匿阴茎、束缚阴茎和蹼状阴茎
参见图9-6。

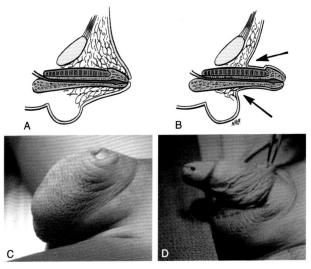

图9-6 隐匿阴茎（A和C），可通过收缩阴茎体外周的皮肤观察到

描述 阴茎包裹于皮肤内，看上去小，可拉伸至正常阴茎长度。

病因 先天性阴茎耻骨/阴茎阴囊皮肤固定不良；后天肥胖或被瘢痕束缚。

外科矫正 通过去除纤维带来脱套。将皮下组织固定在阴茎耻骨和阴茎阴囊交界处的布克筋膜上。包皮用于覆盖腹侧皮肤。蹼状阴茎可用的方法：阴囊腹膜横向切开，垂直闭合。

阴茎弯曲（阴茎痛性勃起）
描述 通常为腹侧，伴有皮肤缺陷；也可背侧或侧面的。

病因 通常伴随尿道下裂。由于身体发育不良或过度生长而造成的先天性侧弯。

手术矫正 阴茎脱套,切除布克筋膜表面的纤维组织。如果可以解决,将其用皮肤覆盖;如果仍存在,将背侧尿道一分为二和／或皮片移植(见尿道下裂部分)。使用皮瓣覆盖皮肤。

阴茎扭转

描述 阴茎轴的旋转畸形,通常为逆时针方向,中线绕阴茎体盘旋。

手术矫正 阴茎脱套,使龟头向病变相反方向旋转,皮肤和肉膜缝合到冠状沟上。对于严重扭转,可用近端锚定缝合线或旋转肉膜。

先天性血管瘤

描述 皮肤／草莓状血管瘤最常见。快速生长 3~6 个月,然后大部分消失。皮下／海绵状血管瘤 - 血管畸形,随时间增大。

检查 彩色多普勒超声(CDUS)、CT 或 MRI 标出其大小和深度。

治疗 皮肤血管瘤可短期口服糖皮质激素或普萘洛尔。对于皮下血管瘤行整块切除术,术前血管栓塞可以减小肿瘤的大小和出血的风险。

生殖器淋巴水肿

描述 淋巴引流受损,导致进行性阴茎／阴囊肿胀。肛门生殖器肉芽肿病 - 与克罗恩病有关。

流行病学 先天性散发(85%)、遗传(15%)或后天的。80% 出现在青春期。

治疗 初期观察。曾有人应用硫唑嘌呤。如病变明显或进展,采用手术切除所有受累组织。

尿道下裂

描述 典型三联征:阴茎腹侧异位尿道口、阴茎腹侧弯曲、背侧包皮不完全性的帽状堆积。

流行病学 每150~300例新生儿中有1例。分类：包皮完整有轻微缺损（5%），轻度远端畸形（70%~85%），严重近端尿道下裂（10%）。

检查 评估腹股沟疝/鞘膜积液（9%~16%），隐睾（7%~10%）。如与睾丸未降相关，检查是否有性发育障碍（DSD）。不建议常规影像检查。

手术矫正

目的 矫正阴茎弯曲，矫正尿道。手术最好在6~12个月之间进行。

围术期注意事项

术前雄激素刺激 有争议。

- 优点：龟头更大，易于管状化。
- 关注点：伤口愈合不良，继发男性特征。

导尿 软尿管促进愈合；降低尿道狭窄和尿瘘的风险。

抗生素 围术期抗生素，留置尿管时预防感染。

伤口护理 液状石蜡膏。

术后疼痛管理 联合使用对乙酰氨基酚和非甾体抗炎药（NSAID）。即使在术后不久使用布洛芬也是安全的。

基本流程

评估尿道口位置、弯曲程度。切开包皮，由尿道口近端脱套，重新评估弯曲程度。决定进行单次修复还是分期修复。根据需要矫正弯曲，一期修复行尿道成形术，二期修复可将皮片移植到腹侧。

具体步骤

参见图9-7。

修复

改进步骤

- 尿道成形术 - 在异位尿道口和远端之间的单个垂直切口；水平闭合。
- 尿道口前移阴茎头成形术（MAGPI）和 M 型倒 V 型阴茎头成形术：对于近端阴茎头开口，通过关闭下方的阴茎头向远端推进尿道口，非尿道管化。

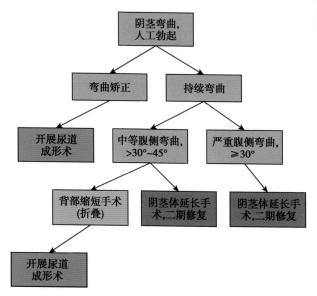

图 9-7　处理阴茎弯曲的程序。一旦阴茎弯曲,就进行人工勃起。如果弯曲得到解决,就可以完成尿道成形术。如果有持续的阴茎弯曲,我们使用 30° 作为执行背侧折叠或阴茎体延长术的定义测量。如果外科医生担心腹侧阴茎体皮肤的质量,尽管曲度小于 30°,也可以考虑进行阴茎体延长手术

管化步骤

- 阴茎腹侧皮管尿道成形术(TD)　经管形尿道口进入新尿道的入口远端局部组织;新尿道覆盖达 Dartos 皮瓣。
- 尿道板纵切卷管(TIP)　改良 TD 修补术,尿道板深切口,以减轻新尿道的管化。有挛缩和迟发性狭窄的风险。可以放置包皮内皮肤的背侧嵌体移植(DIG),以限制瘢痕形成。
- 加盖带蒂皮瓣(onlay island flap, OIF)　用于狭窄尿道板,岛状皮瓣将背侧内包皮向腹侧移位,缝合于尿道板上。风险:龟头裂开,尿道憩室。
- 带蒂包皮内板岛状皮瓣尿道成形术(TPIF)　如果脱套后没有弯曲,在尿道下裂近端形成完整的尿道。

二期修复 一期行严重阴茎弯曲矫正(折叠、尿道板切开、体切开术)及组织移植(包皮瓣或游离包皮或颊黏膜移植);二期为 U 型切口及血管覆盖的尿道管化手术。

并发症

参见表 9-1。

表 9-1 尿道下裂并发症

尿道成形术并发症	皮肤并发症
1. 瘘	1. 皮肤过剩或不足,阴茎崁顿
2. 龟头开裂	2. 阴茎扭转>30°
3. 尿道口狭窄	3. 外阴硬化性苔藓
4. 尿道狭窄	
5. 尿道憩室	
6. 复发阴茎弯曲>30°	

标准定义

- 瘘管:入口下方任何位置的尿道渗漏
- 龟头裂开:龟头完全分离导致冠状或更近端的入口,或龟头翼完全分离,皮肤介入桥;客观地:龟头融合测量,2mm
- 尿道口狭窄:梗阻症状(紧张、长时间排尿、尿路感染和 / 或潴留),青春期前尿管大于 8Fr,青春期后大于 12Fr
- 尿道狭窄:梗阻性排尿症状(淋症、长时间排尿、尿路感染和 / 或尿潴留),尿道镜检查可见尿道近端闭合。
- 尿道憩室:排尿过程中可见尿道节段性囊泡。
- 复发性弯曲:腹侧、背侧或侧向勃起>30°(自然或人工)
- 皮肤过剩:包皮环切患者,耻骨上脂肪垫收缩时,多余皮肤超过 2cm
- 阴茎扭转:中线与正常和真实垂直阴茎头平面之间的角度>30°(可顺时针或逆时针方向)
- 硬化苔藓:白色表皮,最好有病理诊断

尿道上裂

描述 轻度外翻:上裂复合体;阴茎背部缺损,尿道开放。缩短和加宽的阴茎,背侧弯曲。严重程度从轻度的阴茎头缺损到完全的阴茎耻骨上裂。伴随异常膀胱颈和尿失禁。

流行病学　117 000名男性中有1名，大多数为完整的上裂。

检查　肾脏和膀胱超声、盆腔X线、排尿性膀胱尿道造影（VCUG）。

手术修复　通常为6~12个月大。孤立性上裂修复术，将尿道分离向腹侧转移或联合膀胱颈重建治疗近端缺损。

阴茎和尿道大小或数量异常

双阴茎畸形

描述　阴茎重复，通常相邻。每个阴茎可能有一个或两个阴茎体和尿道。

流行病学　500万分之一。

检查　肾脏和膀胱超声、盆腔X线，阴茎超声，有时需MRI。肛门和心脏异常常见。

手术治疗　个性化，目标为功能和美容效果。

无阴茎

描述　正常发育的阴囊，睾丸下降，缺乏睾丸；肛门前方移位。尿道开于肛侧或直肠逆行处。核型：46XY；可能生育。

流行病学　1/3 000万~1/1 000万。

检查　核型，肾脏和膀胱超声，MRI。

外科治疗　用局部或远处复合皮瓣重建新阴茎。

重复尿道

描述　通常在矢状面有重复（94%）；腹侧尿道通常比较正常；背侧尿道被认为是副尿道。三种类型，参见图9-8。

临床表现　可见双尿道双开口。可能会出现尿失禁和复发性尿路感染。

检查　盆腔X线，膀胱镜检。

手术治疗　取决于解剖，仅当患者存在症状时才行手术。

发育不良的副尿道不应作为主尿道，但是可以并入主尿道、切除或电灼（烧灼、硬化剂）。

小阴茎畸形

描述　正常形成的阴茎，比当前年龄的平均拉伸阴茎长度

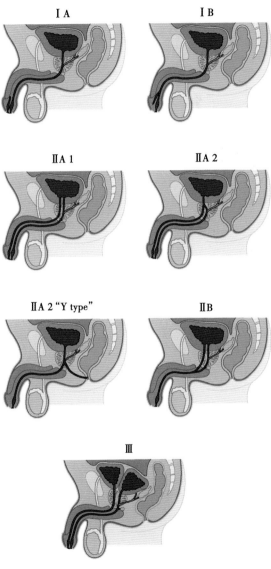

图9-8 Effman 分类

（新生儿 1.9cm）低 2.5 个标准差；睾丸通常小，经常合并隐睾。区分隐匿阴茎（正常阴茎体，但不明显）和小阴茎。超重的青春期前男孩通常被称为"小阴茎"：正常大小，但由于隐藏在耻骨前脂肪垫中而显得较小。

病因　低促性腺激素性腺功能减退，高促性腺功能减退症（原发性睾丸功能不全）和特发性。

阴茎异常勃起

描述　在无生理或心理刺激，阴茎勃起 4h；通常有疼痛。四种类型：

1. 缺血性（静脉闭塞性，血流少）

无海绵体血流；海绵体低氧血症，高碳酸血症，酸中毒。

体格检查　阴茎僵硬疼痛。

病因　通常为纯合型镰状细胞病（血红蛋白 S 占优势）；异常病因：白血病、其他血红蛋白病、局部恶性肿瘤。

镰状细胞病的病理生理学　勃起期间在阴茎体窦内的红细胞（RBC）- 静脉瘀血 -pH 降低，局部氧张力 - 更多的镰变和瘀血。

2. 非缺血性（动脉性，高流量）

海绵体动脉不可控的充血，通常来自血管瘘。阴茎体既不完全僵硬也不疼痛。

病因　会阴创伤史（骑跨伤；法布里病，镰状细胞贫血）。

3. 间歇性（间断）

反复缺血性勃起，持续时间短，中间有消肿。

4. 新生儿勃起

自动恢复。

病因　特发性，出生创伤，红细胞增多症，氧化亚氮应用。

缺血性阴茎异常勃起的治疗　补水、补氧、碱化、镇痛；用肾上腺素能拟交感神经制剂（典型为去氧肾上腺素用生理盐水稀释至浓度为 100~200μg/ml，或去甲肾上腺素 1：100 000 溶液）；血浆置换以降低 Hbs 浓度；预防复发性勃起：睡前使用伪麻黄碱（α- 肾上腺素能）促进勃起组织内的肌肉收缩；磷酸二酯酶 5 型（PDE5）抑制剂 -PDE5 失调可能与阴茎勃起有关。

睾丸和阴囊

阴囊转位与阴囊对裂

描述 阴囊延伸到阴茎上方或阴囊褶皱完全分开。通常伴有近端尿道下裂。

病因 阴囊不完全下移或下移失败。

检查 如果完全转位,肾脏和膀胱超声和考虑排尿性膀胱尿道造影术。

外科矫正 通常在尿道下裂修复术中。每部分的上半部分切除,然后在阴茎腹侧关闭。

风险 深层剥离时损伤睾丸鞘膜和精索。

腹股沟疝

参见图 9-9。

描述 未闭鞘状突出延伸至腹股沟内环以外,内含腹腔内容物(腹水、肠、网膜、性腺),进入腹股沟管;通常表现为腹股沟膨出。

流行病学 1%~5% 的儿童。男孩多 5~10 倍;早产儿和低出生体重儿的发病率更高。

影像检查 不需要。

治疗方法 内环疝囊高位结扎手术修补;诊断后立即修复,防止嵌顿。如果嵌顿,紧急探查。可以进行腹腔镜修补。

并发症 复发率 0.5%~1%,早产儿可达 2%;继发性隐睾、睾丸萎缩及血管损伤罕见。

交通性睾丸鞘膜积液

描述 鞘状突未闭仅含水,可延伸至睾丸周围的鞘膜;液体在阴囊和腹腔之间自由流动;可在 1 岁时解决。

病因 腹水、腹膜透析或脑室 - 腹腔分流的发病率增加。

治疗 参见腹股沟疝。

精索鞘膜积液与阴囊鞘膜积液

描述 阴道突未闭段内的液体,远端和近端(脐带)有闭塞的阴道突,或在近端(阴囊)无沟通的睾丸周围的阴道膜内液体。

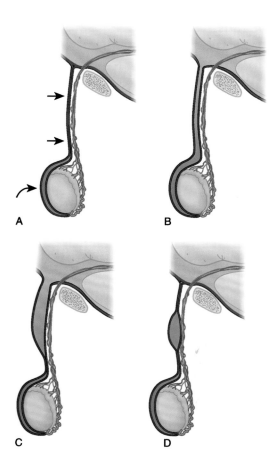

图 9-9   鞘膜积液中阴道突的解剖结构。(A)阴道突正常闭合；直箭头表示精索形成过程；弯曲的箭头是睾丸鞘膜。(B)阴道突完全通畅的交通性鞘膜积液。(C)阴道突远端闭合的精索鞘膜积液；与腹腔相通也可能导致疝气。(D)精索囊肿性鞘膜积液（摘自 Martin LC, Share JC, Peters C, et al. Hydrocele of the spermatic cord: embryology and ultrasonographic appearance. Pediatr Radiol, 1996; 26:528-530 ）

病因 5%的男婴有阴囊鞘膜积液；大多数是自发缓解。

影像学检查 不需要；如果不能通过鞘膜积液触及，可以帮助评估睾丸。

腹腔阴囊积液

描述 阴囊鞘膜积液向近端延伸穿过腹股沟内环进入腹部，与腹膜不相通。

流行病学 1.25%鞘膜积液，30%双侧。存在于婴儿期，随着时间的推移而扩大。

治疗 可能会自动改善或消失。初次阴囊入路引流和切除扩大的阴道膜，限制剥离，减少从腹股沟剥离的炎症和发病率。检查时可能是未下降的；需要后续的睾丸修复。

隐睾

参见图 9-10。

描述 一个或两个睾丸不在阴囊内；触诊或非触诊。睾丸缺失：由于血管意外或扭转而丢失（消失），或从未形成（发育不全）；如果从未形成，则与同侧中肾旁管持续存在有关。与生育率下降有关；睾丸癌风险增加 2~5 倍。

可伸缩睾丸——从阴囊缩回的睾丸；可以用手把它拉到阴囊里，原位保留 1min，通过提睾反射疲劳后，睾丸能暂时留在阴囊里。

检查 如果双侧不能触及的睾丸与阴茎发育异常有关，需要核型和激素分析以排除先天性肾上腺皮质增生症。

治疗 不推荐激素治疗。术前根据睾丸定位进行手术。如可触及，腹股沟入路；如果无法触及，腹腔镜探查确定睾丸在腹部的存在和位置，或者没有（正常的血管和血管进入环形消失；盲终血管未形成）。然后，进行腹腔镜睾丸切除术，经腹股沟入路或阴囊探查。

并发症 睾丸退缩、萎缩。

随访 至少 6 个月以确定睾丸位置。也可以选择更长的随访时间。

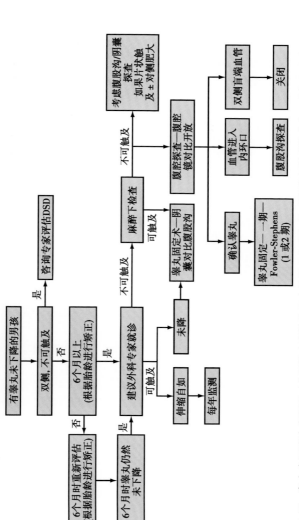

图 9-10 睾丸未下降治疗程序。由经验丰富的检查人员证实有隐睾后，美国泌尿外科学协会关于诊断和治疗可触及和不可触及的睾丸患者的治疗指南。DSD，性发育障碍（摘自美国泌尿外科学协会。隐睾症的评估与治疗。2014 年。http://www.auanet.org/educa-tion/guidelines/cryptorchidism.cfm）

急性阴囊疼痛

参见框9-1。

框9-1 儿童青少年急性阴囊疼痛的鉴别诊断	
附件扭转	病毒性疾病（流行性腮腺炎）
睾丸附件	外伤
其他附属物（附睾、旁睾、输精管）	血液膨出或阴囊挫伤或睾丸破裂
精索扭转	疝气或鞘膜积液
鞘内，急性或间歇性	腹股沟疝伴或不伴嵌顿
鞘外	交通性鞘膜积液
附睾炎	包囊性鞘膜积液伴或不伴扭转
传染性	与急性腹部病变相关（例如阑尾炎、
尿路感染	腹膜炎）
性传播疾病	精索静脉曲张
病毒	阴囊内肿块
无菌或创伤性	囊性发育不良或睾丸肿瘤
阴囊水肿或红斑	附睾囊肿、精液囊肿或肿瘤
尿布皮疹、昆虫叮咬或其他皮肤病变	其他睾丸旁肿瘤
特发性阴囊水肿	腹股沟肌腱炎或肌肉拉伤引起的肌肉
睾丸炎	骨骼疼痛
与附睾炎伴或不伴脓肿相关	牵涉痛（例如输尿管结石或异常）
血管炎（例如过敏性紫癜）	

睾丸附件扭转

描述　睾丸附件（来自中肾旁管）和附睾附件（来自中肾管）可发生扭曲，引起疼痛和肿胀。

流行病学　青春期前男孩阴囊疼痛的最常见原因。高峰年龄7~12岁。

诊断　蓝点征；上极局部压痛；保留对称性提睾反射；肿胀、压痛、水肿（须与睾丸萎缩或附睾炎相区别）。

影像学检查　彩色多普勒超声检查可显示附睾异常，附睾过度灌注。

护理　保守：冰块，口服消炎药，限制体力活动。

睾丸扭转

鞘膜外形 - 婴幼儿

描述　睾丸鞘膜固定于阴茎浅筋膜之前，精索完全扭转；发生在产前、分娩期间或产后。

流行病学　6.1/10 万新生儿；出生体重增加或分娩困难时发病增加；可能是双侧同时性或异时性扭转。

化验和检查　睾丸固定，红斑或深色，可有鞘膜积液。

治疗　有争议，如发生急性变化，应立即进行抢救，防止对侧扭转。如果先天发现，应立即探查以防止对侧扭转，而非择期探查，因为不可挽救和异时性扭转罕见；新生儿麻醉风险增加。

鞘膜内型

描述　精索扭转发生于睾丸鞘膜内；睾丸"钟 - 摆畸形"和水平卧易发生。

流行病学　1/4 000 男性；左＞右；高峰年龄 12~16 岁；家族性倾向。

评估和检查　在休息时或从睡眠中醒来时开始的急性严重阴囊疼痛；恶心呕吐。检查：压痛，坚硬，水平方向，高跨，无提睾反射，水肿和红斑。

影像学检查　多普勒超声：与对侧相比血流减少或消失；显示精索扭曲的漩涡征；实质异质性。

治疗　手术急救：取决于扭转持续时间；6h 内为最佳救援时间。术前手动解除复位 - 可能会减轻症状，但仍需探查。经阴囊或中线切口；旋转睾丸，白膜筋膜切开，以促进血液灌注；固定对侧睾丸（三条可吸收缝线）。如睾丸扭转仍有活力，保留睾丸；如果没有活力，切除睾丸。如白膜切开，用睾丸鞘膜覆盖。

间歇扭转

描述　间歇性：周期性发作，自限性（0.5~2h）急性阴囊疼痛，30%~50% 的患者可能会发生急性扭转。

诊断　经评估时间通常没有体检或影像学异常；可能有肿胀。

影像学检查　彩超可显示残余水肿和充血。

治疗　及时或选择性双侧睾丸固定术。

附睾炎

描述　传染性的或炎症性的。

临床表现　隐匿性疼痛，有时发热和排尿困难，罕见恶心。

检查　弥漫性压痛，阴囊肿胀；有时有脓尿和菌尿。评估 UTI 的病史、性活动、排尿障碍、间歇性导尿或尿道异常情况。

影像学检查　彩超：附睾大小和血流量增加。

护理　减少炎症：冰袋，非甾体抗炎药，阴囊抬高；如果怀疑感染，使用抗生素。青少年性传播感染的检测和治疗。

精索静脉曲张

描述　精索内蔓状静脉异常扩张；可能与低生育力有关。

流行病学　8%~16% 的青少年，10 岁后发病。

病因　左肾静脉压增高，侧支静脉吻合，精索内静脉与肾静脉连接处瓣膜功能不全。

临床表现　患者或临床医生发现睾丸上方左侧肿胀；有时是双边的；很少轻微的疼痛。

体检分级　0 级（亚临床）：无法触摸，仅在彩超上可见；1 级：触诊到伴 Valsalva；2 级：触诊到但不可见；3 级：易见，占 1%~2%。在仰卧腹部显像时进行静脉减压：判定腹盆部肿块，评估睾丸的质地和大小。随访睾丸生长：睾丸可能在整个青春期都在生长。

检查　睾丸大小；精液分析（没有基于 Tanner 分期的可靠的青少年标准）。关于单侧或总睾丸体积与精液参数相关性存在争议；精索静脉曲张分级和术后生长不能预测最终精液质量。

治疗　有争议。大多数人随访观察。手术指征：大小差异（差异或总睾丸体积缩小超过 20%）；精液异常；疼痛（罕见）；

睾丸内精索静脉曲张（非标准指征）。

手术途径 经腹股沟、腹股沟下或腹腔镜（表9-2）。

表9-2 精索静脉曲张的治疗选择

手术	评论	复发或持续	鞘膜积液	睾丸萎缩
开放腹股沟上（Palomo）	集束结扎	2%~4%	0%~30%（10%）[a]	
腹腔镜				
非淋巴管或动脉保留	生殖道损伤的风险	0%~9%	11%~32%（7%）[a]	
动脉和/或淋巴管保留	生殖道损伤的风险	1%~7%	0%~4%	
显微镜腹股沟下	保留动脉和淋巴管	0%~10%	0%~6%	罕见
非显微镜腹股沟		7%~33%	8%~14%	
硬化疗法		6%~35%	偶尔	罕见

[a] 括号中的数字指的是 Barroso 等人 2009 年的荟萃分析。

附睾囊肿 / 精液囊肿

描述 附睾上的简单囊性结构；与精子囊肿相似的外观；精液囊肿含有精子，发生在青春期后。

流行病学 14%（随年龄增长发病率增加，男孩35%，15岁）。

诊断 患者或医生可触及；偶尔短暂的疼痛；超声检查偶然发现。

治疗 可以自行消失；很少需要手术干预。

先天性输精管缺失

描述 单侧或双侧，正常或阻塞的对侧血管；典型者不孕。

病理生理学 与较轻的囊性纤维化基因 *CFTR* 突变相关；伴有持续性中肾管异常伴肾发育不全，或附睾和精囊异位及部分或完全发育。

（朱照伟、张雪培 译　张雪培 校）

推荐读物

American Academy of Pediatrics Task Force on Circumcision: circumcision policy statement. *Pediatrics* 2012;130(3):585-586.

Barthold JS, González R. The epidemiology of congenital cryptorchidism, testicular ascent and orchiopexy. *J Urol* 2003;170(6 Pt 1):2396-2401.

Braga LH, Lorenzo AJ, Bagli DJ, et al. Ventral penile lengthening versus dorsal plication for severe ventral curvature in children with proximal hypospadias. *J Urol* 2008;180(suppl 4):1743-1747 discussion 1747-1748.

Kolon TF, Herndon CD, Baker LA, et al. American Urological Association. Evaluation and treatment of cryptorchidism: AUA guideline. *J Urol* 2014;192(2):337-345.

Montague DK, Jarow J, Broderick GA, et al. American Urological Association guideline on the management of priapism. *J Urol* 2003;170:1318-1324.

第 10 章

性发育异常

Gina M. Lockwood And Christopher S. Cooper

Campbell-Walsh-Wein Urology 第 12 版作者

Richard Nithiphaisal Yu, David Andrew Diamond, and Richard C. Rink

正常性发育

正常的性发育可分为三个过程：基因型（染色体）性别的建立、表型性别的建立和性别认同的形成。任何这些相互作用的中断都被描述为一种性发育障碍（DSD）。

在发育的前 6 周，性腺嵴、生殖细胞、内导管和外生殖器都有可能发育为 46XY 和 46XX 的胚胎。多种基因被认为是决定染色体性别的因素。具体来说，Y 染色体上的 SRY（性别决定区 Y）基因被认为是睾丸的决定因素。在这个基因影响下，双潜能性腺嵴分化为睾丸，生殖细胞发育为精母细胞（图 10-1）。在缺乏 SRY 的情况下，导致卵巢器官的发育（表 10-1）。

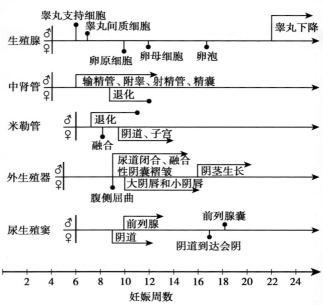

图 10-1　正常性别分化的时间表（摘自 White PC, Speiser PW. Congenital adrenal hyperplasia due to 21-hydroxylase deficiency. Endocr Rev 2000;21(3):245-291)

表 10-1　生殖器结构的常见胚胎学起源

男性	胚胎结构	女性
睾丸	未分化性腺	卵巢
生精小管	性腺皮质	卵巢滤泡
睾丸网	性腺髓质	卵巢网
睾丸引带	引带	卵巢韧带 子宫圆形韧带
睾丸附睾输出小管	中肾小管	卵巢冠 卵巢旁体
附睾附件 输精管 射精管和精囊 输尿管、肾盂、肾盏、集合管	中肾管（沃尔夫管）	加特纳管 输尿管、肾盂、肾盏和集合管

续表

男性	胚胎结构	女性
肾	中间中胚层	肾
肾单位(肾小球、近端小管、亨利袢、远端小管)		肾单位(肾小球、近端小管、亨利袢、远端小管)
睾丸附件	米勒管 中肾旁管	输卵管旁囊肿 输卵管 子宫 子宫颈
膀胱和三角区 尿道 前列腺 精阜 前列腺囊 尿道周围腺体(littre) 尿道球腺(cowper)	泌尿生殖窦	膀胱和三角形 尿道 阴道,处女膜 尿道(skene) 大前庭腺(bartholin)
阴茎 阴茎头 阴茎海绵体 阴茎海绵体	生殖结节	阴蒂 阴蒂头 阴蒂海绵体 前庭球
阴茎腹侧面	尿道褶/前庭褶	小阴唇
阴囊	阴唇阴囊隆起	大阴唇

睾丸支持细胞在妊娠 7~8 周时分泌抗米勒管激素(AMH),促进米勒管退化。胎儿睾丸间质细胞在妊娠约 9 周时分泌睾酮。雄激素促进中肾管结构、泌尿生殖窦和生殖器结节的男性化。睾酮通过被动扩散进入靶组织,如果没有局部雄激素的存在,则中肾管男性化不会出现。在一些细胞中,睾酮通过细胞内 5α 还原酶转化为双氢睾酮(DHT)。然后睾酮或 DHT 与细胞内雄激素受体结合。与睾酮相比,DHT 与受体的结合具有更强的亲和力和稳定性。在性别分化时,富含 5α 还原酶的组织,如前列腺、泌尿生殖窦、外生殖器,DHT 是起作用的雄激素。外生殖器的男性化在妊娠 12~13 周时完成(图 10-2)。阴茎生长和睾丸下降发生在妊娠晚期。在女性胎儿中,睾酮的缺失使生殖器的外观维持在妊娠 6 周的样子(图 10-3)。

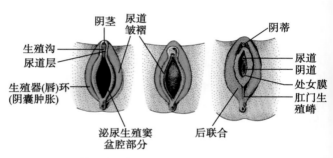

尿道沟
尿道沟
尿道皱襞
泌尿生殖窦盆腔部分
龟头
泌尿生殖器嵴
阴囊

图 10-2　男性外生殖器分化示意图（摘自 Martinez-Mora J. Development of the genital tract. In: Martinez-Mora J, ed. Intersexual states: disorders of sex differentiation. Barcelona: Ediciones Doymer, 1994:53）

阴茎
尿道皱褶
生殖沟
尿道层
生殖器(唇)环(阴囊肿胀)
泌尿生殖窦盆腔部分
阴蒂
尿道
阴道
处女膜
肛门生殖嵴
后联合

图 10-3　女性外生殖器分化示意图（摘自 Martinez-Mora J. Development of the genital tract. In: Martinez-Mora J, ed. Intersexual states: disorders of sex differentiation. Barcelona: Ediciones Doymer, 1994:52）

　　邻近睾丸的中肾管形成附睾，与睾丸相连。远端的中肾管与泌尿生殖窦相连，发育成精囊。在没有睾酮的女性胎儿中，中肾管会退化。没有 AMH，中肾管发育成女性内生殖器，包括输卵管和子宫。导管与泌尿生殖窦的接触最终形成阴道。人们普遍认为，阴道近端 2/3 由中肾管形成，阴道远端 1/3 由泌尿生殖窦形成（图 10-4）。

　　性别认同的形成是一种复杂而又难以理解的现象。研究

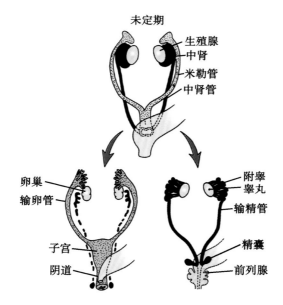

图 10-4　男性和女性的中肾管和米勒管和泌尿生殖窦的分化（摘自 Wilson JD. Embryology of the genital tract. In: Harrison HH, Gittes RF, Perlmutter AD, et al., eds. Campbell's urology. 4th ed. Philadelphia, PA: WB Saunders, 1979:1473）

表明，性别认同不仅受染色体性别和产前激素的影响，还受产后环境因素的影响。

术语和定义

对于性别分化异常的无数情况，最广泛使用的术语是性发育障碍（DSD）或性分化障碍。虽然，目前还没有明确的共识，但受 DSD 影响，个体可能会更倾向于性别发育差异、双性人或更具体的术语来诊断，如雄激素不敏感综合征（表 10-2）。

表 10-2　性发育障碍的命名和分类概述

分类	发生率	示例	病理生理学	存在的性腺
1. 性腺分化和发育障碍				
克兰费尔特综合征	1/600（典型）		经典 47XXY：减数分裂不分离	双侧睾丸
46XX 男性	1/20 000		Y 染色体物质易位至 X 染色体	双侧睾丸
性腺发育不全（特纳综合征）	1/2 500		经典 45X；存在一个正常 X 染色体和其他染色体缺失 / 异常 / 镶嵌体	双侧条纹（遗传异常）性腺（某些人描述的初级卵泡）
46XX"纯"性腺发育不全混合型性腺发育不良	新生儿两性生殖器的第二大常见病因		大多数 45XO/46XY	双侧条纹（遗传异常）性腺单侧睾丸，对侧性腺条纹
部分性腺发育不全			45X/46XY 或 46XY	双侧发育不良睾丸
46XY"纯"性腺发育不良（Swyer 综合征）			完全缺失睾丸决定因素；某些 *SRY* 基因突变	双侧发育不良睾丸
胚胎睾丸消退 / 双侧睾丸消失综合征			46XY；胚胎发生过程中睾丸组织缺失	双侧含铁血黄素沉积
2. 卵睾型 DSD（真正的雌雄同体）			46XX，46XY 或镶嵌体	两个卵睾丸或一个卵巢 / 一个睾丸
3. 46XX DSD（女性假雌雄同体）				

续表

分类	发生率	示例	病理生理学	存在的性腺
先天性肾上腺皮质增生症	1/5 000~15 000(21-羟化酶)	21-羟化酶、11β-羟化酶缺乏症	参与皮质醇产生的一种酶的先天性代谢错误；增加睾丸激素—次生产	双侧卵巢
母体雄激素过量			外源性雄激素对胎儿发育的影响	
4. 46XY DSD(男性假雌雄同体)				
间质细胞发育不全/不应答			间质细胞发育不全或LH受体异常	双侧睾丸
睾酮生物合成障碍(CAH变异)		StAR 缺乏症、3β-OH-类固醇脱氢酶缺乏症	将胆固醇转化为睾酮的酶缺陷	双侧睾丸
雄激素依赖性靶组织疾病				
完全雄激素不敏感综合征	1/20 000~1/60 000		X-链接；继发于雄激素受体异常的雄激素抵抗	双侧睾丸
部分雄激素不敏感综合征			X-链接；继发于雄激素受体异常的雄激素抵抗	双侧睾丸
中等雄激素不敏感综合征			继发于雄激素受体异常的雄激素抵抗	双侧睾丸

续表

分类	发生率	示例	病理生理学	存在的性腺
5α-还原酶缺乏症			将睾酮转化为 DHT 的 II 型同工酶异常	双侧睾丸
米勒管未存综合征			AMH 基因或受体异常	双侧睾丸
5. 未分类的 DSD(先天性子宫阴道缺如综合征)	1/4 000~5 000		46XX, 遗传基础未知	双侧卵巢

AMH,抗米勒管激素;CAH,先天性肾上腺皮质增生症;DHT,双氢睾酮;DSD,性发育障碍;LH,黄体生成素。

生殖器两性新生儿的诊断和治疗

病史

需要评估的因素包括早产情况、母亲对外源性激素的暴露以及产前检查,例如胎儿核型或超声检查显示生殖器的外观。家族史应评估新生儿死亡[提示先天性肾上腺皮质增生症(CAH)]、儿童或成人泌尿系统疾病、性早熟、不孕、闭经、多毛症或血缘关系。

体格检查

能够触摸到性腺存在可以协助缩小可能的诊断范围(图10-5)。由于卵巢不会下降,腹股沟管或阴囊中能触及性腺高度提示睾丸存在。卵巢很少下降。一个重要的原则是:任何程度的尿道下裂,双侧不可触及睾丸或单侧不可触及睾丸应被视为 DSD。此外,还应评估阴唇褶皱的皱纹和色素沉着程度。

阴茎检查应包括阴茎伸展长度的测量。美国足月新生男婴的平均阴茎伸展长度为 3.5cm(±0.04),记录会阴口的数量和位置(三个:尿道、阴道和肛门或两个:尿道和肛门)。可以在体检时通过直肠指诊触摸到前中线带状结构来确定是否存在子宫。

除了生殖器检查外,重要的是要注意提示其他遗传疾病的畸形特征(如短而宽的颈部与特纳综合征相关)。

进一步评估

及时进行实验室血清学评估包括:染色体核型、血清电解质、17-OH-黄体酮、睾酮、黄体生成素(LH)和卵泡刺激素(FSH)。由于核型分析结果通常需要几天才能返回,荧光原位杂交(FISH)可以作为鉴定 X 和 Y 染色体的快速替代方法。

血清电解质和 17-OH-黄体酮需要及早测定,以排除耗盐型 CAH。

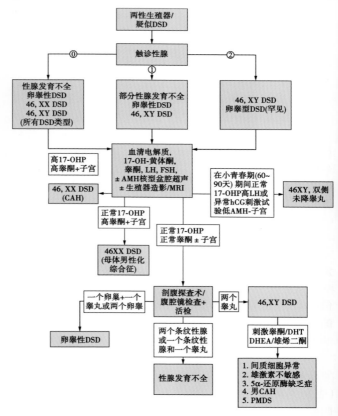

图 10-5　基于触诊性腺的 DSD 诊断流程。17-OHP，17-OH-黄体酮；AMH，抗米勒管激素；DHEA，脱氢表雄酮；DHT，双氢睾酮；FSH，卵泡刺激素；hCG，人绒毛膜促性腺激素；LH，黄体生成素

　　睾丸组织的存在与否可以通过人绒毛膜促性腺激素（hCG）刺激试验来确定，但在出生后 60~90 天内不需要进行这种试验，因为这时会出现自然的促性腺激素激增（小青春期），并导致睾酮水平的增加。如果对 hCG 没有反应，同时 LH 和 FSH 水平升高，或 AMH 水平低而促性腺激素升高，说明是功能性无睾症。

影像学检查并非必须进行，但盆腔超声或 MRI 可以帮助确定米勒结构和 / 或性腺的存在。在手术治疗前，生殖荧光检查可以描绘出泌尿生殖窦畸形的解剖结构。有时，如果用侵入性较小的措施诊断不充分，则需要进行开腹手术或腹腔镜探查并进行性腺活检。

治疗

新生儿的 DSD 在生殖器不明确的情况下最常被怀疑，应作为医疗和社会心理的紧急情况来处理。多学科团队管理是最重要的，条件允许情况下应该由泌尿科医生、内科医生、遗传学家和具有治疗 DSD 儿童经验的精神病学家 / 心理学家 / 社会工作者组成。治疗的初始目标应包括：

1. 医疗稳定
2. 诊断
3. 根据诊断、解剖学以及生殖器和生殖道的功能潜力来指定抚养的性别。

新生儿的性别抚养是由父母和医疗团队根据现有的最佳信息共同商定的，并清楚孩子最终可能宣布与所分配性别不同的身份。

大龄儿童疑似 DSD 的诊断和治疗

一些 DSD 可能在儿童期、青少年期甚至成年后才被发现（表 10-3）。初步评估与新生儿期相似，包括核型（或 FISH）、睾酮、FSH、LH 和盆腔影像。

表 10-3　新生儿期后性发育障碍的临床表现

临床场景	鉴别诊断
原发性闭经	
性幼稚症高促性腺激素性性腺功能减退症	性腺发育不全、间质细胞发育不全
正常 / 部分青春期	CAIS、PAIS、性腺发育不全
青春期男性化 / 生殖器模糊	睾酮生物合成障碍，5α 还原酶缺乏症，间质细胞发育不全，性腺发育不全、非典型 CAH、PAIS

续表

临床场景	鉴别诊断
偶然发现	
女性表型中没有子宫	MRKH, CAIS
非典型性腺外部表型	性腺发育不全, CAIS
女童腹股沟疝	CAIS、5α-还原酶缺乏症、PAIS、睾酮生物合成障碍
儿童时期女性的男性化	非经典 CAH

CAH, 先天性肾上腺皮质增生症;CAIS, 完全雄激素不敏感综合征;MRKH, 先天性子宫阴道缺如综合征;PAIS, 部分雄激素不敏感综合征。

特定 DSD 的病理生理学、表现、评估和治疗

性腺分化和发育障碍

克兰费尔特综合征

定义/病理生理学　克兰费尔特综合征(Klinefelter syndrome)是最常见的性发育异常。传统上与 47XXY 的核型有关,诊断需要至少一条 Y 染色体和至少两条 X 染色体。

介绍　生精小管退化,并被透明质所取代,导致睾丸小(长度小于 3.5cm)且硬化。血浆雌二醇水平很高,会导致子宫肌瘤,通常在青春期发生。患者患乳腺癌、性腺外生殖细胞肿瘤和睾丸/支持细胞肿瘤的风险增加。大多数患者是无精子症不孕患者。

评估　核型是诊断依据;血清睾酮低或正常,促性腺激素和雌二醇升高。

治疗　补充雄激素以提高性欲,减少乳房成形术,并为非嵌合型患者提供辅助生殖技术。显微镜下睾丸内提取的精子回收率为 40%~50%,卵胞质内单精子注射术也有成功报告。

46XX 男性　这种情况的特点是没有 Y 染色体的睾丸发育。可能的机制是 Y 染色体物质(包括 SRY)转位到 X 染色体上。大多数人存在正常的男性外生殖器或睾丸功能低下,但都不能生育。该病的内分泌情况与**克兰费尔特综合征**相似,激素治疗也类似,但由于缺乏生精细胞,所以不能取精。

性腺发育异常 包括一系列的不同程度的性腺发育异常情况,从完全没有性腺到性腺发育迟缓。

特纳综合征

定义 / 病理生理学 这种情况的特征是具有一条正常功能的 X 染色体,但另一种性别的染色体可能缺失、异常或有嵌合体。

介绍 45X 型的临床表现包括身材矮小、胸部宽阔、乳头宽大、蹼颈、出生时周围组织水肿、第四掌骨短、指甲发育不良、多发性色素痣、主动脉缩窄、二叶式主动脉瓣和肾脏异常。性幼稚症是一个标志,意味着外生殖器缺乏青春期发育以及第二性特征缺乏发育。任何患有淋巴水肿的婴儿或身材矮小、缺乏第二性征或原发性闭经的年轻女性都应考虑此诊断。并且出生时性腺多无卵母细胞,形成特征性的条纹性腺(图 10-6)。

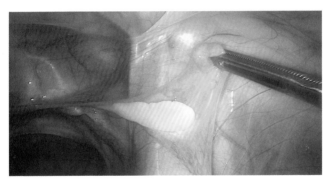

图 10-6 诊断性腹腔镜检查时性腺条纹的粗大外观(Courtesy of D. Diamond, MD)

评估 / 治疗 特纳综合征(Turner syndrome)中,Y 染色体物质的测定至关重要,因为它易导致男性化和性腺母细胞瘤。性腺母细胞瘤的发生风险大为 12%~20%,曾有报道 5 个月的婴儿出现过。建议对 Y 型嵌合体特纳综合征患者进行预防性的性腺切除术,但对 45XO 型患者则不需要。内分泌学评估是必需的,生长和发育可能需要生长激素或性激素。虽然,自发的生育能力很罕见,但对于一些自发月经的患者来说,怀孕是可能的。

46XX"纯"性腺发育不良

定义/病理生理学/临床表现   这些患者有 46XX 染色体核型,特征为女性外生殖器、正常的米勒管(无中肾管残留)、正常的身高、双侧条纹性腺和性幼稚。

评估   由于条纹状性腺,他们的血清促性腺激素升高。

治疗   雌激素和孕激素的替代治疗是有必要的。由于没有 Y 染色体,不建议进行性腺切除术。

混合性腺发育不良

定义/病理生理学/临床表现   混合性腺发育不良(MGD)的特点是单侧睾丸,对侧条纹性腺,以及不同程度的男性化相关的米勒结构。大多数患者的核型是 45XO/46XY。可能存在表型的内部不对称,其中一侧的发育不良或条纹性腺与同侧子宫和输卵管相关,而对侧的睾丸与中肾管结构(如附睾、输精管)相关。

发生性腺母细胞瘤或无性细胞瘤的风险为 15%~35%。德尼-德拉什综合征(Denys-Drash syndrome)和 Frazier 综合征与肾母细胞肿瘤抑制基因突变相关,并与混合性腺发育不良相关。德尼-德拉什综合征与肾病、生殖器辨别不清和肾母细胞瘤有关。德尼-德拉什综合征患者发生性腺肿瘤的风险高达 40%。Frazier 综合征与肾母细胞瘤的风险增加无关,但在有 Y 染色体的情况下,发生性腺母细胞瘤的风险为 60%(表 10-3)。

治疗   性别分配、性腺切除(如果需要)和肾母细胞瘤筛查是首要考虑的因素。如果选择了男性,并且可以将睾丸下降至阴囊,则必须将体格检查和性腺母细胞瘤的超声筛查与预防性性腺切除和雄激素替代进行权衡。

部分性腺发育不良

患者通常具有 45X/46XY 或 46XY 核型,与混合性腺发育不良不同在于具有两个发育不良的睾丸。表型的变异取决于 AMH 和睾酮的产生。据估计,患者 40 岁时患性腺恶性肿瘤的风险超过 40%。管理类似于混合性腺发育不良。

46XY 完全"纯"性腺发育不良（Swyer 综合征）

定义 / 病理生理学　尽管有 Y 染色体，但缺乏睾丸形成，有双侧条纹性腺，女性生殖器正常，米勒结构发育良好。

介绍 / 评估　大多数在青春期出现，伴随青春期延迟和闭经。患者没有生殖器辨别不清，但有性幼稚症。血清中的促性腺激素水平很高，这可能导致雄激素水平升高，有些人出现阴蒂肥大。

治疗　到 30 岁时，生殖细胞肿瘤的风险高达 35%；因此，治疗包括性腺切除术和周期性激素替代。

胚胎期睾丸退缩和双侧睾丸消失综合征

患者染色体核型为 46XY，无睾丸，但有明确的证据表明，在胚胎发育的某个阶段有睾丸功能（即 AMH 和 / 或睾酮的产生）。这有别于性腺发育不良，后者的睾丸功能一直不存在。据推测，病因包括基因突变、致畸剂或双侧睾丸扭转。表型从典型的女性到模糊的男性。可以通过染色体核型、去势睾酮水平和 2~6 个月小青春期促性腺激素升高进行诊断。应当采取个性化治疗。

卵巢睾丸性 DSD

定义 / 病理生理学　卵巢睾丸性 DSD 是指既有发育良好的生精小管的睾丸组织，也有原始卵泡的卵巢组织的个体。性腺可以是一个卵巢和一个睾丸，或者更常见的是一个或两个卵睾。染色体构成按频率排列是 46XX、Y 染色体嵌合体和46XY。

介绍　外生殖器和内生殖器的分化是可变的，与同侧性腺的功能有关。在大多数情况下，生殖器是不定的。卵巢最常见于左侧，通常是原位的。睾丸和卵睾，更常见于右侧，可以位于睾丸下降路径的任何地方（图 10-7）。输卵管始终与卵巢一起存在，输精管与睾丸一起存在。卵睾可以有输卵管、输精管，或两者兼而有之。在大多数患者中，子宫是存在的。通常，卵睾的卵巢部分是正常的，而睾丸成分是遗传不良的。

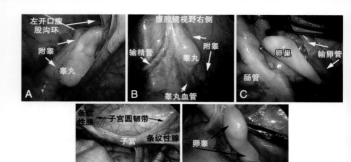

图 10-7　人体术中照片。（A）腹腔内睾丸位于内环。（B）高位腹腔内睾丸。（C）正常卵巢。（D）伴有 XY 型性腺发育不全的条纹状性腺。（E）卵睾综合征中的卵睾丸

治疗　性腺母细胞瘤和无性细胞瘤发病率很低。性别分配需基于外生殖器和内生殖器的功能。应权衡性腺切除术与观察治疗的风险和收益。从卵巢的角度，如果存在导管结构，生育是可能发生的。

46XX DSD

46XX DSD 是性发育的表型异常，其中没有染色体异常和卵巢的个体，具有一定程度的外部男性化和两性生殖器。

先天性肾上腺皮质增生症

定义 / 病理生理学　先天性肾上腺皮质增生症（CAH）是由参与皮质醇生物合成途径的五种酶之一的缺陷引起的（图 10-8）。表 10-4 中所示的任何酶缺乏都可能导致 CAH。由于这些缺陷，氢化可的松的产生受损，导致促肾上腺皮质激素（adrenocorticotrophic hormone, ACTH）分泌的代偿性增加。ACTH 分泌增加，促使其他肾上腺类固醇的形成和继发性雄激素增加。21- 羟化酶缺乏是 95% 病例的病因，而 11β - 羟化酶缺乏约占病例的 5%。

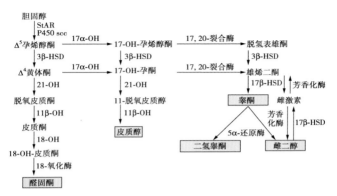

图 10-8　盐皮质激素、糖皮质激素和性类固醇激素产生的类固醇生物合成途径

表 10-4　先天性肾上腺皮质增生症的酶缺乏

酶缺乏	诊断检查	临床特征
21-羟化酶	血浆 17-羟黄体酮	女性男性化、盐消耗伴婴儿肾上腺危象
11β-羟化酶	血浆 11-脱氧皮质醇11-去氧皮质酮	男性化(可晚发)、高血压
3β-OH-类固醇脱氢酶	血浆 17-OH-孕烯醇酮血浆脱氢表雄酮(DHEA)	轻度阴蒂肥大和阴唇融合,醛固酮和皮质醇缺乏的可能症状
17α-羟化酶胆固醇侧链裂解酶		非男性化

临床表现　CAH 是新生儿生殖器两性最常见的原因。缺乏 21-羟化酶的患者无外乎以下三种表现：盐消耗和男性化（伴随醛固酮不足）、无盐消耗的简单男性化以及没有任何表现。在男性化的女性中，大多数情况下，总是有一定程度的阴蒂肥大和多样的阴唇融合，以及常见的泌尿生殖窦（图 10-9 和图 10-10）。Prader 分类用于描述 CAH 中外生殖器男性化的程度（图 10-11）。

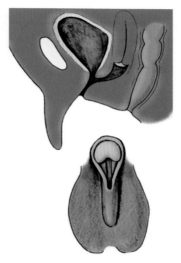

图 10-9 双性患者的泌尿生殖窦

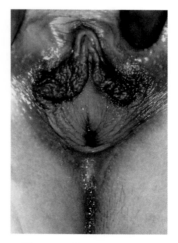

图 10-10 纯泌尿生殖窦异常

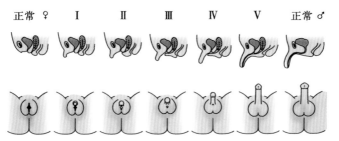

图 10-11 对女性先天性肾上腺皮质增生症患者，外生殖器不同程度的男性化进行 Prader 分类，已被一些作者应用于双性状态（摘自 Prader A. Die Haufigkeit der kongenitalen androgenitalen Syndroms. Helv Pediatr Acta 1958; 13426）

米勒管结构通常是正常的。

由于女性和男性的 CAH 均呈失盐变异，因此在出生后的最初几周内会出现出生体重无法增加、体重减轻和脱水的情况。呕吐可能很突出。严重情况下，肾上腺危象发生在生命的前 10~21 天内。在没有治疗的情况下，高钾血症、脱水和休克可导致死亡。CAH 伴 11β-羟化酶缺乏症的表现类似于 21-羟化酶导致的高血压，其被认为是继发性的去氧皮质酮水平升高。在患有 CAH 的男性中，2~3 岁内出现性早熟。除非进行药物治疗，否则会出现身材矮小和不孕症。睾丸肾上腺残基组织（TART）存在于 25%~30% 的男性中，这是由 ACTH 刺激引起的肾上腺残基肥大。

评估 参见表 10-4。典型的 21-羟化酶缺乏症中，盆腔超声可能显示米勒管结构。

治疗 CAH 的治疗包括在儿童和青少年时期使用氢化可的松。那些患有耗盐型变异体的患者需要增加盐摄入量以及无限期的糖皮质激素治疗。

CAH 患者的手术治疗存在争议，包括三个主要组成部分：尿道成形术和阴道成形术以创建独立的开口并扩大阴道口，阴蒂成形术缩小尺寸并建立阴蒂包皮，以及女性化外阴成形术/阴唇成形术。通过适当补充性激素，可有望恢复男性的长期生育能力以及女性的女性化和月经。

46XX DSD 继发于母体雄激素增加

这种诊断现在很少见,因为历史上这种现象的最常见原因是摄入母体的孕激素或雄激素,更罕见的是母体肿瘤对女性胎儿具有男性化作用。另一个可能的来源是母亲的芳香酶缺乏症。在任何这些情况下,产后都应识别正常的性特征,如果需要,生殖器重建是唯一的治疗方法。

46XY DSD

性发育障碍的这一类别是指具有良好分化特征的个体,其中存在不同程度的女性化表型。

间质细胞发育不全(黄体生成素受体异常)

作为男性罕见的常染色体隐性性状,可导致间质细胞缺失或间质细胞上的 LH 受体异常。表型因双侧睾丸而异。hCG 刺激后血清睾酮无升高是其特征。睾丸组织学检查显示存在正常支持细胞而缺乏间质细胞。

睾酮生物合成障碍

定义 / 病理生理学　将胆固醇转化为睾酮所需的五种酶中,任何一种异常都会导致 46XY 胎儿男性化减少或缺失。胆固醇侧链裂解酶、3β-OH- 类固醇脱氢酶和 17α- 羟化酶均存在于肾上腺和睾丸。因此,这些缺陷不仅会导致睾酮生成异常,而且也影响糖皮质激素和盐皮质激素的产生。

临床表现　与前两种酶异常相关的综合征导致生殖器非男性化,伴低钠血症、高钾血症和代谢性酸中毒。与 17α- 羟化酶缺乏相关的综合征除了导致男性化不足外,还会导致盐皮质激素过度活跃(水潴留、高血压和低钾血症)。另外两种酶即 17~20 裂解酶和 17β-OH- 类固醇氧化还原酶可能缺乏,但仅引起异常男性化,对糖皮质激素或盐皮质激素没有影响。

评价 / 治疗　必要时补充糖皮质激素和盐皮质激素;根据基因检测确定的异常酶来决定 DSD 的治疗方案。

雄激素依赖性靶组织障碍

这些是 46XY DSD 最常见的可确定的原因,具有一系列表型,但是病理生理学相似。

完全雄激素不敏感综合征

定义 / 病理生理学 这种 X 连锁疾病表现为 46XY 核型、双侧睾丸、女性外生殖器和缺乏米勒管衍生物（由于 AMH 分泌）。在 95% 的病例中发现了雄激素受体基因突变。

临床表现 表型通常为女性。阴道短且为盲端。可以在阴唇、腹股沟管或腹部发现睾丸。通常是在原发性闭经或在腹股沟疝修补术中发现睾丸的情况下被确诊。在女性表型的腹股沟疝患者中，1%~2% 的患者具有 46XY 核型。

诊断 新生儿和青少年的内分泌评估显示男性睾酮水平、DHT 和促肾上腺激素水平正常。盆腔超声和盆腔检查可以确诊。

治疗 应考虑性腺切除术的时机和必要性。很多人认为，将睾丸留在原位有利于雌二醇的自然产生。然而，睾丸恶变为性腺母细胞瘤、无性细胞瘤或精原细胞瘤的风险增加。在青春期前患者中，风险为 0.8%~2%，仅略高于隐睾。青春期后的风险尚不清楚，但延迟性腺切除术通常被认为是安全的。研究支持女性性别认同，与大脑的雄激素抵抗一致。如果进行睾丸切除术，则开始周期性雌激素 / 孕激素治疗，短阴道可通过扩张进行治疗。

部分雄激素不敏感综合征

部分雄激素不敏感综合征（PAIS）是不完全男性化的 X 连锁疾病，与雄激素受体基因突变相关。生殖器模糊性是可变的，典型的表现是阴囊周围尿道下裂、隐睾症、基本的 Wolffian 结构、男性乳房发育和不孕症。患者无米勒管结构。临床诊断可能很困难，但 hCG 刺激试验和聚合酶链反应（PCR）试验可以确诊。此类患者性腺肿瘤的风险略低于完全雄激素抵抗者。目前建议，允许外生殖器男性化作为性别指派的指导，这可能会反映大脑雄激素印记的程度。

轻度雄激素不敏感综合征

雄激素受体基因突变可引起男性不育，通常表现为男性表型或轻度尿道下裂伴无精子症或少精子症。

5α 还原酶缺乏症

定义 / 病理生理学 低 DHT（双氢睾酮）是由 5α - 还原

酶Ⅱ型同工酶的常染色体隐性突变引起的，该突变催化睾酮转化为 DHT。这种突变在前列腺和外生殖器中为高水平表达。

临床表现 新生儿表型范围包括女性、两性生殖器和阴囊尿道下裂。存在泌尿生殖窦，阴道短且呈盲端。阴茎通常很小。睾丸和附睾位于阴唇、腹股沟管或腹部，输精管终止于阴道。在青春期，随着肌肉质量的增加、男性体型的形成、尺寸的增加和勃起的开始，而发生部分男性化。

诊断 个体血浆睾酮正常但 DHT 低。hCG 刺激后，睾酮/DHT 比率显著增加（20∶1）。

治疗 这种诊断与青春期的性别逆转有关，特别是在多米尼加共和国的一项谱系研究中，这种人被称为 guevedoces（"12岁的睾丸"或"12岁的阴茎"）。男性性别指派通常受到青睐，但支持这一点的研究是在独特的社会学环境中进行的。

米勒管永存综合征

定义/病理生理学 米勒管永存综合征（PMDS）或子宫腹股沟疝描述了 46XY 人群，外部男性生殖器正常，但由于 AMH 或 AMH 受体的基因缺陷，内部存在米勒管结构。

临床表现 患者表型为男性，睾丸或双侧睾丸未降、双侧输卵管、子宫和阴道上部引流至前列腺囊（图 10-12）。这在腹股沟疝修补术或睾丸固定术中最常见。

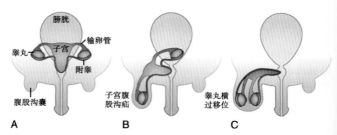

图 10-12（A-C）持续性中肾旁管综合征的三种表现示意图（摘自 Hutson JM, Grover SR, O'Connell M, Pennell SD. Malformation syndromes associated with disorders of sex development. Nat Rev Endocrinol 2014;10(8):476-487）

治疗 患者通常作为男性接受睾丸切除术治疗。米勒管结构的处理仍然存在争议，因为输精管靠近子宫和阴道近端，建议保留结构以防止输精管损伤。然而，据报道多达 8% 的米勒管残留患者存在恶性肿瘤，因此建议谨慎切除。

未分类的 DSD

先天性子宫阴道缺如综合征

定义 / 病理生理学 在 46XX 具有女性表型和正常第二性征特征的个体，先天性子宫阴道缺如综合征（Mayer-Rokitansky-Küster-Hauser syndrome，MRKH）与先天性子宫和阴道缺失有关。此类患者存在正常的卵巢和输卵管，但只剩下子宫残余物以及浅阴道袋。1/3 的患者会出现上尿路泌尿异常，包括肾发育不全、盆腔肾和马蹄肾。

临床表现 原发性闭经是原发表现，但也可能表现为不孕、周期性腹痛或腹痛。

诊断 腹部超声或 MRI 显示子宫缺失。激素特征显示正常的女性参数。

治疗 通过扩张或手术创建新阴道。可能情况下，应切除半子宫或激素抑制。

（朱照伟、张雪培 译 张雪培 校）

推荐读物

Bakula DM, Mullins AJ, Sharkey CM, et al. Gender identity outcomes in children with disorders/differences of sex development: predictive factors. *Semin Perinatol* 2017;41(4):214-217.

Bouvattier C. Disorders of sex development: endocrine aspects. In: Gearhart JP, Rink RC, Mouriquand PDE, eds. *Pediatric urology*, 2nd ed. Philadelphia: Saunders Elsevier, 2010.

Cheon CK. Practical approach to steroid 5alpha-reductase type 2 deficiency. *Eur J Pediatr* 2010;170:1-8.

Finney EL, Finlayson C, Rosoklija I, et al. Prenatal detection and evaluation of differences of sex development. *J Pediatr Urol* 2020;16(1):89-96.

Heeley JM, Hollander AS, Austin PF, et al. Risk association of congenital anomalies in patients with ambiguous genitalia: a 22-year single-center experience. *J Pediatr Urol* 2018;14(2):153.e1-153.e7.

Hughes IA. Congenital adrenal hyperplasia: a continuum of disorders. *Lancet* 1998;352: 752-754.

Hughes IA. Disorders of sex development: a new definition and classification. *Best Pract Res Clin Endocrinol Metab* 2008;22:119-134.

Kaefer M, Diamond DA, Hendren WH, et al. The incidence of intersexuality in children with cryptorchidism and hypospadias: stratification based on gonadal palpability and meatal position. *J Urol* 1999;162:1003-1007.

Lee PA, Houk CP, Ahmed SF, et al. Consensus statement on management of intersex disorders. International Consensus Conference on Intersex. *Pediatrics* 2006;118: e488-e500.

MacLaughlin DT, Donahoe PK. Sex determination and differentiation. *N Engl J Med* 2004;350:367-378.

Mendonca BB, Domenice S, Arnhold IJ, Costa EM. 46,XY disorders of sex development (DSD). *Clin Endocrinol (Oxf)* 2009;70:173-187.

Saenger P. Turner's syndrome. *N Engl J Med* 1996;335:1749-1754.

第 11 章
小儿泌尿系统肿瘤

Nicholas G. Cost And Craig A. Peters

Campbell-Walsh-Wein Urology 第 12 版作者

Michael L. Ritchey, Nicholas G. Cost, Robert C. Shamberger, and Fernando A. Ferrer

肾上腺肿瘤

神经母细胞瘤

症状 可触及的腹部包块、腹痛或转移性病灶所致的症状（如咳嗽、骨痛及神经功能障碍）、影像学检查意外发现、高血压、儿茶酚胺过多引发的症状（如心动过速、焦虑、头痛及癫痫）、斜视性眼阵挛 - 肌痉挛及尿潴留。

现病史 应向患者 / 家属详细采集症状持续时间及程度，有无诱因。患者的年龄是预后判断的重要因素。

体格检查 患儿整体情况，是否出现病容。神经母细胞瘤患儿诊断时可能会出现相应病容或生命体征不稳定的情况（如心动过速、低血压及呼吸急促）。应对腹盆腔包块进行完善的查体，有无局部压痛及神经功能障碍。检查有无眶周瘀斑及斜视性眼阵挛 - 肌痉挛体征。

实验室检查 尿儿茶酚胺代谢产物香草扁桃酸（VMA）和高香草酸（HVA）水平测定。血浆游离间位肾上腺素也是诊断的重要指标。同时要进行整体的代谢情况和全血细胞计数

（CBC）检查。

影像学检查 腹部超声（US）可引导进行额外的跨区域影像学检查。如果超声发现腹部包块，应进一步进行胸部、腹部及盆腔 CT 检查。必要时需进一步进行特殊影像学检查如间碘苄胍闪烁显像（MIBG）或正电子发射断层显像（PET）。鉴别小儿腹部包块是神经母细胞瘤还是肾母细胞瘤的影像学特点是肿物是否过中线及是否有钙化。通常来说，神经母细胞瘤过中线且可能有钙化，而肾母细胞瘤一般不过中线，没有钙化，但也并不总是这样（图 11-1）。

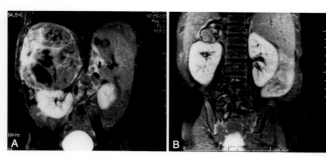

图 11-1 化疗前后 MRI 显示右侧肾上腺神经母细胞瘤体积显著减小。（A）化疗前。（B）化疗后

鉴别诊断 小儿腹部包块的鉴别诊断包括肝、肾、肾上腺和膀胱的恶性肿瘤。此外，便秘和肾积水亦可导致腹部可触及包块。

治疗 神经母细胞瘤通常需要手术、化疗和放疗的综合治疗。因伴广泛转移的神经母细胞瘤患儿一般状况较差，故治疗的第一步是稳定患儿情况。通常来说，下一步是肿瘤活检，但活检前应与小儿肿瘤科医师进行多学科会诊。接下来就是仔细分析患者及肿瘤情况选择化疗或手术切除病灶。

预后 与危险因素高度相关，包括病理类型、分期和患者年龄。低危组 5 年总体生存率（OS）为 95%，中危组为 70%~90%，高危组为 20%~40%。

嗜铬细胞瘤

症状 大多数患者均有症状，表现为高血压，高血压 / 焦虑发作，儿茶酚胺过多的表现（如心动过速、焦虑、头痛、癫痫、面色苍白、震颤及多汗）。

现病史 症状持续时间及程度，遗传病相关个人史或家族史（如脑视网膜血管瘤病、多发性内分泌肿瘤、神经纤维瘤病及琥珀酸脱氢酶突变）。

体格检查 生命体征（心率、血压），全身检查有无和嗜铬细胞瘤相关的遗传性综合征所致的皮肤红斑（表 11-1）。

表 11-1 嗜铬细胞瘤相关的遗传性综合征

综合征	表现
MEN ⅡA 型	嗜铬细胞瘤，甲状腺髓样癌，甲状旁腺腺瘤
MEN ⅡB（Ⅲ）型	嗜铬细胞瘤，甲状腺髓样癌，神经节细胞瘤病，黏膜神经瘤
VHL	嗜铬细胞瘤，CNS/ 视网膜血管母细胞瘤，肾囊肿，肾细胞癌，内淋巴囊肿瘤
NF I 型	神经纤维瘤和嗜铬细胞瘤

CNS,中枢神经系统；MEN,多发性内分泌肿瘤；NF,神经纤维瘤病；VHL,脑视网膜血管瘤病。

实验室检查 血浆游离间位肾上腺素是诊断的关键。同时要进行整体的代谢情况和 CBC 检查。

影像学检查 如有血浆游离间位肾上腺素升高，下一步通常要进行腹盆腔 CT 或 MRI（图 11-2）。进一步的特殊影像学检查如核医学成像（MIBG、dotatate 或 PET）或可协助诊断。

鉴别诊断 肾上腺肿物伴血浆游离间位肾上腺素升高的鉴别诊断包括肾上腺皮质癌和神经母细胞瘤。

治疗 如怀疑是嗜铬细胞瘤不应进行肿物活检。手术前需先应用儿茶酚胺阻断剂进行内分泌治疗。首先应用 α - 肾上

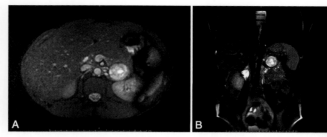

图11-2　左肾上腺嗜铬细胞瘤 MRIT2 像：轴位（A）和冠状位（B）

腺素受体阻滞剂（苯氧苄胺或哌唑嗪）。β-肾上腺素受体阻滞剂仅用于持续存在心律失常、心动过速或高血压的患者。应用儿茶酚胺阻断剂期间需通过增加液体摄入（同时增加盐摄入）以充盈血管内容量。术前需进行麻醉评估。10～14天阻滞剂治疗后，对于肿瘤＜8cm 者可应用腹腔镜进行肿瘤切除。尽早结扎肾上腺静脉有助于稳定患者情况。由于患者术中血流动力学可能会非常不稳定，因而与麻醉医生密切配合是非常必要的。

预后　90% 的嗜铬细胞瘤是非恶性且不会远处转移的。超过80% 的完整切除肿瘤的患者可长期无复发生存。由于＞10% 的患者会有遗传倾向，故应进行基因检测。

肾肿瘤（图11-2～图11-4，表11-2）

肾母细胞瘤

症状　可触及的腹部包块、血尿、发热、纳差、体重减轻及便秘。

现病史　应向患者/家属详细采集症状持续时间及程度，本肿瘤遗传易感性相关个人史及家族史（表11-3）。

体格检查　患儿一般状况良好还是呈现病容？肾母细胞瘤（Wilms tumor，WT）患儿诊断时通常一般情况良好（与神经母细胞瘤相比）。应进行详细的体格检查评估有无腹部或盆腔包块。评估本肿瘤遗传易感性相关体征｛泌尿生殖道畸形［尿道下裂、睾丸下降不全(UDT)、生殖器模糊]、偏侧肥大及虹膜缺如}。

实验室检查 完整的代谢情况和 CBC 检查。因 2% 的肾母细胞瘤患者会出现获得性血管性假血友病因子缺乏,故需评估凝血情况。

影像学检查 腹部超声(US)可协助引导进行额外的跨区域影像学检查。如发现腹部肿物,下一步通常是进行胸部、腹部及盆腔 CT(图 11-5)。

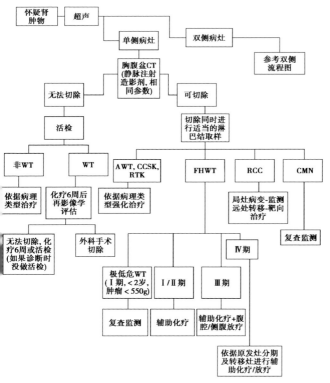

图 11-3 儿童单侧肾肿物诊治流程。WT,肾母细胞瘤;AWT,间变型肾母细胞瘤;CCSK,肾透明细胞肉瘤;RTK,肾横纹肌样瘤;FHWT,预后良好型肾母细胞瘤;RCC,肾细胞癌;CMN,先天性中胚叶肾瘤

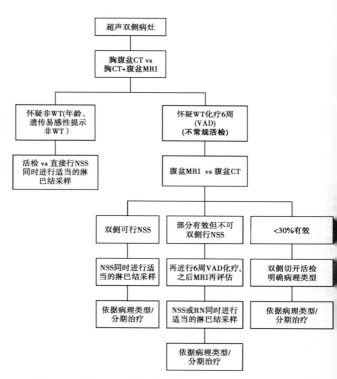

图 11-4 儿童双侧肾肿物诊治流程。NSS,保留肾单位肿瘤切除术;RN,根治性肾切除术;VAD,长春新碱,放线菌素,多柔比星;WT,肾母细胞瘤

表11-2 儿童肾肿瘤概述

肿瘤类型	流行病学	临床表现	影像学特征	治疗	转移复发风险	预后
肾母细胞瘤（WT）	• 最常见的儿童肾肿瘤 • 占全部儿童肾肿瘤的80%（75%为预后良好型WT，5%为间变型WT） • 可发生于任何年龄，最常见于2~5岁	• 无痛性腹部包块、血尿、高血压 • 可能有本肿瘤相关的遗传易感性综合征	• 胸腹盆CT • 正常肾脏包绕肿瘤的"爪征"肿物通常表现为压迫周围组织而不是侵袭周围器官	• 手术切除及辅助化疗，可能还需放疗 • <2岁的I期患儿仅手术治疗。双侧肿瘤应于术前化疗，行保留肾单位肿瘤切除术	• 约20%的病例有转移 • 如肿瘤完整切除局部复发少见 • 淋巴结受累或肿瘤破裂者复发风险增加	• 预后很大程度上取决于肿瘤组织学类型及分期 • 预后良好型复发后仍预后好 • 肿瘤遗传学（1p和16q杂合性缺失）亦可预测转归
肾细胞癌（RCC）	• 0~30岁患者第二常见的肾肿瘤（4%~5%） • 青少年（>12岁）最常见的肾肿瘤 • 最多见的是TFE1异位型RCC	• 从临床表现很难与WT区分 • 可能有本肿瘤相关的遗传易感性综合征	• 胸腹盆CT • 通常比WT小，但肿瘤大小多变，有些也很大，比肾母细胞瘤更多见钙化	• 手术完整切除肿瘤包膜切除所有受累淋巴结 • 有转移者可参加相关临床试验	• 50%为晚期（Ⅲ~Ⅳ期） • 约1/3侵袭淋巴结 • 25%起病时有转移	• 预后高度取决于分期 • 病灶局限者（可有淋巴结受累）如肿瘤完整切除生存率>85% • 有转移者预后不良（生存率<25%）

续表

肿瘤类型	流行病学	临床表现	影像学特征	治疗	转移复发风险	预后
先天性中胚叶肾瘤(CMN)	• 小于6个月的婴儿中最常见的肾肿瘤 • 患儿小于6个月出现肾肿物高度怀疑CMN	• 典型表现为新生儿期可触及腹部包块 • 可产前检查发现,可能与羊水过多和早产相关	• 影像学检查(通常是超声)显示肿瘤位于肾脏内,建议行全时相胸腹盆CT	• 根治性肾切除术可同时进行诊断和治疗 • 建议进行淋巴结取样以获得准确的分期,以防这实际上是WT	• 以往认为本肿瘤为良性,但复发病例和/或转移病例偶有报道 • 据报道转移可发生于肺,脑,肝,心脏和骨 • 复发风险包括手术切缘阳性及细胞型CMN	• 预后良好,尤其是6个月以内治疗者 • 目前尚无CMN随访相关报道,但保险起见术后2年内应定期进行腹部超声监测
肾透明细胞肉瘤(CCSK)	• 典型的骨转移肿瘤伴延迟复发 • 发病高峰1~4岁,男女比约2:1 • 无已知的相关家族性或遗传易感性综合征	• 可触及固定的腹部包块,15%~60%伴骨转移所致的疼痛	• 影像学检查与WT相似	• 主要是根治性肾切除术同时进行淋巴结取样 • 辅助治疗包括放疗和多药化疗(长春新碱,多柔比星,环磷酰胺和依托泊苷)	• 在现行的治疗策略下,脑转移变得比原来骨道的典型转移更常见 • 治疗后3年内复发率高,尤其是年龄小和晚期的患儿	• 5年EFS为75%~85%,5年OS为85%~90%需密切随访

续表

肿瘤类型	流行病学	临床表现	影像学特征	治疗	转移复发风险	预后
• 肾横纹肌样瘤（RTK）	• 罕见，有侵袭性 • 偶见单独发生于 CNS 的原发肿瘤 • 80% 的肿瘤发生于 2 岁以内且男性多见（1.5∶1） • 中位诊断年龄 10.6 个月 • 很多患者存在种系突变，使其对此肿瘤易感（不完全外显，可能为性腺嵌合体）；应考虑为其家庭进行遗传咨询	• 典型主诉为血尿，但 80% 的病例症状与转移灶（脑、肺、肝）相关	• 影像学检查涉及鉴别胸腹盆 CT • 脑转移风险高，只有 RTK 需进行的是 CNS 影像学检查（脑MRI）；脑转移在小于 1 岁诊断的患儿中更常见	• 治疗主要是早期根治性肾切除术同时进行淋巴结清扫 • 此肿瘤对化疗和放疗不敏感	• CNS 受累几乎都是致死的	• 4 年 OS 在 20∼36 个月之间 • 低分期（Ⅰ/Ⅱ）患者 OS 为 41.8%，高分期（Ⅲ/Ⅳ/Ⅴ）患者 OS 为 15.9% • 年龄影像 OS，年幼患儿较年长患儿预后差 • 需密切随访

续表

肿瘤类型	流行病学	临床表现	影像学特征	转移复发风险	治疗	预后
• 血管平滑肌脂肪瘤（AML）	• 典型患者伴结节性硬化症 • 由脂肪、肌肉和血管组成，因此有出血倾向	• 腹膜后出血	• 确诊后每年行超声和/或 MRI 监测肿瘤大小	• RCC 风险较高	• 如有血尿需处理栓塞是可选的治疗方式 • 将来可能有肾切除的风险，故应尽进一切努力保留肾单位	
• 肾髓质癌	• 此病患者伴镰状细胞特征，故非洲裔美国人多见 • 肿瘤呈高度侵袭性，几乎所有病例均致死	• > 90% 的患者起病时均为晚期	• 影像学检查为胸腹盆 CT		• 治疗以根治性肾切除术为主 • 通常也会进行化疗	• 生存时间为诊断后 4~16 个月
• 多囊性肾瘤（MCN）/囊性部分分化型肾母细胞瘤（CPDN）/囊性肾母细胞瘤（WT）谱系	• 此类肿瘤通常发生于 2 岁前 • 男童多于女童，但成年患者以女性更多	• 通常为单侧，表现为可触及的腹部包块 • 临床表现相似的包括多囊性肾发育不良、严重的肾盂输尿管连接部梗阻、细胞型	• MCN、CPDN 和囊性 WT 从影像学检查上难以鉴别，需组织学检查以鉴别 • MCN- 包膜完整，囊性且有分隔 • CPDN- 分隔组		• 完整切除可治愈，通常行根治性肾切除术 • 如行 NSS，必须行冰冻切片明确切缘阴性 • MCN 是良性病灶，仅需随访监测	

续表

肿瘤类型	流行病学	临床表现	影像学特征	治疗	转移复发风险	预后
		CMN、CCSK 和囊性 RCC	组织分化差或可见胚芽细胞 • 囊性 WT-囊与多囊之间可见更多的实性结构，可见基质/间叶和/或上皮成分	• I 期 CPDN 需随访监测 • II 期 CPDN 需化疗 • 囊性 WT 需依据 WT 推荐方案治疗		
• 肾囊肿	• 儿童罕见	• 通常为超声偶然发现	• Bosniak 分级系统是成人的分级描述，但并不适用于儿童 • 现已对此分级系统进行了改良，包括超声表现及内部血流情况 • 如有任何非单纯囊肿的情况均应行平扫+增强 MRI 以评估囊壁和固体性成分情况	• 单纯囊肿（改良 Bosniak I 级和 II 级）可定期影像学随访，无恶变风险 • 复杂囊肿（改良 Bosniak III 级和 IV 级）存在中度恶变风险或恶性成分，因此建议行根治性肾切除术		

表 11-3　肾母细胞瘤相关的遗传综合征

综合征	基因	相关特征
肾母细胞瘤 　无虹膜 　生殖器异常 智力发育水平低下（WAGR）	*11p13* *WT1, PAX6*	肾母细胞瘤（WT） 无虹膜 生殖器异常 智力低下
Denys Drash	*WT1*	WT 生殖器异常 肾衰竭 / 肾病（系膜硬化）
Beckwith-Weideman and 偏侧肥大	*11p15.5* *WT2*	产前和产后过度生长 偏侧肥大（生长不对称） 巨舌症 前腹壁缺陷 耳折痕 / 凹陷
Frasier综合征	*WT1*	肾病（FSGS） 生殖器异常 性腺母细胞瘤 WT

　FSGS，局灶性节段性肾小球肾炎；WAGR，肾母细胞瘤，无虹膜，生殖器异常，智力发育低下；WT，肾母细胞瘤。

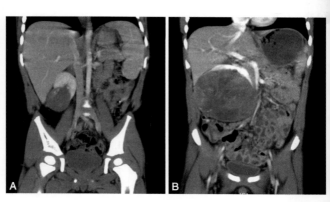

图 11-5　（A）肾母细胞瘤术前化疗的 CT 影像。（B）化疗 6 周后，肿瘤大小明显缩小

　　鉴别诊断　小儿腹部包块的鉴别诊断包括肝、肾、肾上腺和膀胱的恶性肿瘤。此外,良性疾病如便秘和肾积水亦可导致腹部可触及包块。儿童恶性肾肿物的病因包括肾细胞癌、肾透明细胞肉瘤和肾横纹肌样瘤。肾良性病变包括中胚叶肾瘤、囊性肾瘤、血管平滑肌脂肪瘤和多囊性肾发育不良。

　　治疗　通常是行根治性肾切除术;对大多数单侧、无症状的肿瘤患者后续治疗的选择取决于淋巴结取样结果。除特殊情况外,通常不进行肿物活检。对于双侧肾肿瘤或综合征相关单侧肾肿瘤考虑为肾母细胞瘤应予术前化疗,化疗后尽可能行保留肾单位肿瘤切除术(图 11-6 和图 11-7)。手术病理学和影像学将指导阶段 - 特异性辅助化疗和可能的放疗。

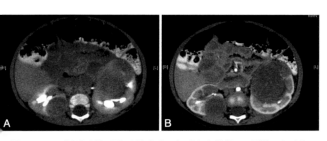

图 11-6　双侧肿瘤接受化疗的患者。(A)治疗前的 CT 影像。(B)化疗 12 周后的 CT 影像显示肿瘤大小仅有一点减小。实施双侧肾部分切除术后,显示具有横纹肌细胞分化的成熟肿瘤成分

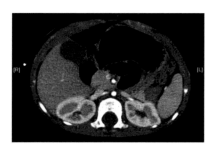

图 11-7　图 11-6 中患者术后影像。表明双侧肿瘤切除后肾脏的体积非常接近正常

预后　高度依赖于肿瘤组织学和分期。组织学类型相对好的患者的 5 年总体生存率(OS)是 90%。组织学类型不良的患者 5 年总体生存率是 30%~80%,取决于分期。

肾细胞癌

症状　腹部可扪及包块、血尿、发热、纳差、消瘦、便秘。

现病史　应询问患者 / 家属症状的持续时间和严重程度。此外,还应获知个人或家族遗传史(表 11-4)。

表 11-4　与肾细胞癌相关的遗传综合征

综合征	基因	临床表现
脑视网膜血管瘤病	*3p; VHL* 抑癌基因	透明细胞 RCC 视网膜和中枢神经系统 血管母细胞瘤 嗜铬细胞瘤 胰腺囊肿 / 肿瘤 附睾囊腺瘤
结节性硬化症	*TSC1* 或 TSC2	血管平滑肌瘤 透明细胞 RCC 癫痫 智力低下 面部血管纤维瘤 错构瘤
遗传性乳头状 RCC	*MET* 原癌基因	低级别Ⅰ型乳头状 RCC
Birt-Hogg-Dubé	*FLCN* 抑癌基因	嫌色 RCC 纤维毛囊瘤 肺囊肿和肺大疱
遗传性平滑肌瘤病和 RCC	*FH* 抑癌基因	高级别Ⅱ型乳头状 RCC 青年子宫肌瘤
琥珀酸脱氢酶缺乏症	*SDH*	不同的 RCC 副神经节瘤 嗜铬细胞瘤
镰状细胞病 / 性状	*HbS*	肾髓样癌

RCC,肾细胞癌。

体格检查 应进行全面检查以评估是否有任何腹部或盆腔肿块。评估遗传倾向性（表11-4）。

实验室检查 完整的代谢概况和CBC。

影像学检查 腹部超声可以提供横断面成像。如果发现腹部包块，下一步通常应行胸部、腹部和骨盆的CT检查。

鉴别诊断 包括肝脏、肾脏、肾上腺和膀胱的恶性肿瘤。此外，便秘和肾积水等良性疾病可能会导致可触及的肿块。儿童恶性肾脏肿块的病因包括肾母细胞瘤、肾透明细胞肉瘤和横纹肌样瘤。良性肾脏病变包括中胚层肾瘤、囊性肾瘤、血管平滑肌脂肪瘤和多囊性发育不良肾。

治疗 根治性肾切除术和淋巴结取样是大多数单侧非综合征性肿瘤患者的治疗选择。除非在特定的情况下，通常不需要进行活检。患有双侧肾肿瘤或与肾细胞癌相关综合征的单侧肿瘤患者应尝试进行肾部分切除术。对非转移性肿瘤辅助治疗无作用的患者，完全手术切除是首选治疗方法。

预后 取决于分期。大多数儿童肾细胞癌为易位型RCC。这些通常涉及 $Xp11$（TFE 基因）中的染色体易位。五年总体生存率取决于分期：Ⅰ 和 Ⅱ 期，90%；Ⅲ 期，80%；Ⅳ 期，25%。

膀胱前列腺肿瘤

横纹肌肉瘤

症状 尿频/尿急、尿淋、血尿、便秘、腹部可触包块、发热、纳差、体重减轻。

现病史 应询问患者/家属症状的持续时间和严重程度，以及已知的遗传易感性个人或家族史（Li-Fraumeni 综合征、神经纤维瘤病）。

体格检查 评估腹部或盆腔肿块。尿道口检查可能会看到脱垂的尿道肿块，女性患者比男性患者更常见。评估尿潴留。

实验室检查 完整的代谢情况和CBC。

影像学检查 腹部超声可以提供横断面成像。在任何对比成像之前评估肾衰竭的迹象。如果发现盆腔包块，下一步应行是胸部、腹部和骨盆的 CT。横纹肌肉瘤的分期还将包括 PET 扫描。骨盆的 MRI 可能有助于提供精细的解剖细节（图 11-8）。

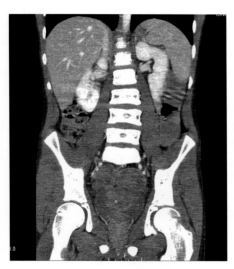

图 11-8　膀胱 - 前列腺横纹肌肉瘤男孩腹部和骨盆的 MRI

鉴别诊断　儿童盆腔肿块的鉴别诊断包括膀胱、前列腺直肠周围 / 肛周、阴道 / 子宫和卵巢恶性肿瘤。此外，便秘和尿潴留也可能导致可触及的肿块。

治疗　紧急治疗可通过留置导尿管确保尿液引流。需要对原发肿瘤进行活检，可能还需要进行骨髓活检，从而获得完整的肿瘤分期。活检最好通过内镜进行。根据诊断时能否完整切除，决定后续行手术切除或化疗。这需要与儿科肿瘤学和放射肿瘤学进行多学科讨论来决定。除了化疗的全身治疗外，局部控制通常通过手术、放疗或两者联合来实现。治疗的主要目标是保护器官和避免完全尿流改道的并发症；因此，许多患者接受放疗以保护膀胱。最终的疾病分期和分组（基于影像学、手术方法和病理学）将决定化疗的持续时间和是否需要放疗。

预后　膀胱和前列腺原发性横纹肌肉瘤被认为是不利的部位,因此存活率低于妇科或睾丸旁原发性肿瘤。除此之外,预后取决于肿瘤组织学类型和分期。胚胎型横纹肌肉瘤的三年总体生存率为80%。腺泡型横纹肌肉瘤的三年总体生存率为40%。

妇科肿瘤

妇科横纹肌肉瘤

症状　阴道出血、尿频/尿急、尿淋沥、血尿、便秘、腹部可触及包块、发热、纳差、体重减轻。

现病史　应询问患者/家属症状的持续时间和严重程度。此外,还应获知已知的遗传易感性个人或家族史(Li-Fraumeni综合征、神经纤维瘤病)。

体格检查　应彻底检查以评估是否有任何腹部或盆腔肿块。阴道口检查可能会发现脱垂的阴道肿块(图11-9)。评估尿潴留。

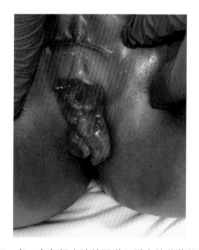

图11-9　自一名年轻女孩的阴道口脱出的葡萄状阴道横纹肌肉瘤

实验室检查   完整的代谢情况和CBC。

影像学检查   腹部超声可以提供横断面成像。在任何增强检查之前要评估是否有肾衰竭的迹象。如果发现盆腔肿块，下一步通常需要性胸部、腹部和骨盆的CT检查。横纹肌肉瘤的分期还包括PET扫描。骨盆的MRI有助于明确精细的解剖细节。

鉴别诊断   儿童盆腔肿块的鉴别诊断包括膀胱、前列腺、直肠周围/肛周、阴道/子宫和卵巢恶性肿瘤。此外，便秘和尿潴留等良性疾病也会导致可触及的肿块。

治疗   治疗中的紧急步骤是评估原发肿块是否存在尿路或肠梗阻。这可能涉及尿液引流，通常需要留置导尿管。完整的分期需要对原发肿瘤进行活检，并且可能还需要进行骨髓活检。活检最好通过内镜和/或经阴道进行。根据诊断时能否完整切除，决定后续行手术切除或化疗。这需要与儿科肿瘤学和放射肿瘤学进行多学科讨论。除了使用化疗的全身治疗外，局部控制通常通过手术、放疗或两者的组合来实现。治疗的主要目标是保留器官和避免全盆腔廓清术；因此，许多患者接受放疗以保护阴道/子宫。最终的疾病分期和分组（基于影像学、手术方法和病理学）将决定化学疗法的持续时间和放射疗法的需要。

预后   妇科原发部位的横纹肌肉瘤被认为是有利部位的。除此之外，预后取决于患者年龄和肿瘤分期。妇科横纹肌肉瘤的五年总体生存率为80%（10岁以下患者为90%，10岁以上患者为70%）。

睾丸和睾旁肿瘤

睾丸生殖细胞肿瘤

症状   可触及阴囊/睾丸肿块或肿胀、阴囊/睾丸疼痛、排尿困难或转移性疾病引起的局灶性症状（咳嗽、骨痛、神经功能缺损）。

现病史   症状持续时间和严重程度、隐睾病史、睾丸癌家族史和遗传综合征[克兰费尔特综合征（Klinefelter syndrome）、

DICER-1、波伊茨-耶格综合征（Peutz-Jeghers syndrome）、Carney综合征、先天性肾上腺皮质增生症]。

体格检查 评估阴囊、睾丸和睾丸旁结构以及是否存在精索静脉曲张。进行腹部和骨盆检查以评估是否有任何腹部肿块。评估任何性早熟或男性乳房发育的迹象。

实验室检查 血清肿瘤标志物包括甲胎蛋白（AFP）、β-人绒毛膜促性腺激素（β-hCG）和乳酸脱氢酶（LDH）。需注意的是，AFP在出生后的第一年可能存在生理性升高。如果担心睾丸间质瘤的发生，检查还应包括抑制素B、睾酮和雌二醇。以及完整的代谢概况和CBC。

影像学检查 阴囊超声可以将肿瘤在肿瘤睾丸或睾丸旁结构中定位（图11-10）。评估对侧睾丸情况及睾丸微石症情况。生殖细胞肿瘤可能与微石症有关。畸胎瘤和表皮样/皮样囊肿在超声上可能具有典型的"洋葱皮病变"外观。如果肿块在超声上表现有恶性肿瘤征象，则下一步需要进行胸部、腹部和骨盆的CT检查以进行全面的分期评估。

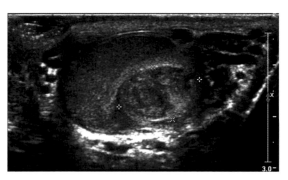

图11-10　一名14岁男性患者的胚胎癌的睾丸超声检查图像

鉴别诊断 儿童阴囊肿块的鉴别诊断包括睾丸或睾丸旁结构的良性肿瘤（畸胎瘤、睾丸间质瘤）和恶性肿瘤（生殖细胞瘤、横纹肌肉瘤）。

此外，睾丸扭转、疝气、鞘膜积液和精索静脉曲张等也可表现为阴囊肿块。阴囊超声有助于鉴别病因。值得注意的是，原发性肿瘤可能伴有鞘膜积液。因此，检查应包括对睾丸的特定评估以了解肿物情况。

治疗　很大程度上取决于肿瘤的位置和肿瘤标志物的状态以及患者的青春期状态。以下内容与原发性睾丸肿瘤有关；对于睾丸旁肿瘤，请参阅后面的单独部分。对于血清肿瘤标志物正常的青春期前患者（生后第一年 AFP 存在生理性升高），治疗选择行经腹股沟部分睾丸切除术（术中冰冻切片）。根治性腹股沟睾丸切除术专用于标记物升高的青春期前患者。

对于青春期／青春期后的青少年患者，很少行部分睾丸切除术。因为，与青春期前患者相比，恶性睾丸生殖细胞肿瘤（GCT）的发生率更高。然而，在血清标志物正常和小睾丸肿瘤（＜2cm）的青少年中，可以考虑采用经腹股沟部分睾丸切除术（术中冰冻切片）。术后治疗取决于肿瘤类型和分期检查。对于良性肿瘤，手术切除（部分或根治性睾丸切除术）是有疗效的。对于恶性 GCT，推荐对Ⅰ期肿瘤进行主动监测。对于存在肿瘤转移的患者，需要进行辅助化疗。青春期前患者化疗后残留肿块很少见。患有 GCT 的青春期／青春期后青少年应根据成人 GCT 指南进行治疗，包括对有残留病灶的患者进行化疗后腹膜后淋巴结清扫术。

预后　取决于肿瘤组织学和分期，但总体预后良好（Ⅰ期的总体生存率为 98%～99%；肿瘤转移性患者的总体生存率超过 90%）。

睾丸间质瘤（间质细胞瘤、支持细胞瘤、颗粒细胞瘤）

症状　可触及的阴囊／睾丸肿块或肿胀、阴囊／睾丸疼痛、排尿困难或肿瘤转移引起的局灶性症状（咳嗽、骨痛、神经功能障碍）。

现病史　症状的持续时间和严重程度、隐睾病史、睾丸癌家族史和遗传综合征（克兰费尔特综合征、DICER-1、波伊茨 - 耶格综合征、Carney 综合征、先天性肾上腺皮质增生症）。

体格检查 评估阴囊、睾丸和睾丸旁结构以及精索静脉曲张。腹部和骨盆检查以评估是否有任何腹部肿块。评估任何性早熟或男性乳房发育的迹象。

实验室检查 如果怀疑睾丸间质瘤,应进行抑制素 B、睾酮和雌二醇等血清肿瘤标志物检验。建议使用 AFP、β-hCG 和 LDH,以帮助区分 GCT。需注意的是,AFP 在出生后的第一年可能会在生理上升高。还应检查完整的代谢概况和 CBC。

影像学检查 阴囊超声可以定位睾丸或睾丸旁结构中的肿瘤,也可以评估对侧睾丸情况(图 11-11)。如果病理考虑恶性肿瘤,则下一步需要进行胸部、腹部和骨盆 CT 的全面检查。

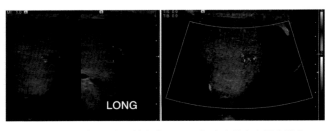

LONG

图 11-11 一名 15 岁男性患者 Leydig 细胞瘤的睾丸超声影像

鉴别诊断 阴囊超声有助于鉴别诊断。儿童阴囊肿块的鉴别诊断包括睾丸或睾丸旁的良性肿瘤(畸胎瘤、睾丸间质瘤)和恶性肿瘤(生殖细胞瘤、横纹肌肉瘤)。此外,睾丸扭转、疝气、鞘膜积液和精索静脉曲张等也可表现为阴囊肿块。阴囊超声有助于鉴别病因。值得注意的是,原发性肿瘤可能伴有鞘膜积液。因此,检查应包括对睾丸的特定评估以评估肿块情况。

治疗 青春期前男孩的睾丸间质瘤在很大程度上被认为是良性的。因此,对于血清肿瘤标志物正常的青春期前患者(生后第一年 AFP 生理升高),选择行腹股沟部分睾丸切除术(术中冰冻切片)(图 11-12)。根治性腹股沟睾丸切除术适用于肿块较大而不适合部分睾丸切除术的患者。对于青春期/青春期后的患者,很少行部分睾丸切除术,因为与青春期前患者相比,其恶性 GCT 的发生率更高。然而,在血清标志物正常和小睾丸肿瘤(<2cm)的青少年中,可以考虑采用经腹股沟部分睾丸切除术(术中冰冻切片)。术后治疗取决于青春期状态、肿瘤类型和分期检查。对于患有局限性间质瘤(Ⅰ期)的青春期前患者,手术切除(部分或根治性睾丸切除术)可治愈。患有Ⅰ期间质瘤的青春期/青春期后青少年应接受随访监测,但尚未建立理想的监测策略。转移性间质瘤很少见,在这种情况下,在进一步治疗之前需要进行多学科讨论。间质瘤可能与 DICER-1 突变有关,因此需要转诊给遗传咨询师。

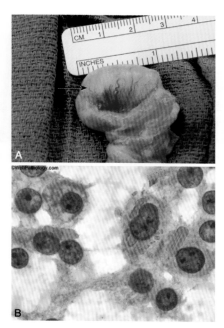

图 11-12 (A)Leydig 细胞瘤表现出与丰富的脂褐素色素沉着相关的特征性棕色外观。(B)Reinke 晶体(A, Courtesy Fernando Ferrer, MD; B, from http://www.webpathology.com)

预后 在几乎所有儿童和青少年睾丸间质瘤病例中，手术部分切除或根治性腹股沟睾丸切除术被认为是治愈性的。遗憾的是，有极少的成年转移性间质瘤患者无法治愈。因此，从这些罕见的成人病例经验中推断，我们应对一些儿童和青少年间质瘤病例进行监测。

睾丸旁横纹肌肉瘤

症状 可触及的阴囊/睾丸肿块或肿胀、阴囊/睾丸疼痛、排尿困难或肿瘤转移引起的局灶性症状（咳嗽、骨痛、神经功能障碍）。

现病史 症状的持续时间和严重程度、隐睾病史、睾丸癌家族史和遗传综合征（克兰费尔特综合征、DICER-1、波伊茨-耶格综合征、Carney综合征、先天性肾上腺皮质增生症）。

体格检查 评估阴囊、睾丸和睾丸旁结构以及精索静脉曲张。腹部和骨盆检查以评估是否有腹部肿块。评估性早熟或男性乳房发育的迹象。

实验室检查 如果考虑睾丸间质瘤可能，应进行抑制素B、睾酮和雌二醇等血清肿瘤标志物检测。为帮助区分GCT，推荐使用AFP、β-hCG和LDH。请注意，AFP在出生后的第一年可能存在生理性升高。还应检查完整的代谢情况和CBC。

影像检查 阴囊超声可以定位到睾丸或睾丸旁结构的肿瘤，也可以评估对侧睾丸情况（图11-13）。如果病理检查考虑为恶性肿瘤，则后续再影像学检查方面，应该进行胸部、腹部和骨盆的CT进行全面分期。横纹肌肉瘤的分期还应包括PET扫描。

鉴别诊断 儿童阴囊肿块的鉴别诊断包括睾丸或睾丸旁结构的良性肿瘤（畸胎瘤、睾丸间质瘤）和恶性肿瘤（生殖细胞瘤、横纹肌肉瘤）。此外，睾丸扭转、疝气、鞘膜积液和精索静脉曲张等也可表现为阴囊肿块。阴囊超声有助于鉴别病因。值得注意的是，原发性肿瘤可能伴有鞘膜积液。因此，检查应包括对睾丸的情况评估以了解肿物情况。

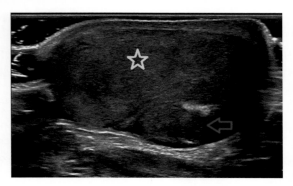

图 11-13　一名 2 岁男性患者睾丸旁横纹肌肉瘤的睾丸超声检查
（黄色星号表示巨大的睾丸旁肿块。红色箭头表示与肿块相邻的正常睾丸）

治疗　睾丸旁横纹肌肉瘤最初采用根治性腹股沟睾丸切除术。在诊断不明确的情况下，可考虑腹股沟探查后切除活检及术中冰冻病理。然而，如果活检没有定论，则首选完全根治性睾丸切除术。如果最终病理为横纹肌肉瘤，则阴囊入路睾丸切除术或术前活检后保留睾丸的情况，需要进行半阴囊切除术。

所有睾丸旁横纹肌肉瘤患者均需接受辅助化疗。影像学上无肿瘤转移的 10 岁以下男孩在辅助化疗前不需要行腹膜后淋巴结清扫术。

然而，10 岁或 10 岁以上的患者需要在辅助化疗前进行同侧腹膜后淋巴结清扫术。根据影像学检查，也可能需要进行骨髓活检。最终的疾病分期和分组（基于影像学、手术方法和病理学）将决定化疗的持续时间和放疗的潜在需求。

预后　睾丸旁被认为是横纹肌肉瘤的有利部位。无远处（非结节）肿瘤转移的患者预后良好，其总体生存率为 95%。这种良好的生存率中甚至包括那些腹膜后淋巴结受累的患者。然而，肿瘤远处转移与较低的总体生存率（25%）相关。

（王雨思、何雨竹、李明磊　译　李明磊　校）

推荐读物

Caldwell BT, Wilcox DT, Cost NG. Current management for pediatric urologic oncology. *Adv Pediatr* 2017;64(1):191-223.

Dangle PP, Correa A, Tennyson L, Gayed B, et al. Current management of paratesticular rhabdomyosarcoma. *Urol Oncol* 2016;34(2):84-92.

Dome JS, Fernandez CV, Mullen EA, et al. Children's Oncology Group's 2013 blueprint for research: renal tumors. *Pediatr Blood Cancer* 2013;60:994.

England RJ, Haider N, Vujanic GM, et al. Mesoblastic nephroma: a report of the United Kingdom Children's Cancer and Leukaemia Group (CCLG). *Pediatr Blood Cancer* 2011;56(5):744-748.

Geller JI, Cost NG, Chi YY, et al. A prospective study of pediatric and adolescent renal cell carcinoma: a report from the Children's Oncology Group (COG) Study AREN032. *Cancer* 2020;126(23):5156-5164.

Grantham EC, Caldwell BT, Cost NG. Current urologic care for testicular germ cell tumors in pediatric and adolescent patients. *Urol Oncol* 2016;34(2):65-75.

Green DM. The evolution of treatment for Wilms tumor. *J Pediatr Surg* 2013;48(1):14-19.

Kieran K, Ehrlich PF. Current surgical standards of care in Wilms tumor. *Urol Oncol* 2016;34(1):13-23.

Kieran K, Shnorhavorian M. Current standards of care in bladder and prostate rhabdomyosarcoma. *Urol Oncol* 2016;34(2):93-102.

Matthay KK, Maris JM, Schleiermacher G, et al. Neuroblastoma. *Nat Rev Dis Primers* 2016;2:16078.

Nakamura L, Ritchey M. Current management of wilms' tumor. *Curr Urol Rep* 2010;11(1):58-65.

Peard L, Cost NG, Saltzman AF. Pediatric pheochromocytoma: current status of diagnostic imaging and treatment procedures. *Curr Opin Urol* 2019;29(5):493-499.

Ross JH. Prepubertal testicular tumors. *Urology* 2009;74(1):94-99.

Ross JH, Rybicki L, Kay R. Clinical behavior and a contemporary management algorithm for prepubertal testis tumors: a summary of the Prepubertal Testis Tumor Registry. *J Urol* 2002;168(4 Pt 2):1675-1678; discussion 1678-1679.

Rove KO, Maroni PD, Cost CR, et al. Pathologic risk factors in pediatric and adolescent patients with clinical stage I testicular stromal tumors. *J Pediatr Hematol Oncol* 2015;37(8):e441-446.

Saltzman AF, Cost NG. Current treatment of pediatric bladder and prostate rhabdomyosarcoma. *Curr Urol Rep* 2018;19(1):11.

Taskinen S, Fagerholm R, Aronniemi J, et al. Testicular tumors in children and adolescents. *J Pediatr Urol* 2008;4(2):134-137.

第12章
泌尿生殖系统感染与炎症

Michael C. Chen, Aaron Krug, And Polina Reyblat

Campbell-Walsh-Wein Urology 第12版作者

Kimberly L Cooper, Gina M. Badalato, Matthew P. Rutman, Kristy Mckiernan Borawski, Alicia H. Chang, Brian G. Blackburn, Michael Hsieh, Robert M Moldwin, Phillip M. Hanno, Michael Pontari, Richard Edward Link, and Nikki Tang

尿路感染

单纯性尿路感染（uncomplicated urinary tract infection, uncomplicated UTI）是指发生在尿路结构和功能正常的健康人群的尿路感染。这类感染通常可通过短程口服药物根除。**复杂性尿路感染**（complicated UTI）与许多因素有关，这些因素增加细菌感染的机会，并降低了治疗的效果（框12-1）。如尿路常有结构或功能上的异常，宿主抵抗力下降和/或细菌毒力增强或出现耐药（图12-1）。

大肠埃希菌（*Escherichia coli*）是尿路感染**最常见**的病原体，占社区获得性感染的85%和医院获得性感染的50%。大肠埃希菌致病的一个重要步骤是细菌的菌毛黏附到尿路上皮细胞上。**1型菌毛**（Type 1 pili）为甘露糖敏感型，它的黏附能力能被甘露糖所抑制。**P型菌毛**（Type P pili）对肾有趋向性，在大多数致肾盂肾炎的菌株上都有发现。P型菌毛为甘露糖抵抗型，它的黏附能力不能被甘露糖所抑制。

框 12-1　　表现为复杂性尿路感染的相关因素	
• 尿路功能或解剖结果异常	• 儿童期尿路感染
• 男性	• 近期使用抗生素
• 妊娠	• 留置导尿管
• 老年患者	• 尿路梗阻
• 糖尿病	• 经尿路行器械操作
• 免疫抑制	• 医院获得性感染
• 脊髓损伤	• 症状超过 7 天

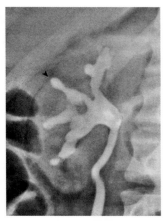

图 12-1　排泄性尿路造影照片显示一个在 2 个月至 2 岁期间有反复发热病史的 18 岁女孩的右肾点状粗糙的瘢痕影。膀胱 X 线照片显示此患者在 2 岁左右时左肾萎缩并且伴随明显的左肾反流和轻微的右肾反流。排泄性尿路造影照片示其在 6 岁时左肾严重萎缩。在 6～15 岁期间她从未感染。15 岁时发生了严重的再感染并终止预防性治疗。18 岁时其血压正常，血清肌酐水平到达 0.9mg/dl。在 21 岁时，停止了预防性治疗达 18 个月，并未出现肠杆菌感染或在阴道前庭处的定植。所有肾盏变得圆钝，有一个肾盏由于皮质萎缩而伸展至包膜

膀胱炎（cystitis）是表现为排尿困难、尿频、尿急、耻骨上区疼痛、血尿、发热的一种临床综合征。**急性肾盂肾炎**（acute pyelonephritis, APN）表现为发热、寒战、腰痛、肋脊角压痛、恶心、呕吐、不适。如果出现无痛肉眼血尿或镜下血尿，在尿培养阴性的情况下，应警惕泌尿系肿瘤的可能，且应该展开对血尿的评估。大多数尿路感染不需要影像学检查，但是一些临床情况下可能需要影像学检查来判断是否存在需要外科干预的情况及是否需要调整治疗方案（框 12-2 和框 12-3 ）。

框 12-2　评估尿路感染的要素	
• 近期感染史 / 抗生素使用情况	• 泌尿系统畸形
• 近期住院治疗史	• 泌尿生殖道、生殖器官、脊柱手术史
• 并发症	• 家族史
• 儿童期排尿功能障碍史	• 目前服用的药物
• 性生活史及生育史	

框 12-3　急性肾盂肾炎进行影像学检查的适应证
• 潜在的输尿管梗阻（如结石，输尿管狭窄，肿瘤）
• 结石病史，尤其是感染性（磷酸镁铵）结石
• 潜在的肾乳头坏死（如镰状细胞贫血、严重糖尿病、滥用镇痛药的患者）
• 泌尿生殖器外科治疗史诱发梗阻，例如输尿管再植或者输尿管改道
• 5～6d 适量抗生素治疗后反应不佳
• 糖尿病
• 需透析肾或者严重肾功能不全的多囊肾患者
• 神经源性膀胱
• 少见病原体感染，如结核杆菌、真菌、尿素裂解病原体（如变形杆菌）

正确收集尿液样本有助于对尿路感染的诊断（框 12-4 ）。**尿液分析试纸**（urine dipsticks）可用于排除尿路感染。尿液中的亚硝酸盐测定、白细胞酯酶活性测定和血液分析可最准确地诊断尿路感染。**尿液全项分析**（complete urinalysis）中的多种**检查**也有助于对急性炎症反应的判断。**脓尿**（pyuria）的定义

为每高倍镜视野（HPF）存在＞5 个白细胞（WBC）。中度脓尿（＞50WBC/HPF）合并尿路症状可能预示着尿路感染。当然，仅凭尿液中存在白细胞并不能直接诊断尿路感染，因为脓尿也可存在于许多常见的泌尿系统疾病中。**白细胞酯酶（leukocyte esterase，LE）**是由白细胞在尿液中分解产生，它是脓尿的指征之一，但并无细菌特异性。

框 12-4　影响留取足量清洁中段尿的因素

• 身体体重指数（BMI）的增长	• 无法承重
• 阴道萎缩	• 阴道内子宫托
• 手灵活性差	• 有菌的收集容器

　　细菌中的硝酸还原酶可将饮食中的硝酸盐还原成**亚硝酸盐（nitrites）**。但是并非所有细菌都能产生亚硝酸盐。因此，未检测到亚硝酸盐并不意味着细菌不存在。所有肠杆菌科细菌，包括大肠埃希菌、克雷伯菌、肠杆菌、变形杆菌、枸橼酸杆菌、摩根菌和沙门菌，都能产生亚硝酸盐。不能产生亚硝酸盐的细菌包括所有革兰氏阳性菌和假单胞菌（假单胞菌和不动杆菌）（图 12-2）。**尿培养（urine culture）**是明确菌尿的金标准，可为尿路感染的诊断提供参考。尿培养结果分为阴性、共生菌群或阳性三种。

　　共生菌群包括凝血酶阴性葡萄球菌、α 型和非溶血性链球菌、类白喉杆菌、非致病性奈瑟菌和酵母菌。对于存在尿痛的患者，尿液中存在 $\geqslant 10^2/ml$ 病原体的菌落形成单位（CFU）为菌尿的诊断标准。

无症状菌尿症

　　无症状菌尿症（asymptomatic bacteriuria，AB）是指患者尿液样本中发现细菌，却没有表现出尿路感染的症状。对于无症状的女性患者，连续两次采取污染概率最低的方式留取的尿样，检测出同一菌属的计数 $\geqslant 100\ 000$ CFU/ml，方可诊断 AB。对于男性而言，一次清洁尿中达到同样的细菌计数即可诊断 AB。**AB 的患者一般无须治疗**，但孕妇或处于可能黏膜出血手术围术期的患者需要治疗（框 12-5）。

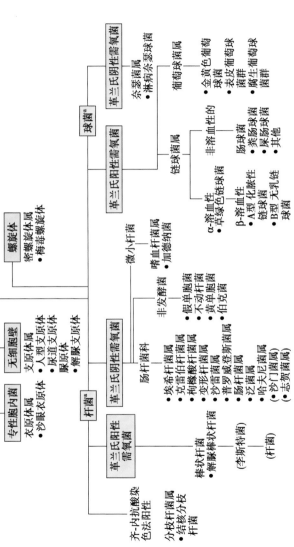

图 12-2 尿路感染的相关细菌。[a] 不考虑厌氧细菌（摘自 Grabe M, Bartoletti R, Bjerklund Johansen TE, et al. Guidelines on urological infections.2015. https://uroweb.org/wp-content/uploads/19-Urological-infections_LR2.PDF ）

框 12-5　无症状菌尿的治疗措施
• **无须治疗**：绝经前非妊娠妇女，糖尿病患者，老年社区居民，老年住院患者，脊髓损伤患者，留置尿管的患者，无症状的脓尿患者
• **治疗**：孕妇，处于可能黏膜出血手术围术期的患者

　　抗菌治疗应根据疗效、安全性、成本和依从性选择抗菌药物。抗生素耐药性及不良反应受抗生素种类及治疗时间的影响。表 12-1 ~ 表 12-4 总结了抗生素治疗尿路感染的作用机制、作用范围、常见不良反应、注意事项和禁忌证。

表 12-1　抑菌性抗生素与杀菌性抗生素

抑菌性抗生素	杀菌性抗生素
氯霉素	氨基糖苷类
克林霉素	喹诺酮类
大环内酯类	β - 内酰胺类
磺胺类	万古霉素
四环素	
甲氧苄啶	

表 12-2　用于治疗尿路感染的常见抗生素的作用机制

药物和药物种类	作用机制	耐药机制
β - 内酰胺类（青霉素、头孢菌素、氨曲南）	抑制细胞壁合成	产生 β - 内酰胺酶，改变青霉素结合蛋白的结合位点，改变细胞壁孔径大小
氨基糖苷类	抑制核糖体蛋白合成	下调细菌摄取药物；细菌产生氨基糖苷修饰酶
喹诺酮类	抑制细菌 DNA 解旋酶	DNA 解旋酶结合位点突变；细胞壁孔径大小改变；主动外排
磷霉素	抑制细胞壁合成	新型氨基酸取代或转运蛋白功能丧失
呋喃妥因	抑制一些细菌酶系统	尚未明确
甲氧苄啶 / 磺胺甲噁唑	拮抗细菌叶酸代谢	从外环境吸收叶酸
万古霉素	抑制细菌细胞壁合成（同 β - 内酰胺类）	肽聚糖在不同位点而非靶点的酶学改变

表 12-3　用于治疗尿路感染常见病原体的抗菌药物的抗菌谱

抗菌药物和种类	革兰氏阳性病原体	革兰氏阴性病原体
阿莫西林或氨苄西林	链球菌、肠球菌	奇异变形杆菌
阿莫西林克拉维酸钾	链球菌、肠球菌	奇异变形杆菌、克雷伯菌
阿莫西林舒巴坦	葡萄球菌（非耐甲氧西林金黄色葡萄球菌）、肠球菌	奇异变形杆菌、流感嗜血杆菌、克雷伯菌
抗葡萄球菌青霉素	链球菌、葡萄球菌（非耐甲氧西林金黄色葡萄球菌）	无
抗假单胞菌青霉素	链球菌、肠球菌	大部分，包括铜绿假单胞菌
第一代头孢菌素	链球菌、葡萄球菌（非耐甲氧西林金黄色葡萄球菌）	大肠埃希菌、奇异变形杆菌、克雷伯菌
第二代头孢菌素（头孢孟多、头孢呋辛、头孢克洛）	链球菌、葡萄球菌（非耐甲氧西林金黄色葡萄球菌）	大肠埃希菌、奇异变形杆菌、流感嗜血杆菌、克雷伯菌
第二代头孢菌素（头孢西丁、头孢替坦）	链球菌	大肠埃希菌、变形杆菌（包括吲哚阳性）、流感嗜血杆菌、克雷伯菌
第三代头孢菌素（头孢曲松）	链球菌、葡萄球菌（非耐甲氧西林金黄色葡萄球菌）	大部分，不包括铜绿假单胞菌
第三代头孢菌素（头孢他啶）	链球菌	大部分，包括铜绿假单胞菌
氨曲南	无	大部分，包括铜绿假单胞菌
氨基糖苷类	葡萄球菌（尿）	大部分，包括铜绿假单胞菌
氟喹诺酮类	链球菌 [a]	大部分，包括铜绿假单胞菌
呋喃妥因	葡萄球菌（非耐甲氧西林金黄色葡萄球菌）、肠球菌	许多肠杆菌（不包括普罗维登斯菌、沙雷菌属、不动杆菌属）、克雷伯菌
磷霉素	肠球菌	许多肠杆菌（不包括铜绿假单胞菌）
匹美西林	无	大部分，不包括铜绿假单胞菌
甲氧苄啶/磺胺甲噁唑	链球菌、葡萄球菌	许多肠杆菌（不包括铜绿假单胞菌）
万古霉素	所有，包括耐甲氧西林金黄色葡萄球菌	无

[a] 可一次性静脉注射长效抗生素，如头孢曲松 1g 或 24h 剂量的氨基糖苷类药物。参见 IDSA 建议。

表 12-4 用于治疗尿路感染抗生素的常见不良反应、注意事项和禁忌证

药物和药物类别	常见不良反应	注意事项和禁忌证
阿莫西林或氨苄西林	超敏反应（立即或延迟）	增加病毒性皮疹的发病危险性，如果同期存在病毒疾病或正在进行别嘌醇治疗
阿莫西林克拉维酸	胃肠不适	
阿莫西林舒巴坦		
抗葡萄球菌青霉素	抗葡萄球菌青霉素	
抗假单胞质青霉素类	急性间质性肾炎（特别是甲氧西林），与阿莫西林/氨苄西林相同，高钠血症（这些药物以钠盐的形式给予）	对钠负荷非常敏感的患者慎用
头孢菌素类	超敏反应	
	胃肠不适	
	库姆斯试验阳性，血小板积聚性降低	急性超敏反应的患者禁用；迟发型超敏反应患者慎用
氨曲南	超敏反应（比青霉素少）	不足 1% 的患者与头孢菌素或青霉素存在交叉过敏反应
氨基糖苷类	耳毒性	
	肾毒性：非少尿性氮质血症	

药物和药物类别	常见不良反应	注意事项和禁忌证
	高水平的神经肌肉阻滞	孕妇、严重肾功能损害、糖尿病、肝衰竭时禁用;重症肌无力的患者慎用;与其他有耳毒性和肾毒性的药物联合使用时要谨慎
氟喹诺酮类	中度的胃肠道功能紊乱、眩晕、头晕、光过敏;中枢神经系统影响,包括眩晕、震颤、意识错乱、情感障碍、幻觉;肌腱断裂	儿童及孕妇禁用;同时应用制酸药、铁、锌、硫糖铝影响口服吸收。该类药物会提高茶碱的血浆水平,禁用唑酮或严重影响此药需要检测血糖水平。会降低磺酰的发病阈值。使用治疗糖尿病药物的患者使用此药时要谨慎,曾有高血糖和低血糖的报道。该类药物可以增强华法林效应,故应用此类药物应监测凝血情况
磷霉素	头痛、胃肠不适、阴道炎	对磷霉素过敏
匹美西林	皮疹、胃肠不适	对青霉素过敏者慎用
呋喃妥因	胃肠不适;外周多发神经病变;葡萄糖-6-磷酸脱氢酶缺乏症的患者会出现溶血;肺部超敏反应	肌酐清除率低(<50ml/min)的患者禁用,因为尿液无法达到足够的药物浓度;检测用药期间的患者;避免合用丙磺舒,因为该药阻滞肾排泄呋喃妥因。避免合用镁和喹诺酮类药物,因为会发生药物拮抗
甲氧苄啶磺胺甲噁唑	高敏反应、皮疹;胃肠不适、光过敏;血液毒性(艾滋病患者)	在艾滋病患者和老年患者中副作用高发;妊娠患者禁用;因为同时使用会显著延长凝血酶原时间,接受华法林治疗者禁用
万古霉素	红人综合征;联用其他毒性或者耳毒性药物时出现肾毒性或耳毒性	与其他肾毒性耳毒性药物联合应用时应该重视

单纯性膀胱炎

　　单纯性膀胱炎(uncomplicated cystitis)的特征是尿痛、尿频、尿急等。一线的抗生素包括呋喃妥因、甲氧苄啶、磷霉素、匹美西林(图12-3)。3日疗法和7日疗法分别是女性和男性治疗单纯性膀胱炎的首选。大约90%的女性患者在开始抗生素

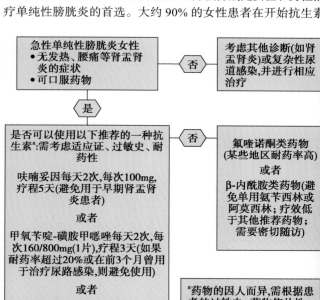

图12-3　美国传染病学会(IDSA)推荐急性单纯性膀胱炎的治疗方案

治疗后 72h 内症状消失。对治疗后病情好转的女性不要求进行随访、尿培养或进一步的泌尿系统诊疗。

复杂性尿路感染

复杂性尿路感染(complicated UTI) UTI 是指发生在尿路抵抗力低下患者的感染或有耐药菌导致的感染。从现有疾病的严重程度或既往病史可能比较容易发现这些复杂因素,或是在适当治疗失败后发现。对于需要住院治疗的患者,应根据已知尿路病原体的药敏情况静脉滴注相应的抗生素。应该尽全力纠正潜在的尿路异常。治疗通常持续 10~14 天,当患者无发热及病情稳定时,应将静脉用药转为口服给药。当患者治疗无效应当重复行尿培养检查。

气性膀胱炎(emphysematous cystitis) 气性膀胱炎是一种罕见的、可能危及生命的、具有较高死亡率的复杂性膀胱炎。CT 显示膀胱壁内有气体是气性膀胱炎的主要特征(图 12-4)。气性膀胱炎常见于糖尿病控制不佳的老年妇女。大

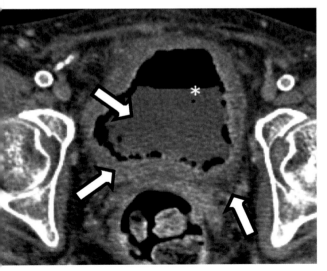

图 12-4 气性膀胱炎的 CT 图像。箭头示膀胱壁内气体;星号示膀胱内气体

多数气性膀胱炎患者的治疗方法是静脉注射抗生素、膀胱灌注、积极治疗基础疾病。初始的抗生素方案必须广泛覆盖革兰氏阴性菌。如果最初即发现革兰氏阳性球菌,抗生素方案中应加用氨苄西林或阿莫西林,从而更好地覆盖肠球菌。对于初步治疗效果不佳或有严重坏死性感染的患者,应使用手术干预。

复发性尿路感染

复发性尿路感染(recurrent UTI)的定义是 6 个月内出现两次及以上尿路感染或 12 个月内出现三次及以上尿路感染。应对先前的感染进行详细的病史采集,包括既往感染的次数、频率、尿培养结果、症状、诱因或危险因素(框 12-6)。应注意患者是否存在耻骨上区充盈,并应进行盆腔检查。对于复发性尿路感染的女性患者,影像学检查和膀胱镜评估并不是必需的,除非其有复杂性尿路感染的危险因素(框 12-7,图 12-5)。

框 12-6　复杂性尿路感染的危险因素	
• 性行为	• 使用杀精剂
• 过去一年内有新的性伴侣	• 绝经前有尿路感染史
• 一级女性亲属有尿路感染的家族史	• 绝经期
• 近期使用抗生素	• 尿失禁,残余尿升高,膀胱积水

框 12-7　复发性尿路感染进一步处理的指征	
• 既往尿路外伤史或手术史	• 基于药敏的抗生素治疗后出现耐药
• 既往膀胱结石或肾结石	• 糖尿病或其他免疫功能受损
• 感染消退后出现肉眼血尿	• 气尿、粪尿、厌氧菌感染或憩室炎病史
• 尿路梗阻症状,大量残余尿	• 反复肾盂肾炎
• 培养出分解尿素的细菌	• 感染消退后出现无症状的镜下血尿
• 既往腹盆部恶性肿瘤史	

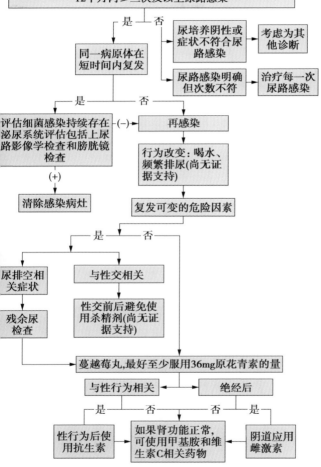

图 12-5　复发性尿路感染治疗方案的思维导图

急性肾盂肾炎

急性肾盂肾炎（acute pyelonephritis, APN）是由肾实质感染引起的肾炎。大肠埃希菌是一种具有特殊毒力因子的独特细菌亚群，约是 80% 病例的致病菌。对于住院或留置尿管的患者以及近期接受过尿路操作的患者，应更多怀疑耐药菌感染，例如变形杆菌属、克雷伯菌属、假单胞菌属、沙雷菌属、肠杆菌属或枸橼酸杆菌属等的感染。除粪肠球菌、表皮葡萄球菌及金黄色葡萄球菌外，革兰氏阳性菌很少引起肾盂肾炎。

急性肾盂肾炎典型的临床表现为**突发寒战、发热以及腰部或肋脊角出现疼痛或压痛**。临床表现较为广泛，可从革兰氏阴性败血症到膀胱炎伴轻度腰痛。深触诊常可及腰部压痛。

尿液分析（urinalysis, UA）可显示脓尿、细菌和大量颗粒管型或白细胞管型。大约 25% 女性单纯性肾盂肾炎病例血培养为阳性，其结果大部分与尿培养的结果一致，并且不会影响治疗策略。但是，对于有全身中毒表现，需要住院治疗，或存在危险因素（如妊娠）的患者，都应该考虑进行**血培养**。**超声**（ultrasound, US）可显示局灶性实质水肿和该区域回声增强或减弱（图 12-6）。**CT 和 MRI 可显示局灶性水肿和低密度灶和/或实质的不均匀增强**（图 12-7）。在没有造影剂的情况下，CT 显示病灶为低密度，MRI 显示该区域扩散受限。

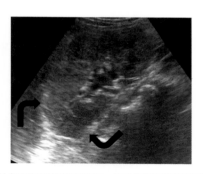

图 12-6　急性肾盂肾炎的超声检查。箭头显示异常回声和水肿的上极

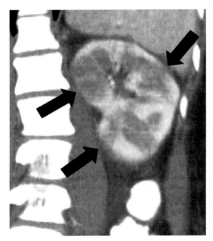

图 12-7 局灶性肾盂肾炎的 CT 图像。箭头显示斑块状不均质增强减弱和肿胀

急性肾盂肾炎感染可分为：①单纯性感染，不需要住院治疗；②尿路正常，但病情需要住院肠道外给药治疗的单纯性感染；③与住院、插管、泌尿外科手术或尿路异常相关的复杂感染（图 12-8，表 12-5）。对于持续发热超过 72h 的患者，CT 有助于排除尿路梗阻、识别肾及肾周感染。

肾脓肿

肾脓肿（renal abscess）是化脓物质积聚于肾实质而形成，大部分由革兰氏阴性菌引起。前驱感染或结石形成的肾小管阻塞从而导致的上行感染可能是革兰氏阴性菌脓肿形成的主要途径。革兰氏阳性菌肾脓肿见于多发性皮肤痈患者，或是静脉注射毒品导致的血行播种。

患者可以表现为**发热**、**寒战**、**腹部或腰痛**，偶尔会出现体重减轻和疲劳。肾脓肿的诊断之前，通常会出现尿路感染或肾盂肾炎的尿路症状。

患者通常**白细胞**显著增多。脓尿和菌尿可能不明显，除非脓肿与集合系统相通。但可能会存在菌血症。尿培养通常不显示有细菌生长，或者生长的细菌不同于从脓液中分离得到的病原体。超声表现为肾低回声的占位性病变,伴声影增强。**CT 是诊断性检查**,特征是在 CT 上边界清楚的低密度脓肿病灶(图 12-9)。

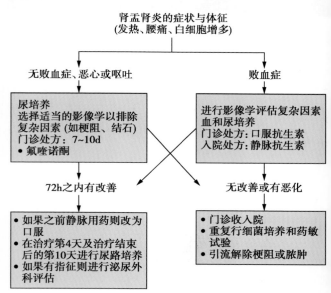

图 12-8　急性肾盂肾炎的治疗

表 12-5　急性复杂性和单纯性女性肾盂肾炎的治疗方法

病情	给药途径	药物	剂量[e]	频率	持续时间
门诊患者;轻症,无恶心呕吐	口服[a]	TMP-SMX DS[b]	160 ~ 800mg	q12h	14
		环丙沙星[c]	500mg	q12h	7
		环丙沙星[c](缓释剂)	1 000mg	q24h	7
		左氧氟沙星[c]	750mg	q24h	5
住院患者,病情重,可能存在败血症	肠道外给药[d]	氨苄西林和庆大霉素	1 ~ 2g 1 ~ 1.5mg/kg	q6h q8h	10 ~ 14
		左氧氟沙星[e]	500 ~ 750mg	q24h	10 ~ 14
		头孢曲松	1g	q24h	10 ~ 14
		碳青霉烯	剂量不定		10 ~ 14

续表

病情	给药途径	药物	剂量[e]	频率	持续时间
妊娠患者	肠道外给药[d]	氨苄西林和庆大霉素	1～2g	q6h	10～14
			1～1.5mg/kg	q8h	
		氨曲南	1g	q8h	10～14
	口服	头孢氨苄	500mg	q6h	

DS,双效；TMP-SMX,甲氧苄啶/磺胺甲噁唑。

[a] 可一次性静脉注射长效抗生素,如头孢曲松 1g 或 24h 剂量的氨基糖苷类药物。参见 IDSA 建议。

[b] 如果已知尿路病原体对其敏感,可以选择。如果未知是否敏感,建议初始剂量的长效肠外抗菌药物,如 1g 头孢曲松或合用 24h 剂量的氨基糖苷类药物。

[c] 可用于尿路病原体对氟喹诺酮类药物耐药率不超过 10% 的地区。

[d] 对于肠道外给药,至退热后改口服。

[e] 所有药物的剂量均应根据肾功能进行调整。

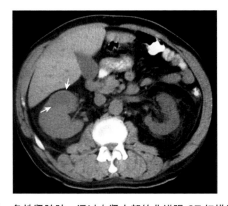

图 12-9　急性肾脓肿。通过右肾中部的非增强 CT 扫描显示,右肾增大,并有一低密度区(箭头)。经过抗菌治疗后复查 CT 显示上述改变完全消退

　　患者应立即开始静脉注射抗生素。对临床病情稳定、并且脓肿小于 3cm 或甚至小于 5cm 的患者,可用**静脉注射抗菌药物并严密观察**。可通过影像学评估脓肿的大小来指导临床治疗。必要时在 CT 或超声的引导下穿刺针吸以区分脓肿和肿瘤。**经皮肾穿刺引流仍然是大多数直径大于 5cm 肾脓肿的一**

线治疗选择。

肾周脓肿

肾周脓肿（perinephric abscess）**为肾包膜之外，但被 Gerota 筋膜所包围的脓肿**　一般是由急性肾皮质脓肿溃破入肾周间隙、梗阻或外伤导致感染的尿液外渗、肾周血肿感染、其他部位经血行播散引起。

肾周脓肿的临床表现**与肾脓肿相似**。大约一半的病例可在腹部或腰部触及肿块。实验室检查特征包括白细胞增多、血肌酐升高和脓尿。血和尿培养可能是阳性，也可能是阴性。CT 对于诊断原发性脓肿特别有价值（图 12-10）。

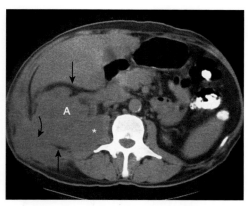

图 12-10　右肾下极 CT 平扫（左侧曾行肾切除术）显示广泛的肾周脓肿。广泛的脓肿（A）扭曲及增大了肾的轮廓，并渗透入肾周脂肪囊（直箭头所示），然后蔓延到腰大肌（星号所示）和腰部软组织（弯箭头所示），并提示正常肾集合系统的脂肪已经破坏

所有肾周脓肿患者应**立即开始静脉抗生素治疗**。对于小的肾周脓肿，单独使用抗生素可治疗临床稳定或免疫能力健全的患者。**与肾脓肿不同，直径＞0.3cm 的脓肿建议早期经皮穿刺引流**。如果肾脏无功能或感染严重，可能需要进行肾切除术。

黄色肉芽肿性肾盂肾炎

黄色肉芽肿性肾盂肾炎（xanthogranulomatous pyelone-phritis, XGP）是一种罕见、严重的慢性肾感染，常会导致弥散性的肾损害。XGP 发病有关的主要因素有尿石症、梗阻和感染。XGP 的特点是充满脂质的泡沫状巨噬细胞的积聚。它开始于肾盂和肾盏，随后扩张并损害到肾实质和邻近的组织。

尿路感染患者出现**单侧增大的无功能或功能很差的肾，伴有结石或与恶性肿瘤难以鉴别的肿物**，就应该怀疑 XGP。患者通常会出现腰痛、发热、寒战、持续菌尿。变形杆菌是 XGP 最常见的致病菌，其次是大肠埃希菌。查血可发现贫血，还可能有肝功能异常。氮质血症或肾衰竭则较为少见。CT 表现为单侧肾增大，该肾无功能或有少许功能，并且在肾盂内有一较大结石。肾实质被多处水样密度的病变所替代，为扩张的肾盏和脓肿。应用 ^{99m}Tc-DMSA 肾放射性核素扫描可以对患者肾的功能下降进行证实和定量（图 12-11）。

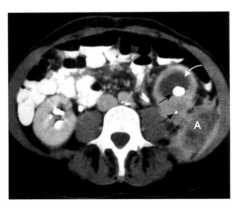

图 12-11　黄色肉芽肿性肾盂肾炎。增强 CT 扫描显示，集合系统和结石（直黑箭头所示）合并下极脓肾（弯白箭头所示）。一个不规则、大部分呈低密度的肾周脓肿（A）延伸至侧方软组织

　　XGP 需通过**手术切除**受感染的肾脏及其周围所有炎症组织进行治疗。术前为了稳定患者病情，抗生素的使用是必要的。肾脏周围的炎症反应可能会加大手术难度。与 XGP 相关的充满脂质的巨噬细胞跟肾透明细胞癌很相像，单独依靠冰冻切片很难区别。**XGP 不能仅仅依靠切开引流或经皮引流来治愈。**

气性肾盂肾炎

　　气性肾盂肾炎（emphysematous pyelonephritis, EP）是一种泌尿外科急症，其特征是**由产气的尿路病原体引起的急性坏死性实质和肾周感染**。这种疾病通常发生在患有糖尿病的患者身上，也发生在有尿路梗阻、乳头状坏死和严重肾损害的情况下。

　　EP 通常表现为典型的发热、呕吐和腰痛三联征为症状的严重急性肾盂肾炎。低蛋白血症、初始时出现休克、菌血症、需要血液透析、血小板减少、精神状态改变和多种微生物感染与预后不良和死亡率增加相关。EP 的尿培养结果总是阳性，最常见的是大肠埃希菌，其次是变形杆菌和克雷伯菌。CT 可显示肾实质内分布的斑驳气体影（图 12-12）。

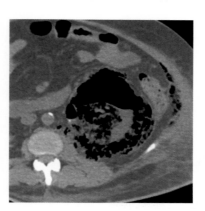

图 12-12　气肿性肾盂肾炎的 CT：左肾内部和周围可见气体

EP 是一种**泌尿外科急症**。大多数患者都会出现败血症，需要重症监护。补液、葡萄糖和电解质管理以及广谱抗菌治疗至关重要。**患者初始可通过放置输尿管支架或经皮肾造瘘管进行治疗**。如果患者对保守治疗没有反应，或存在广泛弥漫性气体并伴有肾损害，则建议进行肾切除术。

急性睾丸炎与附睾炎

急性睾丸炎（acute orchitis）**和附睾炎**（epididymitis）分别是睾丸和附睾的疼痛、肿胀和炎症。常见的致病微生物分别为大肠埃希菌和假单胞菌。阴囊检查通常有睾丸和精索触痛。所有急性睾丸炎和附睾炎患者均应进行尿液培养。如有必要，应当进行性传播感染（sexually transmitted infection, STI）的检测。阴囊超声有助于区分睾丸扭转和睾丸炎，并识别睾丸肿瘤和脓肿。对于有感染性睾丸炎症状的患者，应开始使用抗生素治疗革兰氏阴性的尿路病原体，并根据尿液培养结果调整治疗方案。疑似有 STI 的患者应开始合适的治疗。睾丸炎患者，特别是那些症状没有缓解的患者，需要进行随访，以排除遗漏的睾丸扭转或睾丸肿瘤。

富尼埃坏疽

富尼埃坏疽（Fournier gangrene, FG）是一种**可危及生命**的会阴和生殖器的进行性感染。发生 FG 的危险因素包括酒精中毒、糖尿病、近期泌尿生殖系或结直肠器械操作或创伤、既往患外周血管疾病。感染可沿着筋膜传播。需要迅速作出对 FG 的诊断，因为软组织感染传播十分迅速。治疗方案为广谱抗生素联合广泛的外科清创。清创的范围需达到健康有出血的组织边缘。（https://www.cdc.gov/std/default.htm）

淋菌性尿道炎

在男性中通常表现为尿道炎、附睾炎、前列腺炎、直肠炎，而在女性中通常无症状，但可能出现后遗症（如盆腔炎、输卵管瘢痕、不孕、异位妊娠和慢性盆腔疼痛）。

核酸扩增试验（nucleic acid amplification tests, NAAT）**是检测淋病奈瑟菌及沙眼衣原体的常用方法。**在有症状的男性中，尿道标本的革兰氏染色结果阳性具有诊断意义（阳性指观察到分叶核白细胞和革兰氏染色阴性的双球菌）。但由于敏感性低，革兰氏染色结果阴性并不能除外淋病奈瑟菌感染。

治疗方案为头孢曲松 250mg 单次肌肉内注射 + 阿奇霉素 1g 单次口服。替代方案为头孢克肟 500mg+ 阿奇霉素 1g 单次口服。对头孢菌素类药物过敏的患者可使用阿奇霉素 2g+ 吉米沙星 320mg 单次口服，或阿奇霉素 2g 单次口服 + 庆大霉素 340mg 单次肌肉内注射。此外，**所有诊断淋菌性尿道炎的患者都应当检测是否存在其他的性传播疾病。**

非淋菌性尿道炎（图 12-13）

衣原体尿道炎

衣原体（*C. trachomatis*）感染是美国最常见的感染性疾病。女性衣原体上行性感染可导致输卵管瘢痕、盆腔炎、盆腔疼痛和不孕。在男性中，使用前段尿进行 NAAT 检查是检测衣原体感染最敏感的方法。推荐的治疗方案包括阿奇霉素 1g 单次口服，或多西环素 100mg tid 口服 7 天。患有此疾病的人应该同时进行淋球菌、HIV 病毒及梅毒的检测。与淋病一样，**患者在出现症状之前 60 天以内的所有性伴侣都应该评估有无衣原体感染。**

生殖支原体

生殖支原体（*M. genitalium*）导致了 15% ~ 20% 的非淋菌性尿道炎、20% ~ 25% 非淋巴细胞性尿道炎以及约 30% 的难治或复发型尿道炎。它的传播方式主要是生殖器黏膜之间的直接接触。因为没有已被批准的诊断试验，在难治或复发型尿道炎患者中，应当怀疑是否有生殖支原体感染。有研究报道，存在因抗生素耐药而治疗不成功的病例。美国 CDC 推荐的一线治疗方案为阿奇霉素 1g 单次口服。

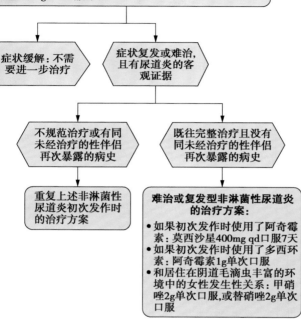

图 12-13 关于非淋菌性尿道炎治疗方案的思维导图

阴道毛滴虫

阴道毛滴虫（*T. vaginalis*）是一种有鞭毛的寄生虫，主要感染男性的尿道以及女性的尿道、阴道和外阴。可通过 NAAT 或湿片法培养进行诊断。在非淋菌性尿道炎（nongonococcal urethritis, NGU）患者中，阴道毛滴虫的感染率并不高。因此，在初步检查中不需要使用上述检测，但应对患有滴虫病的女性的男性性伴侣，以及流行地区的其他男性人群使用上述检测。推荐的治疗方案为甲硝唑 2g 或替硝唑 2g 单次口服。

肛门生殖器疣（尖锐湿疣）

人乳头瘤病毒（Human papillomaviruses, HPV）是一种非包膜双链 DNA 病毒，HSV6 和 HSV11 不具有致癌性，是 90% 的尖锐湿疣的病因。高风险的黏膜 HPV 类型主要包括 HPV16、18、31、33、35，研究已证明，它们与大部分宫颈、阴茎、外阴、阴道、肛门、口咽的癌及癌前病变相关。**HPV16 与 HPV18 是最常见的高风险 HPV 类型，是超过 70% 的宫颈癌的病因**。尖锐湿疣可通过临床检查来诊断，但在难以明确或疗效不佳的情况下需要进行活检。常用的局部外用疗法包括咪喹莫特乳膏（3.75% 和 5%）、0.5% 鬼臼毒素溶液、5% 茶多酚乳膏。手术治疗包括冷冻治疗、手术切除、三氯醋酸或二氯醋酸疗法。CDC 建议在 11 或 12 岁时常规接种 HPV 疫苗。

泌尿生殖系结核

结核病（tuberculosis, TB）是由一组紧密相关的嗜酸细菌（结核分枝杆菌复合群, MTBC）引起的疾病。MTBC 最初通过吸入咳嗽产生的传染性气溶胶进入宿主。结核可通过上行感染或血源感染的方式感染泌尿生殖道。如果不进行治疗，泌尿生殖系结核会导致无法修复的组织损伤，并导致肾衰、不孕等严重后果。

结核的典型表现包括发热、消瘦、盗汗和乏力。泌尿生殖系症状包括排尿痛、储尿期症状、血尿、腰痛。典型的化验结果包括无菌性脓尿和血尿。**肾脏是泌尿生殖系结核最常见的感染部位**。随着时间的推移，肾脏的结核感染是进行性的和高度破坏性的。肾脏结核感染的病理表现为肉芽肿在肾实质内形成并合并，形成干酪腔和坏死物质，导致脓肿、慢性肾盂肾炎、肾实质和肾乳头坏死。随着感染的进展，肾盏发炎并最终钙化，导致肾盏扭曲、扩张和狭窄。

输尿管受累常通过肾脏感染下行引起。"泛输尿管"狭窄可形成**"串珠样"**外观，并引起梗阻和尿反流（图 12-14 和图 12-15）。膀胱溃疡发生在巨大肉芽肿聚集的区域，最常见的

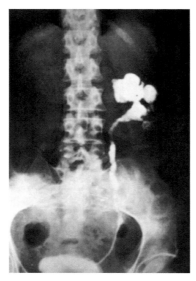

图 12-14　闭塞的肾盏

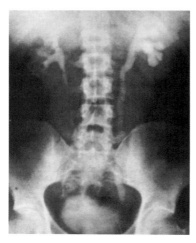

图 12-15　严重的肾盏和实质破坏

部位是膀胱顶。膀胱慢性炎症及黏膜瘢痕可导致尿频、尿急、尿痛、排尿困难，并在大约 1 年后引起膀胱挛缩。附睾是泌尿生殖系统除肾脏以外结核血源性传播最常见的部位。附睾结核可以波及睾丸，导致不孕。

泌尿生殖系结核可通过尿液培养出嗜酸性细菌**诊断。需连续数天留取 3~5 个晨尿样本，从而保证最大诊断率**。腹盆部 X 线检查可以发现结核引起的钙化灶。在发达国家，泌尿系 CT 并进行尿路造影已取代静脉尿路造影，成为发达国家泌尿生殖系结核最常用的影像学检查。

治疗　方法首先应当进行抗结核治疗，出现尿毒症或败血症的患者应及时使用经皮肾造瘘管或输尿管支架**解除上尿路梗阻**。如果结核药物治疗成功后梗阻持续存在，可能需要进行开放性输尿管重建。肾切除手术适用于肾功能彻底丧失且在充分药物治疗后仍有顽固性或复发性结核的患者，或药物抵抗性高血压的患者。结核性挛缩的膀胱可选择进行膀胱扩大术和膀胱替代术。

间质性膀胱炎

间质性膀胱炎 / 膀胱疼痛综合征（interstitial cystitis, IC/ bladder pain syndrome, BPS）的临床定义为，**在除外感染或其他可能原因后的一种与膀胱相关的疼痛、压力和不适感，伴有持续>6 周的下尿路症状**。盆腔疼痛、不适、尿频是 IC/BPS 的主要症状，也是患者寻求治疗的最常见原因。患有 IC/BPS 的患者通常会描述为一种排尿的迫切需求，主要表现为在膀胱充盈时出现的剧烈疼痛、压力或骨盆不适。IC/BPS 患者通过排尿来避免或缓解疼痛。其症状常常波动，通常会持续几天，且诱因千差万别。

由于 IC/BPS 的症状千差万别，且多种疾病可表现为与之相似的症状，使得该病的诊断变得十分困难。初步评估应当包括详细的病史，尤其是疼痛的性质、部位、诱因以及其他可能的原因（框 12-8）。排尿方面的症状可通过排尿日记进行评估，疼痛的症状可通过量表或症状评分进行量化。

框 12-8　IC/BPS 患者的病史
1. 盆腔疼痛的部位，以及疼痛与膀胱充盈与否的关系
2. 有无疼痛的初始事件
3. 疼痛持续时间、性质、放射性
4. 有无局部疼痛（如阴茎、尿道、外阴、会阴、肛周、睾丸、腹股沟、尾骨疼痛）
5. 有无排尿功能或肠道功能障碍
6. 疼痛与月经周期的关系
7. 有无性交痛
8. 疼痛的诱发或缓解因素
9. 既往治疗方案的疗效
10. 泌尿系统疾病 / 胃肠道疾病、妇科疾病 / 神经系统疾病 / 风湿免疫性疾病的病史
11. 既往膀胱 / 盆腔手术史
12. 既往尿路感染病史
13. 既往盆腔放射线照射史
14. 自身免疫性疾病
15. 相关综合征（肠易激、纤维肌痛、慢性疲劳）

　　腹部查体应重点记录有无腹壁压痛、疝气、腹胀、膀胱扩大和耻骨上压痛。妇科检查应检查异常分泌物、阴道萎缩、外阴硬化萎缩性苔藓、阴道和盆底压痛。男性应进行直肠指诊和完整的阴囊和阴茎检查。

　　有肉眼血尿的患者和恶性肿瘤高危人群应进行尿**细胞学检查**。膀胱镜检查不是诊断必需的检查，但在诊疗早期可考虑使用诊室软性膀胱镜检查以除外 Hunner 式溃疡。非复杂病变的诊断无须使用尿动力学检查，但复杂病变通常需要进行尿动力学检查。诊室内膀胱充盈的感知检查可对膀胱容量进行评估，也可再现膀胱充盈时的疼痛。

　　治疗以改善症状为目的，并应从创伤低的方法开始，必要时逐步升级到创伤大的方法。2014 年美国泌尿外科协会（AUA）IC/BPS 指南上的治疗方案思维导图见框 12-9。

框 12-9 根据美国泌尿外科协会指南对间质性膀胱炎 / 膀胱疼痛综合征的分层治疗

一线治疗

- 放松 / 压力管理
- 患者教育
- 自我管理 / 行为改变
- 疼痛管理

二线治疗

- 专业的人工理疗
- 口服药物：阿米替林、羟嗪、西咪替丁、戊糖多硫酸钠（PPS）
- 膀胱内治疗：二甲亚砜（DMSO）、肝素、利多卡因
- 疼痛管理

三线治疗

- 麻醉下水扩张膀胱镜治疗
- Hunner 溃疡的治疗
- 疼痛管理

四线治疗

- 逼尿肌内注射肉毒杆菌毒素 A
- 神经调节
- 疼痛管理

五线治疗

- 环孢素
- 疼痛管理

六线治疗

- 尿流改道（行或不行膀胱切除术）
- 替代膀胱成形术
- 疼痛管理

（孙周杰、虞巍 译　虞巍 校）

推荐读物

AUA Core Curriculum Topics
Adult Urinary Tract Infection
Prostatitis
Sexually Transmitted Infection
Interstitial Cystitis

AUA Guidelines
Diagnosis and Treatment Interstitial Cystitis/Bladder Pain Syndrome (2014). https://www.auanet.org/guidelines/interstitial-cystitis-(ic/bps)-guideline.
Recurrent Uncomplicated Urinary Tract Infections in Women: AUA/CUA/SUFU Guideline (2019). https://www.auanet.org/guidelines/recurrent-uti.

第 13 章
男性不育症

Richard J. Fantus And Robert E. Brannigan

Campbell-Walsh-Wein Urology 第 12 版作者

Craig S. Niederberger, Samuel J. Ohlander, Rodrigo L. Pagani, and Marc Goldstein

流行病学

全球范围内，接近六分之一的夫妇受到不育症的困扰。女方年龄是一对夫妇生育能力最重要的预测因素。体外受精（in vitro fertilization, IVF）结果的系统报告使人们对女性因素性不孕症有了更好的了解。但男性因素性不孕症的情况却并不被人们所广泛认识，据估计，男性因素性不孕症可占所有不孕症病例的 50%。此外，在不育夫妇中，大约有 27% 的男性并未接收相关检查。虽然检查男性因素不孕症的必要性有时会被试管婴儿技术的存在所掩盖，但重要的是，要认识到男性检查的目标不仅仅是为了生育。检查的目标包括：

- 诊断并治疗可逆的不育症
- 诊断由不可逆因素引起的、需要应用辅助生殖技术的不育症
- 明确可导致患者不育及对患者造成伤害的并发症
- 必要时进一步明确可能对患者或其后代造成伤害的基因突变

不育症的标准定义是：经过 12 个月的、合理安排且未做保护措施的性行为后女方仍未怀孕。在自然怀孕的夫妇中，约 88% 在 6 个月内即可完成受孕。因此，在 12 个月内就展开相关检查有时是合理的，尤其是有较高风险的夫妇(女方高龄及不育家族史)。但是检查通常从女方开始，如果早期对男方同时进行检查可能会加快治疗进程，提供不同的方案并确认男方未被确诊的并发症情况。

病理生理学

男性生殖系统运转需要下丘脑 - 垂体 - 性腺轴的协调激素分泌、正常的睾丸组织、未堵塞的排出道系统、完善的躯体神经系统和自主神经系统以及正常的外生殖器功能。这些环节中的一个或多个病变均可能导致精液质量下降，甚至无法产生精子。

下丘脑 - 垂体 - 性腺轴需要下丘脑的促性腺激素释放激素(GnRH)作用于垂体前叶，释放卵泡刺激素(FSH)和黄体生成素(LH)。FSH 作用于支持细胞刺激精子发生，LH 作用于 Leydig 细胞使其产生睾酮，这是正常精子发生所必需的环节。此轴可能在任何步骤被打断干扰。垂体泌乳素瘤可通过负反馈调节抑制 GnRH 释放，其他垂体病变如颅咽管瘤，可以破坏 LH 和 FSH 的产生。同样，睾丸中雄激素合成的紊乱可以阻碍精子的产生。

睾丸内睾酮是精子生产所必需的，在 45% 的无精子症男性患者中，血清睾酮水平 < 300ng/dl。睾酮水平非常容易受到一些机体条件的影响，包括服用药物或接触有毒代谢物、炎症或感染性疾病、儿童疾病，乃至整体的健康状况。雌激素水平也很重要，因为睾酮在脂肪细胞中被芳香化为雌激素，机体可通过下丘脑和垂体水平的负反馈导致血清睾酮水平下降。此外，睾酮与雌激素的平衡(理想比值为 10:1)也被证明会影响男性生育能力。

与下丘脑 - 垂体 - 性腺轴相似，睾丸组织内的微环境也是受到严格调控的，即使是轻微的变化也可以导致精子形成的异常。精原干细胞（Spermatagonial stem cells, SSC）经过减数分裂，最终通过精子发生过程成为精子细胞。这一过程极易受到毒素（环境、化疗）、温度（精索静脉曲张、隐睾）和辐射的影响。这些因素可能会导致精子数量减少，甚至是精原细胞的完全耗竭。

精子细胞经过精子发生过程成为成熟的精子，然后进入附睾。在附睾内，精子获得动力并贮存以备生殖使用。在自主神经系统和躯体神经系统支配下，精子在射精过程中从附睾运输到尿道尖端，而任何神经或盆底肌肉组织的损伤（腹膜后淋巴结清扫术、直肠低位前切除术、直肠腹会阴联合切除术等）会破坏这一过程。此外，在附睾体，大量的流出小管汇聚成一个单一的附睾管状结构，在任何一点中断这个管状结构都会显著影响精液质量。附睾和输精管可发生单侧或双侧阻塞，射精管和尿道可发生损伤。

此外，基因突变可导致相关综合征或对精子产生过程造成破坏，影响着男性生育能力。生育能力受损最常见的遗传原因是克兰费尔特综合征（Klinefelter syndrome）（存活男性新生儿中发生率 1：500～1：1 000），导致高促性腺激素性性腺功能减退症和典型的无精子症。Y 染色体长臂上的 *AZFa* 和 *AZFb* 基因的完全微缺失会导致无精子症，而 AZFc 区域缺失的男性在显微镜下睾丸内精子提取中仍然可以获得精子。囊性纤维化跨膜调节基因（CFTR）的突变因会造成排出管路系统发育不良或者未发育而影响生育能力。在非西班牙裔白种人中，该基因的杂合突变相对常见，发病率为 1/25。

临床表现

男性不育症的表现差异很大，因此仅根据病史和身体状况进行诊断是难以实现的。确定病因的关键是评估精液相关参数或激素水平检查的异常。表 13-1 展示了世界卫生组织公布的精液相关参数的正常范围，表 13-2 展示了相关实验室检查的参数参考值（促性腺激素、雌激素和催乳素的正常范围可能因实验室而异）。

表 13-1　世界卫生组织第 5 版精液参数参考范围

参数	可生育男性 5% 位数	可生育男性 50% 位数	可生育男性 95% 位数
体积（ml）	1.5	3.7	6.8
浓度（M/ml）	15	73	213
获能率 /%	40	61	78
形态 /%	4	9	44

表 13-2　推荐的实验室参考值 [a]

项目	参考值
卵泡雌激素，FSH	＜7.6mIU/ml
黄体生成素，LH	＜9MIU/ml
雌二醇	＜57pg/ml
睾酮	＞300ng/dl
睾酮：雌二醇（比值）	＞10∶1
催乳素	＜13

[a] 虽然卵泡刺激素和睾酮检测值各实验室差异较大，但这些参考值已被广泛接受且是重要的临床指标。

　　虽然不同实验室的参考范围不同，但卵泡刺激素（FSH）和睾酮的这些参考值是普遍接受的水平，是重要的临床指标。

诊断与检查

　　评估的第一步应该是询问完整的病史和仔细的体格检查（图 13-1）。除了询问潜在的毒性暴露（化疗、放疗）、既往感染［全身感染、泌尿生殖系统感染、性传播感染（STI）］、儿童疾病和手术（睾丸固定术、疝修补术、输精管结扎术、盆腔手术），临床医生还应详细记录性生活史。这包括确定有关勃起功能障碍和射精障碍的事实、性交频率和潜在误用杀精润滑剂的可能性。

　　此外，确定不育是原发性的（患者从未有过孩子）还是继发性的（患者之前有过父亲身份）也很重要。同样的，了解伴侣的年龄、月经周期、早前的生育能力检查结果和之前的生育能力状态也很重要，因为这些信息可能会造成患者的临床病程的变化。

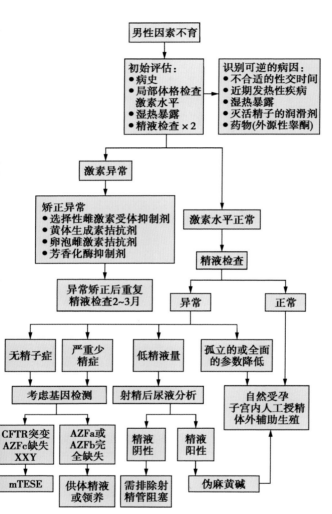

图 13-1　男性因素不育症治疗管理概况。AZF，无精子症；mTESE，显微镜下睾丸内精子提取术

对合并其他疾病情况和药物的全面评估也是至关重要的。临床医生可以确认患者与不育症相关的疾病(即囊性纤维化、原发性纤毛运动障碍、克兰费尔特综合征)。确定是否应用过可能导致精液参数损害甚至无精子症的促性腺毒性药物(如外源性睾酮)也是必要的。

体格检查应重点检查患者的整体外观、第二性征和泌尿生殖系统检查。体毛减少的迹象或男性乳房发育的存在可能表明潜在的睾酮缺乏和/或雌激素过量。应检查阴茎是否存在斑块、尿道位置异常和不可伸缩的包皮,这些都可能干扰精液沉积。阴囊内容物应检查,即睾丸的大小、活动度、位置和存在。仰卧检查精索可检查输精管是否存在,站立检查可鉴别诊断精索静脉曲张。直肠指诊可发现精囊扩张[见于射精管梗阻(EDO)]或前列腺发育不良。

如前所述,实验室检查仍然是评估潜在不育患者的基础。虽然在临床实践中存在异质性,但晨起基线总睾酮水平和卵泡刺激素水平的检查是必要的。结合临床具体情况,可完善其他的检验,如黄体生成素和催乳素(低睾酮),雌激素和游离睾酮。精液分析(SA)应包括至少两个样本,禁欲2~5天,间隔2~3周。重要的是,在患者提供样本(如湿热暴露、发热性疾病)之前确定潜在的生殖损害,以确保他们有准确的采集(理想情况是暴露后72天以后)。额外的精液参数分析,如DNA片段,不能仅仅作为一种预测妊娠的指标,还可被用于复发性流产情况的预测。精子功能的额外测试很少被使用,并且具有不同的临床意义。

影像学检查如阴囊超声检查往往是不必要的,因为大多数异常可以通过体格检查确定。辅助成像检查,如经直肠超声检查(TRUS)或MRI可能有助于射精管梗阻的发现。只有在催乳素重复达到正常上限的两倍时,才应考虑进行催乳素瘤MRI检查或垂体检查。单侧或双侧输精管缺失的情况下最应考虑的检查措施是进行肾超声检查,以确认是否存在肾脏发育不良。

FSH水平及睾丸大小与无精子症密切相关,很少需要进行诊断性睾丸活检。如果FSH <7.6mIU/ml,睾丸长轴为

<4.6cm，那么患者有 96% 的概率患有阻塞性无精子症。相反，如果 FSH >7.6，睾丸长轴>4.6cm，那么患者有 89% 的概率患有非梗阻性无精子症。

不推荐对所有最初出现不育症的男性都进行基因检测。在患有严重少精症（每毫升少于 500 万个精子）和无精症的男性中，临床医生可以考虑通过种系核型来评估非整倍体和染色体易位以及 Y 染色体微缺失。Y 染色体长臂的 AZFa 或 AZFb 区域完全缺失的男性缺少精子发生所必需的基因，因此 mTESE 无效，而 AZFc 缺失的男性精子 mTESE 的成功率高达 50%。先天性双侧（或单侧）输精管缺失的男性应进行 CFTR 基因检测，他们的伴侣也应该同时进行该检测。

治疗

泌尿外科医生的目标是通过医学和外科手段以一种高性价比和微创的方式优化男性生育能力。一些容易识别和潜在可逆的危险因素可以从病史中收集。近期发热性疾病、湿热暴露、使用杀精润滑剂、不合理的性交时间以及潜在的女性因素都应在更有侵入性的治疗之前调查清楚。

在出现不育症的男性中，有高达 20% 的人会出现激素异常。对于性腺功能减退的男性，应使用氯米芬、人绒毛膜促性腺激素（hCG）、芳香化酶抑制剂和 / 或这些药物的组合来提高睾酮水平（目标为>300ng/dl）。睾酮与雌激素比率降低（<10∶1）或有高雌激素血症迹象的男性可以用芳香化酶抑制剂治疗，以改善睾丸激素环境。一般来说，这些药物耐受性良好，不良反应最小（表 13-3）。

表 13-3　男性不育症常用药物

选择性雌激素受体修饰剂	可用剂型	推荐每日剂量
氯米芬	50mg；胶囊	25 ~ 50mg qod/qd
他莫昔芬	20mg；胶囊	qd
托瑞米芬	60mg；胶囊	qd
雷洛昔芬	60mg；胶囊	qd

续表

选择性雌激素 受体修饰剂	可用剂型	推荐每日剂量
芳香化酶抑制剂		
阿那曲唑	1mg;胶囊	qd
来曲唑	2.5mg;胶囊	qd
促性腺激素受体激动剂		
hCG	皮下注射	1 000～3 000 单位 / 次, 2～3 次 / 周
FSH	皮下注射	75～150 单位 / 次,2～3 次 / 周
hMG	皮下注射	75 单位 / 次,2～3 次 / 周

hCG,人绒毛膜促性腺激素;FSH,卵泡刺激素;hMG,人类绝经期促性腺激素。

　　勃起相关问题在表 13-1 中已经有所提及,而射精相关的问题也会在精液检查中得到确认。低容量无精子症及严重的少弱精患者,可能存在逆行性射精、无射精或射精管梗阻。逆行性射精可在射精前 1h 使用拟交感神经药物,如伪麻黄碱,射精时排出精子量可恢复至 25%。如果这种方法失败,可以在射精前将尿液碱化或排空,或用对精子温和的冲洗介质替代。随后射精后尿液样本予以收集并处理用于宫内授精(IUI)或体外受精。

　　不射精症需要类似的恢复方案,但需要额外的刺激。阴茎振动刺激和电刺激都可用来刺激射精。在脊髓损伤患者中,了解损伤程度很重要,因为 T6 或更高位置损伤的男性可能需要舌下含服硝苯地平预处理以预防自主神经反射障碍。经过这些干预,高达 90% 的不射精症男性可以正常产生精子。

　　射精管梗阻通常通过低容量无精子症或严重少弱精子症和超声检查发现的精囊扩张(正常前后径:12～15mm)来诊断。在精阜外侧面进行经尿道射精管切开术可以使 66% 的患者精液量增加并使 50% 无精子症患者产生精子。该手术可能会出现尿液反流进入射精管、异常酸性精液、精子坏死及附睾炎等并发症,这些都可能会损伤精子。

同样,精索静脉曲张引起的阴囊温度升高可导致睾丸病变,包括精子浓度、活力和形态改变,甚至是 Leydig 细胞功能障碍。精索静脉曲张可通过经腹膜后、影像引导下、腹腔镜下、腹股沟或腹股沟下入路进行修复,不一定需要进行大手术治疗。包括睾丸动脉损伤(可能出现睾丸萎缩)、鞘膜积液和精索静脉曲张复发(表 13-1)在内是可能出现的并发症。较大的精索静脉曲张的修复通常比较小的精索静脉曲张的修复更能改善精液参数。在患有精索静脉曲张的不育男性中,高达 44% 的男性在手术矫正后的一年内成功使妻子受孕,而高达 50% 的无精子症男性在射精后可见精子。

由于精子运输管路或附睾梗阻导致的梗阻性无精子症患者可以根据病因进行手术重建或精子提取。疝修补术或输精管结扎术中输精管损伤可通过手术修复。外科医生必须认识到梗阻的最近端部位并不总是最初损伤的部位。外科医生可以检测输精管睾丸端(疑似梗阻的近端)的液体,以确定从该点到睾丸水平的输精管系统是否通畅。该处液体的性质和质量将决定是要进行输精管吻合术(VV)或者附睾输精管吻合术(VE)。输精管的腹侧端是否通畅同样需要进行评估,因为多处输精管损伤或输精管长度不足可能妨碍显微手术重建。应由接受过显微外科技术培训的泌尿科医生进行输精管吻合术或者技术要求更高的附睾输精管吻合术,以最大限度提高治疗成功率。据报道,在经过训练的显微外科医生的正确处理下,输精管吻合术的精子恢复成功率超过 90%,附睾输精管吻合术的成功率在 70% 到 90% 之间。最常见的并发症是手术修复后的迟发性狭窄,在输精管吻合术后发生率为 5%～12%,在附睾输精管吻合术后发生率为 10%～25%。其他并发症如血肿和感染极为罕见。

如果患者的损伤或病因不适合重建、患者无手术重建意愿、患者患有非阻塞性无精子症(NOA)并希望获得生物学父系身份,这些情况应该进行精子采集。在梗阻性无精子症的治疗中,可以进行多种不同的方法来采集精子。对于 NOA,显微镜下睾丸内精子提取术（mTESE）是治疗金标准，因为它最大限度地获取了精子，并最大限度地避免对双侧睾丸结构的损伤。在这种操作过程中，对睾丸进行彻底、细致和系统的搜索，寻找扩张或完整的输精管，该处有时提示存在活跃的精子发生过程。这些精子提取出来后可用于辅助生殖技术，即体外受精和胞质内精子注射（ICSI）。

预后

不育症患者的唯一目标即是成功繁衍后代，这一目标可以通过多种方法实现。虽然自然受孕是大多数夫妇最希望、代价最小和最理想的方法，但还有其他各种方法存在。符合条件的夫妇也可以选择 IUI、IVF（含或不含 ICSI）、使用捐赠精子和收养（表 13-4）。受孕方式最终取决于精子的数量和质量，以及精子的来源（如睾丸内精子不能直接应用于 IUI 或 IVF；它必须用于体外受精/ICSI 治疗）。

表 13-4　基于 2008 版美国辅助生殖技术协会数据，各种形式干预后的女性伴侣每周期受孕成功率和相关的多胞胎出生率

技术	每周期怀孕率 /%	多胎妊娠率 /%
性交时机合理化	2 ~ 3	1
单独使用 IUI	5	1
单独使用氯米芬	5	10
IUI 联用氯米芬	8	10
单独使用 hCG	12 ~ 15	15
hCG 联用 IUI	15 ~ 18	15
体外受精	30 ~ 32	31

IUI,宫内授精;hCG,人绒毛膜促性腺激素。

参考：Van Voorhis BJ. What to know about the infertile female. In: Niederberger CS, ed. An introduction to male reproductive medicine. New York: Cambridge University Press, 2011: 134-151。

（周培敏、虞巍 译　虞巍 校）

推荐读物

Asafu-Adjei D, Judge C, Deibert CM, et al. Systematic review of the impact of varicocele grade on response to surgical management. *J Urol* 2020;203(1):48-56.

Cooper TG, Noonan E, von Eckardstein S, et al. World Health Organization reference values for human semen characteristics. *Hum Reprod Update* 2010;16(3):231-245.

Dabaja AA, Schlegel PN. Medical treatment of male infertility. *Transl Androl Urol* 2014;3(1):9-16.

Krausz C, Riera-Escamilla A. Genetics of male infertility. *Nat Rev Urol* 2018;15(6):369-384.

Practice Committee of the American Society for Reproductive Medicine. Diagnostic evaluation of the infertile male: a committee opinion. *Fertil Steril* 2015;103(3):e18-25.

Schlegel PN, Sigman M, Collura B, et al. Diagnosis and treatment of infertility in men: AUA/ASRM guideline Part I. *J Urol* 2021;205(1):36-43. doi:10.1097/JU.0000000000001521.

Schlegel PN, Sigman M, Collura B, et al. Diagnosis and treatment of infertility in men: AUA/ASRM guideline Part II. *J Urol* 2021;205(1):44-51. doi:10.1097/JU.0000000000001520

Schoor RA, Elhanbly S, Niederberger CS, Ross LS. The role of testicular biopsy in the modern management of male infertility. *J Urol* 2002;167(1):197-200.

The Optimal Evaluation of the Infertile Male: AUA Best Practice Statement. 2010. https://www.auanet.org/guidelines/male-infertility-optimal-evaluation-best-practice-statement.

第 14 章
性功能障碍评估和治疗

James Anaissie And Mohit Khera

Campbell-Walsh-Wein Urology 第 12 版作者

Alan W. Shindel, Tom F. Lue, Arthur L. Burnett Ii, Ranjith Ramasamy, Gregory A. Broderick, Chris G. Mcmahon, Matthew J. Mellon, John J. Mulcahy, Allen D. Seftel, Hailiu Yang, Ervin Kocjancic, Valerio Iacovelli, and Omer Acar

勃起功能障碍

流行病学

勃起功能障碍（ED）是指无法实现和 / 或维持阴茎勃起，以满足性行为或性满足。ED 影响全球 20 岁以上多达 20% 的男性，并且随着年龄的增长而加重。40 岁以下男性的患病率为 1%～10%，70 岁以上男性的患病比例则接近 50%～100%。代谢综合征和心血管疾病等全身性疾病也被认为与 ED 相关。而较低的教育程度和吸烟被认为是 ED 发生的额外危险因素。反之亦然，ED 被认为是男性未来患心血管疾病风险的前驱因素。有关 ED 的主要风险因素见表 14-1。

病理生理学

ED 可大致分为精神性和器质性病因（框 14-1），大多数患者具有功能性及器质性疾病。器质性病因包括血管源性（最常见）、神经源性、解剖性和内分泌性。代谢综合征可导致继发于广泛性动脉粥样硬化的阴茎灌注受损，随后血管阻力增加、血管紧张和纤维化。而这些病变反过来又会导致勃起功能下降。

表 14-1　勃起功能障碍的主要危险因素

健康状况	多变量调整的比值比
糖尿病	2.9
高血压	1.6
心血管疾病	1.1
高胆固醇血症	1.0
良性前列腺增生	1.6
梗阻性尿路症状	2.2
体重指数增加（大于 30kg/m²）	1.5
缺乏运动	1.5
目前吸烟	1.6
使用抗抑郁药	9.1
使用抗高血压药	4.0

摘自Francis ME, Kusek JW, Nyberg LM, Eggers PW. The contribution of common medical conditions and drug exposures to erectile dysfunction in adult males. J Urol, 2007; 178: 591-596；and Selvin E, Burnett AL, Platz EA. Prevalence and risk factors for erectile dysfunction in the US. Am J Med, 2007; 120: 151-157。

框 14-1　男性勃起功能障碍的分类

器质性

Ⅰ. 血管源性
　　A. 动脉性
　　B. 海绵体性
　　C. 混合性
Ⅱ. 神经源性
Ⅲ. 解剖性
Ⅳ. 内分泌性
Ⅴ. 药物导致

心理性

Ⅰ. 全身性
　　A. 全身性无反应
　　　　1. 原发性性唤起缺乏
　　　　2. 与衰老相关的性唤起下降
　　B. 全身性抑制
　　　　1. 慢性性亲密障碍

Ⅱ. 情景性
　　A. 伴侣相关
　　　　1. 在特定关系中缺乏唤起能力
　　　　2. 由于性对象偏好而缺乏唤起能力
　　　　3. 由于与伴侣冲突或受威胁导致的高中枢抑制
　　B. 性表现相关
　　　　1. 与其他性功能障碍相关（如快速射精）
　　　　2. 情境表现焦虑（如害怕失败）
　　C. 心理困扰或调节相关
　　　　1. 与消极情绪状态（如抑郁）或重大生活压力（如伴侣死亡）相关

ED 也可继发于神经源性功能障碍。因为勃起是一种神经血管反应，任何大脑、脊髓或周围神经的紊乱都可能对勃起功能产生负面影响。同样，根治性骨盆手术或骨盆骨折后出现的海绵体神经和血管系统的医源性损伤均可能会导致 ED。糖尿病对周围神经系统的损伤可能会降低勃起功能。内分泌紊乱，如血清睾酮低，以及高催乳素血症、甲状腺功能亢进和甲状腺功能减退，通常会导致勃起功能和性欲下降。

ED 也可以由药物所诱导。如表 14-2 所示，许多降压药物可导致可逆性 ED。其他与 ED 相关的药物类别包括抗精神病药、抗抑郁药、毒品等。表 14-3 总结相关了药物，并提出可能的替代方案。

表 14-2 降压药对性功能的影响

药物	影响	机制
利尿剂	ED（是安慰剂的两倍）	未知
β - 肾上腺素受体阻滞剂（非选择性）	ED	节前 α_2- 受体抑制
α_1- 受体阻滞剂	降低勃起功能障碍率，但可能导致射精改变	交感神经诱导的失败：①内括约肌和近端尿道关闭和②射精时不排精
α_2- 受体阻滞剂	ED	抑制中枢 α_2- 受体
血管紧张素转化酶抑制药	可能会减少 ED 发生	
血管紧张素 II 受体阻断剂	可能会减少 ED 发生	

ED，勃起功能障碍。

表 14-3 药物引起的勃起功能障碍和建议的替代品

分类	已知可导致勃起功能障碍	建议的替代方案
抗高血压药	噻嗪类利尿剂 总 β - 肾上腺素受体阻滞剂	血管紧张素转化酶抑制药 血管紧张素 II 受体拮抗剂 选择性 β - 肾上腺素受体阻滞剂 α - 肾上腺素受体阻滞剂 钙通道阻滞剂

续表

分类	已知可导致勃起功能障碍	建议的替代方案
精神药品	抗精神病药 抗抑郁药 抗焦虑药	更新的抗焦虑剂（安非他酮、丁螺环酮）
抗雄激素类药	雄性激素受体拮抗剂 黄体生成素释放激素激动剂 5α-还原酶抑制剂	无
消遣性药物	烟草，酒精（大量）	戒烟，适度饮酒

临床表现

勃起功能障碍表现为勃起明显困难和难以维持勃起到性生活结束，和/或勃起硬度显著降低。许多男性对勃起功能障碍及其症状了解不深，可能会把勃起功能障碍与性欲下降或射精障碍混淆。

诊断与检查

ED 的诊断不同于大多数泌尿科诊断，因为通常不需要广泛的诊断程序。因此，可以根据患者主诉持续不能达到和/或维持足以进行令人满意的性交的勃起能力来做出诊断。国际勃起功能指数（IIEF）等问卷可以有效地补充患者的病史。体格检查应重点检查神经系统、心血管系统和生殖系统。应注意患者是否有明显的性腺功能减退症的体征，如小睾丸或男性乳房发育。[https://www.auanet.org/guidelines/guidelines/erectile-dysfunction-(ed)-guideline]

实验室检查不是诊断勃起功能障碍的必要检查，但可以帮助确定病因。推荐的实验室检查包括血清化学、空腹血糖或血红蛋白 A1c、全血细胞计数（CBC）、血脂和晨起血清总睾酮。进一步的诊断测试，如阴茎海绵体内注射勃起药物，结合或不结合阴茎双重超声（PDU），应由临床医生酌情使用，以更好地判断 ED 的动脉或静脉闭塞机制。

治疗

最新的美国泌尿外科协会（AUA）指南主张应对患者提供ED 的所有治疗选择,任何治疗方案都可能对患者有效。这也是对传统理念中由小到大的侵入性治疗的一种观念转变。ED治疗路径的算法如图 14-1 所示。

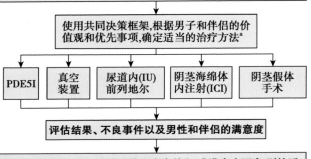

就以下事项向该男子和伴侣提供咨询:
- 由专业人员提供的心理社会/关系支持对优化治疗满意度调查
- 改变生活方式(减肥、运动、戒烟)对改善勃起功能和整体健康的重要性
- 所有非禁忌证ED治疗的益处和风险/负担

↓

使用共同决策框架,根据男子和伴侣的价值观和优先事项,确定适当的治疗方法[a]

↓

| PDE5I | 真空装置 | 尿道内(IU)前列地尔 | 阴茎海绵体内注射(ICI) | 阴茎假体手术 |

↓

评估结果、不良事件以及男性和伴侣的满意度

↓

如果疗效不足和/或不可接受的不良事件和/或满意度不高,则按适当方式处理:
- 剂量调整(PDE5I、IU、前列地尔、ICI)。
- 重新阅读说明以最大限度地提高疗效(适用于所有治疗)
- 重新审视男性的价值观和优先事项,并与心理健康专业人员合作,以完善价值观和优先级, 和/或解决成功治疗的心理社会或关系障碍
- 考虑替代治疗

[a]对于有睾丸激素缺乏症的男性,定义为有症状和体征,且总睾丸激素<300ng/dL,咨询时应强调将睾丸激素水平恢复到治疗水平可能会增加除假体手术以外的ED治疗的疗效

图 14-1　共同决策和指定治疗计划的流程。ED,勃起功能障碍;PDE5I,5 型磷酸二酯酶抑制剂

生活方式的改变是 ED 的主要治疗方法。减肥、节食、锻炼和减少吸烟可以显著改善勃起功能障碍。更换或停止一种致病药物可以带来显著的改善。AUA 的指南还建议将患者转

诊至心理健康专业人员，以促进治疗的依从性，减少焦虑，并将治疗融入性关系中。

治疗勃起功能障碍最常见的药物是口服5型磷酸二酯酶抑制剂（PDE5I）。这些药物可以增强（但不会诱导）勃起反应。每种PDE5I都有相似的疗效，但具有不同的生化特性，其中几种可以每天使用或按需使用。服用这些药物后，患者的性交成功率约达70%。糖尿病、既往盆腔手术或放疗患者服用药物的成功率可能较低。其不良作用包括头痛、消化不良、脸红和视觉障碍。建议采用剂量滴定。唯一的药物禁忌证是与含硝酸盐的心绞痛药物联合给药。

海绵体内注射（ICI）前列地尔、罂粟碱、酚妥拉明或其组合是另一种高效的药物治疗方法。因为ICI导致异常勃起的风险较高，建议第一次在医院内注射，并从低剂量开始。ICI禁用于心理状态不稳定、凝血障碍、不稳定的心血管疾病、手部灵巧度下降和同时使用单胺氧化酶抑制剂的男性。前列地尔也可以作为尿道内栓剂（IUS）给药，尽管成功率较低（约50%）。因此，它经常与PDE5I结合使用。IUS也应该在医院进行试验，以避免出现罕见的低血压的情况。真空勃起装置是一种有效的替代方法，但通常被患者认为很麻烦。

对于睾酮水平低于正常的患者，如果考虑使用PDE5I进行ED治疗，可以建议他们使用睾酮替代疗法（TRT）以提高PDE5I的疗效，但不应将TRT作为单一疗法使用。

治疗勃起功能障碍最有效的方法之一是外科手术放置阴茎假体。充气阴茎假体（IPP）比可延展的假体更受欢迎。IPP具有很高的患者和伴侣满意度，因为它们可以按需使用，使用时间和频率都可以根据需要进行。另一方面，假体植入存在一定的手术风险，如果将假体移除，将导致不可逆转的ED，IPP相关设备故障很少见。阴茎长度的减少是一种术后常见的症状，但一般减少有限。术前应就此风险向患者进行充分的解释。

许多新兴的治疗方法，如体外冲击波治疗、干细胞ICI和富含血小板的血浆注射，都显示出有希望的初步结果。然而，由于缺乏高质量的数据，它们在2018年AUA ED指南中仍被现为是研究性的。

异常勃起

流行病学

异常勃起被定义为在性刺激和性高潮后持续 4h 以上的勃起。在美国,发病率为每年 5.34 人 /10 万名男性。发生异常勃起的最常见的危险因素是镰状细胞病(SCD)。患 SCD 的男性发生异常勃起的概率为 29% ~ 42%,约占所有异常勃起病例的 1/3。潜在的病因列在框 14-2 中。

框 14-2 阴茎异常勃起的病因

α 肾上腺素受体拮抗药哌唑嗪
- 哌唑嗪、特拉唑嗪、多沙唑嗪、坦洛新

抗焦虑剂
- 羟色胺

抗凝药
- 肝素,华法林

抗抑郁药和抗精神病药物
- 曲唑酮、安非他酮、氟西汀、舍曲林、锂剂、氯氮平、利培酮、奥氮平、氯奥沙普秦、硫代咪嗪、吩噻嗪

抗高血压药
- 肼屈嗪、胍乙啶、普萘洛尔

注意力缺陷 / 多动障碍药物
- 哌甲酯类(Concerta, Daytrana, Focalin, Metadate, Methylin, Quillivant, Ritalin)
- 阿莫西汀(Strattera)

消遣性药品
- 酒精、可卡因(鼻内和外用)、快克可卡因、大麻、合成大麻素

泌尿生殖系统疾病
- 跨骑损伤、性交损伤、骨盆创伤、踢到阴茎或会阴、阴茎旁路手术、尿潴留

血液病
- 镰状细胞病、珠蛋白生成障碍性贫血、粒细胞白血病、髓系白血病、淋巴细胞白血病、多发性骨髓瘤、血红蛋白 Olmsted 变异体、脂肪栓子伴高营养、血液透析、葡萄糖 -6- 磷酸脱氢酶缺乏症

框 14-2 阴茎异常勃起的病因(续)

激素
- 促性腺激素释放激素,睾酮

感染性(毒素介导的)原因
- 蝎子叮咬,蜘蛛叮咬,狂犬病,疟疾

代谢性疾病
- 淀粉样变性,法布里病(Fabry disease),痛风

肿瘤原因(转移性或区域性浸润性)
- 前列腺、尿路、睾丸、膀胱、直肠、肺、肾

神经性疾病
- 梅毒、脊髓损伤、马尾神经压迫、自主神经病变、腰椎间盘突出症、椎管狭窄症、脑血管意外、脑肿瘤、脊椎麻醉、马尾神经综合征

血管活性勃起药物
- 罂粟碱、酚妥拉明、前列腺素 E1、口服磷酸二酯酶 5 抑制剂,联合海绵体内治疗

摘自Lue TF. Physiology of penile erection and pathophysiology of erectile dysfunction and priapism. In: Walsh PC, Retik AB, Vaughan ED, et al.,eds. Campbell urology. Philadelphia: Saunders, 2002: 1610-1696。

病理生理学

异常勃起通常按其病因分类:缺血型(低流量)、非缺血型(高流量)和间断反复型。缺血性异常勃起占大多数病例。

缺血型异常勃起 缺血型勃起的病理生理过程始于勃起持续 4h 以上。在 SCD 中,镰状红细胞阻塞阴茎静脉流出,导致阴茎海绵体血液淤滞和缺血。其他几种血液异常或血栓状态也可导致缺血性异常勃起。极少数情况下,从其他部位转移到阴茎的疾病可导致静脉流出道梗阻和阴茎勃起。缺血性异常勃起也可能是医源性的。在接受勃起药物诊断 ICI 的男性中,高达 5% 的人随后会发展为缺血型异常勃起,这也可能发生在家庭使用中。另一方面,口服(PDE5I)单一疗法很少导致异常勃起。

非缺血型阴茎勃起 这通常是钝性或穿透性损伤造成海绵体动脉或其阴茎分支撕裂的创伤。最常见的原因是骑跨伤、性交时的外伤、踢到阴茎或会阴部以及骨盆骨折等其他机制。

有时, 通过多次注射、抽吸或分流治疗缺血性异常勃起可能会导致快速转变为高流量、非缺血性异常勃起。

间断反复型异常勃起　这是一种复发性异常勃起, 可能与夜间或清晨间断反复性勃起、脱水、发热和暴露在寒冷中有关。SCD 患者可能从小就经历过这种情况, 任何在过去经历过缺血型异常勃起的患者都有更高的发展成间断反复性异常勃起的风险。

临床表现

缺血性和非缺血性勃起功能障碍在临床表现上有所不同。缺血性勃起功能障碍的患者报告有完全僵硬和疼痛的勃起。在非缺血性勃起功能障碍中, 患者通常不完全坚硬, 并且有无痛的勃起。在顽固性勃起功能障碍中, 患者常常在勃起时醒来, 勃起持续 4h 以上, 并因缺血而变得疼痛。勃起持续数小时后才会自发缓解。表 14-4 列出了各种类型的勃起功能障碍的常见临床表现的比较。

表 14-4　阴茎异常勃起的主要临床表现

临床表现	缺血性异常勃起	非缺血性异常勃起
会阴外伤	很少	通常
血液学异常	通常	很少
近期进行海绵体内注射	有时	有时
海绵体完全坚硬	通常	很少
阴茎疼痛	通常	很少
阴茎血气异常	通常	很少
海绵体血流 (在多普勒上)	很少	通常

摘自 Montague DK, Jarow J, Broderick GA, et al. American Urological Association guideline on the management of priapism. J Urol, 2003; 170: 1318-1324。

诊断与检查

异常勃起的诊断是在勃起时间超过 4h 后作出的。异常勃起的快速和早期检测是至关重要的, 因为治疗是对时间敏感的。如果患者有随着勃起时间的延长而进展的阴茎疼痛，使用过与阴茎异常勃起有关的已知药物，患有 SCD，或有已知的脊髓疾病，应怀疑为缺血。如果勃起时间延长与疼痛无关或有已知的骑跨位损伤，那么非缺血性异常勃起的可能性更大。体检应包括触诊阴茎，有压痛和完全僵硬的阴茎体(但不包括龟头)提示缺血性阴茎异常勃起，缺乏压痛和部分勃起表明非缺血性病因。

基本的实验室检验，如 CBC 和凝血试验，应检测以评估血液功能障碍，而应该对非洲裔美国人进行镰刀细胞板检查。如果怀疑使用毒品，可进行尿毒学检查。推荐进行海绵体血气分析，能准确区分缺血性和非缺血性异常勃起(表 14-5)(https://www.auanet.org/guidelines/guidelines/priapism-guideline)。

表 14-5　正常血气值

来源	氧分压 / mmHg	二氧化碳分压 / mmHg	pH
正常动脉血(室内空气)	>90	<40	7.40
正常混合静脉血(室内空气)	40	50	7.35
缺血性勃起功能障碍(第一次体液抽吸)	<30	>60	<7.25

摘自 Montague DK, Jarow J, Broderick GA, et al. American Urological Association guide-line on the management of priapism. J Urol, 2003; 170: 1318-1324。

影像诊断一般不需要，但 PDU 可以显示缺血型异常勃起缺乏血流，而非缺血型异常勃起则显示高血流。

治疗

缺血型勃起功能障碍的治疗通常在急诊室进行。图 14-2是常见的治疗方法，一般来说，根据情况从保守性治疗发展到侵入性治疗。根据 AUA 指南，初始治疗包括海绵体治疗性抽吸(有或无生理盐水冲洗)，去氧肾上腺素 ICI，或两者同时进行。如果与去氧肾上腺素注射液结合使用，海绵体抽吸的成功率会提高。去氧肾上腺素注射液的浓度为 100 ~ 200μg/ml，每 3 ~ 5min 注射 1ml 的 ICI，1h 内最大剂量为 1mg。应监测生

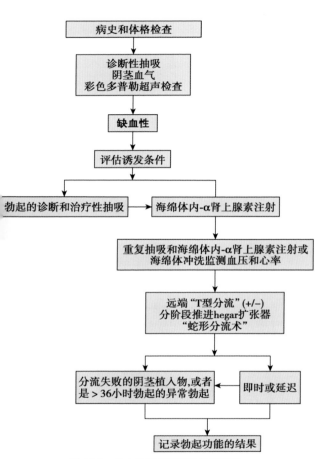

图 14-2　缺血性异常勃起的治疗方法

命体征,因为这可能引起高血压、反射性心动过缓和心律失常。如果上述方法失败,那么下一步就是建立远端体表分流如图 14-3 所示。其中包括 Winter(大型活检针)、Ebbehøj(手术刀)和 Al-Ghorab(海绵体尖端的白膜切除术)。如果较远距离的分流方法未能缓解阴茎痉挛,则可能需要使用 Quackels 或 Grayhack 手术进行近端分流。潜在的 SCD 或血液疾病应与海绵体内治疗同时进行。

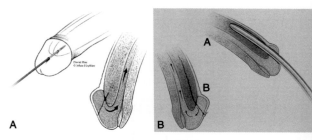

图 14-3 （A)Winter 分流。 远端海绵体分流术是通过将大口径针头或血管导管经海绵体置入远端龟头和海绵体而形成。（B)蛇形分流术是 Al-Ghorab 分流术的一种改进。在切除远端中心白膜 5mm 的孔后,通过白膜窗口将 7/8 的 Hegar 扩张器插入每个海绵体(B, Copyright Brady Urological Institute. From Burnett AL, Pierorazio PM. Corporal "snake" maneuver: corporoglanular shunt surgical modification for ischemic priapism. J Sex Med, 2009; 6:1171-1176)

治疗非缺血型勃起功能障碍的主要方法是观察,因为许多勃起功能障碍会自动恢复。阴茎抽吸术只具有诊断作用。如果需要的话,选择性的动脉栓塞是一种治疗选择。非缺血性勃起功能障碍的手术治疗是最后的手段,应在术中使用 PDU。

间歇反复型勃起功能障碍的治疗重点是预防。可以利用 a- 肾上腺素受体激动剂、PDE5I、特布他林、地高辛、促性腺激素释放激素和抗雄激素的全身治疗或患者自行去氧肾上腺素的 ICI。

男性性高潮和射精障碍

流行病学

射精功能障碍（EjD）的包括早泄（PE）、延迟射精（DE）和完全无法射精。2020 AUA PE 指南（https://www.auanet.org/guidelines/guidelines/disorders-of-ejaculation）将 PE 定义为射精控制不良、相关困扰以及在开始性行为后 2min 内射精。有趣的是，尽管异常的阴道内潜伏期（IVLT）只影响 2.5% 的普通男性人口，但据报告有更多的人有这种疾病。报道的患病率差别很大（20%~30%）。

延迟射精的发病率不太清楚，研究表明，多达 40% 的男性受到影响，并随着年龄的增长而加重。逆行射精（RE）主要是在针对下尿路症状（LUTS）的外科膀胱出口手术后发生。DE 的另一个常见原因是使用或突然停止使用选择性 5-羟色胺再摄取抑制剂（SSRI）。在使用 SSRI 的男性中，有 5%~15% 会出现性功能障碍，有时是在第一次用药后。

其他罕见的性高潮和射精障碍包括性高潮头痛、射精疼痛和性高潮后疾病综合征。尽管这些都很罕见，但在患有良性前列腺增生（BPH）/LUTS 的男性中，多达 25% 的人可能会出现射精疼痛。

病理生理学

EjD 可以是后天性的，也可以是终身性的，后者是继发于神经生物学和遗传学的变异。后天的性功能障碍通常是继发于性表现焦虑和 / 或关系问题。几乎一半的 ED 男性也主诉有 E，可能是继发于"匆忙"的性行为而避免过早泄出。延迟射精或不射精有多种可能的病因（表 14-6）。

表 14-6 逆行射精、延迟射精、不射精和性快感缺失的原因

老年男性	阴茎传入神经的退化
心因性	射精抑制
先天性	米勒管囊肿 中肾管畸形 Prune 腹综合征
解剖学原因	经尿道前列腺电切术 膀胱颈切开
神经源性原因	糖尿病自主神经病变 多发性硬化 脊髓损伤 根治性前列腺癌切除 结直肠切除术 双侧交感神经切除 腹主动脉瘤切除 腹主动脉旁淋巴结清扫术
感染性原因	尿道炎 泌尿生殖系结核 血吸虫病
内分泌性原因	性腺功能减退 甲状腺功能减退
药物性原因	α - 甲基多巴 噻嗪类利尿剂 三环类和 SSRI 类抗抑郁药 吩噻嗪类 酗酒

SSRI,选择性 5- 羟色胺再摄取抑制剂。

临床表现

EjD 有不同的表示形式,其中 PE 是最常见的一种。男性反复出现在插入阴道后 2min 内射精,这对患者和性伴侣都是一种困扰。这可以是终身的,也可以是后天的。射精延迟(迟

常在 25～30min 后）、不射精和性欲减退是另外的一种表现形式。RE 通常出现在涉及膀胱颈的外科手术后，如经尿道前列腺电切术（TURP）。

诊断与检查

原发性 PE 自患者第一次性经历就出现，而在获得性 PE 中，患者经历的 IVLT 与之前的性交时相比显得变短。很多患者主诉 PE 不满足这些标准。标准化问卷可用于补充完整病史及诊断的辅助手段，尤其是评估 ED 等常见并发情况。

体格检查和实验室检查的用途有限。所有其他形式的 jD 都可以通过病史和体格检查进行类似诊断。RE 则可通过获取射精后的尿液样本来确定是否存在精子来确认。应根据临床指征使用其他检查，但作用可能有限。

治疗

所有患有 PE 的男性都应该接受基本的性心理教育或指导，这通常与药物治疗结合使用（图 14-4）。一线药物治疗包括每日 SSRI、按需服用达泊西汀或氯米帕明，以及局部阴茎麻醉药。按需用药是可行的，但会降低性行为的自发性。如果患者的一线治疗失败，则可以建议使用曲马多。表 14-7 列出了 PE 可能的药物治疗清单。最后，ED 通常与 PE 有关，应首先进行 ED 的治疗。任何治疗 PE 的手术方案目前都被认为是试验性的。

射精延迟或不射精也可以进行性心理治疗，但药物治疗的效果非常有限。AUA 的 PE 指南中列出了许多可能导致射精延迟并在停药后会有所改善的药物（表 14-7）。ED 应同时治疗。DE 的治疗方法如图 14-5 所示。RE 通常难以治疗，但有病例报告显示伪麻黄碱及其类似物、三环类抗抑郁药和膀胱颈重建可治疗成功。

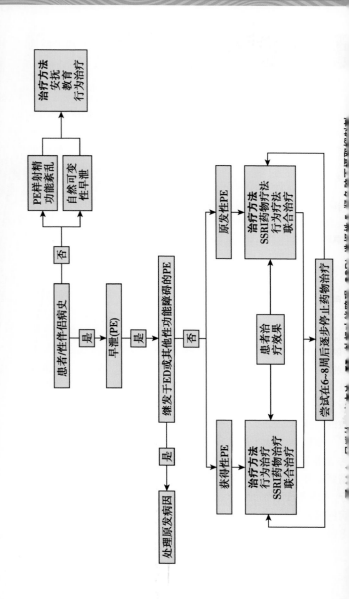

表 14-7 早泄（PE）的药物治疗

药物	剂量	药物治疗	适应证	备注	证据等级
达泊西汀	30～60mg	按需，性交前 1～3h	原发性 PE 获得性 PE	在超过 50 个国家/地区获得批准	高
帕罗西汀	10～40mg	每天一次	原发性 PE 获得性 PE		高
舍曲林	50～200mg	每天一次	原发性 PE 获得性 PE		高
氟西汀	20～40mg	每天一次	原发性 PE 获得性 PE		高
西酞普兰	20～40mg	每天一次	原发性 PE 获得性 PE		高
氯米帕明	12.5～50mg	每天一次	原发性 PE 获得性 PE		高
	12.5～50mg	按需，性交前 3～4h	原发性 PE 获得性 PE		高
曲马多	25～50mg	按需，性交前 3～4h	原发性 PE 获得性 PE	有潜在的阿片类成瘾风险	低
外用利多卡因/丙胺卡因	患者滴定	按需，性交前 20～30min	原发性 PE 获得性 PE		高
前列地尔	5～20μg	患者在性交前 5min 进行海绵体内注射	原发性 PE 获得性 PE	阴茎异常勃起和海绵体纤维化的风险	很低
PDE5 抑制剂	西地那非 25～100mg 他达拉非 10～20mg 伐地那非 10～20mg 阿伐那非 50～200mg	按需，性交前 30～50min	勃起功能正常患者的原发性和获得性 PE		低
			ED 患者的原发性和获得性 PE	与 SSRI 联合使用可提高疗效	中等

ED，勃起功能障碍；PDE5，5 型磷酸二酯酶；SSRI，选择性 5- 羟色胺再摄取抑制剂。

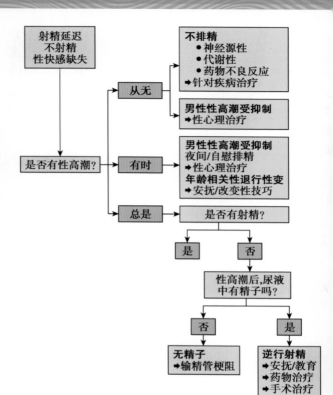

图 14-5　射精延迟的治疗方法

阴茎海绵体硬结症

流行病学

阴茎海绵体硬结症(PD)或阴茎异常弯曲影响 3%~20% 的男性。发病高峰年龄在 50 岁出头。有症状的 PD 的发病率有逐渐增加趋势,这可能是由于对 ED 药物的认识和就诊增加。

病理生理学

PD 目前被认为是白膜的伤口愈合障碍,会导致瘢痕组织收缩并导致阴茎畸形（图 14-6）。PD 中的瘢痕通常不会经过正常的伤口愈合，因此不会自发消退。PD 可能存在瘢痕生长的活跃期，会导致进行性畸形和疼痛。然而，一旦 PD 进入稳定阶段（慢性期），通常就不会进一步发展。PD 的确切原因尚未完全阐明，但可能是由于阴茎外伤或反复轻微损伤所致。遗传易感性、自身免疫因素和伤口愈合异常也可能有影响。

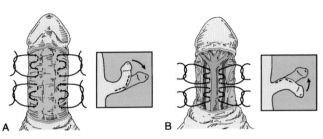

图 14-6 点状手术不采用切口。使用 Lembert 类型的扩展缝合方法，每次缝合四个点后，用永久缝合的方式将白膜缝合。（A）背部曲线的缝合位置。（B）腹侧曲线的缝合位置

临床表现

PD 通常表现为逐渐加重的阴茎弯曲（通常是背部弯曲）、性交疼痛以及由此产生的情绪困扰。其他常见畸形包括压痕、铰链效应或缩短。PD 通常有持续 6 ~ 18 个月的急性期，伴有勃起疼痛和畸形加重，随后进入慢性期，此时斑块稳定且疼痛消失。约 1/3 的 PD 病例存在伴随性 ED。

诊断与检查

尽管全面的病史对于 PD 的诊断至关重要，但体格检查是最关键的组成部分。（https://www.auanet.org/guidelines/guidelines/peyronies-disease-guideline）。要评估 PD，应对松弛的阴茎进行拉伸评估，以记录拉伸长度和阴茎斑块的存在。更

重要的是对勃起的阴茎进行评估。根据 AUA 指南,在考虑任何形式的侵入性治疗之前,医生应该在有或没有 PDU 的情况下进行 ICI 勃起测试,以评估斑块的位置、大小和特征以及弯曲或畸形的程度。

治疗

PD 的治疗主要是通过病灶内注射(ILI)或手术治疗。目前口服及局部疗法没有被证明确实有效,因此不推荐使用。应向患者概述治疗的风险、收益和期望。唯一获得美国 FDA 批准用于 PD 的 ILI 疗法是胶原酶溶组织梭菌(CCH),它可以降解异常 PD 斑块中的胶原蛋白。CCH 适用于疾病稳定、曲率大于 30°且勃起功能完整的患者。它作为连续治疗进行管理,并且通常与手动建模(弯曲部位相反阴茎弯曲)相结合。曲率平均减少约 35%。常见的不良事件包括阴茎瘀斑、肿胀和疼痛,很少发生下体破裂。用于 PD 的超适应证 ILI 药物包括干扰素 a-2b 或维拉帕米。应告知患者每种超适应证的潜在不良反应。ESWT 可以改善阴茎疼痛但不能改善弯曲度。

手术干预仍然是治疗稳定型 PD 的金标准。目标是使阴茎"在功能上是直的",通常被认为是小于等于 20°的曲率。选择正确的手术干预取决于畸形的程度。对于曲率小于 70°且勃起功能完整的阴茎,建议进行外膜折叠。

这涉及缩短阴茎的较长(凸)侧以匹配较短的一侧(图 14-6)。它通常会导致阴茎缩短。对于具有更复杂曲率或曲率大于 70°的男性,建议进行带或不带移植的斑块切除术。值得注意的是,这两种疗法都要求男性具有足以进行性交的勃起硬度。对于药物治疗无效的 PD 和 ED 患者,IPP 置入对两者均有效。如果在放置 IPP 和手动建模后存在畸形,医生可以考虑额外的折叠缝合和/或斑块切开和移植。存在几种替代疗法,但缺乏推荐的临床证据(表 14-8)。

表 14-8 阴茎海绵体硬结症的物理治疗

治疗	机制	研究结果	副作用
电动药物给药	绕过肝脏代谢，与单独的局部应用相比，增加了药物在目标组织的浓度	单独使用维拉帕米：没有益处维拉帕米 + 地塞米松：斑块积减小，阴茎弯曲度从 43° 降至 21°	电极部位出现暂时性红斑
体外冲击波疗法	直接损害阴茎斑块，增加目标区域的血管，诱发炎症反应，导致斑块化裂解并被巨噬细胞清除	疼痛，IIEF-5 评分和平均 QoL 评分的改善：没有曲率减少	局部瘀斑和瘀点
阴茎牵引	减少 α - 平滑肌肌动蛋白，增加参与胶原蛋白降解的基质金属蛋白酶	长度增加 0.5 ~ 2.0cm；周长增加 0.5 ~ 1.0cm；曲率平均减少 20°；疼痛减少；斑块软化或缩小；总体满意度，85%	龟头前沟红斑，不适
真空疗法	未知；有人认为有类似于牵引的机械效应	31 名患者中的 21 人曲率减少 5° ~ 25°	出现 PD，尿道出血，皮肤坏死和阴茎瘢斑的情况
放疗	通过对白细胞与活化内皮细胞黏附的功能调节和对活化巨噬细胞中氧化亚氮合成酶诱导的调节而产生的抗炎效应	No clinical benefit	可能的恶变，老年患者 ED 的风险增加

ED. 勃起功能障碍；IIEF. 国际勃起功能指数；PD. 阴茎海绵体硬结症；QoL. 生质质量。

女性的性功能障碍

流行病学

女性性功能障碍（FSD）可以有多种形式（表14-9）。尽管数据有限，但有5.8%的妇女有符合FSD的症状。FSD的实际患病率可能更高，一项研究表明，33%的妇女在过去12个月内有新发的性功能障碍。性欲低下是最普遍的性主诉（21.4%），其次是性唤起（11.4%）、满足（10.4%）、高潮（8.8%）和润滑（8.7%）方面的问题。在25岁以下的妇女中，性欲减退占20%，在55～74岁的妇女中接近70%～80%。

表14-9　女性性功能障碍的定义

DSM-IV-TR	DSM-5
性欲障碍	**女性性兴趣或性兴奋障碍**
性欲低下障碍：缺乏或没有性幻想和性活动的欲望 性厌恶障碍：厌恶和主动回避与性伴侣的生殖器性接触	缺乏或显著降低性兴趣或性唤起，至少符合以下六条中的三条： 1. 对性行为的兴趣缺乏或减少 2. 性或性爱的想法或幻想缺乏或减少 3. 性活动的主动性没有或减少，对伴侣的主动性尝试不敏感 4. 在几乎所有或全部（75%～100%）的性行为中，性兴奋或快感没有或减少 5. 对任何内部或外部的性或色情暗示（书面的、口头的或视觉的）缺乏或减少性兴趣或唤起 6. 在几乎所有或所有（75%～100%）性接触中，性活动期间生殖器或非生殖器感觉缺失或减弱
性唤起障碍	
女性性唤起障碍：持续或反复出现的无法达到或维持到完成性活动、充分的润滑充血反应或性兴奋的情况	
性高潮障碍	**女性性高潮障碍**
女性性高潮障碍：正常性兴奋后性高潮持续或反复延迟，或没有性高潮	在所有或几乎所有（75%～100%）的性活动场合存在以下任一情况： 1. 性高潮明显延迟、明显不频繁或不存在 2. 性高潮感觉的强度明显降低

续表

DSM-IV-TR	DSM-5
性疼痛障碍	**生殖器盆腔疼痛或插入障碍**
性交困难：与性交相关的生殖器疼痛 阴道痉挛：当试图用阴茎、手指、卫生棉条或窥阴器插入阴道时，阴道外 1/3 周围的会阴部肌肉反复或持续不自主收缩	持续或反复出现以下一项或多项困难： 1. 性交中的阴道插入 2. 在性交或试图插入时有明显的外阴或盆腔疼痛 3. 在期待阴道插入时，或在阴道插入过程中，或因阴道插入而对外阴或盆腔疼痛有明显的恐惧或焦虑 4. 在试图插入阴道时，盆底肌肉明显紧绷或收紧

病理生理学

FSD 的病理生理学非常复杂，必须在生物心理社会背景下加以考虑。常见的基础疾病及其治疗方式（如抗高血压药）等生物学因素与 FSD 有关（表 14-10）。怀孕、哺乳和绝经后的状态往往与性欲下降有关。由于雌激素和睾酮的水平下降，年龄增长也是导致 FSD 的原因之一。许多药物可能与 FSD 有关（表 14-11）。从社会心理学的角度来看，精神障碍及其治疗（如 SSRI）可导致 FSD。童年时的性虐待和创伤，以及身体形象的问题，也是常见的诱因。外部因素，如宗教、文化、关系因素、职业压力和经济压力也会使 FSD 恶化。

表 14-10 影响女性性功能的疾病

疾病	对女性性功能的可能影响
冠状动脉疾病	可能影响盆腔灌注，唤醒功能紊乱
皮肤病（如扁膜炎、扁平苔藓、湿疹）	生殖器疼痛、润滑问题
糖尿病	性欲低下
高血压	性欲低下
甲状腺功能减退	润滑和高潮的问题
恶性肿瘤及其治疗（乳腺、肛门、结直肠、膀胱、妇科）	性欲、唤醒、高潮和生殖器疼痛方面的问题

续表

疾病	对女性性功能的可能影响
神经肌肉紊乱、脊髓损伤、多发性硬化症	性欲、唤醒、高潮和生殖器疼痛方面的问题
帕金森病、痴呆症	性欲低下
尿失禁	性欲、唤醒和疼痛域会受到影响

摘自Faubion SS, Rullo JE. Sexual dysfunction in women: a practical approach. Am Fam Physician 2015; 92（4）: 281-288。

表 14-11　可能与性欲低下有关的药物类别和示例

疾病	对女性性功能的可能影响
抗惊厥药	卡马西平 苯妥英 普里米酮
心血管药物	血管紧张素转化酶抑制药 胺碘酮 β- 肾上腺素受体阻滞剂（阿替洛尔、美托洛尔、普萘洛尔） 钙通道阻滞剂 克罗尼丁 地高辛 利尿剂（氢氯噻嗪、螺内酯） 降血脂剂
激素	抗雄激素（氟他胺） 促性腺激素释放激素激动剂 口服避孕药
镇痛剂	非甾体抗炎药 阿片类药物
精神类药物	抗精神病药 抗焦虑药（阿普唑仑、地西泮） 选择性 5- 羟色胺再摄取抑制剂 5- 羟色胺去甲肾上腺素再摄取抑制剂 三环类抗抑郁药
非法毒品	苯丙胺 可卡因 海洛因 大麻
其他药物	组胺受体拮抗剂 酒精 吲哚美辛 酮康唑类 化疗药物

摘自Clayton AH, Kingsberg SA, Goldstein I. Evaluation and management of hypoactive sexual desire disorder. Sex Med 2018; 6（2）: 59-74。

临床表现

FSD 最常见的表现是欲望低下,其次是唤醒低下和性高潮功能障碍。在女性性兴趣唤起障碍(FSID)中,女性表现为缺乏或减少欲望、幻想、兴奋和 / 或快乐。在女性性高潮障碍中,欲望可能是存在的,但患者的性高潮是缺失的,延迟的,或微弱的。第三种分类是生殖盆腔疼痛 - 插入障碍,在实现或维持阴道插入时有明显的困难、痛苦和 / 或疼痛。

诊断与检查

正确诊断 FSD 的主要障碍是只有小于 20% 有相关问题的女性会寻求医学治疗,这可能是社会文化障碍造成的。通过生物、心理、社会文化和人际因素可以进行进一步评估(表 14-12)。除了全面地了解病史和性经历,对于所有女性患者,无论年龄大小,都应使用经过充分验证的问卷调查来筛查性功能障碍。此外,性伴侣的病史通常也有帮助。在了解病史的同时,还必须对盆腔内、外器官进行体检。通常很少需要进行实验室检查。

表 14-12　评估性功能及性功能障碍的生物 - 心理 - 社会模式

生物因素	药物治疗 激素状态 神经生物学 身体健康 老化	社会文化因素	教养 文化规范和期望 宗教的影响
心理因素	抑郁 焦虑 自我形象 药物滥用 性虐待 性虐待、创伤史	人际关系因素	人际关系状况或质量 伴侣的性功能 生活压力因素

摘自Bitzer J, Giraldi A, Pfaus J. Sexual desire and hypoactive sexual desire disorder in women. Introduction and overview. Standard operating procedure (SOP Part 1). J Sex Med 2013; 10 (1): 36-49 ; Fugl-Meyer KS, Bohm-Starke N, Damsted Petersen C, et al. Standard operating procedures for female genital sexual pain. J Sex Med 2013; 10 (1): 83-93 ; Latif EZ, Diamond MP. Arriving at the diagnosis of female sexual dysfunction. Fertil Steril 2013; 100 (4): 898-904.

治疗

FSD 的治疗主要集中在社会心理方面,药物治疗可作为一种辅助手段。解决可改变的因素,如疾病状态、药物和关系,可以产生很大的影响。

有两种美国 FDA 已批准的治疗 FSID 的方案: Flibanserin(Addyi)每天服用,可以增加约 50% 的性欲;第二个选择是 bremelanotide(Vyleesi),在性交前 45min 进行肌内注射。雌激素替代疗法可以减少许多与性功能障碍有关的症状,而睾酮疗法可以增加欲望和满意度。图 14-7 是 FSID 的治疗算法。

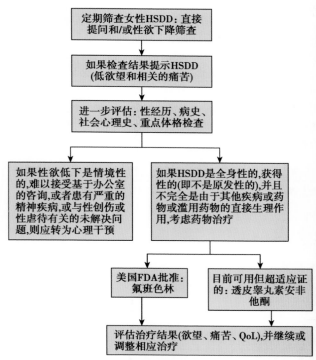

图 14-7　性欲低下障碍的治疗方法[摘自 Clayton AH, Kingsberg SA, Goldstein I. Evaluation and management of hypoactive sexual desire disorder. Sex Med, 2018b; 6(2):59-74]

没有充分唤起性欲的女性性高潮障碍(FOD)通常需要患者和伴侣的心理治疗和性教育。与 FSID 一样,FOD 对雌激素或睾酮的激素治疗有反应。如果患者有足够的性唤醒,按需使用缩宫素可以提高性高潮率。

女性性唤起障碍(FSAD)最好用激素治疗,但使用 PDE5I、前列腺素和其他药物也有效果。用度洛西汀、普瑞巴林和伐伦克林治疗女性持续性生殖器唤起障碍的效果有限。生殖器盆腔疼痛和插入障碍的治疗方法包括生物反馈、阴道扩张,以及在难治性病例中采用前庭切除术。几乎一半患有 LUTS 和 / 或脱垂的妇女报告合并某种形式的性功能障碍,对潜在疾病的治疗可以使性生活得到明显改善。

(朱军、虞巍 译　虞巍 校)

第 15 章

男性综合健康：雄激素缺乏，心血管风险和代谢综合征

Ernest Tong And Alexander Gomelsky

Campbell-Walsh-Wein Urology 第 12 版作者

Neil Fleshner, Miran Kenk, and Steven Kaplan

问题概述

几乎在每一个国家，男性的健康状况都明显差于女性。要减少健康方面的性别不平等，这需要在生活的多个方面做出重大调整。随着医学的进步，人类的寿命在全球范围内不断延长。通常来讲，全世界男性的寿命要比女性短（图 15-1）。而且男性会在更加年轻的时候生病，也更容易罹患慢性疾病（表 15-1）。在美国人的 10 种最常见死因中，有 6 种在男性中更为常见，包括心脏病、癌症和糖尿病。

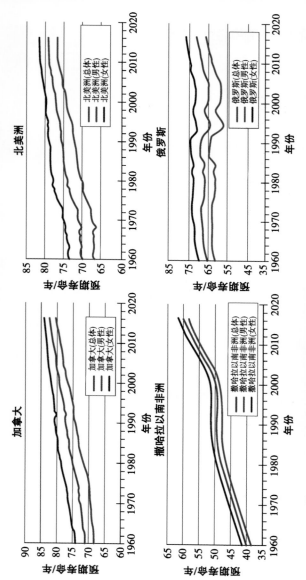

图 15-1 近几十年来出生时的预期寿命，表明男性和女性的寿命有所延长（数据来自世界银行）

表 15-1　2016 年美国主要死因

死因	每年死亡人数	男女发生率比值
心脏病	633 842	1.12
癌症	595 930	1.11
慢性阻塞性肺疾病	155 041	0.88
事故	146 571	1.73
卒中	140 323	0.71
痴呆	110 561	0.44
糖尿病	79 535	1.18
流感或肺炎	57 062	0.89
肾脏疾病	49 959	1.03
自杀	44 193	3.33

摘自 Disease Control and Prevention/National Center for Health Statistics（CDC/NCHS）. National vital statistics system, mortality 2017. Atlanta: US Department of Health and Human Services, 2017。

男性健康状况较差的原因

有几个因素会使得男性面临更高的死亡和疾病风险。男性在工作场所受到身体上的伤害以及环境危害的风险增加，高达 97% 的相关死亡风险发生在男性身上。男性还存在各种冒险行为的倾向，例如酗酒、吸烟和危险的性行为。除此之外，男性在认可诸如独立和坚强等性别模式化思想时也会承受相对更大的社会压力，并且可能会推迟或取消他们对于医疗保健的需求。

代谢综合征与男性健康

代谢综合征被定义为能够增加个体患 2 型糖尿病（T2DM）、心脏病以及早期死亡的风险的一系列生化、生理、代谢和临床因素的综合征。根据定义和研究人群的不同，代谢综合征的患病率在 10% 到 84% 之间。危险因素包括久坐不动的生活方式、过量的卡路里摄入和较高的社会经济地位。现有几种定义可用（图 15-2；表 15-2）。

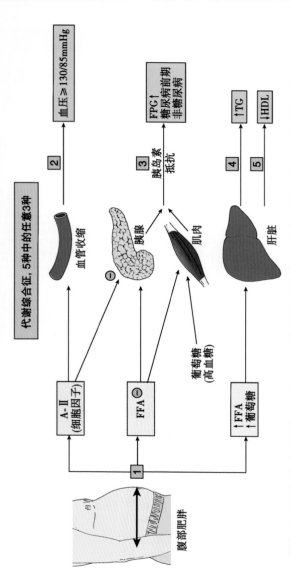

图 15-2　代谢综合征的诊断需要一把卷尺；一双能准确判断的眼睛；还有空腹脂肪图，血糖测量和血压测量。FFA，游离脂肪酸；FPG，空腹血糖；HDL，高密度脂蛋白；TG，甘油三酯。改编自 Lionel H. Circulation 2007;115:e32-e35）

表 15-2 代谢综合征的定义标准

临床参数	WHO (1999)	EGIR(Balkau and Charles, 1999)	ATP III (NCEP, 2001)	AACE (Einhom 等, 2003)	IDF (Alberti 等, 2005)
肥胖/体脂分布	男性腰臀比>0.90，女性腰臀比>0.85，或BMI >30kg/m²	男性腰围≥94cm，女性腰围≥80cm	男性腰围>102cm，女性腰围>88cm	BMI ≥25kg/m²	男性腰围≥94cm，女性腰围≥80cm
胰岛素抵抗/高血糖	IGT, IFG, T2DM 或其他胰岛素抵抗的证据	高胰岛素血症(血浆胰岛素>75%)	空腹血糖≥110mg/dl	空腹血糖≥110mg/dl	空腹血糖≥100mg/dl 或T2DM
血清甘油三酯	≥150mg/dl	≥177mg/dl	≥150mg/dl	>150mg/dl	>150mg/dl 或正在治疗
胆固醇	男性HDL-C <35mg/dl，或女性HDL-C <39mg/dl	HDL-C <39mg/dl	男性HDL-C <40mg/dl；女性HDL-C <50mg/dl	男性HDL-C <40mg/dl；女性HDL-C <50mg/dl	男性HDL-C <40mg/dl；女性HDL-C <50mg/dl；或正在治疗
血压	≥140/90mmHg	≥140/90mmHg 或正在治疗	>130/85mmHg	≥130/85mmHg	>130/85mmHg 或正在治疗
其他	微量白蛋白尿 a			胰岛素抵抗的其他特征 b	

AACE，美国临床内分泌医师协会；ATP III，美国胆固醇教育计划成人治疗小组报告；BMI，体重指数；EGIR，欧洲胰岛素抵抗研究小组；HDL-C，高密度脂蛋白胆固醇；IDF，国际糖尿病联合会；IFG，空腹血糖受损；IGT，糖耐量减低；T2DM，2型糖尿病；WHO，世界卫生组织。

a 微量白蛋白尿是指尿白蛋白排量>70μg/min 或白蛋白/肌酐比值>30mg/g。

b 2型糖尿病、高血压或心血管疾病家族史；多囊卵巢综合征；久坐不动的生活方式；高龄；易患2型糖尿病或心血管病的高危人群。

代谢综合征的生理学

与代谢综合征相关的生理变化尚未完全阐明，目前人们认为遗传风险因素与生活方式暴露（缺乏运动、吸烟、热量过剩、心理压力）相互作用引起正能量失衡　这会导致脂肪酸代谢的改变、内皮功能障碍、动脉粥样硬化、胰岛素抵抗和炎症（图 15-3）。

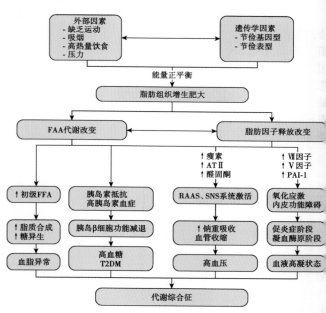

图 15-3　代谢综合征示意图。AT Ⅱ，血管紧张素Ⅱ；FFA，游离脂肪酸；PAI-1，纤溶酶原激活物抑制剂 1；RAAS，肾素 - 血管紧张素 - 醛固酮系统；SNS，交感神经系统；T2DM，2 型糖尿病

个体因素

肥胖尤其是腹型肥胖，是由热量摄入过多和体力活动过少引起的。脂肪细胞进行性增大后，伴随细胞缺氧，最终导致炎症和动脉粥样硬化。若正常胰岛素浓度不能在靶组织中引起反应

时，就会发生**胰岛素抵抗**。而胰岛 β 细胞若不能够代偿地分泌足够的胰岛素来纠正胰岛素抵抗，就会导致 2 型糖尿病。**血脂异常**以脂质代谢异常和致动脉粥样硬化脂蛋白和胆固醇的活性增加为特征。这些异常与氧化应激反应和内皮功能障碍密切相关，是动脉粥样硬化疾病炎症性质的特征。研究表明，高血糖和高胰岛素血症可以激活肾素 - 血管紧张素系统（RAS），从而使得肾水钠重吸收增加，引起血管收缩，导致**高血压**。

代谢综合征与**遗传学因素**密切相关，特定基因表型的人群患病的风险高。代谢综合征的其他特征包括：**内皮依赖性血管舒张受损、动脉粥样硬化加速和促凝血因子的促炎状态异常**。过多摄入高脂类、加工类食物可能导致氧化应激而进入促炎状态。慢性皮质醇分泌增多可能导致内脏脂肪增加和肌肉减少症，从而导致血脂异常、高血压和 2 型糖尿病。同时，阻塞性睡眠呼吸暂停（OSA）综合征患者的睡眠呼吸障碍程度也与代谢综合征有关。

代谢综合征和泌尿系统疾病

代谢综合征与心血管疾病、糖尿病和脑卒中密切相关，同时代谢综合征患者中泌尿系统疾病也非常普遍。

肾脏情况

代谢综合征和 2 型糖尿病对肾脏生理有显著影响，与之相关的三种主要肾脏疾病是肾功能不全、尿石症和肾细胞癌（RCC）。肾脏疾病是导致这类患者死亡和残疾的一类主要病因。肾功能不全患者后期发生心血管疾病，导致死亡率增加。以上都是代谢综合征的可能会带来的后果。尿石症在代谢综合征患者中更为常见。肥胖患者更易患草酸钙和尿酸结石，抗高血压药物可能是结石形成的诱发因素。此外，代谢综合征和肾细胞癌之间也存在关联，一些研究显示，2 型糖尿病的男性患者中，患肾细胞癌的风险增加了约 26%。

膀胱情况

代谢综合征可使男性膀胱癌风险显著增加，但与女性膀胱癌风险变化无关。肥胖患者的预后更差，其疾病复发率、进展风险、癌症相关死亡率、任何原因死亡的风险均会增加。代谢综合征导致内皮功能障碍，可能使得膀胱扩张时出现缺血性损伤。许多关于代谢综合征和膀胱过度活动症关系的研究都发现两者呈正相关关系。有数据表明下尿路症状可能与代谢综合征及炎症有关，且炎症程度与前列腺体积和国际前列腺症状评分（IPSS）直接相关。

前列腺癌

患有代谢综合征的男性更有可能罹患癌症，并在接受前列腺活检的男性队列中表现出更高的风险。接受主动监测的肥胖男性也有更高的疾病进展风险。

雄激素低下与勃起功能障碍

睾酮水平低下与中枢性肥胖和代谢综合征的发生有关。老年男性前列腺癌患者去势治疗后可能会诱发代谢综合征，并增加心血管疾病和2型糖尿病的风险。

代谢综合征作为泌尿系统疾病治疗的新策略

虽然纠正代谢综合征能在多大程度上改变疾病的自然进展仍有争议，但证据表明行为治疗和药物治疗都能产生积极的影响。纠正代谢综合征究竟能多大程度上改变泌尿系统疾病的自然病史，目前仍有争议，但是已有证据表明行为疗法和药物疗法均有积极作用。在运动后，体内的睾酮和皮质醇浓度增加，其中睾酮在运动后上升迅速，而皮质醇上升较缓。他汀类药物已被证实能够控制高胆固醇血症，预防继发性心血管疾病。尽管目前较多流行病学文献表明，他汀类药物同样对前列腺癌的进展起到保护，但是唯一的证据来自相关性研究。二甲双胍属于双胍类药物，已被用于2型糖尿病的治疗，并通过肝脏中的能量应激发挥代谢调节作用。研究表明，在接受二甲双胍治疗的2型糖尿病男性患者中，多种癌症的发病率和死亡率均有所降低，包括前列腺癌和膀胱癌。由于代谢综合征伴有酮水平降低，外源性睾酮治疗可以在某种程度上对代谢综合征的某些方面产生疗效。

肥胖和血脂异常、2型糖尿病、高血压、心血管疾病、卒中以及许多泌尿系统疾病均相关。一些可变的危象因素能够影响男性前列腺癌的发病率和预后，如饮食习惯和身体状况等。对于肥胖患者，根治性前列腺切除术更难以实施。肥胖会导致风险增加以及生化指标反复异常。运动能够提高接受体外集束放疗的男性性功能，但并不能改善根治性前列腺切除术后的勃起功能障碍患者的性功能。因此，重要的是要针对不同类型的患者制订长期的治疗方案和个体化的治疗方法，以期改善男性的整体健康水平。

睾酮治疗和心血管疾病进展和争议

补充睾酮的影响

尽管缺乏临床数据，但临床上补充睾酮的情况仍在持续增加，且绝大多数应用于没有明显性腺功能减退的男性。Snyder等人于2016年进行了一项实验，发现睾酮替代治疗能够显著改善男性性功能和勃起功能。同时，补充睾酮对身体功能的影响较小。睾酮替代疗法虽不能提升患者的整体健康水平，但可以显著改善情绪，减轻抑郁症状，并且提升精力。

心脏血管风险

一项由Basaria等人在2010年进行的实验表明，接受睾酮治疗的男性患者心血管疾病的发病风险增加了5倍，而Xu等人在2013年发现，此类男性患者心血管疾病发病风险上升了约54%。大量的试验结果促使美国FDA发出提醒，指出睾酮补充和心脏病之间可能有潜在的关联。内分泌学会的指南建议临床医生应当注意以下几点：①将睾酮缺乏症的诊断限制在睾酮水平低且伴有相关症状的男性；②不建议存在相关禁忌证（如近期内有生育计划、罹患乳腺或前列腺癌以及合并心血管疾病风险因素等）的男性接受睾酮治疗；③与患者充分讨论睾酮替代疗法的潜在风险。

心血管疾病和勃起功能障碍的关系

心血管疾病（CVD）和勃起功能障碍之间存在许多易感因素以及潜在的病理生理过程，包括血脂异常、吸烟、高血压以及 2 型糖尿病。勃起功能障碍属于心血管疾病的一个危险因素。尽管勃起功能障碍和亚临床心血管疾病进展之间的时间关系尚不明确，但勃起功能障碍可能单方面增加突发心血管疾病的概率。因此，应谨慎筛查勃起功能障碍发病前后的亚临床心血管疾病。

男性心理健康和阿片类药物的滥用

焦虑症、抑郁症、自杀倾向等心理疾病在男性人群中的患病率逐步上升，但确诊率较低。具体来说，600 万以上的男性患者正受到抑郁症状的影响，如疲惫、易怒、对工作或爱好兴趣丧失等。随之其后的是显著上升的自杀和药物滥用。阿片类药物滥用所导致的不良公共卫生后果急剧增加，由此导致的发病率和死亡率涵盖了不同的性别、种族和收入水平的男性。相比于女性，男性滥用阿片类药物和药物滥用相关的死亡风险更高。此外，阿片类药物也可能导致性腺功能减退。

阿片类药物的处方

止痛药物的调配具有高度的灵活性。多数患者报告的药物剂量远低于其外科医师的处方剂量。然而，在对癌症患者进行术后镇痛治疗时，新型长效阿片类药物的使用率约为 10.4%。

性腺功能障碍

阿片类药物的使用和滥用能够抑制下丘脑 - 垂体 - 性腺轴的活动，继而影响男性性腺功能。临床医师在治疗性腺功能减退时，应考虑到长期使用阿片类药物这一可能的病因。作为男性综合健康的一部分，泌尿外科医师需要不断培养责任感，在使用阿片类药物时，应以最小有效剂量为起始剂量并不断评估用药状况，而不是盲目增加用药剂量。

（柳良仁、李响 译   李响 校）

第 16 章

尿失禁和盆腔器官脱垂的病理生理学、评估和治疗

Elizabeth Rourke And W. Stuart Reynolds

Campbell-Walsh-Wein Urology 第 12 版作者

Toby C. Chai, Lori A. Birder, Elizabeth T. Brown, Alan
. Wein, Roger R. Dmochowski, Alvaro Lucioni, Kathleen C.
Kobashi, Riyad T. Al-Mousa, Hashim, Benjamin M. Brucker,
Victor W. Nitti, Gary E. Lemack, Maude Carmel, Casey Cg
Kowalik, Alan J. Wein, Roger R. Dmochowski, W. Stuart
Reynolds, Joshua A. Cohn, Christopher R. Chapple, Nadir
. Osman, Stephen D. Marshall, Jeffrey P. Weiss, Karl-Erik
Andersson, Diane K. Newman, Kathryn L. Burgio, John P.F.A.
Heesakkers, and Bertil Blok

尿失禁和盆腔器官脱垂的概述和病理生理学

尿失禁

神经生理学概述　尿失禁(UI)的主诉症状为尿液不自主外流,可因下尿路(LUT)解剖和功能异常而发生。LUT 由膀胱和尿道组成,通过低位骨盆复杂的神经支配,并由肌肉筋膜系统支撑,其功能整合了许多组成部分,包括中枢神经系统(CNS)、外周神经系统、膀胱平滑肌、膀胱间质、尿道下层和逼尿肌内间质细胞、膀胱尿路上皮、尿道平滑肌、盆底横纹肌和尿道外括约肌(EUS)。

盆腔副交感神经起源于脊髓骶部，刺激膀胱，松弛尿道。腰交感神经抑制膀胱体部，但会刺激膀胱基底部和尿道。阴部神经刺激 EUS。这些神经均有传入（感觉）和传出轴突。

尿道和括约肌病理生理学和解剖学　尿道是膀胱出口的一部分，此结构还包括盆底肌肉组织。尿道包含平滑肌和横纹肌（横纹括约肌或 EUS）等组成部分。尿道周围横纹肌是盆底肌复合体的一部分。EUS 由两部分组成，包含有快肌纤维和慢肌纤维。远端括约肌的横纹肌主要为慢肌纤维，提供 50% 的静态阻力。除横纹肌外，EUS 似乎还包含平滑肌，并接受去甲肾上腺素能神经支配。研究人员已证实，刺激胃下神经可激发 EUS 的肌源电位。

在男性中，膜部尿道从前列腺顶部向远端延伸，穿过盆底肌肉组织（包括 EUS），直至成为阴茎底部的球部尿道和阴茎尿道。男性 EUS 覆盖在前列腺的腹侧面，精阜近端呈新月形，精阜远端呈马蹄形，在球部尿道处亦呈新月形。

在女性中，尿道从膀胱颈至尿道口贯穿阴道前壁远端 1/3。控制女性括约肌功能的大部分肌肉是位于尿道近端和 / 或尿道中段的环性横纹肌。**女性血管性上皮下组织 / 雌激素敏感的黏膜下层网络有助于尿道的密封效果和控尿功能。**女性的 EUS 以马蹄形结构覆盖于尿道的腹侧面。

腹腔内压力升高时，人体通过将腹压被动传递到近端尿道以及 EUS 横纹肌主动收缩的保护反射方式来控尿。**尿道固有括约肌缺陷（ISD）**最常见的病因是医源性损伤，神经系统疾病亦可以直接影响括约肌功能，尽管不常见。

尿失禁的类型　压力性尿失禁（SUI）是指因身体活动（走路、用力、运动、打喷嚏、咳嗽等）或其他引起腹腔内压力升高的活动而导致的不自主的尿液流出。女性 SUI 通常不会仅因阴道前壁解剖松弛引起，也可能是由于固有的（生理性）内括约肌功能不良。

急迫性尿失禁（UUI）的主诉是与尿急相关的不自主尿液流出。在查体时偶尔可以看到患者尿道口不自主漏尿，同时伴有突然的、强烈的且难以等待的排尿欲望。上述情况可表现为尿动力学的逼尿肌过度活动,尽管尿动力学对于 UUI 的诊断不是必需的。任何在神经系统过程中断脑桥排尿中枢的正常抑制,都可能导致神经源性逼尿肌过度活动(NDO)并引起 UUI。

混合性尿失禁(MUI) 是指与尿急以及导致腹腔内压力上升的活动相关的不自主漏尿。**体位性尿失禁** 是指与体位变化(通常从坐或躺到站立位)相关的不自主尿液流出。**夜间遗尿**是指在睡眠中发生的不自主尿液流出,应与急迫性尿失禁相区别。**持续性尿失禁** 是指持续不自主的漏尿,通常见于涉及阴道的下尿路瘘(即膀胱阴道瘘和输尿管阴道瘘)。**无意识尿失禁**指患者不知道漏尿是如何发生或具体何时发生的。**性交尿失禁** 指性交时出现的非自主漏尿,可发生在初次插入、插入期间和 / 或高潮期间。逼尿肌迟钝或逼尿肌反射消失(**充溢性尿失禁**)引起的排空障碍也可导致 UI(表 16-1)。

表 16-1 国际妇科泌尿学会 / 国际尿失禁学会尿失禁症状标准术语

术语	描述
尿失禁	任何情况下的不自主漏尿
压力性尿失禁	用力、运动、打喷嚏、咳嗽时出现不自主漏尿
尿急	突然的、强烈的且难以推迟的排尿欲望
急迫性尿失禁	伴尿急或紧随尿急的不自主漏尿
体位性尿失禁	与体位变化相关的不自主尿液流出,如从坐或躺到站立
夜间遗尿	睡眠期间发生的不自主漏尿
混合型尿失禁	与尿急和用力、打喷嚏或咳嗽相关的漏尿
持续性尿失禁	持续的不自主漏尿
无意识尿失禁	患者不知道如何发生的尿失禁
性交尿失禁	性交时出现的非自主漏尿

摘自 Abrams P, Cardozo L, Fall M, et al. The standardisation of terminology of lower urinary tract function: Report from the Standardisation Sub-Committee of the International Continence Society. Neurourol Urodyn 2002; 21:167-178. (Reprinted in Urology 2003; 61:37-49); Haylen BT, de Ridder D, Freeman RM, et al. An International Urogynecological Association (IUGA)/International Continence Society (ICS) joint report on the terminology for female pelvic floor dysfunction. Neurourol Urodyn 2010; 29:4-20.

盆腔器官脱垂

脱垂的分类 盆腔器官脱垂（POP）是指盆腔器官的向下移位，表现为子宫和／或不同的阴道腔室及其包绕器官（如膀胱、直肠或肠管）从阴道内脱出。POP 的发生是由于阴道的一个或多个腔室支撑缺陷所致（图 16-1）。肛提肌及其与骨盆内筋膜的相互作用是盆底器官支撑的重要组成部分。

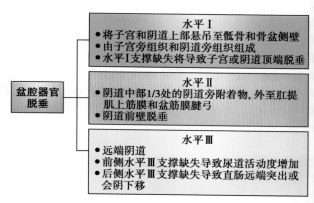

图 16-1 支撑水平

前室脱垂对应阴道前壁的脱垂，最常见的是**膀胱膨出**，也见于前份肠管膨出，特别是有重建手术史的患者。**顶端脱垂**即子宫（子宫或宫颈脱垂）脱垂，或者在子宫切除术后患者中出现阴道袖带脱垂。顶端脱垂亦可出现小肠膨出。**后室脱垂**是因为阴道后壁出现薄弱点，脱垂可累及直肠（直肠膨出），即使在子宫完整保留的情况下也可能出现小肠或结肠脱垂。**阴道脱垂**指阴道完全外翻伴完整的子宫或阴道袖口脱垂。POP 最常发生在前室，其次是后室，顶端脱垂最不常见。

危险因素 经阴道分娩、年龄增长和肥胖是 POP 最确定的危险因素。每增加一次阴道分娩，POP 的风险就会随之增加，产钳助产分娩亦会进一步增加 POP 的发生风险。剖宫产似乎可以预防脱垂，但保护程度尚不清楚。POP 的发病率和患病率随年龄的增长而增加，60~69岁和70~79岁的女性脱垂风险高于50~59岁的女性。**子宫切除与POP增加的风险有关**。此外，POP在白色人种和西班牙裔女性中的发生率高于非州裔美国女性。

尿失禁和盆腔器官脱垂的评估

尿失禁患者评估的目的包括尿失禁特征的记录和描述，包括考虑鉴别诊断、预后和治疗的选择。此外，恰当的评估有助于评判症状对患者的困扰程度并确定患者对潜在结果的预期。可通过患者报告的结果测量指标和生活质量问卷来完成评估，并有助于确定漏尿对患者日常生活和活动的影响。美国泌尿外科协会（AUA）指南强调了建立患者对治疗的期望和对可获得的治疗方案获益和风险/负担之间平衡的理解的重要性。[https://www.auanet.org/guidelines/guidelines/stress-rinaryincontinence-（sui）-guideline]

特别是盆腔器官脱垂，重点应关注患者是否意识到有任何的脱垂，如果有，还需关注脱垂导致的症状和对患者的困扰程度。由于两者常常共同存在，患盆腔器官脱垂的患者还应该同时评估是否存在压力性尿失禁。

既往病史和手术史对尿失禁的评估尤为重要，应包括以下内容：神经系统疾病（帕金森病、多发性硬化症、卒中、脊髓损伤）、医学诊断（糖尿病、痴呆）、放射史、盆部创伤、妇科和产科史以及既往盆腔手术史。需回顾患者的用药史，尤其是可能影响下尿路的药物（表16-2和图16-2）。

表16-2 影响下尿路的药物

药理作用	常见代表	对下尿路潜在影响
拟交感神经药物	麻黄碱、哌甲酯、可卡因、苯丙胺	可增加出口阻力并加重梗阻/膀胱过度活动症状 可降低逼尿肌收缩力并加速潴留
抗交感神经药物	特拉唑嗪、多沙唑嗪、坦洛新、阿夫唑嗪、赛洛多辛	可减少出口组里并加重压力性尿失禁

续表

药理作用	常见代表	对下尿路潜在影响
抗胆碱能药物	奥昔布宁、非索罗定、索利那辛、曲司氯铵、达非那新	可导致尿潴留,尤其是有出口梗阻的患者
利尿剂	呋塞米、噻嗪类、螺内酯、氨苯蝶啶、布美他尼	不直接影响膀胱,但由于尿量增加,会加重失禁问题

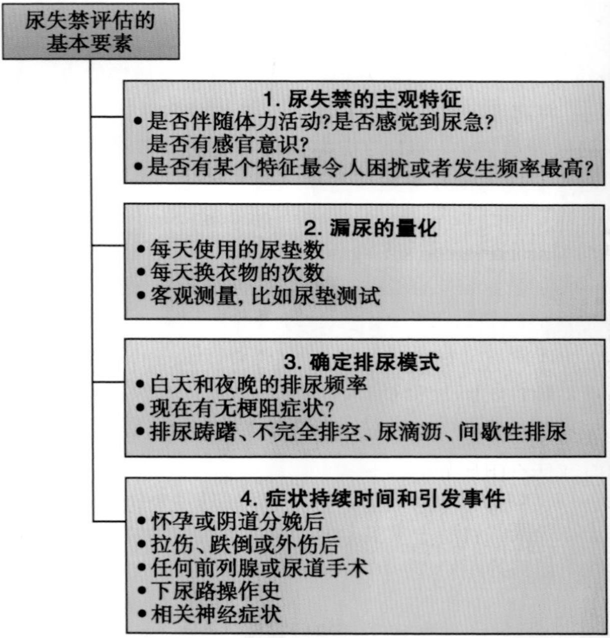

尿失禁评估的
基本要素

1. 尿失禁的主观特征
- 是否伴随体力活动?是否感觉到尿急?
  是否有感官意识?
- 是否有某个特征最令人困扰或者发生频率最高?

2. 漏尿的量化
- 每天使用的尿垫数
- 每天换衣物的次数
- 客观测量,比如尿垫测试

3. 确定排尿模式
- 白天和夜晚的排尿频率
- 现在有无梗阻症状?
- 排尿踌躇、不完全排空、尿滴沥、间歇性排尿

4. 症状持续时间和引发事件
- 怀孕或阴道分娩后
- 拉伤、跌倒或外伤后
- 任何前列腺或尿道手术
- 下尿路操作史
- 相关神经症状

图 16-2 尿失禁现病史:评估的重点

患者的一般情况,包括:年龄、步态、体型等可以提供有关体力状态、神经状态和其他与治疗计划相关的重要信息。同样,腹部检查评估是否存在切口、疝、器官肿大和膀胱扩张也很重要,特别是既往曾行腹部手术时。而全面的女性盆腔检查应包括外生殖器、雌激素状态、病变和阴唇的大小/粘连。

最常用于检查压力性尿失禁的方法是仰卧位咳嗽压力测试。如果在卧位无法判断是否存在压力性尿失禁，也可以在立位进行（表16-3）。男性需要直肠指检以评估前列腺是否增大。

表16-3 盆底检查的重点内容[a]

盆底检查（有或没有采集涂片和培养物样本）包括：

- 外生殖器（如外观、阴毛分布、病变）和阴道（如外观、雌激素影响、雌激素效应、分泌物、病变、膀胱膨出、直肠膨出）
- 尿道（如肿物、压痛、瘢痕）。膀胱检查（如充盈程度、肿物、压痛）
- 宫颈（如外观、病变、分泌物）
- 子宫（如大小、轮廓、位置、移动度、压痛、平滑度、下降或支持）
- 附件（如肿物、压痛、器官肿大、结节）
- 肛门和会阴

[a] 截止本书编撰时，在完整的女性泌尿生殖道检查时应包含上述各点。此外，其他器官系统或者身体区域也可纳入检查范围以满足不同需求水平的检查。

摘自CMS 97 guidelines for focused female pelvic examination. Documentation Guidelines for Evaluation and Management（E/M）Services, jointly approved by the American Medical Association and HCFA with revisions November, 1997。

分别在休息和用力或咳嗽时评估尿道的位置和活动度。活动度的评估可以直接观察或者使用棉签试验（Q-tip test）。尿道过度活动定义为棉签棒角度从水平或者休息时的位置改变超过30°。

盆腔器官脱垂的评估应包括每个区室（前、后和尖部），也应评估会阴体的松弛程度。应使用窥阴器在休息和用力进行完全且系统的检查。在几种用于量化盆腔器官脱垂的评价系统中，Baden-Walker系统分级法和POP-Q分级法最为常用（表16-4和图16-3）。

表16-4 Baden-Walker分级和POP-Q分级标准

分级	标准
0	Aa, Ap, Ba, Bp均在-3cm处，C或D≤-(tvl-2)cm
I	分级0不满足且脱垂的最远端定位于<-1cm
II	脱垂最远端≥-1cm但≤+1cm
III	脱垂最远端>+1cm但<+(tvl-2)cm
IV	脱垂最远端≥+(tvl-2)cm

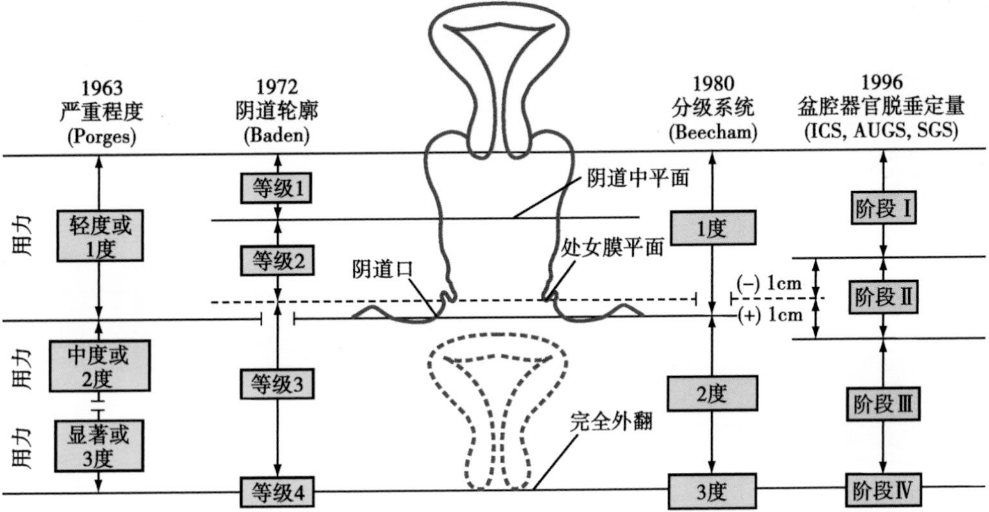

图 16-3　用于量化盆腔器官脱垂的视觉比较系统。AUGS，美国妇科泌尿协会；ICS，国际控尿协会；SGS，妇科外科医师学会（摘自 Theofrastous JP, Swift SE. The clinical evaluation of pelvic floor dysfunction. Obstet Gynecol Clin North Am 1998;25:783-804）

其他的评估工具包括尿液分析、排尿日记、尿流率、残余尿（PVR）以及男性前列腺特异性抗原（PSA）水平。可行进一步的检查以明确病因，包括 CT、MRI、超声、膀胱镜（评估尿道狭窄、出口梗阻及血尿的原因）和尿流动力学。尿流动力学可以帮助判断下尿路功能障碍的原因，预测其对上尿路的功能的影响，预测干预的效果以及说明治疗失败的原因。术前术后均可进行尿流动力学检查。

尿失禁和盆腔器官脱垂的治疗

尿失禁治疗方法的选择需对患者症状背后的病因和病理生理学有清楚认识。临床医生必须首先确定症状的原因是膀胱本身的问题还是膀胱出口的问题，或者两者兼而有之。治疗方案需要以基于患者的目标、考虑风险收益和成本效益比、个体化、患者导向为目标而制订。

急迫性尿失禁

急迫性尿失禁（UUI）患者的非手术干预包括从行为和饮食的调整到生物反馈或药物治疗。根据膀胱过度活动症（OAB）指南，行为疗法（如液体管理、饮食调整和膀胱训练）是一线治疗方法［https://www.auanet.org/guidelines/guidelines/overactive-bladder-（oab）-guideline］。减轻体重可以减少 SUI 的发作，也可能明显减少 UUI 的发作。进一步地可以添加药物治疗（抗胆碱能药物和 / 或 β_3- 肾上腺素受体激动剂），但药物常被视为二线疗法。如果建议患者使用抗毒蕈碱药物，开具处方的医生应告知患者其潜在的副作用，包括口干、便秘、认知影响和视力障碍。由于口干发生率较低，**缓释制剂比短效制剂更受青睐**。

骶神经调节（SNM）、胫后神经刺激（PTNS）、逼尿肌内注射肉毒杆菌毒素 A 和增强膀胱成形术（AC）可考虑用于具有难治性症状或不适合药物治疗的患者。为了内容的连贯性，此处介绍了 UUI 的手术干预内容，SUI 和 POP 的手术内容将在第 17 章介绍。

胫后神经包含来自 L4-S3 神经根的运动和感觉信号。刺激这种神经会激活躯体传入纤维，后者会向骶骨和中央脑桥排尿中枢发送抑制信号，从而抑制膀胱活动并改善储尿能力。这是一种相对无创的治疗方式，包括 12 次（每周 1～3 次）每次 30min 的治疗。患者必须能够 / 愿意来诊所完成每周的诱导治疗和之后的维持治疗，以防止治疗成功后症状复发。患者的依从性问题往往为治疗带来挑战。总体而言，PTNS 可能会在 60%～80% 的药物难治性 OAB 患者中产生临床作用，且不良事件的风险较低。

A 型肉毒杆菌毒素是由厌氧革兰氏阴性肉毒杆菌产生。它是一种强效的神经毒素，可抑制神经肌肉接头处突触前乙酰胆碱的释放，从而导致弛缓性麻痹。该手术可以在诊室或手术室中使用软性或硬性膀胱镜进行。特发性 OAB 的推荐剂量为 100 单位。注射后可使每日尿失禁次数减少 59%。在临床试验中，注射 A 型肉毒杆菌毒素的主要风险包括 0～20% 的症状性 UTI 和高达 12% 的患者需要开始间歇性导尿。

SNM 将电脉冲传递到 S3 骶神经根，该神经根负责支配盆腔神经和横纹肌的自主神经功能。一种称为经皮神经评估（PNE）的测试可以在诊所或门诊环境中进行，如果成功，可以随后完整植入永久性导线和植入式脉冲发生器（IPG）。或者，可以植入永久性导线进行更长的测试（第 1 阶段），如果成功，随后进行 IPG 植入（第 2 阶段）。SNM 也可用于治疗非梗阻性尿潴留。SNM 的 5 年成功率为 70%～80%。因此对伴有 / 不伴有尿失禁的 OAB 来说，SNM 是一种更持久、长期的治疗方案。SNM 的缺点包括因刺激、疼痛或疗效不佳发生不良变化而导致的大于 30% 的 5 年返修率。

对于一线至三线治疗失败的患者，可以考虑采用 AC 和或尿流改道（四线 OAB 治疗）[https://www.auanet.org/guidelines guidelines/overactivebladder-（oab）-guideline]。回肠是 AC 和尿流改道的首选肠段，必须注意保留末段回肠，以防止维生素 B 和盐分的流失。此外，患者还须具备一定的自主性和意愿，以能够在 AC 术后通过尿道或者共存的导尿通道进行导尿操作。AC 的禁忌证包括肾功能受损、肠道疾病（克罗恩病、炎症性肠病泄殖腔外翻时的短肠、先天性异常）和恶性肿瘤。

女性压力性尿失禁 SUI 患者可能受益于盆底肌肉训练、生物反馈、电刺激和药物疗法等保守措施的运用。尿道填充注射疗法可以提供介于非手术疗法和手术疗法之间的中间选择，但手术仍然是 SUI 的主要治疗方法。

子宫托 经阴道放置，旨在通过稳定和支撑尿道和膀胱颈、增加尿道长度以及在腹内压增加时提供将尿道压向耻骨的轻柔作用力来防止尿液流失。这种结构上的设计可以减少，且往往可以预防 SUI 的发生。Uresta 是一种钟形子宫托（图 16-4），底部有一个手柄，便于插入和取出。它的窄尖端可以像卫生棉条一样轻松插入阴道，并且它可以自行定位，以便其宽大的底座为尿道提供支撑。Impressa 是一种一次性使用的类似卫生棉条的装置，包含芯、盖和涂抹器。Impressa 旨在防止该装置在阴道内移动，并在压力从腹腔转移到盆底时产生尿道下的无张力支撑。

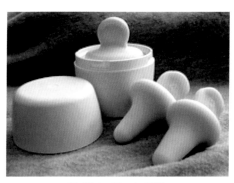

图 16-4　Uresta 套件

男性压力性尿失禁 治疗必须根据患者的需要、目标和期望量身订制，并且需要进行详细的咨询。有些男性可能对防护垫和 / 或尿液收集装置感到满意，例如留置式或避孕套式导尿管，或尿道塞和外部闭塞装置。注射疗法尚未被证明是治疗男性 SUI（最常发生在根治性前列腺切除术后）的可行的选择。男性吊带和人工尿道括约肌将在第 17 章中讨论。

盆腔脏器脱垂 POP 修复的目标是恢复阴道、下尿路和胃肠道的正常解剖结构和功能。几个世纪以来,阴道子宫托一直被用作 POP 的保守治疗方法。子宫托由惰性塑料或硅胶材料制成,可最大限度地减少气味并防止吸收阴道分泌物。子宫托的应用禁忌证很少,但不应该将子宫托放置在**有活动性盆腔或阴道感染、严重溃疡或对硅胶或乳胶过敏的患者中,或者可能不依从保养维护和复诊的患者中**。常见的副作用包括阴道分泌物和气味。子宫托引起的严重并发症很少见;然而,膀胱阴道瘘、直肠阴道瘘、侵蚀和继发性嵌塞均有报道。子宫托联合盆底肌肉训练和单独使用盆底肌肉训练在减轻症状和增加肌肉力量方面同样有效,因此均可考虑用于 SUI 的治疗。对于那些使用子宫托治疗失败或不适合使用子宫托治疗的患者,可以考虑进行手术治疗。这将在第 17 章讨论。

(罗德毅、李响 译　李响 校)

推荐读物

Abrams P, Cardozo L, Fall M, et al. The standardisation of terminology of lower urinary tract function: report from the Standardisation Sub-Committee of the International Continence Society. *Neurourol Urodyn* 2002;21:167-178.

Bump RC, Mattiasson A, Bo K, et al. The standardization of terminology of female pelvic organ prolapse and pelvic floor dysfunction. *Am J Obstet Gynecol* 1996;175:10-17.

Chapple C, Abrams P. Male lower urinary tract symptoms (LUTS): an international consultation on male LUTS. Montreal, Canada: Société Internationale d'Urologie, 2013.

Gormley EA, Lightner DJ, Burgio KL, et al. Diagnosis and treatment of overactive bladder (non-neurogenic) in adults: AUA/SUFU guideline. *J Urol* 2012;188(6 suppl): 2455-2463.

Haylen BT, de Ridder D, Freeman RM, et al. An International Urogynecological Association (IUGA)/International Continence Society (ICS) joint report on the terminology for female pelvic floor dysfunction. *Neurourol Urodyn* 2010;29:4-20.

Nambiar AK, Bosch R, Cruz F, et al. EAU guidelines on assessment and nonsurgical management of urinary incontinence. *Eur Urol* 2018;73:596-609.

第 17 章
尿失禁和盆腔脏器脱垂的手术治疗

Elisabeth Sebesta And W. Stuart Reynolds

Campbell-Walsh-Wein Urology 第 12 版作者

Siobhan M. Hartigan, Christopher R. Chapple, Roger R. Dmochowski, Jack C. Winters, Ryan M. Krlin, Barry Hallner, Alex Gomelsky, Roger R. Dmochowski, Anne P. Cameron, Dirk J.M.K. Deridder, Tamsin Greenwell, Lindsey Cox, Eric S. Rovner, Hunter Wessels, and Alex J. Vanni。

经阴道重建术和经腹重建术治疗盆腔器官脱垂

术前注意事项

盆腔器官脱垂(POP)极大地影响患者生活质量,因此必须考虑脱垂阶段、患者症状和对患者的困扰程度。由于患者对治疗 POP 手术的期望和意愿会影响患者的满意度以及对症状的改善的感受,所以 POP 术后是否成功必须考虑患者的满意度以及症状的改善。

盆腔器官脱垂的手术治疗

参见表 17-1。

表 17-1　盆腔器官脱垂的外科手术

POP-Q 参照点	经阴道途径	经腹途径
Aa	阴道前壁修补	耻骨后膀胱尿道悬吊固定术
尿道	膀胱颈悬吊术 吊带	
Ba	阴道前壁修补	楔形阴道切除术
膀胱	阴道旁修补 阴道闭合术	阴道旁修补 ASC
C	宫骶韧带	经腹子宫切除术
宫颈	悬吊术 髂尾肌筋膜固定术 骶棘韧带固定术 曼氏手术 经阴道子宫切除术 阴道闭合术	宫骶韧带 悬吊术 ASC 子宫悬吊术
D	McCall 式后穹窿成形术	Halban 式后穹窿成形术
穹窿		Moschcowitz 式后穹窿成形术
Ap	直肠阴道折叠术(后壁修补) 特定点位缺陷筋膜修补	阴道固定术

ASC,骶骨固定术;POP-Q,盆腔器官脱垂量化。

阴道前壁(表 17-2)　由于通常合并中央和侧面缺陷,因此仅矫正中央缺陷的阴道前壁修补术(图 17-1)必须联合阴道旁修补术(图 17-2)。各种移植物已被用于增强前壁修复。对女性至关重要。随着较严重的 POP 患者进行压力性尿失禁(SUI)评估的减少,隐匿性 SUI 的患病率为 8.3%~66.1%。在经选择后的患者行 POP 修补时,应考虑同期行抗压力性尿失禁手术。

表 17-2　盆腔器官脱垂阴道前壁的外科修补

阴道前壁修补术	• 耻骨宫颈筋膜折叠术修补中央缺陷(图 17-1) • 解剖学上治愈:37%~100% • 新发/隐匿性 SUI:41%~66%;新发 OAB:5%~7% • 术后尿潴留或尿不尽——通常短暂 • 应使用膀胱镜检查来排除膀胱或输尿管损伤 • 性交困难:3.1%~19%

续表

阴道旁缺陷修补术	· 将耻骨宫颈筋膜重新连接到 ATFP 以修补阴道旁缺陷
	· 经阴道（图 17-2）或经腹路径（图 17-3），包括开放，腹腔镜，机器人手术
	· 解剖学上治愈：67%～100%
	· 与阴道修补术相比有更多严重的并发症（需输血的出血（12%），取石术引起的神经病变，输尿管梗阻，阴道脓肿）
阴道前壁修补术（使用移植物）	· 通过将移植物附加到 ATFP 和 / 或闭孔内筋膜侧面 ± 中央折叠缝合来增强修复
	· 多种移植物已用于增强阴道前壁修补术
	· 相比单纯的阴道修补术，在客观上成功率更高，主观上无区别
	网片并发症：11.4% 网片脱出，6.8% 需要手术干预（见网片相关并发症）

ATFP，盆筋膜腱弓；OAB，膀胱过度活动症；SUI，压力性尿失禁。

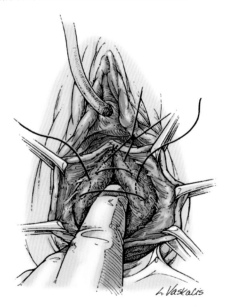

图 17-1　阴道前壁修补术。用 2-0 延迟可吸收缝线连续或间断叠瓦状缝合阴道前壁纤维肌层（摘自 Nicholas DH. Cystocele. In: Nichols DH, ed. Gynecologic and obstetric surgery. St. Louis: Mosby, 1993: 334-362）

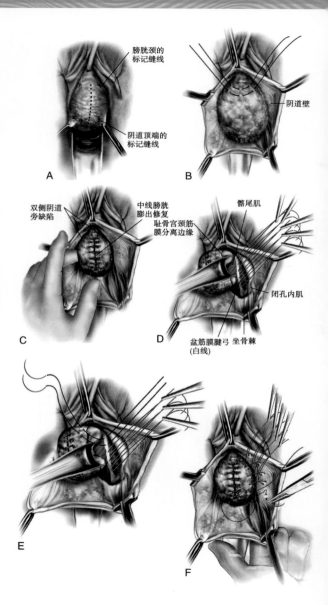

图 17-2 经阴道旁修补术。(A)切开前的阴道前壁,膀胱颈及阴道顶端解剖平面的标记缝线。(B)阴道前壁经中线切口切开。放置缝线用于膀胱正中膨出修补。(C)中线膀胱膨出修复完成。探及双侧阴道旁缺陷。(D)牵拉膀胱暴露骨盆外侧侧壁。(E)顶部两根缝合线穿过耻骨宫颈筋膜的分离边缘。(F)三点缝合完成,所有缝合线都穿过耻骨宫颈筋膜和阴道内壁(摘自 Baggish M, Karram M. Atlas of pelvic anatomy and gynecologic surgery,3rd ed. Philadelphia: Saunders, 2010)

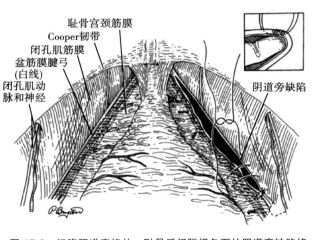

图 17-3 经腹阴道旁修补。耻骨后间隙视角下的阴道旁缺陷修复:用 2-0 不可吸收线将耻骨宫颈筋膜缝合至两侧的盆筋膜腱弓。注意阴道血管方向为垂直,膀胱血管方向为水平。插图显示缝合线在阴道血管下穿过,以确保耻骨宫颈筋膜的扩张及止血(摘自 Bruce RG, El-Galley R, Galloway NT. Paravaginal defect repair in the treatment of female stress urinary incontinence and cystocele. Urology, 1999; 54:647-651)

顶部区域（表 17-3）　阴道顶部是阴道支撑的基石，在 POP 修复时未能确保顶端支撑结构的话，将成倍地增加复发的风险。修复手术可经阴道、腹部、机械或腹腔镜进行，以及保留或不保留子宫（见下文，子宫脱垂）。在年轻、性活跃和身体活跃的女性中，数据显示经腹阴道骶骨固定术（abdominal sacrocolpopexy, ASC）的持久性和阴道长度的功能性保存效果更好。接受阴道手术的女性更有可能出现 SUI、性交困难和复发性脱垂，从而需要再次手术。

封闭手术： 对于不再有性活跃欲望的患者，应考虑进行阴道封闭术，无论是否事先或同时进行子宫切除术。阴道闭锁需

表 17-3　顶部脱垂的外科手术方式

宫骶韧带悬吊术 （uterosacral ligament suspension, USL）	• 在坐骨棘水平，将宫骶韧带缝合至耻骨颈和直肠阴道筋膜上（图 17-5 ~ 图 17-7） • 经阴或经腹部的手术方式 • 和骶棘韧带固定术相比，最大限度地减少对阴部和臀部血管的损伤 • 平均客观成功率：85%（48% ~ 96%） • 输尿管扭结 / 损伤率：1% ~ 11% • 若保留子宫时，可经宫腔镜手术
骶棘韧带固定术 （sacrospinous ligament fixation, SSLF）	• 单侧（首选右侧）或双侧缝合固定阴道顶部至坐骨棘内侧骶棘韧带（图 17-8） • 经阴道前入路或后入路 • 单侧固定会改变阴道轴向 • 成功率：64% ~ 96% • 臀部疼痛 - 阴部神经压迫发生率：15% • 前壁脱垂容易复发：7.6% ~ 92%（并非全部需要手术） • 若保留子宫时，可经宫腔镜手术
髂尾肌悬吊术 （iliococcygeus suspension）	• 通过耻骨颈筋膜和直肠颈筋膜双侧固定阴道穹窿至坐骨棘远端髂尾骨肌筋膜，靠近 ATFP 的插入处（图 17-9） • 经阴道前入路或后入路均可，治愈率：53% ~ 96%；臀部疼痛发生率：19%
经腹阴道骶骨固定术	• 利用网片或自体筋膜移植物，将阴道顶或子宫固定于骶骨前纵韧带 • 通过开放、腹腔镜或机器人入路；成功率：90% • 微创手术并发症发生率较低 • 阴道网片暴露率：0.8% ~ 9.9% • 高达 20% 的患者出现远端前 / 后缺损，需要进行二次阴道修复

要切除阴道上皮并使用荷包线缝合,以逐步减少近端脱垂。患者仍然必须筛查隐匿性 SUI,必要时泌尿科医生应行相应的抗尿失禁手术。

子宫脱垂:对于子宫脱垂患者,单纯的阴道子宫切除术是不够的。子宫脱垂在子宫切除术时应行阴道顶端悬吊术,或至少行 McCall 后穹窿成形术(图 17-4),以降低复发风险。保留子宫的 POP 修复方法越来越受欢迎,排除禁忌证后也可以实施(表 17-4)。

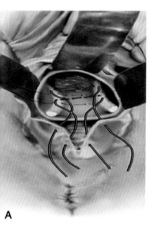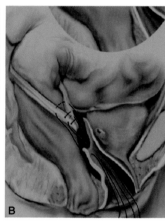

A **B**

图 17-4 (A 和 B)内部和外部 McCall 针以传统方式放置。运用这些缝合线可以消除死腔,支撑阴道穹窿,增加阴道后壁长度(摘自 Walters M Karram M. Urogynecology and reconstructive pelvic surgery, 4th ed. P hiladelphia: Saunders; 2015:366)

表 17-4 保留子宫的禁忌证

绝经后出血	子宫异常
当前或近期的宫颈发育不良	肌瘤,子宫腺肌病,子宫内膜活检取样异常
癌家族综合征,BRCA$_1$ 和 BRCA$_2$	子宫异常出血
遗传性非息肉病性结直肠癌(Lynch 综合征)	不能遵守常规妇科监测
他莫昔芬治疗	子宫颈延长(相对禁忌证)

改编自Ridgeway BM. Does prolapse equal hysterectomy? The role of uterine conservation in omen with uterovaginal prolapse. Am J Obstet Gynecol 2015 Dec; 213 (6):802-809. doi:10.1016/ajog.2015.07.035. Epub 2015 Jul 28. PMID:26226554。

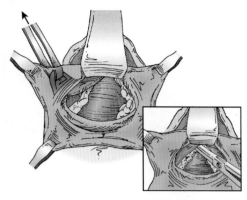

图 17-5 为了识别子宫骶韧带，一个 Allis 钳放置在阴道上皮的右顶端，并直接向上拉。右侧子宫骶韧带处于张力状态，骨盆内可见子宫骶韧带。插图：使用长 Allis 钳夹紧右侧子宫骶韧带（改编自 Walters MD, Muir TW. Surgical treatment of vaginal apex prolapse: transvaginal approaches. In: Vasavada S, Appell R, Sans P, Raz S, eds. Female urology, urogynecology and voiding dysfunction. New York: Marcel Dekker, 2005: 663-676）

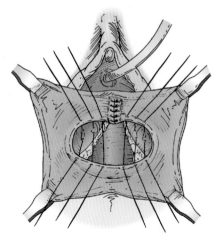

图 17-6 高宫骶韧带阴道穹窿悬吊。三条缝合线从外侧到内侧放置在每条宫骶韧带上。缝合线通过阴道肌层的前部（耻骨颈筋膜）和后部（直肠阴道筋膜）

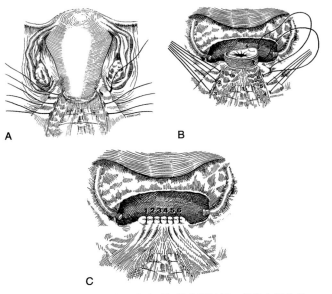

图 17-7 （A）坐骨棘内侧的宫骶韧带分别放置三根永久缝合线。
（B）6 条缝合线的每一条一端通过骨盆内前筋膜依次穿过阴道
顶部，另一端通过骨盆内后筋膜。（C）所有的缝合都是为了重新
接近阴道前肌层和后肌层，以避免任何可能发生的肠膨出，并将
阴道顶端抬高至骶骨（Copyright 2008 Loyola University Health
System. Used with permission from Mary Pat Fitzgerald, MD）

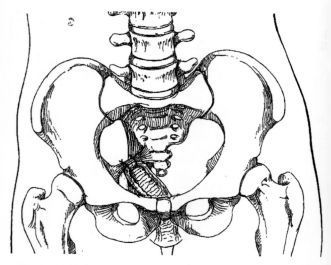

图 17-8 骶棘韧带固定。通过单侧悬吊，阴道向骶骨尾部右侧偏转(摘自 Richter K, Albright W. Long-term results following fixation of the vagina on the sacrospinous ligament by the vaginal route. Am J Obstet Gynecol 1981;141:811-816)

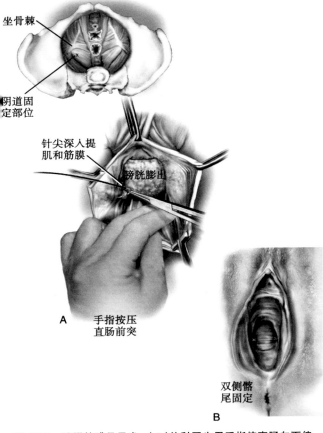

坐骨棘

阴道固定部位

针尖深入提肌和筋膜

膀胱膨出

A 手指按压直肠前突

双侧髂尾固定

B

图 17-9 髂尾筋膜悬吊术。(A)外科医生用手指使直肠向下偏转,在右髂尾骨筋膜处缝合。插图为阴道解剖视图。(B)骨盆内筋膜的腹内视图。"×"符号处表示缝合线的大致位置(摘自 Walters M, Karram M. Urogynecology and reconstructive pelvic surgery, 3rd ed. Philadelphia: Mosby, 2006)

后壁区域（表17-5）　后壁脱垂的症状包括阴道鼓胀，排便功能障碍（大便堵塞需要阴道夹板，急症，便秘）和性交困难。传统的修复需要阴道后侧正中折叠，伴或不伴筋膜组织瓣扩大术。然而，如果可以识别出筋膜的分离和缺陷，则可以尝试进行针对特定部位的修复。虽然中线筋膜折叠法仍然是治疗后壁脱垂的标准，但目前仍缺乏比较这两种方法的优劣的证据。**由于术后性交困难的增加，术中不应行肛提肌的折叠。如果遇到腔内松弛，可在后路修复的同时进行周围缝合。**

表17-5　后盆腔器官脱垂的外科修复

阴道后壁修补术	· 在直肠阴道筋膜中线处修复（图17-10） · 解剖层面治疗成功率：82%～92% · 移植物填充；没要研究表明移植物填充能够获益 · 排便障碍（如便秘、盆底失弛缓）
特定位点修补	· 横向缺损（图17-11） · 并不一定能准确识别缺损位置 · 解剖层面治疗成功率：56%～100% · 修复后不一定能缓解症状，但症状缓解是手术成功的首要因素

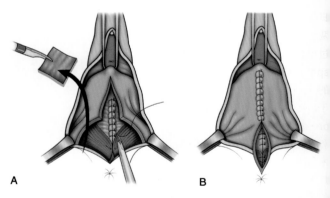

图17-10　（A和B）直肠阴道组织折叠后阴道吻合术（摘自 Ginsberg D. Treatment of vaginal wall prolapse. In: Goldman H, Vasabada S, eds. Female urology: a practical clinical guide. Totowa, NJ: Humana Press, 2007:281-296）

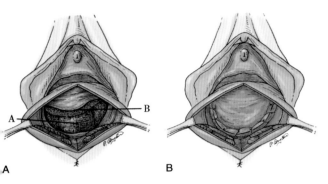

图 17-11 特定位点修复。(A)低位横向缺损的鉴别。(B)一期修复(摘自 Richardson AC. The rectovaginal septum revisited: its relationship to rectocele and its importance in rectocele repair. Clin Obstet Gynecol 1993;36:976-983)

女性压力性尿失禁手术

压力性尿失禁(stress urinary incontinence, SUI)是指在日常或体力劳动时腹压增加而产生的不自主的排尿。SUI 有两种类型:**尿道过度活动**(由于尿道近端支撑减弱引起尿道过度活动,而其他功能正常)和**尿道固有括约肌缺陷**(intrinsic sphincter deficiency, ISD)(尿道固有括约肌机制缺陷)。ISD 的尿动力学定义为**漏尿点压**(leak point pressure, LPP)小于60cmH$_2$O 或**最大尿道关闭压力**(maximum urethral closing pressure, MUCP)小于 20cmH$_2$O。大多数情况下,ISD 可能和尿道过度活动并存。然而,现有的数据就 ISD 的存在对手术治疗的结果是否存在影响这一问题并未达成一致结论。治疗方案通常分为七类(框 17-1)。手术的选择应考虑外科医生的偏好,患者的并发症,患者的解剖特征,以及患者总体健康状况。

框 17-1　手术方法	
开放的耻骨后阴道悬吊术	尿道周围注射
腹腔镜下耻骨后阴道悬吊术	人工尿道括约肌
尿道下吊带术	阴道前壁修补术（阴道前壁缝合术）
细针穿刺悬吊术	

耻骨后尿道悬吊术

耻骨后尿道悬吊术是在耻骨前后方提拉起膀胱颈和尿道口近端的组织，通常被用于膀胱过度活动导致尿失禁的女性患者。然而如果存在显著的尿道固有括约肌缺陷（ISD），那么尿失禁症状在耻骨后尿道悬吊术后仍会持续存在。

耻骨后尿道悬吊术的适应证　①患者需同时施行剖腹手术，通过阴道途径不能完成；②阴道途径入路受限。术前必须对患者进行详细评估（图 17-12）。

手术修复的类型和结果（表 17-6）　目前耻骨后尿道悬吊术有四种方式：耻骨后膀胱尿道悬吊固定术（Marshall-Marchetti Krantz procedure，MMK），Burch，阴道 - 闭孔悬吊术（VOS）和阴道旁手术（图 17-13A、E）。**由于持久的疗效和并发症发生率最低，Burch 被认为是耻骨后尿道悬吊术的标准术式，与其他一期或二期手术治疗尿失禁具有同样效果。**

并发症　术后排尿困难是最常见的。尿潴留持续 4 周以上的发生率为 5%，永久性的尿潴留发生概率小于 5%。并发症发生率与耻骨阴道吊带术（PVS）接近。**因此，术前应告知所有患者间歇性清洁导尿（CIC）的潜在需求。**术前应适当评估膀胱储液情况，但不应作为耻骨后悬吊术治疗尿失禁的禁忌证。新发急症的风险约为 11%，术前出现上述急症概率为 66%，并且术后可能会发生盆腔脏器脱垂，所以术前应充分评估。

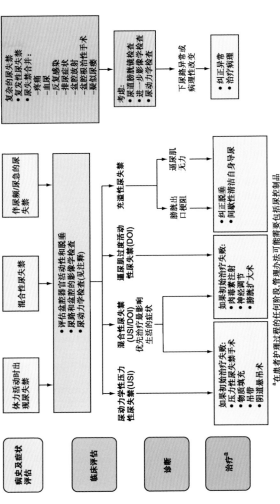

图 17-12 女性压力性尿失禁专科治疗管理办法（2004 年摩纳哥第三届国际尿失禁咨询会后）

a在患者护理过程的任何阶段，管理办法可能需要包括尿流类制品

表 17-6　耻骨后阴道悬吊术治疗女性压力性尿失禁

MMK

- 将膀胱尿道连接部悬吊到耻骨结节的骨膜上（图 17-13E）
- 短期主观治愈率（88%）和客观治愈率（72%～100%）
- 长期数据有限；疗效随着时间延长而降低（10～17 年后治愈率为 28%～71%）
- 总体并发症率 21%；耻骨炎 0.9%～3.2%

因疗效随时间延长下降和并发症的存在，没有证据支持 MMK 可替代其他术式

Burch

- 将阴道前壁和膀胱旁组织提高到骨盆壁两侧的耻骨梳韧带（图 17-13A）
- 应注意缝线打结不宜过紧
- 整体治愈率：第一年内 85%～90%
- 更持久，随访时间更长：术后 5 年治愈率 70%
- 可能出现输尿管梗阻
- 腹股沟区疼痛：6.8%～12%
- 可能加重后盆脱垂，易诱发肠疝：3%～17%
- 阴道前壁脱垂复发：11%

VOS 修复

- 将阴道组织固定于闭孔内肌筋膜（图 17-13B）或闭孔内肌和耻骨梳韧带上（图 17-13C）
- Burch 术和阴道旁缺陷修补术的组合

数据有限，报道的治愈率：60%～86%

阴道旁缺陷修补术

- 在骨盆筋膜与闭孔内肌筋膜连接的部位，横向闭合假定的筋膜薄弱处（图 17-13D）

效果不如 Burch（6 个月的客观治愈率为 72%，而 Burch 为 100%）；不推荐单独用于 SUI 治疗

MMK，耻骨后膀胱尿道悬吊固定术；VOS，阴道-闭孔悬吊术

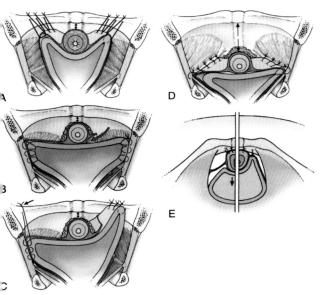

图 17-13 （A）冠状面视图，Burch 阴道悬吊术的图示。（B）冠状面视图，阴道 - 闭孔修补术的图示。（C）冠状面视图，左侧阴道 - 闭孔悬吊术的图示，通过缝合至耻骨梳韧带增强，右侧是 Burch 术式。（D）冠状面视图，阴道旁修复术的图示。（E）图表显示 MMK 术式的缝线及其与尿道的毗邻（Turner-Warwick R, Chapple CR，2002）

吊带：自体、生物、合成和放置于尿道中段的

目前，**尿道下段吊带术被认为是女性 SUI（压力性尿失禁手术矫正的首选程序**。尽管吊带手术已经开展了一个多世纪但它们在 20 世纪 90 年代才成为治疗 SUI 的主要术式。199 年，美国 FDA 批准了第一种用于治疗 SUI 的尿道中段悬吊术（MUS），随后，吊带手术量逐渐增加了三倍多。

术前评估：对希望接受手术治疗的女性 SUI 患者的初步评估包括：

- 重点了解病史（**包括基线尿急的程度，这与较差的吊带术后效果相关**）。
- 体检（包括重点神经系统和盆腔检查）
- SUI 的客观证明（通过咳嗽或 Valsalva 压力测试，采用仰卧或站立位检查均可）。
- 膀胱残余尿（PVR）的评估
- 尿液分析（UA）

偶尔可能会进行更广泛的评估，包括影像学检查、膀胱尿道镜检查和尿动力学检查（UDS）。然而，**在明确证实 SUI 的诊断检查中，UDS 是不必要的**[https://www.auanet.org/guidelines guidelines/stress-urinary-incontinence-(sui)-guideline]。

术前咨询：最重要的是，应向女性患者提供术后短暂和永久性排尿功能障碍的风险咨询，包括排尿困难和新的储尿期症状。通过对特定的患者进行 CIC 术前指导，可能可以降低术后留置导尿的需求。

耻骨阴道吊带术（PVS） 使用自体筋膜的 PVS 仍然是处理所有形式的 SUI 的金标准。PVS 是一种高度通用的手术方法，适用于简单和复杂的 SUI。适用的患者包括需要 CIC 的女性患者、同时接受尿道重建的女性患者以及耻骨后悬吊或 MUS 失败的女性患者。吊带被放置在膀胱颈部，以便在腹腔内压力增加时提供动态尿道压迫而不造成阻塞。自体吊带是金标准，包括**腹直肌筋膜**（图 17-14A）和**阔筋膜**（图 17-14B）。

手术注意事项（图 17-15 ～图 17-20）：采用倒 U 形切口，允

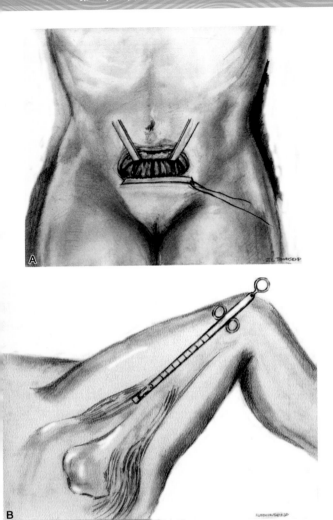

图 17-14　（A）腹直肌筋膜移植物获取。（B）自体阔筋膜获取

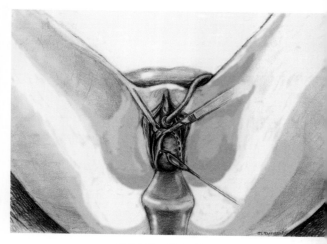

图 17-15 倒 U 形切口

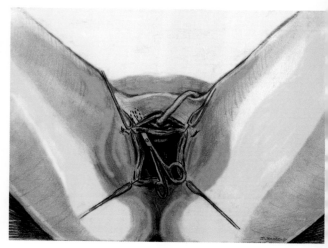

图 17-16 盆内筋膜穿孔

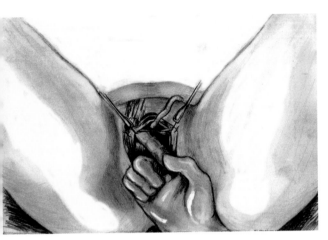

图 17-17 耻骨后间隙钝性分离

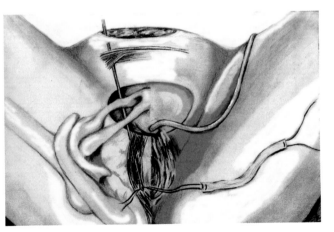

图 17-18 Stamey 穿刺针穿过耻骨后

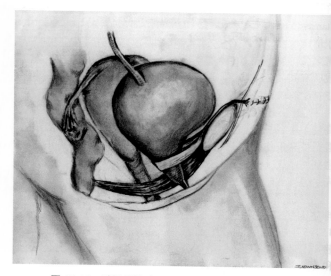

图 17-19 耻骨后膀胱颈处耻骨 - 阴道吊带的矢状面

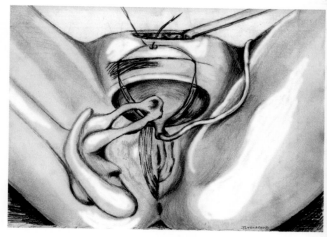

图 17-20 吊带的缝线穿过腹部切口并固定

于尿道周围解剖至膀胱颈水平。为了传递吊带，可从上方穿过 tamey/Cobb-Ragde 针或大型钳子（如扁桃体血管钳）。应使用膀胱尿道镜检查，以排除膀胱损伤和检查尿液流出情况。如果发生膀胱穿孔，针头应重新穿过。在收紧吊带之前，关闭阴道切口，并完成所有其他阴道操作。吊带应被松散地固定于直肠筋膜上方两指宽距离处。吊带在腹直肌筋膜上方打结，并留两指宽的距离。

结果：PVS 对原发性及复发性 SUI 有效，成功率一般较高，但由于结果衡量标准不同而有所差异（24%～97%）。患有混合性尿失禁（MUI）的女性也有类似的高治愈率，但出现的尿急症状可能需要使用抗胆碱能药物治疗。术后新发急迫性尿失禁（UUI）的比率为 2%～22%。

并发症：PVS 术后出现排尿功能障碍[包括尿路感染（UTI）、排尿困难和 UUI]的发生率因定义不同而差异较大（2.5%～35%）。术前排尿功能障碍的存在会影响女性在 PVS 术后膀胱排空的能力；然而，尿动力学的结果，如低逼尿肌压力和 Valsalva 排尿，不应作为 PVS 的排除标准。最初对排尿功能障碍进行保守治疗是合适的。出口梗阻的手术治疗通常包括完整的尿道切除术（65%～93% 的成功率）或吊带切开（84%～100% 成功）。与合成吊带不同，PVS 术后出现尿道穿孔以及阴道暴露率非常低（1%）。

尿道中段悬吊术 MUS 的作用是阻碍其上方的尿道后壁的运动，此外还有一定尿道压迫作用。与膀胱颈部吊带不同，MUS 无张力的放置在尿道中部。

目前有两种类型的多切口 MUS：耻骨后和经闭孔（TO）（表 17-7）。单切口尿道中段悬吊术（SIMS）是较新的术式，可以通过耻骨后或 TO 途径放置。目前，几乎所有的 MUS 产品都是由柔软的、松散的聚丙烯单丝网状织物构成，其孔径为 0.75μm（I 型网片）。

手术考虑：无论采用哪种术式，都必须进行膀胱尿道镜检查，排除套管针穿透下尿路的情况。如果发现有膀胱穿孔，则可撤回套管并重新放入，不会有长期影响。如果发现尿道损伤，外科医生必须放弃放置网片。张力的维持可通过在吊带和尿道之间放置镊子或垫片。

表 17-7 尿道中段悬吊术的比较

耻骨后	• 套管针穿过 Retzius 区并固定在骨盆内筋膜上（图 17-21） • 自上而下或自下而上 • 自下而上式 TVT 的 MUS 是首次使用的术式，有最多长期数据 • SUI 的治愈率：48%～97% • 与 TO 相比，膀胱穿孔和大血管损伤更常见 • 与 TO 相比，术后排尿功能障碍的发生率较高，需要手术干预（2.7% vs 0）
经闭孔	• 套管针穿过闭孔，固定在闭孔内外侧的肌肉和筋膜上（图 17-22） • 由外向内或由内向外式 • SUI 的治愈率：43%～92% • 持续性腹股沟疼痛（6.4%）
单切口	• 经阴道的短套管针；可以耻骨后或 TO 方式放置；不需要皮肤切口（图 17-23） • 比 MUS 的张力稍紧 • 术式较新；长期数据较少 • 持续性或复发性 SUI 的风险较高 • 出现新的尿急的比率较高 • 阴道暴露和尿路侵蚀的风险增加

MUS，尿道中段悬吊术；SUI，压力性尿失禁；TO，经闭孔；TVT，无张力阴道吊带。

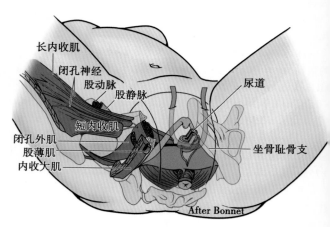

图 17-21 经耻骨后尿道中段悬吊术

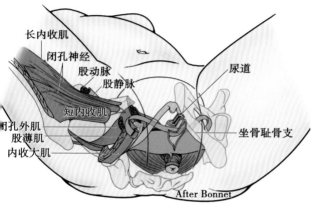

图 17-22 经闭孔尿道中段悬吊术

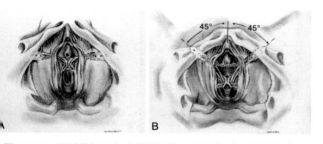

图 17-23 通过单切口方法放置尿道中段吊带。(A)吊床风格。(B)U 位

结果：总体来说，在以 SUI 为主的患者中，耻骨后和 TO MUS 的结果相似（表 17-7）。AUA 指南指出，对于适合做 MU手术的患者，可以提供耻骨后或 TO MUS，这取决于外科医生的偏好［https://www.auanet.org/guidelines/guidelines/stressurinary-incontinence-(sui)-guideline］。**SUI 患者的治愈率高于MUI 患者；然而，MUS 手术对 MUI 患者仍然有效。**SIMS 的长期数据较少，但有一些证据表明，随着随访时间的延长，疗效会下降。值得注意的是，与较高的尿失禁发生率相关的 SIM装置已退出市场。

并发症：MUS 的并发症发生率很低。膀胱套管损伤（2.7%～3.8%）和排尿功能障碍（7.6%）是最常见的。阴道网片暴露是罕见的（0.5%～8.1%），尤其是 I 型网片吊带。当出现尿道（0～0.6%）或膀胱内（0.5%～0.6%）网片穿孔时，绝不应考虑观察。排尿功能障碍通常与吊带放置过紧、过近有关，或者与未识别的或新的 POP 有关。梗阻往往是短暂的，可以用 CIC 处理；然而，偶尔也需要手术干预。如果梗阻需要吊带分割或切除，复发 SUI 的风险从 20%～74% 不等，1/3 的女性选择重复手术。

男性括约肌尿失禁的外科手术方法

根治性前列腺切除术是男性括约肌失禁最常见的原因，手术矫正是大多数病例的一线治疗方法。

评估、诊断和手术指征

对男性尿失禁患者的初步评估需要有详细的病史、体格检查、PVR 和 UA ± 尿培养（图 17-24）。区分 SUI 和 UUI 是很重要的，虽然在 UDS 中发现逼尿肌过度活动并不是手术的禁忌证，但在患者咨询时应予以考虑。此外，在手术干预前应进行膀胱尿道镜检查，以评估未被识别的尿道和膀胱颈部病理变化。人工尿道括约肌（AUS）和吊带应考虑作为男性括约肌失禁的一线治疗（图 17-25）（https://www.auanet.org/guidelines/guidelines/incontinence-after-prostate-treatment）。

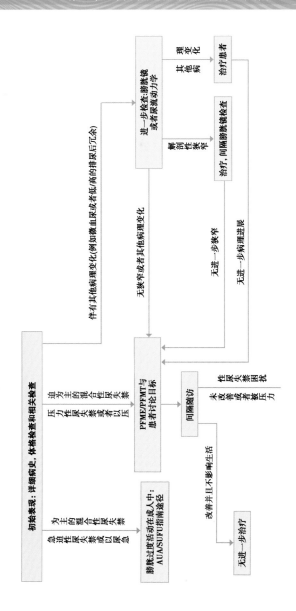

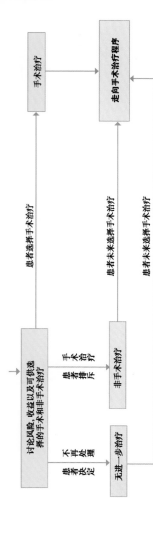

图17-24　前列腺治疗后尿失禁的 AUA/SUFU 指南评价程序（https://www.auanet.org/guidelines/guidelines/incontinence-after-prostate-treatment）。AUA，美国泌尿外科协会；PFME，盆底肌肉锻炼；PFMT，盆底肌肉治疗；SUFU，泌尿动力学协会，女性盆腔医学，泌尿生殖系统重建（摘自 Sandhu JS, Breyer B, Comiter C, Eastham JA, Gomez C, Kirages DJ, Kittle C, Lucioni A, Nitti VW, Stoffel JT, Westney OL, Murad MH, McCammon K. J Urol. 2019 Aug; 202（2）:369-378. doi: 10.1097/JU.0000000000000314. Epub 2019 Jul 8. PMID: 31059663）

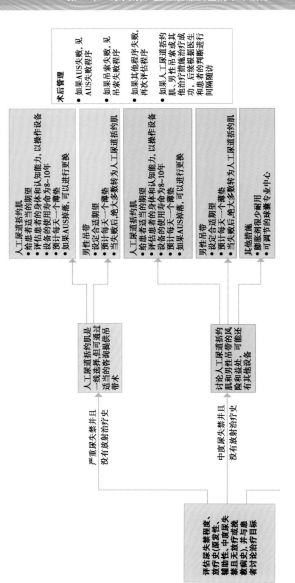

术后管理

- 如果AUS失败，见AUS失败程序
- 如果吊索失败，见吊索失败程序
- 如果其他程序失败，再次评估失禁程度
- 如果人工尿道括约肌、男性吊索或其他治疗措施治疗成功，后续根据医生和患者的判断进行间隔随访

人工尿道括约肌
- 给患者适当的期望
- 评估患者的身体和认知能力，以操作设备
- 设备的使用寿命为8~10年
- 如果AUS磨蚀，可以进行更换

男性吊带
- 设定合适期望
- 预计每天一个薄垫
- 当失败后，绝大多数转为人工尿道括约肌

人工尿道括约肌
- 给患者适当的期望
- 评估患者的身体和认知能力，以操作设备
- 设备的使用寿命为8~10年
- 如果AUS磨蚀，可以进行更换

男性吊带
- 设定合适期望
- 预计每天一个薄垫
- 当失败后，绝大多数转为人工尿道括约肌

其他措施
- 膨胀剂或阴茎夹用
- 可调节的球囊专业中心

人工尿道括约肌是一线选择，但可通过适当的咨询提供吊带术

讨论人工尿道括约肌和男性吊带的风险和男性尿失禁无疗效或延险和益处，可能还有其他设备

严重尿失禁并且设有放射治疗史

中度尿失禁并且设有放射治疗史

评估尿失禁程度(原发性、放疗史、中度尿失禁且无放疗或磁感染史)，并与患者讨论治疗目标

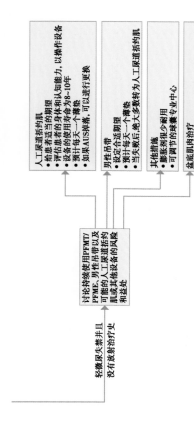

图 17-25 外科手术治疗的 AUA/SUFU 程序（https://www.auanet.org/guidelines/incontinence-after-prostate-treatment）。AUS，人工尿道括约肌；PFME，盆底肌肉锻炼；PFMT，盆底肌肉锻炼（摘自 Sandhu JS, Breyer B, Comiter C, Eastham JA, Gomez C, Kirages DJ, Kittle C, Lucioni A, Nitti VW, Stoffel JT, Westney OL, Murad MH, McCammon K. J Urol .2019 Aug; 202(2):369-378. doi: 10.1097/JU.0000000000000314. Epub 2019 Jul 8. PMID: 31059663)

轻微尿失禁并目
没有放射治疗史

讨论持续使用PFMT/
PFME，男性吊带以及
可能的人工尿道括约
肌或其他设备的风险
和益处

人工尿道括约肌
●希望者适当的期望
●评估患者的身体和认知能力，以操作设备
●设备的使用寿命为8~10年
●预计每天一个薄垫
●如果AUS转存，可以进行更换

男性吊带
●设定合理期望
●预计每天一个薄垫
●当失败后，绝大多数转为人工尿道括约肌

其他措施
●膨胀剂很少有用
●可调节的球囊专业中心

盆底肌肉治疗

男性吊带术

男性吊带分为经闭孔（图 17-26A）或双重悬吊（图 17-26B）两种机制。一般不使用吊带治疗男性**重度压力性尿失禁**，仅作为不适用于人工尿道括约肌植入的患者的替代方案。并发症包括会阴疼痛、尿潴留、感染以及罕见的侵蚀（1% ~ 2%）。

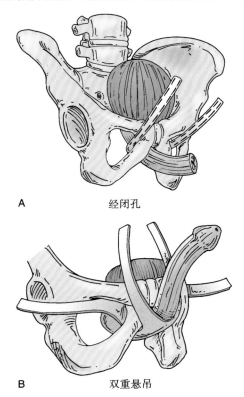

A　　经闭孔

B　　双重悬吊

图 17-26　建议的两种悬吊机制。（A）经闭孔。（B）双重悬吊固定

人工尿道括约肌

人工尿道括约肌（AUS）仍然是治疗男性括约肌性尿失

禁的金标准，在中度和重度尿失禁患者中具有长期的耐用性和有效性。AUS 由围绕尿道放置的充满液体的袖套提供压缩力（图 17-27）。压缩程度由用于压力调节的储液囊的顺应性决定。放置在球部尿道的标准 AUS 充满 23ml 液体可以提供 $61 \sim 70 cmH_2O$ 的压力。对于放置在球部尿道的 AUS，最常见

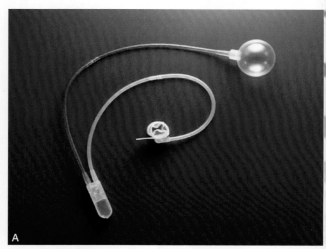

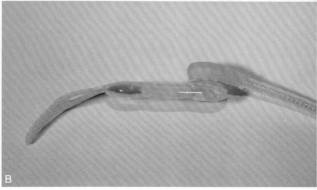

图 17-27　AMS 800 窄背型人工尿道括约肌。（A）袖套、控制泵和压力调节储液囊。（B）3.5cm 袖套的特写视图，可注意到 3.5cm 袖套独有的三垫折叠设计

的袖套尺寸是 4.0 或 4.5cm。

AUS 长期耐用性已得到确证（表 17-8），2 年和 5 年的重新校正率分别为 16% 和 28%。AUS 术后的并发症包括尿潴留、感染（初次手术发生率为 1%～3%）和尿道侵蚀（平均风险患者中发生率为 5%～10%）。发生感染和侵蚀情况下都需要将 AUS 移除。慢性压迫引起的尿道萎缩可以通过重新校正来处理。机械故障较为常见，AUS 设备的寿命通常为 7～10 年。

表 17-8　男性括约肌性尿失禁外科手术治疗的结果

手术方式	结果 /%			
	治愈或改善	治愈	改善	失败
人工尿道括约肌	82～89	73～76[a]	13～16	18～25
经闭孔吊带术	70～84	40～80[b]	13～30	16～30
双重悬吊术	32～100	32～70[c]	24～32	30～68

[a] 定义为需要 0～1 块尿垫。

[b] 定义为无须尿垫。有辅助放疗史的患者比例较高的研究未包括在此结果内。

[c] 研究之间就统一定义未达成共识。

基于 Haab, 1997；Hajivassiliou, 1999；Montague, 2000；Venn, 2000；Montague, 2001；Dalkin, 2003；Raj, 2005；Bauer, 2009；Hudak, 2011；Lai, 2012；Li, 2013；Rehder, 2012, 2013；Torrey, 2013；Brant, 2014；Comiter, 2014；Zuckerman, 2014；Kowalik, 2015；Simhan, 2015；McCall, 2016；Chen, 2017；Ferro, 2017；Wingate, 2017；Grabbert, 2019。

使用网片的相关并发症

在女性盆腔手术中使用网片是一个有争议的话题。尽管存在挑战，专业的泌尿外科医师不应因此而放弃在治疗患者时使用这些有效的产品。

尿道中段悬吊术（MUS）被认为是压力性尿失禁（SUI）外科治疗的标准术式。该手术安全有效，已经改善了数百万女性的生活质量。针对 MUS 已有广泛的研究，20 年的随访数据证明其成功率高，且并发症发生率低。但是，必须在术前给予患者适当的咨询。几项随机对照试验表明，三种规格的吊带其网片暴露率相似（术后 1 年时为 0.7%～4.4%）；与阴道盆腔器官脱垂修复中使用的网片相比，后者的暴露率明显高得多，为 10%～20%。

由于严重的网片并发症和诸多后续诉讼，美国 FDA 于

2019年4个月停止了所有阴道网片产品的销售。然而，已经植入网片的许多患者，可能仍需要治疗其并发症。阴道中的网片暴露可以保守治疗，尤其当患者没有症状、没有感染迹象，并且暴露小于 0.5～1cm。如果暴露导致有症状或暴露较大无法愈合，则需要移除网片。

使用网片的经腹阴道骶骨固定术是一种耐用性很好的修复方式。最初认为 ASC 后网片暴露率明显低于阴道入路放置网片。然而，随着随访时间的延长，一些严谨的大型研究中的患者人群在 7 年时的暴露率接近 10.5%。去除 ASC 置入的阴道网片在技术上具有挑战性，一般需要采用腹部入路。

泌尿道瘘

在工业化国家中，大多数泌尿道瘘属于医源性瘘，也可能由先天性异常、恶性肿瘤、炎症和感染、放疗、局部缺血、分娩和其他病因导致。泌尿道瘘会对生活质量产生破坏性的影响，因此所有患者都需要积极治疗。

膀胱阴道瘘（VVF）是最常见的获得性泌尿道瘘，产生 VVF 的原因参见框 17-2。最常见的主诉是在拔除尿道中的导尿管后阴道持续漏尿。

框 17-2 膀胱阴道瘘的病因	
创伤性	放疗
术后	晚期盆腔恶性肿瘤
经腹子宫切除术	感染或炎症原因
经阴子宫切除术	异物
抗尿失禁手术	产科性
阴道前壁脱垂手术（如阴道修补术）	难产
阴道活检	产钳撕裂伤
膀胱活检，内镜切除，激光治疗	子宫破裂
其他盆腔手术（如血管、直肠手术）	剖宫产术致膀胱损伤
外部创伤（如穿通伤、骨盆骨折、性创伤）	先天性

VVF 治疗的目标是迅速终止漏尿，恢复正常的泌尿和生殖功能。可以尝试保守治疗，但那些持续漏尿的患者需要手术修复。VVF 可以选择经阴道或经腹途径修复（表 17-9）。**总体而言，工业化国家的 VVF 患者，若术后适当留置尿管引流，初次手术修复成功率超过 85%。** 表 17-10 总结了 VVF 和其他泌尿道瘘的临床表现、检查和处理。

表 17-9　经腹与经阴道修补 VVF 的比较

	经腹	经阴道
切口	腹部切口	阴道切口
修补时间（瘘形成后的时间）	最终于 2~3 周内完成，但通常会延迟 3~6 个月	若无感染或其他并发症可以立即进行
暴露	经腹部暴露低于膀胱三角或膀胱颈附近的瘘是困难的	经阴道暴露位于阴道残端的瘘是困难的
输尿管相对于瘘管的位置	瘘管位于输尿管口附近需要进行输尿管再植	即使瘘管位于输尿管口附近，也无须进行输尿管再植
性功能	阴道深度无变化	有阴道缩短的危险（如 Latzko 技术）
辅助瓣膜的使用	大网膜、腹膜瓣、腹直肌瓣	唇状脂肪垫（Martius 脂肪垫）、腹膜瓣、臀部皮肤或股薄肌瓣
相对适应证	较大的瘘、在深窄阴道内位置较高的瘘、放射损伤瘘、经阴道路径修补失败的瘘、合并需扩容的小容量膀胱患者、需输尿管再植的患者、手术时不能取截石体位的患者	简单的瘘、低位瘘
并发症	发病率升高、住院时间延长、用血需求增大、再入院率升高、发生败血症风险增大	阴道缩短
费用	高	低

表 17-10　泌尿系瘘的概述，包括临床表现、评估和治疗

	病因	表现	诊断	治疗
膀胱阴道瘘	产科并发症（发展中国家）或盆腔手术期间的膀胱损伤（60%~75%，发达国家）	持续的阴道漏尿	盆腔检查（±染色试验）、膀胱镜检查或活检；横断面成像或双阴道镜 VCUG＋上尿路检查，排除伴随的尿道损伤和输尿管阴道瘘（图17-28）	导尿管引流 2~6 周（13%~23% 自然愈合）、经阴道或经腹修补、尿道改道组织瓣修复：经阴道修复（唇状脂肪/Martius 瓣或腹膜瓣；经腹修复（大网膜或腹膜瓣）
输尿管阴道瘘	妇产科手术操作对近端输尿管的损伤	具有正常排尿习惯的持续漏尿；可保持膀胱充盈（与 VVF 区别）		及时植入支架可能有效；经皮引流可暂时为上尿路减压 如果需要手术，端端吻合术、通过输尿管膀胱角吻合术（Psoas hitch 法）、Boari 皮瓣或膀胱同时置行再植
输尿管动脉瘘	具有潜在生命危险（7%~23%死亡率）最常累及髂动脉	间歇性肉眼血尿，留置支架患者突然出现大量血尿	危险因素：既往髂动脉手术史，放疗史	血管造影具有诊断和治疗作用
膀胱子宫瘘	剖宫产术中的膀胱损伤	Youssef 综合征：经血尿，伴随明显周期性血尿，不孕和尿失禁（子宫颈括约肌样运动导致）	体格检查和膀胱镜检查	治疗：延长膀胱导管插入的时间 ± 电灼疗法 手术处理：应当先分考虑并尊重患者的生育意愿 如果患者没有生育意愿，则考虑行子宫切除术和膀胱闭合术
尿道阴道瘘	难产，医源性损伤，损伤（包括骨盆骨折）20%与 VVF 有关	完全尿失禁或喷尿	体格检查和膀胱尿道镜检查	常经阴道行外科修复 尿道修复中通常使用皮瓣（阴道推进瓣、Martius 瓣、肌肉）

续表

	病因	表现	诊断	治疗
泌尿肠瘘	• 最常见表现包括憩室病(65%~75%,常为结肠膀胱瘘),克罗恩病(Crohn disease)(5%~6%,常为回肠膀胱瘘),恶性肿瘤(10%~15%)	• 最常见的症状是气尿(50%~70%) • Gouverneur综合征:耻骨上疼痛、尿频、排尿困难和里急后重	• CT表现:靠近增厚的结肠环处的膀胱壁增厚,膀胱内出现真空征(在未行下尿路操作情况下),结肠憩室	• 非手术治疗:全胃肠外营养、休息肠道和抗生素治疗 • 通常需要单阶段或多阶段手术治疗
尿道直肠瘘	• 最常见于前列腺切除术后或前列腺瘤的其他治疗(冷冻治疗、近距离放疗、外照射放疗)	• 粪尿、血尿、尿路感染、恶心、呕吐、发热	• 具有盆腔恶性肿瘤病史的患者应行活检 • VCUG或RUG	• 通常需要手术修补,通常以粪便改道为第一阶段 • 经直肠、经肛门、经会阴、经腹路径皆可行
肾血管瘘和肾盂血管瘘	• 最常见经皮肾脏手术(肾活检或PCNL)		• 建议行血管造影栓塞很少需要行侧腹探查	• 行部分或整个肾脏切除

PCNL,经皮肾镜取石术;RUG,逆行尿道造影;SUI,压力性尿失禁;TPN,全胃肠外营养;VCUG,排尿性膀胱尿道造影;VVF,膀胱阴道瘘。

膀胱和女性尿道憩室

膀胱憩室是局部膀胱上皮经膀胱壁的固有肌层疝出,形成膨出的薄壁疝囊。憩室可能在排尿时排空不畅,导致残余尿量增多。膀胱憩室经常发生在膀胱出口梗阻(BOO)或神经源性膀胱尿道功能障碍的患者中。尿液淤滞和慢性炎症会增加罹患膀胱癌的风险(0.8%~10%),因此大多数膀胱憩室患者应考虑进行尿液细胞学检查。

治疗

参见图 17-29。

对某些患者而言,保持密切监测和行间歇性清洁导尿(CIC)可能是合适的。**对于 BOO 患者,在正式憩室切除术之前或术中,应对膀胱出口梗阻进行明确治疗**　对于不适合开放手术的患者,可考虑内镜下经尿道切除憩室颈。可以使用开放、腹腔镜或机器人方法进行手术切除。

女性患者的尿道憩室(UD)是指充满尿液的尿道周围囊性结构,通过开口与尿道相连。UD 在女性中的患病率为1%~6%。这些被阻塞腺体的重复感染会导致尿道肿大,体格检查时可扪及阴道前壁肿块。大多数 UD 是良性的,但约10%的憩室切除标本有癌前病变或恶性病理变化(以腺癌最为常见)。UD 中的结石见于 4%~10% 的病例。

表现与评估　性交不适(dyspareunia)、尿后滴沥(postvoid dribbling)构成了 UD 的经典表现。然而此类表现仅见于 5%的患者,且表现常有变化(框 17-3)。为了观察到憩室口,可以进行膀胱尿道镜检查,最常见于后侧壁;然而,憩室口可能难以辨认出。包括经阴道超声和盆部 MRI 在内的术前成像对于UD 的诊断和拟安排的手术至关重要。

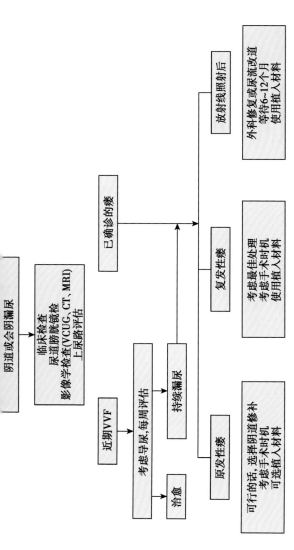

图 17-28 诊断 VVF 的流程图。VCUG, 排尿性膀胱尿道造影

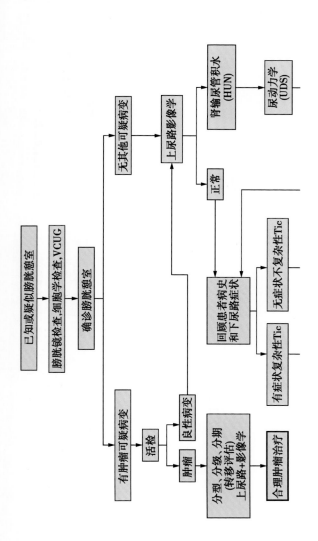

已知或疑似膀胱憩室

膀胱镜检查、细胞学检查，VCUG

确诊膀胱憩室

有肿瘤可疑病变　　　　　无其他可疑病变

活检　　　　　上尿路影像学

肿瘤　良性病变　　　　　肾输尿管积水（HUN）　正常

分型、分级、分期　　　　尿动力学（UDS）
（转移评估）
上尿路+影像学

合理肿瘤治疗　　　　　　回顾患者病史和下尿路症状

有症状复杂性Tic　　　　无症状不复杂性Tic

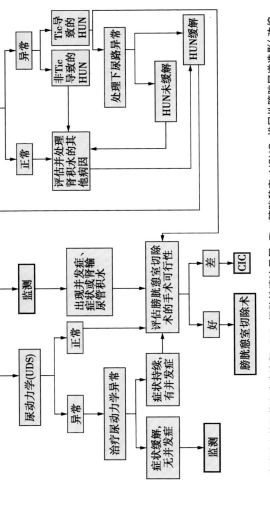

图 17-29　膀胱憩室的评估和治疗流程。CIC，间歇性清洁导尿；Tic，膀胱憩室；VCUG，排尿性膀胱尿道造影（改编自 Rovner ES, Wein AJ. Bladder diverticula in adults. In Resnick M, Elder JA, Spirnak JP, eds. Decision making in urology, 3rd ed. Hamilton, Ontario: BC Decker, 2004:260-263）

框 17-3 尿道憩室的症状与体征	
症状	• 阴道或尿道分泌物
• 阴道或盆腔肿块	• 双重排尿
• 盆腔疼痛	• 排空不尽感
• 尿道疼痛	**体征**
• 排尿困难	• 复发性尿路感染
• 尿频	• 血尿
• 排尿后滴沥	• 阴道或会阴部压痛
• 性交不适	• 尿潴留
• 尿急	• 阴道肿块
• 尿失禁	• 含有阴道前壁剥离物的尿道分泌物
• 排尿踌躇	

手术修复 有症状的患者应予以手术处理。7%~16%UD 女性患者患有 SUI,因而在施行憩室切除术的同时需进行抗尿失禁手术。**不应使用合成材料**。最常见的手术策略是进行完全切除(憩室)并重建(框 17-4)。手术并发症包括复发性尿路感染、尿失禁、持续性或复发性 UD(10%~22%)或尿瘘(表 17-11)。

框 17-4 经阴道尿道憩室切除术的原理	
移动富含血管的阴道前壁皮瓣	水密闭合尿道
保留尿道周围筋膜作为一个独立的层次	使用可吸收缝线以多层非重叠闭合
识别和切除 UD 的颈部或口部	封闭死腔
切除整个 UD 壁或囊(上皮细胞)	保留或创造排尿的控制能力

UD,尿道憩室。

表 17-11 经阴道尿道憩室切除术的并发症

并发症	报告的发生率范围
尿失禁	1.7%~16.1%
尿道阴道瘘	0.9%~8.3%
尿道狭窄	0~5.2%

续表

并发症	报告的发生率范围
复发性尿道憩室	10% ~ 22%
复发性尿路感染	0 ~ 31.3%
尿道下裂 / 远端尿道坏死	暂无数据
膀胱或输尿管损伤	暂无数据
阴道瘢痕或狭窄：性交不适等	暂无数据

改编自Dmochowski R. Surgery for vesicovaginal fistula, urethrovaginal fistula, and urethral diverticulum. In: Walsh PC, Retik AB, Vaughan ED Jr, et al., eds. Campbell's urology, 8th ed. Philadelphia: Saunders, 2002。

（罗德毅、李响 译　李响 校）

推荐读物

Abrams P, Andersson KE, Birder L, et al. Fourth International Consultation on Incontinence Recommendations of the International Scientific Committee: evaluation and treatment of urinary incontinence, pelvic organ prolapse, and fecal incontinence. *Neurourol Urodyn* 2010;29:213.

American Urogynecologic Society (AUGS). Update on vaginal mesh for prolapse and incontinence. https://www.augs.org/update-on-vaginal-mesh-for-prolapse-and-incontinence.

FDA safety communication: UPDATE on serious complications associated with transvaginal placement of surgical mesh for pelvic organ prolapse. 2014. http://www.fda.gov/medicaldevices/safety/alertsandnotices/ucm262435.htm.

Food and Drug Administration. Urogynecologic surgical mesh: update on the safety and effectiveness of transvaginal placement for pelvic organ prolapse. 2011. https://www.fda.gov/media/81123/download

Ford AA, Rogerson L, Cody JD, Aluko P, Ogah JA. Mid-urethral sling operations for stress urinary incontinence in women. *Cochrane Database Syst Rev* 2017;7: CD006375.

Haylen BT, de Ridder D, Freeman RM, et al. An international urogynecological association (IUGA)/International continence society (ICS) joint report on the terminology for female pelvic floor dysfunction. *Neurourol Urodyn* 2010;29:4-20.

Herschorn S, Bruschini H, Comiter C, et al. Committee of the International Consultation on Incontinence. Surgical treatment of stress incontinence in men. *Neurourol Urodyn* 2010;29:179-190.

Kenton K, Stoddard AM, Zyczynski H, et al. 5-year longitudinal followup after retropubic and transobturator mid urethral slings. *J Urol* 2015;193:203-210.

Kobashi KC, Albo ME, Dmochowski RR, et al. Surgical treatment of female stress urinary incontinence: AUA/SUFU Guideline. *J Urol* 2017;198:875-883.

Lapitan MC, Cody JD, Grant A. Open retropubic colposuspension for urinary incontinence in women. *Cochrane Database Syst Rev* 2009;4:CD002912.

Maher C, Baessler K, Glazener CM, Adams EJ, Hagen S. Surgical management of pelvic organ prolapse in women. *Cochrane Database Syst Rev* 2007;4:CD004014.

Nambiar A, Cody JD, Jeffery ST, Aluko P. Single-incision sling operations for urinary incontinence in women. *Cochrane Database Syst Rev* 2017;7:CD008709.

Nygaard IE, McCreery R, Brubaker L, et al. Abdominal sacrocolpopexy: a comprehensive review. *Obstet Gynecol* 2004;104:805-823.

Richter HE, Albo ME, Zyczynski HM, et al. Retropubic versus transobturator midurethral slings for stress incontinence. *N Engl J Med* 2010;362:2066-2076.

Sandhu JS, Breyer B, Comiter C, et al. Incontinence after prostate treatment: AUA/SUFU guideline. *J Urol* 2019;202:369-378.

Terlecki RP, Flynn BJ. The use of surgical mesh for incontinence and prolapse surgery: Indications for use, technical considerations and management of complications. *AUA Update* 2010;29:14.

第18章

阴茎、尿道及阴囊内容物良性疾病的手术治疗

Emily F. Kelly And Alexander Gomelsky

Campbell-Walsh-Wein Urology 第 12 版作者

Ramon Varasoro, Gerald H. Jordan, Kurt A. Mccammon,
Dorota J. Hawksworth, Mohit Khera, and Amin S. Herati

阴茎和尿道良性疾病的手术治疗

重建手术技术的原则

- 减少组织损伤和促进愈合是重建手术的目的。
  精细的手术器械是必需的，包括精细的组织剪、镊子、皮肤拉钩和持针器。
- 使用尽可能细的可吸收缝线实现无张力组织缝合。
  体位首选仰卧位或俯卧位，而不是截石位。

重建手术的基本要求

- 延展性、固有的紧张度、压力释放后的弹性和延展性等对预测移植物的行为尤为重要。
  移植物是指转移到宿主床上的组织，而新的血液供应是通过移植产生的。
- 尿道重建可采用全厚皮片（FTSG）、口腔黏膜（OMG）、膀胱上皮和直肠黏膜的移植物。
  阴茎重建采用中厚皮片（STSG），很少需要全厚皮片。STSG的表皮和浅表真皮丛具有良好的血管特性。然而，此类移植

物的物理特性不佳,且耐用性不足。

- 关于网状移植物,利用在 STSG 上系统性的裁剪不同比例的缝隙,有助于移植物下方分泌物的排出。这就能够更好地适应不规则的移植宿主床,同时生长因子的增加也能够改善了移植物的存活。

- FTSG 的血管特征不太容易预测,但不会收缩太多,而且更耐用(图 18-1A)。

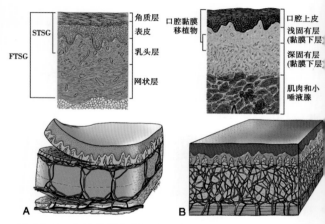

图 18-1 皮肤的横切面示意图(上面是组织学结构、下面是微血管结构)。(A)皮肤的横切面图。(B)口腔黏膜的横切面图。FTSG,全厚皮片;STSG,中厚皮片(摘自 Jordan GH, Schlossberg SM. Using tissue transfer for urethral reconstruction. Contemp Urol 1993; 13:23)

- OMG 由非角质化黏膜组成,具有最佳血管特性。OMG 能够在不影响移植物血管特性的情况下打薄(图 18-1B)。

- 颊黏膜移植物(BMG)是取自脸颊覆盖于颊肌上的黏膜组织。它易于获取和处理,对感染有一定的防御能力,且能够适应潮湿环境。BMG 是尿道重建手术选取移植物的标准。

- 转移皮瓣需要在转移时保留血供,或在移植部位通过外科技术重建血供(图 18-2 和图 18-3)。

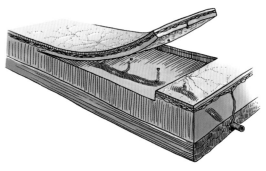

图 18-2 随意皮瓣。其动脉穿刺被离断，皮瓣的存活依赖于真皮内血管丛和真皮下血管丛

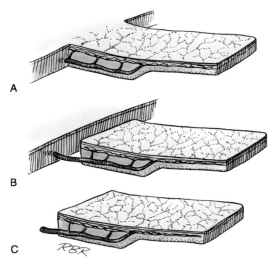

图 18-3 轴型皮瓣。大血管穿行于皮瓣基底部。皮瓣的血供来源于该血管和远端的血管网。（A）半岛状皮瓣：皮瓣基底部的血管连续性和表皮的连续性是完整的。（B）岛状皮瓣：皮瓣的血管是连续的，但其表皮是不连续的。其轴型血管无组织支撑，又称"摇摆"血管。（C）游离皮瓣：皮瓣基底部的血管和表皮均是离断的，需要依靠显微外科技术吻合血管来重建血管的连续性（摘自 Jordan GH, McCraw JB. Tissue transfer techniques for genitourinary reconstructive surgery. AUA Update Series 1988; 7: lesson 10）

- 在复杂病例中，微血管自由转移技术是主要手段。基于阴茎浅筋膜或 dartos 被膜的皮岛可用于尿道重建。真皮移植物可用于加强海绵体的白膜。
- 外科解剖概要（图 18-4 ~ 图 18-12）。

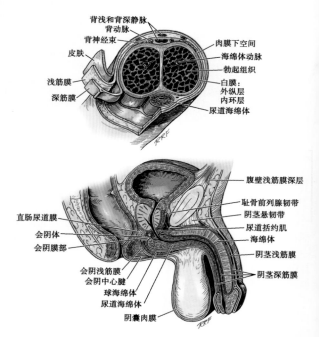

图 18-4　上方为阴茎中远 1/3 处横断面示意图，显示腹侧和背侧阴茎白膜周围的各层组织。下方为阴茎及会阴部结构的矢状面示意图，显示其筋膜层

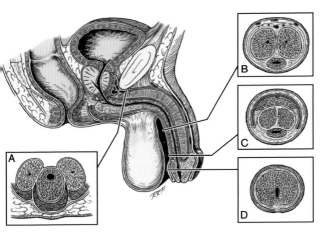

图 18-5　前尿道横断面图解。(A)球部尿道：尿道偏心性走行于尿道海绵体内。阴茎海绵体于近端分成独立的两支阴茎脚，尿道在近端则靠着三角韧带。(B)在阴茎体部，尿道位于尿道海绵体更中心的位置，阴茎海绵体逐渐融合、仅由共有的中隔分分开。(C)在冠状沟处，尿道仍位于相对中心的位置，阴茎海绵体融合且继续由中隔分开。(D)舟状窝管径变宽，由龟头的海绵体勃起组织完全包裹。此处的尿道位于尿道海绵体腹侧（From Jordan GH. Complications of interventional techniques of urethral stricture disease: direct visual internal urethrotomy, stents and laser. In Carson C, ed. Topics in clinical urology: complications of interventional techniques. New York: Igaku-Shoin, 1996:86-94）

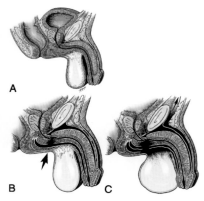

图 18-6   盆腔横断面。（A）正常的包绕阴茎的筋膜结构。阴茎浅筋膜（即阴茎肉膜）与腹部 Scarpa 筋膜、阴囊肉膜、会阴浅筋膜保持连续，穿过大腿后与阔筋膜融合。（B）在骨盆或会阴受到外伤时，尿道海绵体损伤；血肿被附着的阴茎筋膜（Buck 筋膜）所限制。（C）在会阴部或骨盆外伤，尿道海绵体损伤且阴茎筋膜（Buck 筋膜）受侵犯；血肿可扩散至延伸的浅筋膜 - 肉膜系统

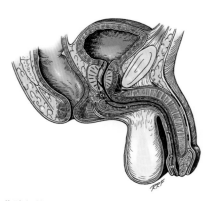

图 18-7   盆腔矢状面。尿道分为以下节段：1. 舟状窝；2. 海绵体尿道；3. 球部尿道；4. 膜部尿道；5. 前列腺部尿道；6. 膀胱颈。通常将舟状窝、海绵体尿道、球部尿道视为前尿道，膜部尿道为分界，前列腺部尿道、膀胱颈视为后尿道（Modified from Devine CJ Jr, Angermeier KW. Anatomy of the penis and male perineum. AUA Update Series 1994;8:11）

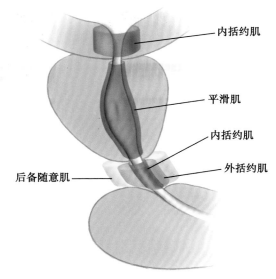

图 18-8　男性后尿道括约肌示意图

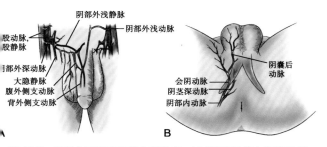

图 18-9　男性生殖器皮肤的血管分布。(A)阴部外浅血管的树状分支分布于阴茎浅筋膜为其提供血供。(B)阴囊动脉是阴部内深动脉的终末分支,该动脉的树状分支分布于阴囊肉膜和会阴浅筋膜。会阴动脉于腹股沟皱痕外侧方斜行入大腿并向前沿伸至腹股沟

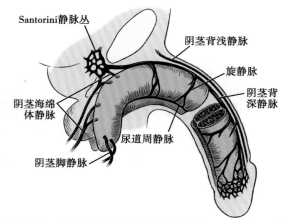

图 18-10   阴茎深部结构的静脉回流（From Horton CE, Stecker JF, Jordan GH. Management of erectile dysfunction, genital reconstruction following trauma and transsexualism. In: McCarthy JG, ed. Plastic surgery, vol 6. Philadelphia: Saunders, 1990:4213-4245）

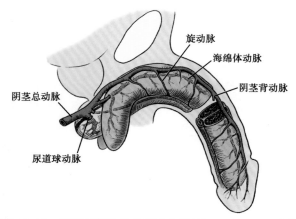

图 18-11   阴茎深部结构的动脉血供（From Horton CE, Stecker JF, Jordan GH. Management of erectile dysfunction, genital reconstruction following trauma and transsexualism. In: McCarthy JG, ed. Plastic surgery, vol 6. Philadelphia: Saunders, 1990:4213-4245）

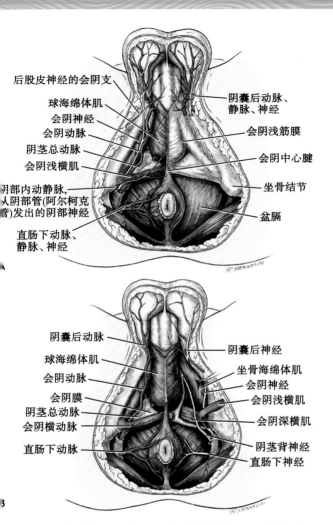

后股皮神经的会阴支

球海绵体肌
会阴神经
会阴动脉
阴茎总动脉
会阴浅横肌

阴部内动静脉,
从阴部管(阿尔柯克
管)发出的阴部神经

直肠下动脉、
静脉、神经

阴囊后动脉、
静脉、神经

会阴浅筋膜

会阴中心腱

坐骨结节

盆膈

A

R. FRANKLIN

阴囊后动脉

球海绵体肌

会阴动脉

会阴膜

阴茎总动脉

会阴横动脉

直肠下动脉

阴囊后神经

坐骨海绵体肌

会阴神经

会阴浅横肌

会阴深横肌

阴茎背神经

直肠下神经

B

R. FRANKLIN

图 18-12 会阴部逐层解剖图示。（A）皮肤和皮下组织移除后显露的解剖结构。（B）尿生殖三角浅筋膜移除后的解剖结构；肛三角盆膈移除后的解剖结构。注意分离会阴浅横肌显露出会阴深横肌

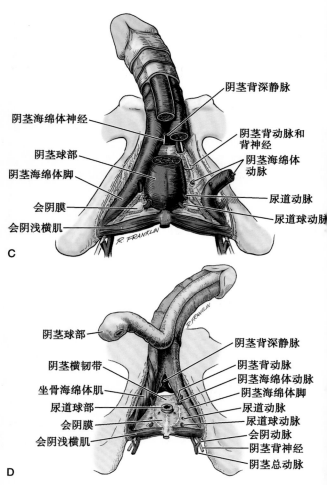

图 18-12（续）（C）解剖尿生殖三角显露勃起体。（D）于阴茎球部离断尿道海绵体，显露阴茎脚内侧间隙（From Devine CJ Jr, Angermeier KW. Anatomy of the pelvis and male perineum. AUA Update Series 1994;13:1015）

可选择的技术

苔藓样硬化症（lichen sclerosis, LS），以前称为干燥性龟头炎；被认为是龟头鳞状细胞癌的癌前病变，因此需要进行活检；尿道外口狭窄的最常见原因；LS 相关狭窄的处理非常复杂，且难以达到最佳效果。

- 若包皮受累，包皮环切术可能会治愈。
- 外用糖皮质激素和四环素的联合使用可稳定炎症反应。
- 当尿道外口维持在 14 ~ 16Fr 时，可以考虑间歇性置管和使用 0.05% 氯倍他索。
- 手术重建的移植物一般选用 BMG，且需分期手术。然而，由于皮肤易受累于 LS，此类人群的重建手术运用生殖器皮瓣和移植物具有很高的失败率。

尿道皮肤瘘 是有上皮覆盖的尿道通向皮肤的通道；可能是尿道手术或尿道周围感染、炎性狭窄或尿道生长治疗的并发症；治疗应聚焦于缺损部位和潜在病因。

- 小尿瘘可采用多层组织覆盖、防漏尿缝合关闭瘘口（6-0 或 7-0 可吸收缝线）；避免缝合的切口重叠；保持尿道管腔的周长足够。
- 对于大尿瘘，选用局部皮瓣进行重建；肉膜能够用于覆盖或间置，同时可将缝合切口重叠的风险降到最低；耻骨上膀胱造瘘管（SPT）引流尿液。

先天性尿道憩室是壁内有移行细胞上皮覆盖的囊性病变；是尿道节段性扩张或窄颈的结构附着于尿道而形成的尿道囊性膨大。对于男性，可能由前尿道发育不全或骑跨伤致海绵体血肿所致；米勒管残留物可能导致前列腺部尿道的先天性憩室；在近端尿道下裂，憩室表现为膨大的椭圆囊。

包皮嵌顿是因包茎环嵌顿导致的远端包皮疼痛、肿胀；多发生于包皮上翻后未能复位时。

儿童尿道口狭窄多发生于包皮环切术后；随着尿道外口炎的进展，在愈合过程中易形成一层膜而导致尿道外口腹侧粘连。

- 所有失败的尿道下裂重建手术都应该评估尿道狭窄的情况。

尿道狭窄

- **尿道狭窄** – 前尿道狭窄是前尿道上皮和海绵体瘢痕化所致（图 18-13）；后尿道狭窄称为 PFUI（骨盆骨折尿道损伤）；前列腺部尿道或膀胱颈口狭窄是局部的挛缩或闭锁。

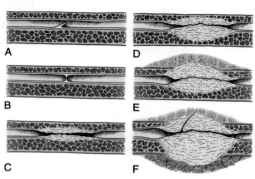

图 18-13 前尿道狭窄多有尿道海绵体纤维化，大多数情况下其异常的解剖结构包括。（A）黏膜皱襞。（B）膜性缩窄。（C）黏膜全层受累伴轻微尿道海绵体纤维化。（D）全层尿道海绵体纤维化。（E）炎症和纤维化累及尿道海绵体外组织。（F）伴有瘘管的复杂狭窄（这可能导致脓肿形成，或者瘘管可能通向皮肤或直肠）（From Jordan GH. Management of anterior urethral stricture disease. Probl Urol 1987;1:199-225）

- 前尿道由尿道海绵体包裹，且呈偏心性；生殖器的皮肤有双重和双侧供血，进而形成筋膜皮肤血管系统；海绵体的血供来自阴茎总动脉。
- 症状包括排尿梗阻和尿路感染（UTI），如前列腺炎和附睾炎，且长期存在。
- 治疗方案取决于海绵体纤维化的长度、位置、深度和密度。
- 影像学检查包括增强 MRI、内镜检查和选择性阴茎超声检查；内镜检查对于评估尿道狭窄近端和远端情况是非常重要的。
  - 排尿性膀胱尿道造影（VCUG）/ 逆行尿道造影应采用斜侧

位以避免低估尿道狭窄的长度。

- 造影（通过耻骨上膀胱造瘘管）与内镜检查的联合能够帮助明确狭窄部位的解剖（图18-14）。

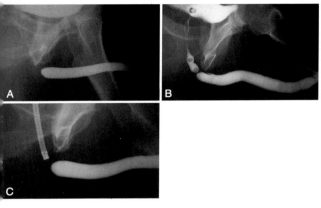

图18-14　尿道造影联合内镜的X线片证实其可用于尿道狭窄的诊断。（A）逆行尿道造影显示球部尿道完全闭锁。（B）通过患者自行排尿完成顺行尿道造影，显示出球部尿道闭锁段的近端有一宽口径的环形区域。（C）通过耻骨上膀胱造瘘口置入内窥镜检查一方面可以观察近端尿道的解剖结构，另一方面通过X线片能够显示闭塞段尿道的长度

- 通过耻骨上膀胱造瘘管引流尿液而旷置尿道对评估尿道狭窄是有利的，6~8周后再重新评估尿道狭窄。

尿道狭窄的治疗

- 治疗方式多样，所以在选择治疗方式前需要确定治疗目标。
  - **尿道扩张术**：最简单的治疗方式；无创伤性的扩张瘢痕；少有治愈；通过导丝引导的球囊扩张最为安全。
  - **尿道内切开术**：任何经尿道的切开手术［如直视下尿道内切开（DVIU）］。
  - 在尿道球部狭窄、狭窄长度<1.5cm、海绵体纤维化不致密且深度不深的条件下手术成功率较高；激光尿道内切开术

　　效果不一；重复的尿道扩张和尿道内切开术史将降低开放尿道重建手术的成功率。

- **并发症**　狭窄复发（最常见）；出血和冲洗液外溢；尿道海绵体阴茎海绵窦瘘和海绵体静脉功能障碍。
- 留置导尿管 3 ~ 5 天，然后进行频繁的自家导尿（可能在 3 ~ 6 个月内频率逐渐降低）。
- **尿道成形术**　前尿道狭窄治疗的金标准；可作为所有尿道狭窄的初始治疗手段；手术的目标是切除瘢痕和重建尿道。
  - **切除且一期吻合术（EPA）**（图 18-15）；不建议用于狭窄长度＞1cm 的阴茎部尿道狭窄，因为将增加阴茎下弯和阴茎短缩的风险；手术要点包括狭窄切除、尿道末端刮除、一期无张力吻合术；保护球部动脉血供是非常重要的。
  - 用皮瓣或移植物替代瘢痕化的尿道组织可获得同等的治疗效果。
- BMG 是尿道重建术最常用的移植物；根据尿道的长度、质量和狭窄的复杂程度，可以一期手术重建（非卷管移植技术）或分期手术重建（一期手术后 3 ~ 6 个月后运用 Johansson 技术）。
- 皮瓣相比于移植物更为复杂。
- 可采用移植物和皮瓣腹侧覆盖进行尿道狭窄的扩大吻合重建（augmented anastomosis）；疗效可能优于单纯的腹侧覆盖。
- 会阴部尿道造口术对于部分患者是可以选择的治疗方式；对于尿道球部极近端狭窄，加用口腔颊黏膜可能是有用的。
- 治疗是基于狭窄的长度和位置。
  - **尿道外口或舟状窝**：初始治疗选择尿道扩张或尿道外口切开术；若复发则采用尿道成形术。
  - **＜2cm 的球部狭窄**：直视下尿道内切开术（DVIU），尿道扩张或尿道成形术；若狭窄＜1cm，采用腔内技术治疗的成功率约为 70%；尿道成形术的长期成功率为 80% ~ 95%。
  - **＞2cm 的球部狭窄**：一期尿道成形术 ± 移植物。
  - 任何直视下尿道内切开术 / 尿道扩张治疗失败的尿道狭窄：尿道成形术。
  - **阴茎部尿道（任何长度）**：运用移植物进行尿道成形术（腔内治疗的复发率高）。

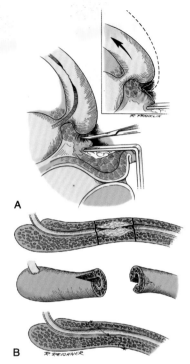

图 18-15 前尿道狭窄切除和一期再吻合技术。(A)游离球海绵体:将其与附着的会阴体分离。不要离断进入尿道球部的动脉。此项技术可以游离尿道使其向远端移动,同时联合劈开阴茎脚技术能够缩短尿道路径 1~1.5cm。(B)前尿道狭窄切除和一期铲状吻合技术(From Jordan GH. Principles of plastic surgery. In: Droller MJ, ed. Surgical management of urologic disease: an anatomic approach. Philadelphia: Mosby, 1992:1218-1237)

骨盆骨折尿道损伤:尿道断裂

由骨盆钝性损伤导致;约 10% 的盆骨骨折伴随有尿道断裂;通常不是完全的尿道断裂,可能残留了部分上皮。

采用尿管会师是存在争议的;尿管会师可能形成腔内可治疗

的狭窄或有助于后续的重建手术。

- 内镜联合造影和选择性 MRI 可用于明确局部解剖；膀胱到可见并不能预测其最终的功能；膀胱镜和后尿道同期重建往往不同时采用。
- 骨盆骨折尿道损伤(pelvic fracture urethral injury, PFUI)导致的尿道闭锁通常是短段的，游离尿道海绵体、前尿道近端和前列腺部尿道尖部的铲式吻合是可行的治疗方式。

前列腺切除术后膀胱尿道分离缺损：膀胱尿道狭窄

- **治疗方式**　持续性耻骨上膀胱造瘘(短期或长期)；可控膀胱扩大术(长期效果可能超过侵入性更大的重建手术)；运用上、下技术联合的功能性重建手术(经腹入路和经会阴入路联合)。
- 大网膜填充可以将直肠从瘢痕挛缩区域或复杂性瘘管处安全分离出来。
- 如果患者是放疗后的，则任何可能得影响因素都应考虑到，修复时应使用组织填充。功能性重建通常是难以实现的，对于最终的尿液引流和肠道功能而言，引流往往是最安全和最佳的选择。

先天性阴茎弯曲

- **未合并尿道下裂的阴茎下弯**　尿道开口于正位，但检查提示尿道下裂(如阴茎腹侧结构畸形)；不以勃起的阴茎增大为特征。
- **阴茎的先天性弯曲**　与阴茎勃起后海绵体不对称膨大有关；患者有勃起的阴茎增大；重建方式包括人工勃起实验确定最大弯曲部位后的切开折叠缝合或单纯折叠缝合(如 Nesbit)；由于移植物可能导致静脉功能障碍，移植物不推荐用于此类手术。

　　获得性阴茎弯曲　通常是由阴茎损伤所致。大多数与阴茎海绵体硬结症(佩伦涅病，Peyronie Disease)相关，详细内容在第 14 章。

阴囊的外科解剖和脉管系统

- **阴囊壁的解剖层次**　带毛发的皮肤、肉膜肌、精索外筋膜、精索内筋膜（以提睾肌作为界线分隔开）。Dartos 筋膜可以防止坏死性筋膜炎侵犯至阴囊深部结构（图 18-16，图 18-17）。

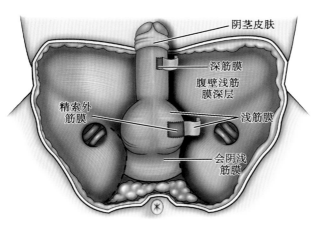

图 18-16　感染扩散的解剖屏障（Modified from Kavoussi PK, Costabile RA. Disorders of scrotal contents: orchitis, epididymitis, testicular torsion, torsion of the appendages, and Fournier gangrene. In: Chapple CR, Steers WD, eds. Practical urology: essential principles and practice. London: Springer-Verlag, 2011 ）

睾丸被白膜包裹，且被多层鞘膜保护。

- 附睾位于睾丸的侧后方，包括附睾头、附睾体和附睾尾。输精管是附睾尾的延续，沿着精索进入盆腔。输精管壶腹汇入精囊，进而形成近端射精管。
- 睾丸附件和附睾附近是无功能的、退化的结构。
- 阴囊前壁的血供来源于阴部外浅动脉和阴部外深动脉，后壁的血供来源于阴囊后动脉。静脉回流与动脉血供保持一致，分别汇入大隐静脉和髂内静脉。

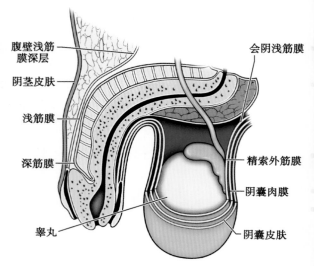

图 18-17 感染扩散的解剖层面的矢状面图示(Modified from Kavoussi PK, Costabile RA. Disorders of scrotal contents: orchitis, epididymitis, testicular torsion, torsion of the appendages, and Fournier gangrene. In: Chapple CR, Steers WD, eds. Practical urology: essential principles and practice. London: Springer-Verlag, 2011)

- **睾丸的血供** 来源于：①睾丸动脉（腹主动脉的分支）；②供应输精管道的动脉（髂内动脉的分支）；③提睾肌动脉（髂外动脉的分支）。这样的多重血供能够在一支或两支动脉损伤或结扎后保证睾丸的生存能力。

- 附睾超过 80% 的血供来自附睾上动脉（睾丸动脉的分支），其余来自附睾下动脉（睾丸动脉远端分支和输精管动脉分支）。由于附睾上动脉和附睾下动脉之间存在有吻合支，因此在输精管再通术时可以离断附睾上动脉以获取更大的睾丸活动度。

术前注意事项和阴囊的术前准备

- 手术当天使用一次性备皮刀刮除阴囊毛发。使用抗菌剂清洁阴囊皮肤。
- 有感染危险因素的患者术前应接受单次静脉注射头孢菌素或克林霉素。（https://www.auanet.org/guidelines/archived-documents/antimicrobial-prophylaxis-best-practice-statement）。
- 手术切开阴囊皮肤前的局部麻醉和精索阻滞有助于疼痛控制。
- 阴囊横切口或正中切口适用于良性疾病。
- 如果怀疑阴囊恶性肿瘤，首选经腹股沟入路。等待术中冰冻切片活检时，游离精索应采用无损伤钳钳夹以防止肿瘤播散。如果冰冻切片活检未发现恶性肿瘤，则可在后续手术中保留睾丸和精索。
- 所有的手术操作都需要细致止血。

部分或全部阴囊切除术

- 此类手术最常见于严重感染患者，如富尼埃坏疽（Fournier gangrene，FG）。由于其进展呈暴发性，需要急诊手术清创，必要时可能需要每24～48h的重复清创（图18-18）。
- 对于在评估／治疗睾丸恶性肿瘤（肿瘤穿刺、活检、探查和／或睾丸切除）过程中肿瘤偶然侵犯阴囊的患者，也是需要施行阴囊部分切除术的。
- 其他需要阴囊部分切除的良性疾病包括化脓性汗腺炎、放疗后淋巴水肿、阴茎阴囊 Paget 病、原发性淋巴管炎和减少阴囊下降的美容手术。
- 如果不能立即施行阴囊重建手术，则需取大腿内侧疏松区域切口将睾丸置于其中，直至可重建阴囊。

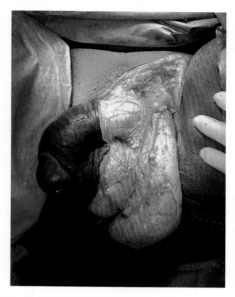

图 18-18　福尔尼坏疽需积极清创（Modified from Kavoussi PK, Costabile RA. Disorders of scrotal contents: orchitis, epididymitis, testicular torsion, torsion of the appendages, and Fournier gangrene. In: Chapple CR, Steers WD, eds. Practical urology: essential principles and practice. London: Springer-Verlag, 2011）

阴囊重建

- 小病损可利用湿性至干性敷料换药进行治疗。
- 远小于阴囊面积的富尼埃坏疽病损能够通过保持伤口开放、采用不可吸收单丝缝线松弛缝合皮肤和负压辅助闭合装置（VAC）来治疗。这些方式能够加快恢复，缩小创面，能够提高皮肤移植的可能性。
- 较大的病损可采用：①取自残留的阴囊或大腿组织的局部推移皮瓣；②取自大腿上内侧或前外侧的筋膜皮瓣；或③网状 STSG 覆盖病损。相比于皮肤移植物，大腿皮瓣导致的挛缩相关并发症更少。

睾丸鞘膜切除术

- 鞘膜积液是壁层和脏层睾丸鞘膜间的液体过多所致。
- 交通性鞘膜积液是腹腔内液体能够通过未完全闭合的鞘状突与鞘膜囊内液体相通形成的,大约 80% 的交通性鞘膜积液能够在婴儿 18 个月大时自行恢复。
- 获得性鞘膜积液是由于鞘膜内液体的产生和再吸收不平衡导致的。
- 鞘膜积液的典型表现是无痛阴囊膨大,且可能延伸至腹股沟管。
- 超声检查可在阴囊积液中识别出睾丸内的恶性肿瘤,并指导手术入路方式。

除非有明显不适症状、美容需求或潜在的恶性肿瘤,否则鞘膜积液可随访观察。

阴囊脓肿需要首先急诊引流。手术修复可选用鞘膜折叠和鞘膜切除(复发概率低)等技术。

- **睾丸鞘膜折叠术(Lord 术式):** 适用于壁薄且小的鞘膜积液。沿着鞘囊前壁打开鞘囊,采用 3-0 铬制缝线间断环形缝合折叠鞘膜(图 18-19)。由于不进行手术切除,鞘膜折叠术发生术后血肿的风险最低,且不需要放置引流。
- **睾丸鞘膜翻转术(Jaboulay 术式):** 切除部分壁层睾丸鞘膜后外翻残留鞘膜于睾丸后方,缝合两侧残留睾丸鞘膜对侧缘,且需确保缝合后对精索无压迫。或者,以 3-0 铬制缝线直接缝合睾丸鞘膜切缘(图 18-20)。
- **睾丸鞘膜切除术(Bottleneck 术式):** 除包绕睾丸和精索 2cm 处的睾丸鞘膜外,环状修剪其余全部鞘膜,再将残留鞘膜边缘缝合在一起,开放鞘膜囊(图 18-21)。
- **睾丸鞘膜开窗术:** 在锐性切开睾丸鞘膜引流鞘膜积液后,于壁层睾丸鞘膜上行 2.5cm × 2.5cm 的十字切口(开窗)。将十字切口处的鞘膜瓣外翻后以 2-0 铬制缝线缝合。

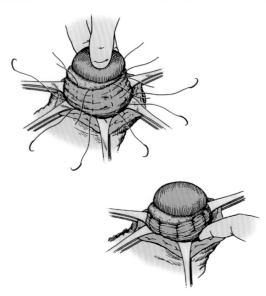

图 18-19 睾丸鞘膜折叠术(Lord 术式)

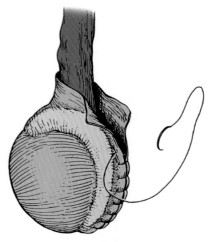

图 18-20 睾丸鞘膜翻转术(Jaboulay 术式): 切除薄而宽大的囊

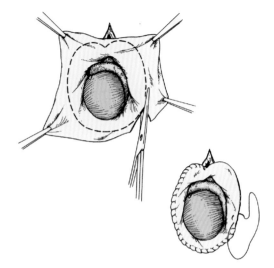

图 18-21 单纯切除厚壁的睾丸鞘膜积液囊并缝合其边缘

单纯性睾丸切除术

- 双侧单纯性睾丸切除术是激素敏感性转移性前列腺癌进行雄激素剥脱治疗的患者可选择的治疗方式。单侧单纯性睾丸切除术适用于严重睾丸损伤、因睾丸扭转导致的长期缺血和慢性睾丸疼痛。

- 单纯性睾丸切除术可以选择经阴囊或经腹股沟切口入路；然而，经腹股沟切口入路有利于睾丸疼痛患者获得更好的疼痛相关结局。

- 于近端和远端双重钳夹精索，将其分为远近两段。于钳夹之间离断精索，2-0 薇乔线缝扎精索近端。

- 在保留附睾的睾丸切除术中，将睾丸从附睾上剥离，同时定位穿通睾丸的附睾上、中、下动脉，然后进行缝结。用 4-0 铬制缝线将附睾头和附睾尾缝在一起。

附睾包块切除

- 附睾囊肿和精液囊肿是因精液在附睾小管、睾丸网或输出小管内积聚导致的囊性膨大。
- 手术仅适用于有不适症状、感染、体积过大不能适应或不孕等情况。
- 育龄男性在附睾囊肿手术后有发生梗阻性无精症的风险，特别是当附睾囊肿位于附睾体或附睾尾时。
- 最常见的手术方法是通过阴囊切口、剥离至鞘膜平面。锐性打开白膜，暴露并剥离附睾囊肿或精液囊肿至其根部，用 5-0 或 6-0 可吸收线缝合结扎。
- 有恶性潜能的附睾包块应像根治性睾丸切除术一样经腹股沟切口入路进行手术，以避免淋巴转移。
- 经阴囊途径入路适合于经活检证实的良性附睾包块。
- 推荐显微手术以避免损伤睾丸血供。

输精管切除术

- 这是一种安全、有效和永久的男性避孕方法，但没有一种输精管切除技术是 100% 有效的。
- 再次施行输精管切除术的指征包括：①输精管切除术后精子质量分析（PVSA）显示有持续存活的精子；②输精管两端再通导致怀孕；③ 1%~2% 术后存在慢性阴囊疼痛。
- 麻醉方式选择局麻联合或不联合口服镇静药物，然而静脉镇静或全身麻醉也是一种选择。
  - 常规输精管切除术（conventional vasectomy, CV）：适用于既往有阴囊手术史、外伤或解剖困难的患者。手术切口可选择单一的阴囊中缝切口或双侧的阴囊旁正中切口。外科医生用拇指、示指和中指分离并固定输精管，推移开输精管鞘。用巾钳悬挂住输精管后将其从阴囊切口中拖出。切除一短段输精管，用夹、缝线和/或电刀烧灼处理输精管断端以闭合输精管。充分止血后，将输精管断端放回阴囊内。对侧采用同样的方式进行处理。可吸收线缝合皮肤。

- 小切口输精管切除术（minimally invasive vasectomy, MIV）：由于术后不适症状和并发症更少，小切口输精管切除术被推荐用于分离输精管。该手术一般使用特殊的输精管分离器械（图18-22）和/或有环形头端的输精管固定钳（图18-23）。该手术的切口比常规输精管切除术小。在开放入路的手术中，切开皮肤后最小限度地切开输精管周围组织，钳夹住输精管。在闭合入路的手术中，在切开皮肤前用输精管固定钳夹住固定输精管。之后再切开皮肤，手术的其余步骤与开放入路的方式一样。MIV的手术切口可不必缝合。

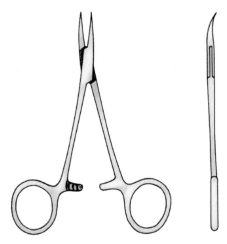

图18-22　输精管分离钳：头端锋利且弯曲的蚊式止血钳（From Li S, Goldstein M, Zhu J, et al. The no-scalpel vasectomy. J Urol 1991;145:341-344）

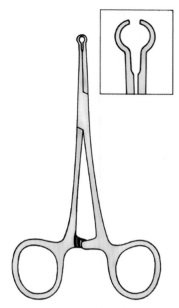

图 18-23 输精管固定钳：环状头端设计可以避免损伤（From Li S, Goldstein M, Zhu J, et al. The no-scalpel vasectomy. J Urol 1991;145:341-344）

- 无手术刀输精管切除术（no-scalpel vasectomy, NSV）是一种未明确输精管闭合方法的输精管分离技术。在用输精管固定钳夹住输精管后，用头部弯曲、尖锐的蚊式钳刺破并分离覆盖输精管的阴囊皮肤（图 18-24 和图 18-25）。持续分离至输精管，再以蚊式钳穿破输精管前壁后再将输精管提起拖出皮肤切口（图 18-26 和图 18-27）。输精管固定钳重新钳夹住部分横断的输精管，再行离断输精管后壁（图 18-15 和图 18-16）。闭合输精管断端后将残端还纳至阴囊内。阴囊皮肤的穿刺孔可不缝合，也可以缝合。

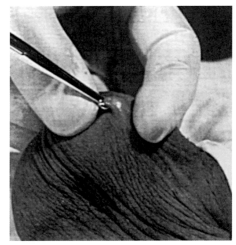

图 18-24 固定输精管：于输精管最明显处用输尿管固定钳牵拉阴茎皮肤以固定输精管（From Li S, Goldstein M, Zhu J, et al. The no-scalpel vasectomy. J Urol 1991;145:341-344）

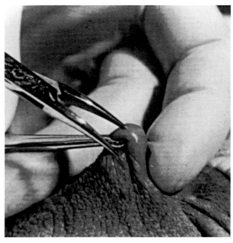

图 18-25 逐层穿刺通过阴囊皮肤、输精管鞘、输精管（From Li S, Goldstein M, Zhu J, et al. The no-scalpel vasectomy. J Urol 1991;145:341-344）

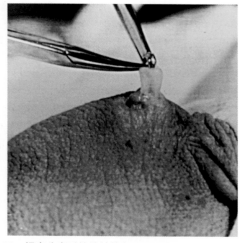

图 18-26　提出分离后的输精管（From Li S, Goldstein M, Zhu J, et al. The no-scalpel vasectomy. J Urol 1991;145:341-344）

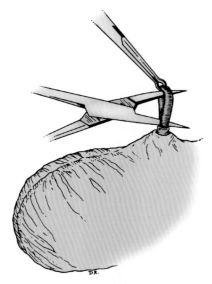

图 18-27　从输精管处将睾丸动脉分离开

- 离断输精管后，可利用精索内筋膜行筋膜间置、缝结、输精管夹或折叠输精管、黏膜灼烧等方式闭合输精管。部分结扎（残端开放）技术保持睾丸输精管开放，同时利用筋膜间置的方式将离断的输精管两端分离开。

- AUA 指南推荐了四种输精管结扎的方法，其结扎失败率均小于 1%：不切开的扩大电烙技术；黏膜灼烧联合筋膜间置同时不钳夹或结扎；黏膜灼烧不联合筋膜间置、不钳夹和结扎；利用黏膜灼烧和筋膜间置闭合腹侧端，但不闭合睾丸端（ https://www.auanet.org/guidelines/guidelines/vasectomy-guideline ）。

- 施行输精管切除手术需切除 1cm 长的输精管。

  - 当精子质量分析证实为无精症或不动精子数量≤10 万 /ml 时，夫妻则可停止使用其他避孕措施。如果初次精子质量分析（至少射精 10～20 次以后）有持续存在的活动精子，则推荐在 6 个月再次检测精子质量。如果这个结果在 6 个月后精子质量分析中仍然存在，即认定手术失败。

  - 尽管术后初次精子质量分析呈阴性，输精管切除术后仍存在输精管再通的可能，其怀孕率为 0.05%。

游走睾丸和阵发性睾丸扭转

- 游走睾丸和阵发性睾丸扭转（ intermittent testicular torsion, ITT ）以急性、短暂（＜2h）的阴囊疼痛，且可迅速地自行恢复为特征。

- 对于这一人群，睾丸固定术的并发症发生率较低，且具有良好的止痛效果，可降低今后发生睾丸梗死的风险。睾丸固定术有几种术式可以选择。

  - **睾丸缝合固定术：** 打开壁层睾丸鞘膜暴露睾丸和精索，然后以 3-0 可吸收线缝合睾丸白膜至阴囊肉膜肌上以固定睾丸。

  - **肉膜囊袋手术：** 于阴囊外上方处取横行切口，打开睾丸鞘膜壁层。在肉膜和精索外筋膜间直接建立隧道通至阴囊底部。然后将睾丸置于建立的囊袋中,再在精索周围用荷包缝合以固定睾丸。

- **睾丸固定术的风险**:睾丸扭转复发(睾丸缝合固定后睾丸扭转的复发率约为 2.2%)、睾丸下极睾丸内动脉闭塞导致的节段性或完全性梗死、睾丸内脓肿形成和对精子生成的潜在负面影响。将睾丸置于肉膜囊袋内或用聚四氟乙烯缝线固定睾丸可以降低对睾丸精子生成的影响。

阴囊手术的并发症

- 血肿是阴囊手术的主要并发症,如果血肿很大或合并感染则应进行引流。如果发生持续出血则可通过腹股沟下切口控制精索动脉来处理。
- 腹膜后出血是非常罕见的,但可能致命,应尽快确认和处理。可能需要将腹股沟下切口延伸到后腹膜以便更好地进行手术探查。
- 输精管切除术后发生慢性阴囊疼痛的患者约 2%,很少需要手术治疗。
- 输精管切除术早期失败通常是因为技术上的失败(如仅结扎了一根输精管)。
- 输精管切除术晚期失败(再通)发生率约为 0.05%。
- 在睾丸鞘膜切除术和睾丸鞘膜积液硬化治疗后,精液参数可能发生短期变化,但通常会在 12 个月后恢复到基线水平。
- 睾丸鞘膜积液手术修复成功后其复发率为 0~2%。
- 感染性血肿需要通过二次手术清创和愈合。
- 精子肉芽肿是输精管切除部位的炎性结节,发病率为 5%。它不被认为是一种并发症,最初采用保守治疗。
- 如果术后疼痛局限于切断的输精管末端,可再次施行输精管切除术或输精管边缘切除术。

(廖邦华、李响 译 李响 校)

第 19 章

男性生殖系统肿瘤

Bogdana Schmidt And Kirsten L. Greene

Campbell-Walsh-Wein Urology 第 12 版作者

Andrew J. Stephenson, Timothy D. Gilligan, Stephen Riggs, Kevin R. Rice, K. Clint Carey, Timothy A. Masterson, Richard S. Foster, Kris Gaston, Peter E. Clark, Christopher B. Anderson, James M. Mckiernan, Rene Sotelo, Luis G. Medina, Marcos Tobias Machado, Curtis A. Pettaway, Sr., Juanita M. Crook, and Lance C. Pagliaro

睾丸癌

睾丸肿瘤属于多形态和临床特点多样化的恶性肿瘤,95% 以上睾丸癌属于生殖细胞肿瘤(GCT)。由于肿瘤性质和治疗方案的不同,GCT 分为精原细胞瘤和非精原生殖细胞肿瘤(NSGCT)。GCT 是一种相对罕见的恶性肿瘤,占美国男性恶性肿瘤的 1%~2%。目前,男性转移性 GCT 的长期生存率为 80%~90%。在能够保证患者治愈的前提下,睾丸癌最重要的治疗目标是在不影响总体治疗效果的前提下,尽可能地减少治疗相关毒性(表 19-1,框 19-1)。

表 19-1　睾丸癌的分类

精原细胞瘤	• GCT 最常见的类型
	• 发病平均年龄大于 NSGCT，大部分患者发病年龄为 40～50 岁
精母细胞肿瘤	• 非常少见，GCT 中发病率不到 1%
	• 并不是由 GCNIS 发生过来的
	• 无隐睾病史或双侧隐睾病史
胚胎癌	• 是否存在胚胎癌及其所占的成分与隐匿性转移风险增加密切相关
	• 在原发部位或者转移部位有可能转化为其他类型的 NSGCT 类型（包括畸胎瘤）
绒毛膜癌	• 罕见，侵袭性较强
	• 绒毛膜癌通常通过血行转移，常见转移部位包括肺、肝和脑
卵黄囊瘤	• 纵隔多见，小儿多见
	• 卵黄囊瘤只会导致 AFP 升高，而不会导致 hCG 的升高
畸胎瘤	• 3 个生殖细胞层面至少有两个包括分化较好或者未分化的组织成分
	• 血清肿瘤标志物可无变化，有时会导致 AFP 的升高
	• 对化疗不敏感
	• 生长不受限制，容易侵犯周围脏器和结构，导致手术难以切除
	• 在极少数情况下，畸胎瘤可转化为身体恶性肿瘤，如横纹肌肉瘤、腺癌或原始神经外胚层肿瘤

AFP，甲胎蛋白；GCNIS，原位生殖细胞瘤变；GCT，生殖细胞肿瘤；hCG，人绒毛促性腺激素；NSGCT，非精原生殖细胞肿瘤。

框 19-1　关键点

精原细胞瘤 vs 非精原细胞瘤

- 与 NSGCT 相比，临床 Ⅰ 期、ⅡA～ⅡB 期患者精原细胞瘤患者多为无痛性肿瘤，并且腹膜后转移和远处转移概率均较低
- 转移性精原细胞瘤无预后较差的风险类别，与 NSGCT 相比，IGCCCG 将更多患者归类为预后良好风险
- 与 NSGCT 相比，精原细胞瘤对放疗和铂类为基础的化疗较为敏感
- 15% 的精原细胞瘤会出现 hCG 的升高，血清肿瘤标志物水平不用于指导治疗决策
- 与 NSGCT 相比，在精原细胞瘤中转移部位的畸胎瘤并不用过分担忧，但是对于常规治疗无效的患者需引起重视

流行病学，病因学和临床表现

在美国，睾丸癌是 2～40 岁男性中最常见的恶性肿瘤之一，在 15～19 岁的年轻男性中仅次于白血病，为第 2 大常见恶性肿瘤。青春期后睾丸癌发病率迅速上升，在 25～35 岁达到高峰。双侧 GCT 的发病率约为 2%。大多数双侧 GCT 并不是同时发生的，平均发病间隔为 5 年。GCT 的发病率在白人中最高，非洲裔美国人最低。近年来，由于对疾病意识的提高和早期肿瘤筛查的普及，在一些国家和地区确诊 GCT 的患者的临床分期在逐步降低。

睾丸癌的 5 个主要危险因素：

1. 白种人发病率较高
2. 隐睾症（发生睾丸癌的可能性较正常人增加 4～6 倍，但如果在青春期前进行睾丸下降固定手术治疗，相对发病风险会下降到正常人的 2～3 倍）
3. 睾丸癌家族史
4. 睾丸癌个人史，对侧睾丸癌发病率提高
5. 原位生殖细胞瘤变（GCNIS）/ 管内生殖细胞瘤变（ITGCN）

体格检查　睾丸癌最常见的临床表现是无痛性睾丸肿块。约 2/3 的 NSGCT 和 15% 的纯精原细胞瘤诊断时存在区域或远处转移，10%～20% 的患者主诉为转移性疾病相关症状。医生应仔细检查患者双侧睾丸，包括患侧和健侧睾丸，注意睾丸的相对大小和质地，并对睾丸进行仔细触诊明确肿块与睾丸的关系。睾丸肿块的鉴别诊断包括附睾炎、睾丸扭转、血肿或睾丸旁肿瘤（良性或恶性）。在初步诊断为附睾炎的患者，应给予口服抗生素治疗 2～4 周后重新评估睾丸状态，若睾丸肿块无明显缩小或持续疼痛应进一步评估明确诊断。

诊断　对于有睾丸肿块、鞘膜积液或不明原因阴囊症状或体征的男性患者，双侧阴囊超声检查是最重要的检查之一。睾丸癌是少数与血清肿瘤标志物相关的恶性肿瘤之一，包括乳酸脱氢酶（LDH）、甲胎蛋白（AFP）和人绒毛膜促性腺激素（hCG），上述

标志物水平对睾丸癌的诊断和治疗至关重要。应在睾丸癌确诊时以及睾丸根治性切除术后检测血清肿瘤标志物水平，可以评估化疗效果，并监测患者整体治疗结束后肿瘤的复发情况。睾丸切除术前血清肿瘤标志物水平不应用于治疗的决策（表19-2）。

表 19-2　肿瘤标志物

甲胎蛋白（AFP）	• AFP 的半衰期为 5～7 天 • 卵黄囊瘤和胚胎癌会产生 AFP • 轻度的 AFP 升高（>20）并不能够代表患有生殖细胞肿瘤
β-人绒毛膜促性腺激素（β-hCG）	• β-hCG 的半衰期为 24～36h • 在胚胎癌、绒毛膜癌和精原细胞瘤中 β-hCG 会升高
乳酸脱氢酶（LDH）	• LDH 的半衰期是 24h • LDH 并不具备特异性，是最常见的升高的标志物 • 不应该因为 LDH 的升高即对患者进行治疗

初始治疗　经腹股沟睾丸根治性切除术：怀疑患有睾丸肿瘤的患者应在诊断后 1～2 周内接受经腹股沟睾丸根治性切除术，切除范围包括：睾丸及肿瘤、精索至腹股沟内环水平。不建议行经阴囊单纯睾丸切除术或肿瘤活检，因精索的腹股沟部分残留会增加肿瘤复发风险，并且手术可能改变睾丸的淋巴引流走向，增加局部复发、盆腔或腹股沟淋巴结转移的风险。此外，对于肿瘤位于睾丸两极，并且直径≤2cm，对侧睾丸受损或缺失的患者，可考虑行睾丸部切除术。针对罕见的弥漫性转移和/或症状性 GCT 患者，可通过对转移部位肿瘤活检或者患者的临床特征和/或血清肿瘤标志物评估肿瘤性质，尽早开始化疗。针对此类患者，不论腹膜后转移病灶治疗效果如何，建议延后行睾丸根治性切除术。

临床分期

肿瘤的临床分期决定 GCT 患者的预后和初始治疗方案的选择，肿瘤的临床分期是基于原发肿瘤的组织病理学结果、病理分期、睾丸根治性切除术后血清肿瘤标志物的水平、体格检查和影像学检查评估是否存在远处转移等因素决定的，并通过瘤、淋巴结、远处转移三个指标构建的 TNM 系统来进行临床分期（表 19-3）。

表 19-3　睾丸肿瘤的 TNM 分期：美国癌症委员会和国际癌症防治联盟

原发肿瘤（T）[a]

原发肿瘤的侵犯范围通常需要在根治性睾丸切除术后确定，所以推荐进行病理分期。

pTx	原发肿瘤难以进行评估
pT0	无证据证实存在原发肿瘤（如睾丸组织瘢痕）
pTis	管内生殖细胞瘤（原位癌）
pT1	肿瘤局限于睾丸和附睾，无血管 / 淋巴管侵犯；肿瘤可侵及白膜，但未侵及鞘膜
pT2	肿瘤局限于睾丸和附睾，伴血管 / 淋巴管侵犯；或肿瘤侵及白膜累积鞘膜
pT3	肿瘤侵及精索伴 / 不伴血管 / 淋巴管侵犯
pT4	肿瘤侵及阴囊伴 / 不伴血管 / 淋巴管侵犯

区域淋巴结（N）

临床分期（由非侵袭性分期决定的）

Nx	区域淋巴结难以评估
N0	无区域淋巴结转移
N1	转移性淋巴结最大直径≤2cm 并且阳性淋巴结数量≤5 个，所有淋巴结最大直径≤2cm
N2	转移性淋巴结最大直径>2cm 但是≤5cm，或者多发淋巴结，但是所有淋巴结最大直径>2cm，但≤5cm
N3	转移性淋巴结最大直径>5cm

病理分期（pN）是由未经术前化疗或放疗的 RPLND 的病理结果决定的

pNx	区域淋巴结难以评估
pN0	无区域淋巴结转移
pN1	转移性淋巴结最大直径≤2cm 并且阳性淋巴结数量≤5 个，所有淋巴结最大直径≤2cm
pN2	转移性淋巴结最大直径>2cm 但是≤5cm，或者多发淋巴结转移，所有淋巴结最大直径>2cm，但≤5cm
pN3	转移淋巴结最大直径>5cm

续表

远处转移（M）

Mx	远处转移难以评估
M0	无远处转移
M1	远处转移
M1a	非区域淋巴结转移或者肺转移
M1b	非区域淋巴结或肺转移以外的远处转移

血清肿瘤标志物（S）

SX	未行标志物检查或者结果难以获得
S0	标志物水平在正常范围内
S1	LDH $<1.5 \times N^b$ 并且 hCG（MIU/ml）$<5\ 000$ 并且 AFP（ng/ml）$<1\ 000$
S2	LDH $1.5 \sim 10 \times N$ 或者 hCG（MIU/ml）$5\ 000 \sim 5\ 000$ 或者 AFP（ng/ml）$1\ 000 \sim 10\ 000$
S3	LDH $>10 \times N$ 或者 hCG（MIU/ml）$>5\ 000$ 或者 AFP（ng/ml）$>10\ 000$

分期

分组	T	N	M	S（血清肿瘤标志物）
分期 0	pTis	N0	M0	S0
分期 I	pT1 ~ 4	N0	M0	SX
分期 I A	pT1	N0	M0	S0
分期 I B	PT2	N0	M0	S0
	pT3	N0	M0	S0
	pT4	N0	M0	S0
分期 I S	任何 pT/Tx	N0	M0	S1 ~ 3
分期 II	任何 pT/Tx	N1 ~ 3	M0	SX
分期 II A	任何 pT/Tx	N1	M0	S0
	任何 pT/Tx	N1	M0	S1
分期 II B	任何 pT/Tx	N2	M0	S0
	任何 pT/Tx	N2	M0	S1
分期 II C	任何 pT/Tx	N3	M0	S0

续表

	任何 pT/Tx	N3	M0	S1
分期Ⅲ	任何 pT/Tx	Any N	M1	SX
分期Ⅲ A	任何 pT/Tx	Any N	M1a	S0
	任何 pT/Tx	任何 N	M1a	S1
分期Ⅲ B	任何 pT/Tx	N1 ~ 3	M0	S2
	任何 pT/Tx	任何 N	M1a	S2
分期Ⅲ C	任何 pT/Tx	N1 ~ 3	M0	S3
	任何 pT/Tx	任何 N	M1a	S3
	任何 pT/Tx	任何 N	M1b	任何 S

a 除 pTis 和 pT4 以外,原发肿瘤侵及范围以根治性睾丸根治性切除术来分类。对于其他
类肿瘤可在未行睾丸根治性切除的情况下进行治疗。

b N 代表的是 LDH 正常值的上限。

AFP,甲胎蛋白;hCG,人绒毛膜促性腺激素;LDH,乳酸脱氢酶;RPLND,腹膜后淋巴结清扫。

摘自 AJCC. Testis. In: Edge SE, Byrd DR, Compton CC, eds. AJCC Cancer Staging Manual,
th ed, New York: Springer, 2010:469-473。

非精原生殖细胞肿瘤的处理

临床Ⅰ期 对于临床Ⅰ期患者,无论采用哪种治疗方案,
包括定期监测、腹膜后淋巴结清扫(RPLND)和初始化疗,其长
期生存率接近 100%,因此针对肿瘤局限在睾丸内的患者,在
睾丸根治性切除术后采用任何形式的治疗,对 70% ~ 80% 的临
床Ⅰ期患者都相当于进行了过度治疗。隐匿性转移最常见的
危险因素是淋巴管血管受侵(LVI)、睾丸肿瘤以胚胎癌(EC)为
主要成分。在没有这两个危险因素的情况下,隐匿性转移的风
险小于 20%。

监测: 对于临床中没有明确治疗指征的患者,定期监测能
够减少治疗相关的毒副作用。90% 以上的复发发生在确诊后 2
年内,5 年复发率仅有 1% 左右。

腹膜后淋巴结清扫: 临床分期Ⅰ期的 NSGCT 行 RPLND
的合理性基于以下几个因素:

- 腹膜后是最常见的隐匿性转移部位,全身转移的风险较低

- 在腹膜后隐匿性转移的患者中，15%~25%患者存在畸胎瘤（对化疗不敏感）成分
- 完整、双侧模板性的 RPLND 术后患者出现腹腔盆腔复发风险较低，因此术后无须常规行 CT 检查
- 针对低负荷（pN1）腹膜后转移和畸胎瘤（pN1~3）的患者行 RPLND 后总体治愈率较高
- 如果辅助化疗适应证严格控制为存在广泛的腹膜后转移患者（pN2~3），75% 的患者可以避免化疗
- 对于风险低、诱导化疗后的患者，针对肿瘤复发的挽救性治疗率高
- 由经验丰富的外科医生实施保留神经的 RPLND 时，其短期和长期复发率较低（图 19-1 和图 19-2）

初次化疗： 进行 1 周期的博来霉素、依托泊苷、顺铂（BEP化疗），可以将复发风险降到最低，但是对于化疗后出现复发的患者，挽救性治疗效果较差，因为此时肿瘤对化疗是耐受的，相比之下，RPLND 后复发或行定期监测未行化疗的患者，若肿瘤复发，几乎所有患者均可通过化疗达到治愈效果。

临床 I S 期 专家共识认为，此期患者治疗方案与II C~III 期患者一致，需接受全身系统化疗。

临床 II A 和 II B 期 对于临床 II A~II B 期 NSGCT 患者的治疗方案目前存在争议。RPLND（联合或不联合辅助化疗）和诱导化疗（化疗后伴或不伴 RPLND）均为推荐的治疗方案，治疗后患者总体生存率超过 95%。因此，专家共识认为，伴有肿瘤标志物升高或淋巴结肿大直径 >3cm 的 II A~II B 期 NSGCT 患者应接受诱导化疗，而对于全身转移风险较低（血清肿瘤标志物正常，淋巴结肿大直径 <3cm）的腹膜后伴有畸胎瘤风险的患者，首选 RPLND 作为初始治疗。

临床 II C 期和 III 期 根据肿瘤危险分层，对于临床 II C 和 III 期的 NSGCT 患者，建议给予以顺铂为基础的诱导化疗（BEP 共 3 周期或者 EP 共 4 周期）作为初始治疗（表 19-4）。

NSGCT 患者化疗后残留肿块的处理：

根据对化疗的反应，NSGCT 患者可分为以下几类。

　　1. 完全缓解（CR），定义为血清肿瘤标志物恢复正常并且影像学上无肿瘤残留（残留肿块≤1cm）

　　2. 部分缓解同时肿瘤标志物阴性，定义为化疗后肿瘤标志物正常，但影像学上仍有肿瘤残留

　　3. 部分缓解同时肿瘤标志物阳性

　　4. 疾病进展

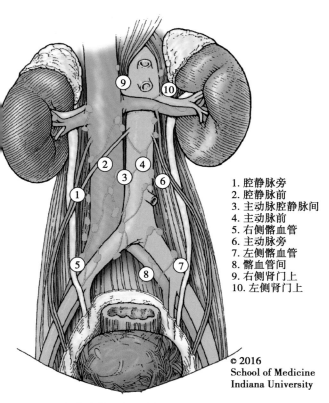

1. 腔静脉旁
2. 腔静脉前
3. 主动脉腔静脉间
4. 主动脉前
5. 右侧髂血管
6. 主动脉旁
7. 左侧髂血管
8. 髂血管间
9. 右侧肾门上
10. 左侧肾门上

© 2016
School of Medicine
Indiana University

图 19-1　腹膜后淋巴结区域（Copyright 2016 Section of Medical Illustration in the Office of Visual Media at the Indiana University School of Medicine. Published by Elsevier Inc. All rights reserved）

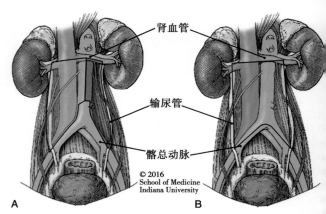

图 19-2 腹膜后淋巴结切除范围模板。(A)改良单侧清扫范围 - 右侧黄色范围内清扫,左侧紫色范围内清扫;(B)改良双侧淋巴结清扫范围 - 阴影区域(Copyright 2016 Section of Medical Illustration in the Office of Visual Media at the Indiana University School of Medicine. Published by Elsevier Inc. All rights reserved)

表 19-4 国际生殖细胞肿瘤协作组织对进展期
生殖细胞肿瘤的危险分层

非精原细胞瘤	精原细胞瘤
预后良好	
睾丸 / 腹膜后原发	任何原发部位
并且	并且
无肺外脏器转移	无肺外脏器转移
并且	并且
任意肿瘤标志物水平较低:	AFP 正常,任意 hCG 和 LDH 水平
AFP <1 000ng/ml 并且	LDH <1.5× 正常值上限(N)
hCG <5 000IU/L(1 000ng/ml)并且	
LDH <1.5× 正常值上限(N)	
56% 非精原细胞瘤	90% 精原细胞瘤
5 年 PFS, 89%	5 年 PFS, 82%
5 年 OS, 92%	5 年 OS, 86%

续表

非精原细胞瘤	精原细胞瘤
预后中等	
睾丸/腹膜后原发	任意原发部位
并且	并且
无肺外脏器转移	肺外脏器转移
并且	并且
任意肿瘤标志物水平中等:	任意肿瘤标志物水平正常:
AFP≥1 000~10 000ng/ml 并且≤	10% 精原细胞瘤
10 000ng/ml 或者	5 年 PFS, 67%
hCG≥5 000IU/L(1 000ng/ml)并且≤	5 年 OS, 72%
50 000IU/L	
或者	
LDH≥1.5×N 并且≤10×N	
≥28% 非精原细胞瘤	
5 年 PFS, 75%	
5 年 OS, 80%	
预后较差	
纵隔原发	无精原细胞瘤患者分类为预后较差
或者	
肺外脏器转移	
或者	
任意肿瘤标志物水平较高:	
AFP≥10 000ng/ml 或者	
hCG≥50 000IU/L(10 000ng/ml)或者	
LDH≥10×N	
16% 非精原细胞瘤	
5 年 PFS, 41%	
5 年 OS, 48%	

　　AFP,甲胎蛋白;hCG,人绒毛膜促性腺激素;LDH,乳酸脱氢酶;PFS,无进展生存期;OS,总体生存率。

　　摘自International Germ Cell Consensus Classification: a prognostic factor-based staging system for metastatic germ cell cancers. International Germ Cell Cancer Collaborative Group. J Clin Oncol 1997;15:594-603。

　　5%~15% 的患者属于第 3 和第 4 类,针对此类患者通常采用二线治疗(挽救性化疗)。38%~68% 的患者在一线化疗后仍有 >1cm 肿瘤残留,针对此类患者,专家共识认为需接受化疗后手术治疗(postchemotherapy surgery, PCS)。通常而言,残留的肿物病理上 40% 为坏死，45% 伴有畸胎瘤成分，15% 仍有活性恶性肿瘤的残留（伴或者不伴有畸胎瘤）。

复发性非精原生殖细胞肿瘤   针对未接受过化疗患者，进行基于肿瘤危险分层进行的诱导化疗，治愈率可达 95% 以上，行一线化疗后复发的患者一般需行二线（挽救性）化疗，二线化疗后仍有肿物残留并且肿瘤标志物达到 CR 的患者，需接受挽救性化疗后手术治疗（PSCS）。而 PCSC 后标本内仍有恶性肿瘤残留的患者预后很差，并且术后即便再进行辅助化疗并不能改善患者总体生存。化疗后晚期复发定义：完成治疗后大于 2 年出现肿瘤复发。大约 3% 的 NSGCT 患者会出现晚期复发。晚期复发患者主要包括三种病理类型：有活性的恶性肿瘤（54% ~ 88%；卵黄囊瘤最常见）、畸胎瘤（12% ~ 28%）、恶性肿瘤转化（10% ~ 20%；腺癌最为常见）。

精原细胞瘤的治疗

Ⅰ期精原细胞瘤   大约 80% 的精原细胞瘤患者为临床Ⅰ期，这是精原细胞瘤最常见的临床分期。经过 20 年治疗的进展和经验的累积，Ⅰ期精原细胞瘤患者的治疗方案已经发生了巨大变化，监测、初始放疗和单药卡铂化疗是目前公认的最常用的治疗手段。经过这些方案治疗后的患者，长期肿瘤控制率接近 100%，此外，目前指南建议将监测作为Ⅰ期精原细胞瘤的首选治疗方案。

监测：与 NSGCT 患者相比，临床Ⅰ期精原细胞瘤的监测比较复杂，血清肿瘤标志物用于监测复发的作用有限，因此需长期、定期行 CT 检查，因为 10% ~ 20% 的患者有可能在诊断 4 年后出现复发。

初始化疗：基于使用卡铂后晚期精原细胞瘤患者 CR 率大概为 65% ~ 90%，并且与顺铂相比其毒性较低，因此单药卡铂通常作为一线治疗方案。

初始放疗：最佳放射剂量目前尚无明确结论，大多数中心采用 20 ~ 25.5Gy 的放疗剂量。最常见的复发部位是胸部和左侧锁骨上窝。几乎所有的复发肿瘤经过化疗后可达到治愈效果。

ⅡA 期、ⅡB 期精原细胞瘤 15%~20% 的精原细胞瘤为临床Ⅱ期,其中 70% 为临床ⅡA~ⅡB 期。对于复发患者,推荐使用剂量 30Gy 的放疗或行单次化疗。几乎所有复发患者均可治愈,疾病特异性生存率接近 100%。

临床ⅡC 期、Ⅲ期精原细胞瘤 与 NSGCT 一样,ⅡC 和Ⅲ期精原细胞瘤患者推荐进行诱导化疗,治疗方案和周期是由肿瘤的危险分层决定的。晚期精原细胞肿瘤患者需接受EPx3 或 EPx4 周期化疗,90% 的晚期精原细胞瘤患者预后良好。

化疗后残留肿物的处理。一线化疗后,58%~80% 的患者影像学上仍有肿物残留,其中 50%~66% 的病例(其中40%~50% 患者肿瘤直径>3cm)肿块可自行消退,中位时间为 12~18 个月。病理提示残余肿物 90% 为坏死,10% 为有活性的恶性肿瘤。针对化疗后仍有肿物残留的患者,化疗后行放疗并不能抑制肿瘤进展和改善患者预后。肿物的大小是预测残留肿物活性的重要指标,直径>3cm 的残留肿物 13%~55% 含有活性恶性肿瘤成分,直径<3cm 的仅为 0~4%。专家共识认为,对于化疗后残留肿物直径>3cm 患者需在化疗结束后 6 周以上进行 FDG-PET 检查评估肿物活性。对于 FDG-PET 阴性并且残留肿物直径<3cm 患者建议紧密观察;对于 FDG-PET 阳性并且残留肿瘤直径>3cm 的患者,尤其是二线化疗后的患者,强烈推荐行化疗后RPLND。

精原细胞瘤复发的处理 未行化疗的精原细胞瘤复发通常发生于临床Ⅰ期患者监测期间或者临床Ⅰ~ⅡB 期初始接受放疗的患者。单药卡铂治疗后复发的患者通常被归类为未行化疗复发的精原细胞瘤,因此仍需接受以顺铂为基础的一线化疗。据估计,15%~20% 的晚期精原细胞瘤患者在诱导化疗后复发,其中 10% 的患者为初始达到 CR 后复发。对于一线化疗后复发的晚期精原细胞瘤患者,复发部位有可能是以畸胎瘤作为主要成分。对于血清肿瘤标志物正常的患者,接受手术切除或二线化疗前需先进行活检明确诊断。

阴茎癌

在美国和欧洲男性中,阴茎鳞状细胞癌占所有恶性肿瘤的0.4%～0.6%,在部分亚洲、非洲和南美国家,阴茎鳞状细胞癌占男性所有恶性肿瘤高达10%。阴茎癌属于老年男性疾病,6□岁时发病率会增加。

流行病学、病因学和临床表现

阴茎癌在发达国家罕见,并且在世界范围内由于年龄、包皮环切、人乳头瘤病毒(HPV)感染以及生活方式和卫生习惯不同其发病率也不尽相同。阴茎癌的危险因素包括新生儿时期未行包皮环切术、包茎、HPV-16感染、长期接触烟草制品、苔藓样硬化病、阴茎损伤等。

阴茎癌的特点是肿瘤持续进展,大多数未经治疗的患者在2年内死亡。当然,即使是局部晚期或区域淋巴结转移的患者,也可能会有小概率的长期生存。

阴茎癌通常开始于阴茎的小病变,逐渐扩展到整个龟头、冠状沟和阴茎体。阴茎癌最早的转移途径是转移到腹股沟淋巴结和髂血管周围淋巴结。与其他类型的癌症患者相比,阴茎癌患者医院就诊的时间较晚(图19-3)。

鳞状细胞癌是阴茎癌最常见的病理类型,表现为角化、上皮珍珠状结构形成和不同程度的有丝分裂活动。根据与HPV的关系鳞癌的组织学亚型可分为2类,2种亚型形态特征和临床行为完全不同(框19-2和框19-3)。

体格检查 大多数阴茎癌病变局限于阴茎,通常位于龟头表面或阴茎包皮区域,在这些区域肿瘤会逐渐生长变大。阴茎癌疾病严重程度通常根据肿瘤大小、位置、活动度、肿瘤是否侵及海绵体白膜来进行综合判断。针对阴茎癌患者,腹股沟区域的评估是非常重要的。在进行治疗之前,需对肿瘤活检明确诊断和病理类型,同时评估肿瘤侵犯的深度、是否侵及血管以及肿瘤的组织学分级。

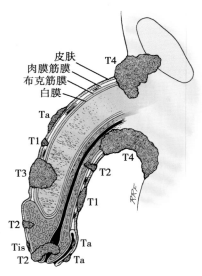

皮肤
肉膜筋膜
布克筋膜
白膜

T4
Ta
T1
T3
T2
T1
T2
Tis
T2
T4
Ta
Ta

图 19-3　由于是否行腹股沟淋巴结清扫部分是由原发病灶的病理特点决定的（见淋巴结治疗章节），因此需要确定肿瘤侵犯的组织结构。图为第八版 TNM 系统原发肿瘤（T）分期

框 19-2　关键点

阴茎病变

　　在阴茎癌的鉴别诊断中，必须考虑一系列其他的阴茎病变。这些病变可以通过皮肤的检查、组织研究、血清学检查、培养或者专门的染色来进行判定。常见阴茎其他疾病包括：

- 尖锐湿疹
- Buschke-Löwenstein 肿瘤（巨大尖锐湿疹）
- 干燥闭塞性干燥性龟头炎
- 感染病灶（如下疳、软性下疳、疱疹、性病、腹股沟肉芽肿、肺结核等）

框 19-3　关键点

非鳞状细胞恶性肿瘤

- 基底细胞癌是一种易治愈的变型，不易出现转移
- 肉瘤容易局部复发；但局部和远处转移较为少见。浅表病变可以进行非根治性单纯肿物切除

框 19-3 关键点(续)
• 黑色素瘤是一种侵袭性较强的恶性肿瘤,如在早期诊断并进行恰当手术治疗,是可以治愈的。新型免疫治疗方案可提高复发或晚期肿瘤患者的生存率
• 乳头外 Paget 病(EMPD)最初通过表皮内扩散传播。广泛的局部切除保证切缘阴性是治疗方案之一。侵袭性 EMPD 可能导致患者死亡
• 阴茎转移大多数是由临床上较明显的原发肿瘤转移的,预后较差,治疗应针对原发肿瘤部位组织学类型和局部姑息治疗

检查诊断 阴茎癌患者实验室检查结果通常是正常的。在阴茎癌患者体格检查中,原发肿瘤和腹股沟淋巴结转移病灶很容易通过触诊明确。在大部分患者中,对于体积较小的肿瘤病变,相比于触诊,影像学检查并不能提供更多的信息。对于已经侵犯海绵体的阴茎肿瘤,增强 MRI 能够提供更多肿瘤的信息,尤其是对于检查结果并不能明确一定是阴茎癌并且保留阴茎意愿又非常强烈的患者。对于触诊没有发现明确阴茎占位的患者,与体检相比 CT 检查并不能够提供更多的疾病信息,但在肥胖患者或既往有腹股沟手术病史的患者中 CT 可能有一定的作用,因为这些患者的体格检查结果可能并不可靠。在腹股沟转移的阴茎癌患者中,腹部和骨盆的 CT 检查有可能确定预后不良的患者是否仅需手术治疗。

阴茎癌的分期

在 TNM 分期系统中,阴茎肿瘤的分期是由活检(或手术切除)病理结果和 TNM 系统中包括的肿瘤其他预后危险因素(肿瘤分级、有无血管或神经侵犯、海绵体是否累及)来决定的。在大多病例中,通过体格检查能否触及肿物、原发肿瘤的组织学特征,决定了患者是否需要进一步行影像学检查(表 19-5)。

表 19-5 阴茎癌 AJCC 的 TNM 分期标准

原发性肿瘤的分期(T)

T 分期	T 分期标准
TX	原发肿瘤无法评估
T0	无原发肿瘤证据

续表

Tis	原位癌［阴茎上皮内瘤变（PeIN）］
Ta	非侵袭性局部鳞状细胞癌
T1	阴茎头：肿瘤侵犯固有层 包皮：肿瘤侵犯真皮，固有层或内膜 阴茎体：无论肿瘤位置，肿瘤浸润表皮和海绵体之间的结缔组织 无论有无淋巴血管浸润或者周围神经浸润或肿瘤是否为高级别
T1a	无淋巴管或周围神经侵犯，肿瘤非低分化
T1b	伴有淋巴管血管和／或周围神经侵犯，或肿瘤低分化（3级或肉瘤样）
T2	肿瘤侵犯尿道海绵体（阴茎头或阴茎体腹侧），有或无尿道侵犯
T3	肿瘤侵犯阴茎海绵体（包括白膜），有或无尿道浸润
T4	肿瘤侵犯其他相邻组织结构（如阴囊，前列腺，耻骨等）

区域淋巴结的定义（N）

临床淋巴结分期（cN）

cN 分期	cN 分期标准
cNX	局部淋巴结不能评估
cN0	无可触及或可见的增大的腹股沟淋巴结
cN1	可触及活动的单侧腹股沟淋巴结
cN2	可触及活动的多个单侧腹股沟淋巴结或双侧腹股沟淋巴结
cN3	固定的腹股沟淋巴结肿块或盆腔淋巴结病变，单侧或双侧

病理淋巴结分期（pN）

pN 分期	pN 分期标准
pNX	淋巴结转移不能确定
pN0	无淋巴结转移
pN1	≤2 个腹股沟淋巴结转移，无淋巴结包膜外侵犯（ENE）
PN2	≥3 个单侧腹股沟淋巴结转移或双侧腹股沟淋巴结转移，无 ENE
pN3	ENE 或者盆腔淋巴结转移

远处转移分期（M）

M 分期	M 分期标准
M0	无远处转移
M1	有远处转移

治疗

原发肿瘤　针对原发肿瘤的外科切除仍然是阴茎肿瘤治疗的金标准，对于肿瘤控制快速而且可靠；局部复发率为 0～8%。具有良好组织学特征的阴茎原发肿瘤患者（Tis、Ta、T1 期；G1 级和 G2 级肿瘤）的转移风险较低，这些患者最适合进行阴茎器官保留或龟头保留手术（表 19-6）。

表 19-6　阴茎肿瘤原发灶的治疗（2A 类建议）

分期	治疗
Tis（龟头）	激光治疗，龟头重建；备选方案：局部治疗
Ta, Tis（包皮及阴茎皮肤）	手术切除至切缘阴性；替代方案：激光治疗、局部治疗（仅 Tis）
Ta, T1 1～3 级（龟头）	根据病变的大小和位置以及治疗可能的副作用进行治疗，龟头切除后重建手术、龟头切除术、放疗（不适用于 Ta）
Ta, T1 1～3 级（包皮及阴茎皮肤 t）	手术切除至切缘阴性
T2 及以上	阴茎全切或部分切除术，放疗或联合放化疗
T4（侵犯周围组织）	新辅助化疗起效后手术切除 手术切除至切缘阴性
保守治疗后局部复发	可能需要阴茎部分或全部切除；浅表恶性程度低的复发患者可重复实行保留阴茎手术

腹股沟淋巴结　淋巴结转移是阴茎癌患者肿瘤特异性生存的预后因素，及时治疗淋巴结可为有利于这些患者的诊断治疗。淋巴结转移遵循阴茎淋巴引流的逐级转移方式，从腹股沟浅组开始，到腹股沟深组，然后是盆腔淋巴结。腹股沟区是否转移和转移程度是影响阴茎鳞状细胞癌患者生存的最重要的预后因素，其对疾病预后的影响大于原发肿瘤的分级、肉眼外观和组织学形态。对于有可疑淋巴结转移的患者，建议使用抗生素治疗，以判断是否为淋巴结转移。由于可能会延误治疗，这种做法不再提倡，而是在临床观察时出

现异常后行活检。对于淋巴结阳性患者,腹股沟淋巴结清扫术(ILND)的治愈率可高达 80%,但同时可能出现较高概率的手术并发症。腹股沟和髂腹股沟淋巴结清扫后,早期术后并发症包括静脉炎、肺栓塞、伤口感染、皮瓣坏死以及影响正常活动的阴囊和下肢永久性淋巴水肿。对于所有患者,ILND 的一个替代方案是对腹股沟活检阴性的患者进行临床观察,并在早期出现异常时进行临床干预。Tis、Ta 和 T1 期的 G1 级肿瘤患者的总体淋巴结阳性率相对较低(0～16%),是临床监测的最佳候选者。T1G2 级肿瘤的患者治疗选择包括临床监测或腹股沟分期手术。T1b 期或更大肿瘤患者的转移发生率为 33%～50% 以上,腹股沟分期手术似乎更加必要。阴茎肿瘤出现实体侵犯(pT2 期)的患者具有较高的转移风险(图 19-4A、B)。

针吸细胞学检查(FNA):临床检查阴性的患者行腹股沟针吸细胞学检查没有足够的敏感性,不能作为分期的方法。然而,对于可触及的腹股沟淋巴结,针吸穿刺很容易实现,其敏感性为 93%,如果阳性,就可以及时提供信息以指导患者的进一步治疗。

动态前哨淋巴结活检(DSNB):手术中使用蓝色染料或者伽马射线(可用手持式探头检测)可以帮助我们确定前哨淋巴结在腹股沟淋巴结区的位置从而实现动态前哨淋巴结活检。根据统计如果在大型医学中心进行标准化的治疗管理时,DSNB 的灵敏度是符合要求的。

浅组的腹股沟淋巴结清扫术和改良的根治性腹股沟淋巴结清扫术:浅组淋巴结清扫范围为清扫浅组淋巴结至阔筋膜,如果在手术中快速冰冻病理发现浅组淋巴结转移阳性,则进行完整的 ILND(去除股三角内的阔筋膜深部淋巴结以及盆腔淋巴结)。无论是浅组还是改良的根治性腹股沟淋巴结清扫术,都需要判断临床诊断腹股沟淋巴结阴性的患者是否存在显微镜下的转移。如果腹股沟淋巴结阴性,则无须进行盆腔淋巴结清扫。

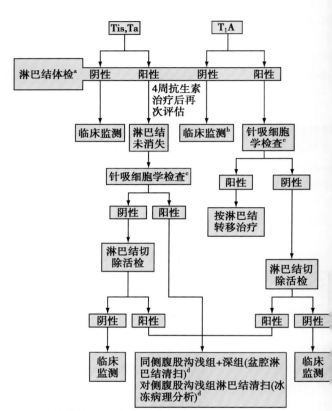

a包括体格检查和/或影像学检查
b在经验丰富的中心可行动态前哨淋巴结活检,如患者拒绝可行浅组淋巴结清扫
c细针针吸细胞学检查
d如果同侧两个或两个以上腹股沟淋巴结阳性或侵犯淋巴结外

图 19-4　区域淋巴结的诊疗流程(A)。极低风险(左侧)和中低风险(右侧)

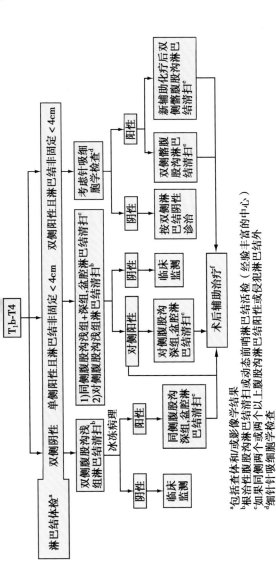

图19-4（续）（B）高风险和低负荷转移患者

a 包括查体和/或影像学结果

b 根治性腹股沟淋巴结清扫或前哨淋巴结活检（经验丰富的中心）

c 如果同侧两个或两个以上腹股沟淋巴结阳性或侵犯淋巴结外

d 细针吸细胞学检查

e 任何一种方法都是可行的

f 如果考虑同侧两个或两侧两个以上腹股沟淋巴结阳性、侵犯淋巴结外，双侧腹股沟转移或盆腔淋巴结转移

B

腹股沟和髂腹股沟淋巴结清扫术：治疗目标是清扫所有可能出现转移的淋巴结、覆盖暴露的股血管、切口尽快愈合。

由于在解剖学上阴茎的淋巴引流存在对侧交叉的情况，而且淋巴结转移的患者 50% 发现对侧腹股沟淋巴结转移，因此建议即使对侧触诊阴性的患者也应行双侧 ILND。

对于以治疗目的接受 ILND 的患者（如术前检查显示无盆腔淋巴结转移的），如果存在两个或以上的腹股沟淋巴结转移，或淋巴结包膜外侵犯，应常规考虑 PLND（盆腔淋巴结清扫）。存在盆腔淋巴结转移风险的患者，PLND 可以帮助我们诊断肿瘤的分期，从而确定是否需要术后的辅助治疗。对于体积较大的腹股沟淋巴结转移，PLND 可与 ILND 同期进行，或根据腹股沟淋巴结的病理结果决定是否要二次手术。如果在淋巴清扫前临床检查已经考虑有淋巴结转移，则应考虑术前新辅助治疗，或者加入临床试验（图 19-5）。

放疗

外放疗（EBRT） 原发灶的 EBRT 可以使一半以上的患者保留阴茎，5 年局部控制率为 55% ~ 70%，阴茎保留率为 39% ~ 66%。EBRT 一般适用于无法接受手术的患者，以及肿瘤局部进展的患者，如原发灶与髂腹股沟淋巴结无明显分界。

近距离放疗（BT） 近距离放疗需要在原发灶肿瘤内部及周围置入放射性粒子，BT 对局限性肿瘤灶控制似乎优于 EBRT，5 年局部控制率为 77% ~ 88%。阴茎的 5 年保留率为 74% ~ 88%，在 8 ~ 10 年时为 67% ~ 70%（框 19-4 和框 19-5）。

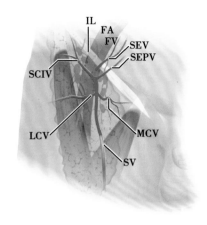

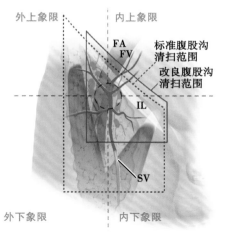

图 19-5　标准和改良腹股沟淋巴结清扫的解剖标志和清扫范围。FA，股动脉；FV，股静脉；IL，腹股沟韧带；LCV，外侧皮静脉；MCV，内侧皮静脉；SCIV，旋髂浅静脉；SEPV，浅阴部外静脉；SEV，上腹部浅静脉

框 19-4　要点

放疗

- 对于小于 4cm 的 T1~T2 鳞癌，使用外放疗或者近距离放疗均是有效的保留阴茎治疗方案
- 由于 20% 的复发发生在 5 年后，因此需要持续随访，对于持续或复发的肿瘤挽救性手术是可能治愈的
- 无论患者原发灶接受的是放疗或外科治疗，腹股沟淋巴结的手术指征都是一样的
- 不可切除的淋巴结可通过新辅助化疗或联合放化疗后进行手术
- 一项国际的前瞻性随机试验正在研究晚期肿瘤中放疗、手术和化疗的联合治疗（InPACT：EA 8134）
- 姑息性放疗可能有利于转移性肿瘤

框 19-5　要点

化学治疗

- 对于淋巴结转移患者，应考虑采用含顺铂方案的新辅助化疗，可能有助于根治性切除。在缺乏 1 级证据的情况下，最佳或标准的多模式策略仍然没有确定
- 由于博来霉素毒副作用较大，不推荐用于治疗男性转移性阴茎癌
- 对于全身化疗后有客观缓解的合适患者，应考虑序贯根治性或减瘤性手术
- 对于化疗后进展的患者，不建议进行手术

男性尿道癌

　　男性原发性尿道癌（primary urethral cancer，PUC）是一种罕见的疾病，通常在六岁后出现，在美国的统计中非洲裔比白种人的发病率更高。其中最常见的组织学亚型包括鳞状细胞癌、尿路上皮癌和腺癌。男性前尿道 PUC 的预后与很多因素相关，其中最主要的是肿瘤的侵袭性。肿瘤的一些特征包括分级、分期、位置和组织学类型等均与预后相关。

流行病学、病原学和临床表现

　　大多数前尿道 PUC 患者有慢性尿道炎症史，尿道狭窄疾病是最常见的危险因素，至少 50% 的 PUC 患者中存在尿道狭窄病史。前尿道 PUC 的其他危险因素包括性传播

疾病（HPV-16）、硬化性苔藓、尿道炎、盆腔放疗、外伤和医源性损伤。主要的症状包括排尿困难、血尿或血性尿道分泌物、阴茎或会阴可触及肿物。几乎所有的患者都会有临床症状，只有在临床高度怀疑的时候才会考虑诊断肿瘤的可能。

前尿道（球部尿道、海绵体部尿道和舟状窝）由分层和假分层柱状上皮构成，在最远端的尿道中过渡到分层鳞状上皮。后尿道（前列腺部和膜部尿道）表面为尿路上皮。由于尿道不同位置的表皮细胞类型发生了变化，男性 PUC 的肿瘤类型因发生部位不同而出现差异（图 19-6）。在男性 PUC 的流行病学调查中，50%～80% 为尿路上皮癌，10%～30% 为鳞状细胞癌，5%～10% 为腺癌（表 19-7）。

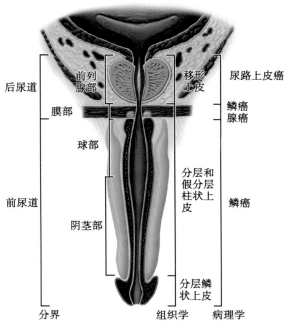

图 19-6　组织学和病理学的男性尿道解剖

表 19-7　原发性尿道癌分级系统

G	定义	G	定义
尿路上皮癌		**鳞癌腺癌**	
LG	低级别	Gx	无法评估
HG	高级别	G1	分化良好
		G2	分化中等
		G3	分化较差

摘自 Hansel D, Reuter VE, Bochner B, et al. Urethra. In: Amin MB, ed. AJCC Cancer Staging Manual, 8th ed. New York: Springer, 2017.

男性 PUC 可直接侵犯至邻近组织(包括海绵体和尿道周围组织)而扩散,也可通过淋巴扩散至区域淋巴结而转移。尽管球尿道偶尔也会汇入髂外淋巴结,前尿道的淋巴引流通常汇入腹股沟淋巴结。后尿道淋巴引流汇入盆腔淋巴结。20%~30% 的病例会出现可触及的腹股沟淋巴结,与阴茎癌可能为炎性反应不同,男性 PUC 出现可触及淋巴结通常为转移。

肿瘤分期

肿瘤的 TNM 分期系统基于原发肿瘤的浸润深度以及是否存在区域淋巴结受累和远处转移,原发性病变的经尿道或经皮穿刺活检对于病理诊断是必要的。MRI 提供很好的软组织分辨率,是诊断局部疾病侵犯情况的最佳成像方式(表 19-8,图 19-7)。

表 19-8　尿道癌 AJCC 的 TNM 分期标准

原发灶肿瘤(T)(男性和女性)	
TX	原发灶无法评估
T0	无原发灶肿瘤证据
Ta	非浸润性乳头状癌
Tis	原位癌
T1	肿瘤侵犯上皮下结缔组织
T2	肿瘤侵犯以下任一结构:尿道海绵体,尿道周围肌
T3	肿瘤侵犯以下任一结构:阴茎海绵体,前阴道
T4	肿瘤侵犯其他邻近器官(如膀胱)
前列腺部尿道上皮细胞癌	
Tis	原位癌,累及前列腺尿道或尿道旁前列腺导管,无间质侵犯
T1	肿瘤侵犯尿道上皮下结缔组织或直接位于尿路上皮下

续表

T2	肿瘤直接从尿路上皮表面延伸或从前列腺导管侵入尿道周围的前列腺间质
T3	肿瘤侵犯前列腺周围脂肪
T4	肿瘤侵犯其他邻近器官（如膀胱、直肠）

区域淋巴结（N）

NX	无法评估区域淋巴结
N0	无区域淋巴结转移
N1	腹股沟区，真骨盆或骶前的单个区域淋巴结转移（如膀胱周围、闭孔、腹壁下和髂外）
N2	腹股沟区，真骨盆或骶前的多个区域淋巴结转移（如膀胱周围、闭孔、腹壁下和髂外）

远处转移（M）

M0	无远处转移
M1	有远处转移

摘自 Hansel D, Reuter VE, Bochner B, et al. Urethra. In: Amin MB, ed. AJCC Cancer Staging Manual, 8th ed. New York: Springer, 2017.

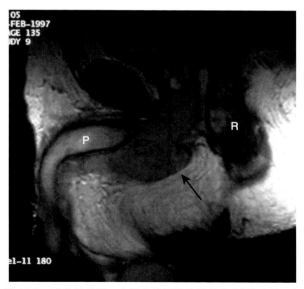

图 19-7 磁共振显示一个巨大的近端前尿道肿瘤（箭头所示）。P，阴茎；R，直肠

治疗

在局限性 PUC 的治疗中，积极的局部治疗非常重要，手术方式因肿瘤的位置而定。对于晚期的 PUC 患者，化疗或者化疗联合手术是可供选择的方案（表 19-9）。

表 19-9　2020 年男性前尿道原发性尿道癌的 NCCN 临床指南汇总（2A 类建议）

分期		一线治疗方案	辅助治疗
Tis, Ta, T1		二次电切或卡介苗灌注或化疗	
男性 T2	阴茎尿道	尿道部分切除术阴茎切除术[a]	如果切缘阳性行联合放化疗或再次手术或放疗
	球部尿道	尿道切除术、根治性膀胱全切术[a]	如果病理为 pT3 或 N1：化疗或联合放化疗
女性 T2		联合放化疗或尿道切除术或膀胱全切术或远端尿道切除术（取决于肿瘤位置）	
≥T3	N0	联合放化疗后手术或新辅助化疗后手术、放疗或对于非尿路上皮癌的患者只行手术治疗	
N+		放疗，最好联合化疗（SCC 首选）或系统性治疗或联合放化疗后手术	

[a] 考虑新辅助化疗。

摘自 Bladder Cancer, *NCCN Clinical Practice Guidelines in Oncology*, 2020: https://www.nccn.org/professionals/physician_gls/default.aspx.

尿道海绵体部尿道癌　尿道海绵体部和舟状窝的肿瘤通常适合手术切除。与阴茎癌患者不同，目前尚不清楚在未触及腹股沟淋巴结的前尿道 PUC 患者中，预防性腹股沟淋巴结清扫是否有生存获益。

球部尿道癌　一些近端前尿道的早期病变可通过经尿道切除术或节段切除后端对端吻合的方式治疗，经尿道电切治疗的患者应考虑二次电切手术,以确保准确分期和完全切除。进展期球部尿道癌的标准和积极的外科治疗方式是根治性膀胱切除术、盆腔淋巴结清扫加阴茎全切除。由于进展期尿道肿瘤单纯手术后的预后不佳,目前认为单纯靠手术治疗不足以治疗进展期 PUC,尤其是球部尿道 PUC,多数情况下要考虑联合治疗方案,化疗是一些患者的合理选择。

前列腺尿道癌　前列腺部尿道癌常见于有膀胱癌病史的患者,20%～40% 的浸润性膀胱癌患者在膀胱切除术时同时发现肿瘤累及前列腺,高达 39% 的高危非肌层浸润性膀胱癌（NMIBC）患者在膀胱灌注治疗后前列腺部尿道面临复发。鉴于原发性前列腺尿道癌较罕见,任何发现患有前列腺部尿道尿路上皮癌的患者都应彻底评估膀胱和上尿路是否合并尿路上皮癌。

男性原发性后尿道癌的治疗主要参考同时或异时前列腺部尿道受累的膀胱癌患者的治疗。前列腺部尿道受累的患者以前被分为 T4 期,需要进行根治性膀胱切除术治疗;然而,并不是所有前列腺受累的患者预后都很差,许多患者可以通过不太激进的措施来治疗。接受卡介苗（BCG）治疗的高危非浸润性前列腺部尿道癌患者的应答率至少为 70%,在接受 BCG 治疗前进行广泛的经尿道前列腺电切术（TURP）可去除大部分癌性尿路上皮,并可能改善前列腺组织对 BCG 的暴露,提高应答率。前列腺导管受累已成为部分行膀胱切除术的指征;然而,这些患者也可以通过 TURP 和 BCG 进行有效治疗,其预后与浅表型前列腺部尿道癌患者相似。前列腺部尿路上皮癌侵入间质的患者应进行根治性膀胱切除术和盆腔淋巴结清扫术,术后可考虑辅助化疗（表 19-10）。

表 19-10　2020 年男性前列腺部尿道癌的 NCCN 临床指南汇总（2A 类建议）

类型	一线治疗方案
黏膜	TURP 手术和 BCG 灌注
导管或腺泡	TURP 手术和 BCG 灌注或膀胱全切 ± 尿道切除术
间质侵犯	膀胱全切 ± 尿道切除术 ± 新辅助化疗

TURP,经尿道前列腺电切术;BCG,卡介苗。

摘自 Bladder Cancer, NCCN Clinical Practice Guidelines in Oncology, 2020: https://www.nccn.org/professionals/physician_gls/default.aspx.

根治性膀胱切除术后尿道复发

根治性膀胱切除术后尿道复发（UR）的风险为 1%～15%，较大规模的回顾报告接近 5%，大多数发生在根治性膀胱切除术后 2 年内。UR 的风险因素包括：

- 膀胱肿瘤多发
- 合并原位癌（CIS）
- 既往 NMIBC 病史
- 尿路上皮癌侵及前列腺
- 尿道切缘阳性
- 经皮尿流改道

原位新膀胱（ONB）患者的 UR 风险低于尿流改道至皮肤患者。尽管可能有尿流改道选择时患者的差异，但一些理论如局部免疫应答的变化、回肠对抗肿瘤的作用或尿道暴露于尿液的作用等认为 ONB 对 UR 具有保护作用。

预防性尿道切除术的最主要适应证是尿道切缘阳性或尿道侵犯。与根治性膀胱切除术时同期的尿道切除术相比，根治性膀胱切除术后再次行尿道切除术具有相似的结果。细胞学检查阳性或有尿道出血、尿道分泌物或可触及肿块症状的患者需要进行尿道镜检查和活检。非浸润性 UR 的患者可通过内镜下切除或局部切除治疗。浸润性 UR 的患者的预后较差，中位生存期为 17 个月（框 19-6）。

框 19-6　要点

女性尿道癌

- 女性尿道癌最常见的三种组织学类型是尿路上皮癌、鳞状细胞癌和腺癌
- 与前尿道癌相比，后尿道癌发现时往往处于更晚期，生存率更差
- 放疗和手术切除是早期前尿道肿瘤的首选，所有的病理类型治愈率都很高
- 近端女性尿道肿瘤的手术和放疗单独治疗时效果不佳，因此，建议采用联合治疗

（纪勇鹏、王硕、李鑫、杜鹏 译　杜鹏 校）

推荐读物

Bladder cancer, NCCN Clinical Practice Guidelines in Oncology. 2020. https://www.nccn.org/professionals/physician_gls/default.aspx.

Diagnosis and treatment of early stage testicular cancer: AUA guideline. 2019. https://www.auanet.org/guidelines/testicular-cancer-guideline.

EAU guidelines: penile cancer. 2018. https://uroweb.org/guideline/penile-cancer/.

EAU guidelines: primary urethral carcinoma. 2020. https://uroweb.org/guideline/primary-urethral-carcinoma/.

EAU guidelines: testicular cancer. 2020. https://uroweb.org/guideline/testicular-cancer/.

Penile cancer, NCCN Clinical Practice Guidelines in Oncology. 2020. https://www.nccn.org/professionals/physician_gls/default.aspx.

Testis cancer, NCCN Clinical Practice Guidelines in Oncology. 2020. https://www.nccn.org/professionals/physician_gls/default.aspx.

第 20 章

膀胱肿瘤

Sumit Isharwal, Kirsten L. Greene, And Alan
W. Partin

Campbell-Walsh-Wein Urology 第 12 版作者

Sumit Isharwal, Max Kates, Trinity J. Bivalacqua,
Joseph Zabell, Badrinath R. Konety, Thomas J. Guzzo, John
P. Christodouleas, David J. Vaughn, Neema Navai, Colin P.N.
Dinney, Anton Wintner, Douglas M. Dahl, Guarionex Joel
Decastro, James M. Mckiernan, Mitchell C. Benson, Eila C.
Skinner, Siamak Daneshmand, and Khurshid A. Guru

流行病学

- 2020 年,美国有 81 400 名患者被确诊为膀胱癌(bladder cancer,
  BlCa),其中 17 980 人死于 BlCa。
- 在美国,确诊的平均年龄为 73 岁,大约 10 名患者中有 9 名
  在 55 岁之后确诊。
- 尽管 BlCa 在男性中的发病率是女性的三倍以上,但女性在
  最初就诊时往往肿瘤分期更晚,且预后相比男性更差。
- BlCa 在美国白人中最为常见,发病率是非洲裔美国人的 1.5
  倍,是西班牙裔美国人的两倍,是美国本土居民的 6 倍。

经济影响

- 膀胱癌是治疗费用最高的疾病。

危险因素

- **基因学** 与膀胱癌相关的基因研究最多的是：N- 乙酰基转移酶 2（NAT-2）和谷胱甘肽 S- 转移酶的缺失。这两个基因都与芳香胺类的代谢能力有关，因此在暴露于环境中的致癌物的个体亚群中发挥着重要作用。

- **遗传性** 患有林奇综合征的患者患尿路上皮癌的风险明显增加。这种风险的增加最初是在错配修复基因 *MSH2* 突变携带者中发现的。

- **吸烟** 这是已知膀胱癌的主要患病因素。30% ~ 40% 的膀胱癌与吸烟有关，烟草烟雾中的芳香胺是主要的致癌物。

- **职业风险** 接触使用芳香胺类的高风险职业包括：烟草行业工人、染料和橡胶工人、理发师、油漆工和皮革工人。那些接触多环芳烃职业人员也面临这种风险，包括烟囱清洁工、护士、服务员、石油工人和海员等。

- **医疗原因** 神经源性膀胱和脊髓损伤患者、长期留置导尿管的患者，患膀胱鳞癌的风险略有增加。已有研究证实膀胱外翻会增加膀胱恶性肿瘤的患病风险，其中腺癌患者占比 > 90%，鳞癌和尿路上皮癌占比大约为 10%。

- **血吸虫病** 在许多热带美国，血吸虫病仍然是导致膀胱鳞癌的主要因素。

- **辐射** 宫颈癌和前列腺癌的体外放疗与膀胱癌发病有密切的关系，潜伏期可长达 15 ~ 30 年。

- **化疗** 环磷酰胺及代谢产物磷酰胺芥类物质已被证实会诱导基因突变从而导致膀胱肿瘤的发生。

- **环境污染** 接触饮用水中的砷与膀胱癌的发生有关。砷的致癌机制被认为是多因素的，包括氧化应激、表观遗传效应和 DNA 修复的改变。

表现和检查

- 85% 的新诊断膀胱癌患者有无痛性血尿，几乎所有患者都有镜下血尿。

- 膀胱刺激征（如尿频、尿急）也可能是膀胱癌的早期征兆，特别是原位癌（CIS）。
- 检查包括病史和体格检查、膀胱镜检查、上尿路成像、尿液培养，以及对有严重血尿的患者进行尿液细胞学检查。

诊断

诊断膀胱癌的金标准是膀胱镜下肿瘤活检术。越来越多的蓝光膀胱镜和窄带光成像（NBI）被用作膀胱镜检查的辅助手段，以识别隐匿性恶性肿瘤。

病理学

分期与分级

膀胱癌目前分期采用美国癌症联合会 AJCC 的第八版 TNM 系统（表 20-1）。

表 20-1　TNM 的定义

原发性肿瘤（T）的定义	
T 类别	T 衡量标准
TX	无法评估原发肿瘤
T0	无原发肿瘤证据
Ta	非浸润性乳头状癌
Tis	原位癌：扁平肿瘤
T1	肿瘤侵犯固有层（上皮下结缔组织）
T2	肿瘤侵袭固有肌层
pT2a	肿瘤侵犯固有肌浅层（内 1/2 肌层）
pT2b	肿瘤侵犯固有肌深层（外 1/2 肌层）
T3	肿瘤侵袭膀胱周围软组织
pT3a	镜下可见
pT3b	肉眼可见
T4	肿瘤直接侵犯以下任何一项：前列腺间质、精囊、子宫、阴道、盆壁、腹壁
T4a	肿瘤直接侵犯以下任何一项：前列腺间质、精囊、子宫、阴道
T4b	肿瘤直接侵犯以下任何一项：盆壁、腹壁

续表

区域淋巴结的定义（N）

N 类别	N 衡量标准
NX	区域淋巴结无法评估
N0	无区域淋巴结转移
N1	真盆骨内单个区域淋巴结转移（膀胱周围、闭孔、髂内和髂外或骶淋巴结）
N2	真盆骨内多个区域淋巴结转移（膀胱周围、闭孔、髂内和髂外或骶淋巴结转移）
N3	髂总淋巴结转移

远处转移（M）的定义

M 类别	M 衡量标准
M0	无远处转移
M1	远处转移
M1a	髂总水平以上的淋巴结转移
M1b	非淋巴结的远处转移

cTNM 是临床分期，pTNM 是病理分期。区域淋巴包括一级和二级引流区。主动脉分叉处以上的所有淋巴结节被认为是远处淋巴结。

Used with the permission of the American College of Surgeons. Amin, M.B., Edge, S.B., Greene, F.L., et al.(Eds.)AJCC Cancer Staging Manual, 8th Ed. Springer New York, 2017.

　　临床分期是通过经尿道膀胱肿瘤切除术（TURBT）、影像学和体格检查获得的。病理分期是通过部分或根治性膀胱切除术以及盆腔淋巴结清扫的病理评估获取的。膀胱癌采用2004 年世界卫生组织 / 国际泌尿外科病理学会（WHO/ISUP）的分级系统进行分级。

- 根据不同的基因特点、生物学行为和治疗策略，通常认为，高级别肿瘤和低级别肿瘤是本质上不同的疾病。
- 肿瘤分级是疾病进展的主要危险因素。
- 原位癌是疾病进展、侵袭和转移的前体和危险因素。
- 深入固有层，特别是浸润肌层，会增加复发和疾病进展的风险。
- 肾积水通常表明有肌层浸润。

组织学

　　原发性膀胱癌大部分是尿路上皮癌，占所有膀胱肿瘤的

0% 以上。尿路上皮癌具有向不同方向分化倾向,包括鳞状分化、腺样分化、微乳头状、肉瘤样、浆细胞样和巢状等组织变异类型。非尿路恶性肿瘤包括小细胞癌、纯鳞状细胞癌和腺癌。小细胞癌应作为转移性肿瘤进行化疗(通常是顺铂和依托泊苷),然后进行放疗或手术以消除局部疾病。根治性膀胱切除术是治疗鳞状细胞癌和原发性膀胱腺癌的主要方法。脐尿管癌的标准治疗方法是对膀胱圆顶、脐尿管韧带和脐部进行整体切除。

非肌层浸润性膀胱癌的治疗

70% ~ 80% 的膀胱癌为非肌层浸润性膀胱癌(nonmuscle-invasive bladder cancer, NMIBC),其中 60% ~ 70% 为 Ta 期,20% ~ 30% 为 T1 期,大约 10% 诊断为 CIS。复发的风险为40% ~ 60%,但受到多种因素的影响。进展风险是 NMIBC 患者最关心的问题,由于肿瘤的异质性,进展风险有很大差异,低级别 Ta 肿瘤的进展率低至 6%,而高级别 T1 肿瘤的进展率高达 17%。有一些工具,如欧洲癌症研究与治疗组织的风险计算器,可以用来预测复发和进展的风险。表 20-2 显示了美国泌尿外科协会(AUA)对 NIMBC 的风险分层。

表 20-2　美国泌尿外科协会对非肌肉浸润性膀胱癌的风险分层

低风险	中风险	高风险
原发、单发、直径 < 3cm 的 Ta 期肿瘤	一年内复发的低级别 Ta 期肿瘤	高级别 T1 期肿瘤
低度恶性潜能的乳头状尿路上皮肿瘤	单发、直径 >3cm 的低级别 Ta 期肿瘤 多发的低级别 Ta 期肿瘤 高级别 Ta 且肿瘤直径 <3m 低级别 T1 期肿瘤	复发的高级别 Ta 期肿瘤 高级别 Ta、肿瘤直径 >3cm(或多发的) 任何的原位癌 任何卡介苗治疗失败的高级别肿瘤 任何组织变异 任何淋巴血管侵犯 任何高级别且侵犯前列腺部尿道

摘自 Chang SS, Boorjian SA, Chou R, et al. Diagnosis and treatment of non-muscle invasive bladder cancer: AUA/SUO Guideline. J Urol 2016; 196(4): 1021-1029.

内镜手术治疗

经尿道膀胱肿瘤切除术　TURBT 有确诊和治疗的价值，不但可以切除和电灼所有可见的肿瘤，还可以提供肿瘤标本以进行病理分级和分期。通常，TURBT 是使用无菌水或甘氨酸溶液的单极环进行的。使用双极环路可以使用生理盐水冲洗，可以降低穿孔和切除时间过长的情况下经尿道电切综合征的风险。

在切除侧壁肿瘤时，尽量避免膀胱过度充盈，并使用麻醉剂麻痹来减少闭孔反射，可以降低穿孔的发生率。切除憩室肿瘤有很大的风险发生膀胱壁穿孔，由于憩室缺乏逼尿肌，很难对肿瘤进行准确的分期。

经尿道膀胱肿瘤切除术和膀胱活检的并发症　轻度出血和膀胱刺激征是术后常见的并发症。大量血尿和膀胱穿孔发生率为 1%～6.7%。大多数穿孔都发生在腹膜外，然而当肿瘤位于膀胱顶部时，切除肿瘤时可能会导致腹膜内穿孔。TURBT 术中发生膀胱腹膜外穿孔时通常可以通过延长放置导尿管时间来处理。膀胱腹膜内穿孔自行愈合可能性更低，通常需要进行开腹或腹腔镜手术来修补。使用双极能量的情况下，冲洗液吸收所引起的经尿道电切综合征并不常见，处理方式通常与经尿道前列腺切除术相同。

二次经尿道膀胱肿瘤切除术　AUA 指南推荐在初次 TURBT 后 6 周内，对初次切除不彻底的患者和 T1 期患者进行第二次原发肿瘤部位的 TURBT，切除深度需要达到固有肌层。这些指南还建议对高危、高级别 Ta 肿瘤的患者同样考虑二次 TURBT。

增强型膀胱镜检查：荧光膀胱镜、窄谱光成像　蓝光膀胱镜使用光敏剂六氨基乙酰丙酸盐，这种光敏剂作用于恶性细胞中优先聚集的感光性卟啉，在蓝光下会发出红色荧光，从而获得更好的肿瘤可视化效果（图 20-1）。蓝光膀胱镜可以发现微小的乳头状肿瘤和近 1/3 白光膀胱镜遗漏的 CIS。

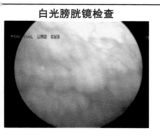
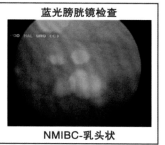

图 20-1 白光膀胱镜检查显示明显的正常黏膜,与蓝光膀胱镜检查显示的膀胱癌的视觉证据并列。蓝光膀胱镜检查显示同一区域内有六氨基乙酰丙酸盐的积累,最终发现含有非肌层浸润性膀胱癌(NMIBC)(Image courtesy Dr. Siamak Daneshmand)

窄带光成像(NBI)是一种光学图像增强技术,旨在改善肿瘤形成过程中内部血管的可见性。NBI 由两种被血红蛋白及收的特定波长的光组成;415nm 的光只穿透表层的黏膜,而 40nm 的光则穿透得更深。这种组合可以改善肿瘤的可视化,并且能够很好地区别肿瘤和肿瘤下方的血管。

灌注治疗

围术期灌注治疗 AUA 指南建议,对于疑似或已知的低危或中危膀胱癌患者,医生应考虑在 TURBT 后 24h 内进行一次灌注化疗(如吉西他滨、丝裂霉素 C)。一项对 18 项随机对照试验的荟萃分析显示,在 NMIBC 的 TURBT 后 24h 内进行单次灌注化疗,可使肿瘤复发率从 50% 降低到 37%,降低了 3%。局部刺激性症状是术后灌注化疗最常见的并发症,但也发生过术后灌注治疗后出现严重的并发症和死亡病例,特别是在切除术中出现穿孔的患者。对于广泛切除的患者或疑似穿孔时,应用灌注化疗需慎重。

免疫灌注治疗 卡介苗(Bacille Calmette-Guérin, BCG)。卡介苗灌注会诱导细胞因子产生,其中 IFN-g、IL-2 和 IL-12 的优先上调反映了 T-helper-1 型(Th1)诱导反应。这种免疫反应可以激活细胞介导的细胞毒性反应,是卡介苗有效的基础。灌注卡介苗可以减少肿瘤的复发和进展。灌注治疗通常在 TURBT 术后 2～4 周开始,以便有时间让膀胱黏膜再上皮化,从而将细菌内渗的可能性降到最低。患者接受为期 6 周每周 1 次的诱导治疗,然后在 3 个月和 6 个月时进行每周 1 次连续 3 次的灌注治疗,此后间隔 6 个月进行每周 1 次连续 3 次的灌注治疗,持续 3 年。最近的数据表明,对于中风险的膀胱癌,可以考虑使用 1 年的维持性卡介苗灌注治疗。卡介苗治疗的禁忌证和卡介苗感染性并发症的处理见框 20-1 和框 20-2。

框 20-1　卡介苗治疗的禁忌证

绝对禁忌证

- 免疫抑制和免疫力低下的患者 [a]
- 基于血管渗入和败血症死亡风险高,禁忌经尿道切除术(TUR)后即刻灌注
- 卡介苗败血症病史
- 肉眼血尿(血管渗入风险)
- 创伤性的导尿管放置状态(血管渗入风险)
- 完全性尿失禁(患者不能保留药物)

相对禁忌证

- 尿路感染(血管渗入风险)
- 患有肝脏疾病(如果发生败血症,则不能用异烟肼治疗)
- 个人结核病史(理论上有风险,但风险未知)
- 身体状况总体不佳
- 高龄

无数据或数据不足的潜在禁忌证

- 在有限的文献中,没有数据提示使用假体材料的患者感染或其他并发症的风险增加(Rosevear 等,2010)
- 输尿管反流
- 使用抗肿瘤坏死因子药物的(理论上易患卡介苗败血症)

[a] 最近的一系列研究表明,这可能不是绝对的禁忌证(Herr, 2012)。

摘自 Ehlers S. Why does tumor necrosis factor targeted therapy reactivate tuberculosis? J Rheumatol (Suppl)2005; 74: 35-39。

框 20-2 卡介苗（BCG）的毒性管理

1 级：普通症状＜48h

轻度或中度排尿刺激征，轻度血尿，发热＜38.5℃

评估

尿液培养以排除细菌性尿路感染

症状处理

抗胆碱能药、局部解痉药（苯偶氮吡啶）、镇痛药、非甾体抗炎药

卡介苗治疗后出现的无症状前列腺肉芽肿，在临床上或影像学上偶尔会提示像前列腺癌表现。目前没有证据支持需要在这种情况下进行治疗（Suzuki 等，2013）

2 级：严重的症状或症状＞48h

严重的排尿刺激征、血尿或症状持续超过 48h

包含 1 级的所有症状

评估

尿液培养、胸片、肝功能检查

处理

考虑在恢复灌注时将剂量减少到剂量的 1/3~1/2

对根据症状对症处理

还可以考虑在每次后续灌注卡介苗之前使用单剂量异烟肼进行预处理

抗菌药物

口服异烟肼和利福平，直到症状缓解

也可以使用维生素 B_6 或吡哆醇

不要使用单药治疗

观察利福平药物与药物的相互作用（如华法林）。监测肝功能检查

3 级：严重并发症（血流动力学改变、持续高烧）

过敏反应（关节疼痛，皮疹）

按照 1 级和 2 级的处理办法进行治疗，外加以下药物：异烟肼和利福平

也可以使用维生素 B_6 或吡哆醇

实质脏器受累（肝、肺、肾）

停止卡介苗的灌注。开始使用异烟肼、利福平进行抗结核杆菌治疗。如果症状持续，请咨询具有抗结核治疗专业知识的传染病专家。可以加入乙胺丁醇

环孢素经常引起严重的精神疾病，强烈不推荐

卡介苗对吡嗪酰胺几乎完全耐药，因此吡嗪酰胺对治疗没有作用

当无意识或感染ов克时，可考虑使用泼尼松（在无有效的抗菌治疗的情况下决不给药）

膀胱灌注化疗 表 20-3 对药剂进行了总结。通过减少残余尿量、隔夜禁食、使用碳酸氢钠减少药物降解，以及将浓度提高到每 20ml 40mg，实现丝裂霉素的优化给药。

表 20-3　灌注药物之间的比较

药剂名称	围术期的使用	风险组	膀胱炎 /%	其他毒性	脱落 /%	浓度与剂量
多柔比星	是	低至中风险	20 ~ 40	发热,过敏,膀胱痉挛,5%	2 ~ 16	50mg / 50ml
表柔比星	是	低至中风险	10 ~ 30	膀胱痉挛罕见	3 ~ 6	50mg / 50ml
噻替派	是	低至中风险	10 ~ 30	骨髓抑制,8% ~ 19%	2 ~ 11	30mg / 30ml
丝裂霉素	是	低至中风险	30 ~ 40	皮疹,8% ~ 19%;膀胱痉挛;5%	2 ~ 14	40mg / 20 ~ 40ml
卡介苗	否	中至高风险	60 ~ 80	严重感染,5%	5 ~ 10	1 瓶 / 50ml
干扰素	否	抢救	<5	流感样症状,20%	少见	50 ~ 100MU / 50ml
吉西他滨	是	抢救	轻微	偶尔恶心	<10	1 ~ 2g / 50 ~ 100ml
戊柔比星	否	抢救	轻微	尿路感染、膀胱虚弱	<10	800mg / 55ml

摘自 O' Donnell MA. Practical applications of intravesical chemotherapy and immunotherapy in high-risk patients with superficial bladder cancer. Urol Clin North Am 2005;32:121-131.

AUA 指南指出,对于低风险患者,临床医生不应进行诱导灌注治疗。对于中等风险的患者,临床医生应考虑进行为期 6 周的诱导灌注化疗或免疫治疗。对于新诊断的 CIS、高级别 T1 或高风险 Ta 尿路上皮癌等高危患者,临床医生应进行为期 6 周的卡介苗诱导治疗。

难治性高级别肿瘤的治疗

如果初始治疗是膀胱灌注化疗,应考虑使用卡介苗。在这种情况下,卡介苗已被证实优于重复的膀胱灌注化疗,因为后者仅有大约 20% 的无病存活率

对于 BCG 失败的患者,第二个疗程仍有 30% ~ 50% 的治疗反应。对于中高危患者,第一个疗程结束后,如果在膀胱内有持续性或复发性的 Ta 期肿瘤或 CIS,可以建议进行第二周期卡介苗治疗。

因任何原因不能耐受卡介苗治疗的患者可考虑接受挽救性化疗,但失败和疾病进展的风险很高。

美国 FDA 已批准帕博利珠单抗用于 BCG 无反应、伴有 CIS 的高危 NMIBC、不适合或拒绝接受膀胱切除术的患者,无论该患者是否有乳头状肿瘤,完全缓解率为 41%,中位反应持续时间为 16.2 个月。

早期膀胱切除术的作用

目前,AUA 指南建议对适合手术、反复电切仍存在 T1 高级别或 T1 期肿瘤合并 CIS、LVI 和组织变异的患者进行根治性膀胱切除术。对于 BCG 两个诱导周期或维持治疗后 1 年内仍有持续性或复发性肿瘤的高危患者进行膀胱全切。

定期监测和预防

AUA 指南建议根据肿瘤的风险分级,将其分为低、中和高风险类别,定期进行膀胱镜检查。推荐的检查时间表见表 20-4。

表 20-4　2016 AUA/SUO 指南建议监测共识

风险	肿瘤状态	膀胱镜检查计划	上尿路成像
低风险	低级别单发的 Ta 期	1. 首次切除术后 3 个月 2. 如果没有复发，从初次复查后 9 个月开始每年一次 3. 可以考虑在五年后停止复查 4. 考虑细胞学或肿瘤标志物	除非有血尿出现，否则没有必要
中风险	多发 Ta 低级别肿瘤 肿瘤体积较大 切除后 3 个月复查复发	每 3～6 个月一次膀胱镜检查，持续 1～2 年 之后每 6～12 个月进行一次膀胱镜检查，持续 2 年 再次之后每年一次膀胱镜检查 每次复发后重新计算时间 考虑细胞学或肿瘤标志物	考虑每隔 1～2 年进行一次影像学检查，尤其是对复发的患者 对于血尿患者需要进行检查
高风险	任何高级别膀胱癌包括原位癌	1. 每 3～4 个月一次膀胱镜检查，持续 2 年 2. 之后每半年一次持续 2 年 3. 每年一次持续终身 4. 细胞学检查在同一时间进行 5. 考虑肿瘤标志物 6. 每次复发后重新计算时间	2 年内每年进行一次上尿路成像，之后根据具体情况考虑延长间隔时间

改编自 Chang SS, Boorjian SA, Chou R, et al. Diagnosis and treatment of non-muscle invasive bladder cancer：AUA/SUO Guideline. J Urol 2016；196（4）：1021-1029。

肌层浸润性膀胱癌的治疗

20%～30% 的患者在初次就诊时就已经为肌层浸润性膀胱癌（muscle-invasive bladder cancer，MIBC）。MIBC 是一个高致命性肿瘤，如果不加以治疗，85% 的病例将在诊断后 2 年内死亡。

TUR 是确定 MIBC 诊断的标准方法。麻醉状态下双手检查是评估原发肿瘤评估的重要方法。在 MIBC 患者的评估和分期中，横断面成像是 TUR 和体格检查的重要辅助检查。当横断面成像发现肾积水时，应高度怀疑膀胱外侵犯。

根治性膀胱切除术和盆腔淋巴结清扫术治疗肌层浸润性膀胱癌

对于 cT2-T4a, N0, M0 疾病的患者, 根治性膀胱切除术和双侧盆腔淋巴结清扫术仍然是治疗的金标准。在男性中, 根治性膀胱切除术包括切除周围的软组织、前列腺和精囊。在女性中, 经常使用前盆腔脏器切除术, 包括卵巢、子宫、宫颈和阴道前壁。如果在没有肿瘤浸润阴道的情况下, 可以保留阴道。

Rizor 研究是一项随机 3 期临床研究, 表明机器人膀胱切除术在两年无进展生存方面不逊于开放膀胱切除术。机器人膀胱切除术的潜在好处包括失血减少、输血率降低和住院时间缩短。

术后早期恢复 (ERAS) 方案减少了围术期胃肠道并发症和住院时间。这些方法虽然各不相同, 但包括避免肠道准备和鼻胃管, 减少麻醉性疼痛管理 (包括硬膜外麻醉剂), 尽早开始进食, 以及使用 μ- 阿片类拮抗剂来阻断麻醉剂对肠道的影响。

双侧盆腔淋巴结清扫 鉴于双侧淋巴网络的相互交通, 所有患者均应行双侧盆腔淋巴结清扫, 包括仅单侧膀胱壁受累的患者, 因为有相关文献报道存在对侧淋巴结转移的风险。大约 25% 的患者在膀胱切除术时已存在病理性淋巴结转移, 在盆腔淋巴结清扫时增加清扫淋巴结的数量可提高检出敏感性。

盆腔淋巴结清扫术的解剖范围及解剖边界 (landing zones) 标准盆腔淋巴结清扫范围远端以旋髂静脉和 Cloquet 淋巴结为界, 外侧以生殖股神经为界, 内侧以膀胱和髂内血管为界, 后方以闭孔为界, 近端以髂总动脉分叉为界。扩大淋巴结清扫的范围包括从髂总血管分叉处向上延伸至主动脉分叉处以及骶前淋巴结区。而超扩大淋巴结清扫术的清扫范围上界达肠系膜下动脉水平。目前尚不明确扩大淋巴结清扫术是否比标准盆腔淋巴结清扫术更有效。SWOG S1011临床试验将入组为接受根治性膀胱全切术的患者分为扩大盆腔淋巴结清扫组与标准盆腔淋巴结清扫组,该试验结果尚未公布,最终将对两组患者的生存率进行比较分析。

术中决策

肉眼阳性淋巴结与T4b肿瘤: 淋巴结临床阳性的患者,标准治疗方案是基于顺铂的全身化疗。对于系统性治疗后,经影像学评效为完全缓解或部分缓解的患者,应重新考虑膀胱全切的可能性。接受膀胱切除术的患者约有14%~25%术后病理学评效为完全缓解。获得病理完全缓解的患者具有显著生存的优势,5年癌症特异性生存率为63%。如果术中发现淋巴结肿大,应送冰冻病理以明确是否存在淋巴结转移,并在条件允许的情况下实施根治性膀胱切除联合扩大盆腔淋巴结清扫术。

当出现以下情况时,不能进行膀胱全切术:①阳性淋巴结太大而无法切除;②存在广泛输尿管病变;③膀胱与骨盆粘连紧密;④肿瘤侵犯结直肠。

术中输尿管冰冻病理: 在膀胱切除术中送输尿管断端切缘冰冻病理的作用仍然存在争议。肿瘤应切至肉眼阴性边缘。

仅有原位癌的情况下,建议在最大限度切除的前提下保留足够的输尿管长度以便于断端的吻合,因为即使切缘阳性是否会增加上尿路肿瘤复发以及其与预后的相关性还存在争议。

根治性膀胱切除术后的肿瘤预后　表20-5列举了根治性膀胱切除术大样本研究的肿瘤预后情况。病理分期和有无淋巴结转移是膀胱切除术后复发和生存最重要的预测因素。

肌层浸润性膀胱癌的新辅助治疗　根据相应随机对照临床试验和荟萃分析结果显示,以顺铂为基础的新辅助化疗的OS获益率为5%~6%,病理完全缓解率为30%~40%。AUA指南建议对于符合条件的拟行根治性膀胱切除术的患者在术

表 20-5 根治性膀胱切除术后不同病理分期的 5 年肿瘤特异性生存率，包括盆腔淋巴结转移和非转移的患者：2000—2012 年间报道肿瘤特异性生存率的部分研究

纳入研究	总人数(n)	≤P1	P2A	P2	P2B	P3A	P3	P3B	P4A、B	N NEG	N+
Stein 等, 2001	1 054	88		81		68		47	44	78	35
Madersbacher 等, 2003	507	76		74			52		36	-	33
Hautmann 等, 2006	788	90		72			43		28	75	21
Shariat 等, 2006B	888	81		72			44		28	80	35
Ghoneim 等, 2008	2 720	82	75		53		40		29	62	27
Manoharan 等, 2009	432	81		70			44		16	72	29

前采用以顺铂为基础的新辅助化疗方案。原则上对于临床可切除的 cT2-T4aN0 期患者,不建议临床医生实施以卡铂为基础的新辅助化疗方案。

肌层浸润性膀胱癌的辅助治疗　由于患者总体数量少且入组困难等因素,阻碍了辅助化疗相关临床试验的开展,进而限制了对辅助化疗有效性的确切评估。基于当前更高等级的数据证据支持,相较于术后辅助化疗,AUA 指南目前更加支持新辅助化疗方案。而对于 pT3/T4 或淋巴结阳性的患者,指南依然建议实施术后辅助化疗。

尿流改道术

根治性膀胱全切后,肠通道术、经皮可控性尿流改道和原位新膀胱均应进行考虑。仅通过目前发表的研究尚无法明确任何一种尿流改道术在改善健康相关生活质量(HRQOL)方面有绝对优势。

肠通道术　回肠通道术是目前最常用的尿道改流术,通常在保留回肠最远端 15cm 肠管的前提下,选用回肠远端一小段肠管作为尿流通道,可减少因维生素 B_{12}、脂溶性维生素以及胆盐等物质的吸收障碍从而引发的营养相关并发症。对具有以下情况的患者不建议行回肠通道术:短肠综合征、炎症性肠病以及回肠受到广泛射线照射的患者,而这往往是因患有盆腔恶性肿瘤进行放疗所引起的。如果患者接受过广泛的盆腔放疗,为了确保肠改道使用的是未经放射的肠管,需要使用横结肠进行尿流改道。盆腔廓清术后将有一个腹部结肠造口。因此,对于拟行盆腔廓清的患者不妨选择乙状结肠作为通道肠管,术中可无须再行肠道吻合术。回肠或结肠通道术后的长期并发症包括造口狭窄、造口周围疝、肾盂肾炎、结石、输尿管梗阻和肾功减退等。代谢并发症包括电解质紊乱、感觉改变、药物代谢异常、骨质软化、生长迟缓、持续或反复发作的尿路感染、泌尿系结石、短肠综合征、尿路上皮癌或肠癌的发生等。选用不同肠段的相应并发症详见表 20-6。

表 20-6 与尿流改道选用肠段相关的电解质紊乱：血离子浓度

部位	综合征	血Na⁺	血K⁺	血Cl⁻	血pH	相关异常	症状	治疗
胃	严重代谢性碱中毒	—	↓	↓	↑	醛固酮升高	嗜睡，肌无力，呼吸功能不全，癫痫，室性心律失常	H2受体阻滞剂，质子泵抑制剂；如有生命危险，输注盐酸精氨酸和/或切除肠段
空肠	高钾，低氯代谢性酸中毒	↓	↑	↓	↓	肾素和血管紧张素升高	嗜睡，恶心，呕吐，脱水，肌无力	静脉补液，补碱，使用噻嗪类利尿剂；如有生命危险，则切除肠段
回肠/结肠	高氯代谢性酸中毒	—	↓	↑	↓	全身性低钾，低钾血症	疲劳，纳差，嗜睡，虚弱	使用枸橼酸钾，枸橼酸钠，枸橼酸，碳酸氢钠，氯奥沙普秦，烟酸

经皮可控性尿流改道术　对于接受经皮可控性尿流改道术的患者而言，术后能否自行插管导尿至关重要，因此术前必须评估患者的自理能力。目前临床上存在多种构建可控导尿式储尿囊的方式，其中，Indiana 储尿囊是最可靠的术式之一。经皮可控性尿流改道的主要长期问题与输出道的控制机制相关，常需要手术翻修。Indiana 储尿囊适用于想要保留尿控功能、避免造口工具，且无法或不愿做原位新膀胱术的患者。

原位尿流改道术　对于行原位新膀胱术的患者，必须保留足够长度的尿道，并对尿道切缘进行术中冰冻切片快速病理检查。若术中尿道切缘阳性，则不应继续行该术式，并将这种可能性在术前谈话时告知患者。筛选患者流程如图 20-2 所示。用于制作储尿囊的肠段需要完全去管化并重建成球状形态。应确保储尿囊的最大容量在低压状态下至少能达到 300~500ml。目前临床最常用的两种术式是 Hautmann W 型新膀胱和 Studer 新膀胱。原位新膀胱术后，患者可通过瓦尔萨尔瓦动作（Valsalva maneuver）、放松尿道外括约肌进来排尿。大多数患者可在术后 3~6 个月逐步实现日间自主控尿，最终，80%~90% 男性和女性患者都能通过锻炼实现日间自主控尿。而持续性夜间尿失禁在术后较为常见，约占 20%~50%。夜间尿控功能可能需要术后超过 12 个月才能逐步改善，定时排尿可能帮助改善夜间尿控。影响术后尿失禁发生率的因素主要包括年龄、选取的肠段和是否保留前列腺三个方面。原位尿流改道术的晚期并发症主要包括尿失禁、尿潴留、尿路感染、输尿管回肠吻合口处或输入袢梗阻、尿道狭窄、上尿路及膀胱结石、阴道瘘、储尿囊破裂等等。

保膀胱疗法

保膀胱疗法适用于新确诊且想要保留膀胱的 MIBC 患者以及因严重并发症无法行根治性膀胱切除术的患者。治疗方式包括多模式治疗、最大化 TURBT、膀胱部分切除联合淋巴结清扫术以及原发灶放疗等。

三联疗法　三联疗法包括最大化 TUR、化疗（顺铂或氟尿

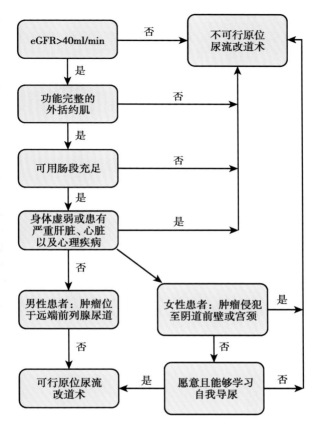

图 20-2 患者筛选流程图

嘧啶和丝裂霉素)和放疗,适用于那些肿瘤负荷低且膀胱功能正常的患者。通常情况下,如果肿瘤单发、较小(最大径不超过 4cm)并且影像学未提示明显的膀胱外侵犯(如 cT3b 等情况)、未引起肾积水,大体可以通过 TUR 完全切除,这类患者通常属于肿瘤负荷有限。

表 20-7 总结了在适合手术的患者中进行的放化疗保膀胱疗法的主要临床试验。

表 20-7 三联保膀胱疗法的主要前瞻性研究

临床研究	患者数量	分期	化疗方案	放疗剂量 / Gy	CR 率 / %	挽救性膀胱切除率 /%	生存率
Housset 等, 1993	54	T2 ~ 4N0 ~ 1MX	顺铂 +5-Fu+4	44	74	NA	3 年 CSS, 62% OS, 59%
Shipley 等, 1998	62	T2 ~ 4AN0MX	顺铂 +3	64.8	60	25.8	5 年 OS, 49%
Tunio 等, 2012	200	T2 ~ 4N0MX	顺铂每周一次	65	93		5 年 OS, 52%
James 等, 2012	182	T2 ~ 4AN0MX	5-Fu, MMC+2	55or 64		11.4	5 年 OS, 48%
Gogna 等, 2006	113	T2 ~ 4N0MX	顺铂每周一次	64	70	13	5 年 OS, 50%
Kaufman 等, 2009A, 2009B	50	T2 ~ 4AN0MX	顺铂 + 紫杉醇每周一次	64.3	87		5 年 OS, 56% 5 年 CSS, 71%

CR, 完全缓解;CSS, 肿瘤特异性生存率;5-Fu, 5 氟尿嘧啶;MMC, 丝裂霉素 C; OS, 总体生存率。

膀胱部分切除术 理想的膀胱部分切除术适应证为体积小且单发的膀胱肿瘤，可广泛切至肿瘤肉眼边缘外 2cm 范围。需要注意的是，在确保肿瘤完整切除的前提下，应注意预留充足的残余膀胱容量，从而不影响术后正常储尿功能。大多数人认为 CIS 是膀胱部分切除术的禁忌证，术前可通过膀胱随机活检进一步明确是否存在 CIS。

转移性膀胱癌的治疗

以顺铂为基础的联合化疗是转移性膀胱尿路上皮癌患者的标准治疗方案（表 20-8）。尽管有 40% ~ 70% 的晚期患者在治疗初期对化疗敏感，大多数患者最终会出现肿瘤进展，中位生存期为 14 个月，5 年总体生存率仅为 5% ~ 20%。对于符合下列任何标准之一的患者不应使用顺铂：

WHO/ECOG 体力状态 >2 分；肌酐清除率 ≤60ml/min；听力损失 ≥2 级（CTCAE v5.0）；周围神经毒性 ≥2 级（CTCAE v5.0）；或 NYHA 心功能分级 ≥3 级。当出现顺铂使用禁忌时，可用卡铂替代治疗从而提高患者化疗耐受性，但疗效会相应降低。

二线化疗

应用传统药物的挽救性化疗反应率一般较低（表 20-9）。多种新的单一药物治疗都是在进展期膀胱癌患者中评估的，反应率大约仅为 20%（表 20-10）。

免疫检查点抑制剂治疗

程序性细胞凋亡分子 -1（programmed cell death-1，PD-1）是活化 T 细胞上表达的一种分子，与 PD-L1 结合从而调节免疫反应。肿瘤细胞可通过表达 PD-L1 来抑制 T 细胞活化。因此，这些免疫检查点抑制剂可通过促进 T 细胞活化和增殖，达到抗肿瘤的效果。目前已被批准多种抗 PD-L1 和抗 PD-1 的药物用于治疗铂类耐药和顺铂不耐受的转移性膀胱尿路上皮癌（表 20-11）。最近，阿维鲁单抗（avelumab）已获批用于不可切除的局部进展期或转移性尿路上皮癌、一线化疗后没有出现疾病进展的患者的维持治疗。

表 20-8　转移性尿路上皮癌的一线化疗随机研究

研究组	病例数	化疗方案	相对风险 /%	中位生存 / 月	P 值
Intergroup（Loehrer 等，1992）	269	MVAC/Cis	39 vs 12	12.5 vs 8.2	0.0001
MDAH（Logothetis 等，1990）	110	MVAC/CISCA	65 vs 46	11.1 vs 8.3	0.0003
EORTC（Sternberg 等，2006B）	263	HD-MVAC/MVAC	72 VS 58	14.9 vs 15.1	0.0417
Lilly（von der Maase 等，2005）	405	GC/MVAC	49 vs 46	14.0 vs 15.2	0.66
Greece（Bamias 等，2004）	220	DC/MVAC	37 vs 54	9.3 vs 14.2	0.026
EORTC（Bellmunt 等，2012）	626	GC/PCG	46 vs 57	12.7 vs 15.8	0.03
Dreicer 等，2004	85	CaP/MVAC	28 vs 36	13.8 vs 15.4	0.65

CaP，卡铂联合紫杉醇；CISCA，顺铂、环磷酰胺联合多柔比星；DC，多西他赛联合顺铂；EORTC，欧洲癌症研究与治疗组织；GC，吉西他滨联合顺铂；HD-MVAC，高剂量 MVAC；MDAH，MD 安德森医院；MVAC，甲氨蝶呤、长春碱、多柔比星联合顺铂；NR，未报告；PCG，紫杉醇、顺铂联合吉西他滨。

表 20-9　转移性尿路上皮癌的挽救性化疗

药物	作者与文献	病例数	入组标准	RR/%	中位 PFS/月	中位 OS/月
紫杉醇 /24h	Dreicer 等，1996	9	至少接受过一次化疗	56	–	–
紫杉醇 / 周	Vaughn 等，2002	31	先前接受过化疗且可以使用紫杉醇	10	2.2	7.2
多西他赛 /3 周	McCaffrey 等，1997	30	先前接受过顺铂化疗方案，但未使用过紫杉醇	13	–	9.0
吉西他滨	Lorusso 等，1998	35	先前接受过含铂类的化疗	22.5	–	5.0
吉西他滨	Albers 等，2002	30	先前接受过含顺铂的化疗	11	4.9	8.7
吉西他滨 - 紫杉醇	Sternberg 等，2001a	41	先前（含围术期）接受过含铂的化疗	60	–	14.4

OS. 总体生存率；PFS. 无进展生存期；RR. 缓解率。

表 20-10 转移性尿路上皮癌单药化疗与新型药物挽救治疗试验

药物	作者	病例数	治疗史	RR/%	中位PFS/月	中位OS/月
吉西他滨	Lorusso 等，1998	35	先前接受过铂类的化疗	23	3.8	5
吉西他滨	Albers 等，2002	30	先前接受过顺铂的化疗	11	4.9	8.7
紫杉醇	Vaughn 等，2002	31	先前接受过化疗或辅助化疗且可以使用紫杉醇	10	2.2	7.2
异环磷酰胺	Witte，1997	56	先前接受过细胞毒化疗	20	2.5	5.5
多西他赛	McCaffrey 等，1997	30	先前接受过铂的化疗且无法使用紫杉醇	13		9
白蛋白结合型紫杉醇	Ko 等，2013	48	先前接受过铂类的化疗	32	6	10.8
注射用白蛋白结合型紫杉醇	Sridhar 等，2011	47	先前接受过铂类的化疗	32	6	10.8
艾瑞布林	Quinn 等，2010	40	先前接受过含铂类的化疗	38	3.9	9.4
长春氟宁	Culine 等，2006	51	先前接受过含铂类的化疗	18	3.0	6.6
长春氟宁	Bellmunt 等，2013	370	先前接受过含铂类的化疗	28		6.9
培美曲塞	Sweeney 等，2006	47	先前(包含 12 个月以内的围术期)接受过化疗	27.7	2.9	9.6
培美曲塞	Galsky 等，2007	12	先前接受过化疗	8		—
伊沙匹隆	Dreicer 等，2007	42	先前接受过含铂类(也可包括紫杉醇)的化疗	11.9	2.7	8.0
奥沙利铂	Winquist 等，2005	18	先前接受过晚期肿瘤的化疗，包括超过 6 个月的辅助化疗	6	—	—

OS，总体生存率；PFS，无进展生存期；RR，缓解率。

表 20-11 美国 FDA 批准的用于治疗铂类耐药的转移性尿路上皮癌二线治疗和用于顺铂不耐受的转移性尿路上皮癌一线治疗的免疫检查点抑制剂

适用人群	靶点	药物	临床试验	研究阶段	总人数	中位随访时间 / 月	客观缓解率（95%CI）	
							总计	PD-L1 高表达
铂类耐药	PD-L1	avelumab	Javelin	I b	242	9.9	17%（11～24）	24%（14～36）
		durvalumab	Study 1108	I / II	191	5.8	18%（13～24）	28%（19～38）
		atezolizumab	IMVigor 210	II	310	11.7	15%（11～20）	27%（19～37）
			IMVigor 211	III	459	17	13%（10～17）	23%（16～32）
	PD-1	nivolumab	Check Mate 032	I / II	78	15.2	24%（15～35）	24%（9～45）
			Check Mate 275	II	265	7	20%（15～25）	28%（19～40）
		pembrolizumab	Keynote-045	III	270	14.1	21%（16～27）	22%（13～33）
	PD-L1	atezolizumab	IMVigor 210	II	119	17.2	23%（16～31）	28%（14～47）
顺铂不耐受	PD-1	pembrolizumab	Keynote-052	II	370	5	24%（20～29）	38%（29～48）

成纤维细胞生长因子受体治疗

厄达替尼（erdafitinib）作为一种激酶抑制剂，已获批用于治疗存在 *FGFR3* 或 *FGFR2* 易感基因突变的局部进展期或转移性膀胱癌，且在铂类化疗期间或治疗后出现进展的患者。最近一项 Ⅱ 期临床试验结果显示，接受 erdafitinib 治疗的患者缓解率为 40%，中位缓解持续时间（mDOR）为 5.6 个月。

（杨潇、尤瑞建、俞子怡、杜鹏 译　杜鹏 校）

推荐读物

Advanced Bladder Cancer (ABC) Meta-analysis Collaboration: Neoadjuvant chemotherapy in invasive bladder cancer: update of a systematic review and meta-analysis of individual patient data. *Eur Urol* 2005;48:202-205.

Advanced Bladder Cancer (ABC) Meta-analysis Collaboration: Adjuvant chemotherapy in invasive bladder cancer: a systematic review and meta-analysis of individual patient data. *Eur Urol* 2005;48:189-199.

Chang SS, Boorjian SA, Chou R, et al. Diagnosis and treatment of non-muscle invasive bladder cancer: AUA/SUO guideline. *J Urol* 2016;196:1021-1029. https://www.auanet.org/guidelines/bladder-cancer-non-muscle-invasive-guideline.

Chang SS, Bochner BH, Chou R, et al. Treatment of non-metastatic muscle-invasive bladder cancer: AUA/ASCO/ASTRO/SUO guideline. *J Urol* 2017;198:552-559. https://www.auanet.org/guidelines/bladder-cancer-non-metastatic-muscle-invasive-guideline.

James ND, Hussain SA, Hall E, et al. Radiotherapy with or without chemotherapy in muscle invasive bladder cancer. *N Engl J Med* 2012;366:1477-1488.

Messing EM, Tangen CM, Lerner SP, et al. Effect of intravesical instillation of Gemcitabine vs saline immediately following resection of suspected low-grade non-muscle-invasive bladder cancer on tumor recurrence: SWOG So337 randomized clinical trial. *JAMA* 2018;319:1880-1888.

Parekh DJ, Reis IM, Castle EP, et al. Robot-assisted radical cystectomy versus open radical cystectomy in patients with bladder cancer (RAZOR): an open-label, randomized, phase 3 non-inferiority trial. *Lancet* 2018;391:2525-2536.

Patel VG, Oh WK, Galsky MD. Treatment of muscle-invasive and advanced bladder cancer in 2020. *CA Cancer J Clin.* 2020. doi:10.3322/caac.21631.

Robertson AG, Kim J, Al-Ahmadie H, et al. Comprehensive molecular characterization of muscle-invasive bladder cancer. *Cell* 2017;171:540-556.

Von der Maase H, Sengelov L, Roberts JT, et al. Long-term survival results of a randomized trial comparing gemcitabine plus cisplatin, with methotrexate, vinblastine, doxorubicin, plus cisplatin in patients with bladder cancer. *J Clin Oncol* 2005;23:4602-4608.

第 21 章

良性前列腺增生

Jonathan T. Wingate, Alan W. Partin And Kirsten L. Greene

Campbell-Walsh-Wein Urology 第 12 版作者

Paolo Capogrosso, Andrea Salonia, Francesco Montorsi, Sevann Helo, R. Charles Welliver Jr., Kevin T. Mcvary, Misop Han, Claus G. Roehrborn, and Douglas William Strand

流行病学和病理学

良性前列腺增生(BPH)指的是前列腺腺体的非恶性增大,是男性最常见的良性疾病。良性前列腺增生是一种病理过程,但肯定不是导致老年男性下尿路症状(LUTS)的唯一原因。尽管已有大量的研究努力去阐明前列腺增生的潜在病因,但目前仍未找到确切的因果关联。既往认为男性 LUTS 的临床症状主要是由肿块所致的尿道阻力增加而引起的,但现在看来这个观点过于简单化。现在的观点认为这些症状是由年龄相关的逼尿肌功能障碍和其他疾病所引起的。这些疾病包括多尿、睡眠障碍和各种与前列腺和膀胱无关的全身性疾病。

众所周知,排尿症状与潜在的病理生理学相关性很小。这使得人们认为 LUTS 通常与良性前列腺梗阻(BPO)引起的膀胱出口梗阻(BOO)有关,而 BPO 通常与 BPH 的组织学状态引起的良性前列腺增大有关(图 21-1)。排尿困难可能由出口梗阻、膀胱逼尿肌功能不全或两者联合所致。排尿后症状,如排尿后滴沥,是非常麻烦的。这可能会对生活质量造成重大干扰。

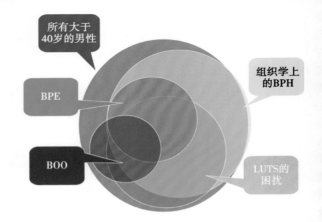

图 21-1 图中展示了良性前列腺增生(BPH)、下尿路症状(LUTS)、良性前列腺增大(BPE)和膀胱出口梗阻(BOO)之间的关系。圆圈的大小并不代表实际比例,而是说明不同疾病定义之间的部分重叠[摘自 Roehrborn CG. Pathology of benign prostatic hyperplasia. Int J Impot Res 2008; 20(suppl 3): S11-S18]

LUTS 症状常被纳入膀胱过度活动症(OAB)综合征中。其被定义为尿急、尿频、夜尿和急迫性尿失禁(尿路刺激性症状),并且被认为与潜在的逼尿肌过度活动相关。这些症状往往更令人烦恼,特别是当尿失禁发生时。储尿期(梗阻性)症状包括排尿踌躇、排尿间断、排尿困难、排尿时间延长、排尿不尽和尿后滴沥。LUTS(刺激性和阻塞性)也可能与尿路感染相关,或更罕见地与其他疾病相关,如膀胱结石、膀胱癌或膀胱原位癌。因此,必须进行相关的鉴别。

在组织病理学上,BPH 的特征是前列腺尿道周围区域的上皮细胞和基质细胞数量增加。这种增生过程的具体分子病因学机制目前尚不明确。雄激素、雌激素、前列腺间质 - 腺上皮细胞的相互作用、生长因子和神经递质等可能在增生过程中单独或联合发挥作用。

BPH 的病理生理学变化是复杂的。前列腺增生导致尿道阻力增大,进而导致膀胱功能代偿性改变。然而,在流出道阻力增加的情况下维持尿流所需的逼尿肌压力升高是以损害正常的膀胱储尿功能为代价的。梗阻导致的逼尿肌功能改变,再加上年龄相关的膀胱和神经系统功能改变,导致尿频、尿急和夜尿的发生。这些都是最令 BPH 患者烦恼的相关主诉。

由于许多男性患者的病理表现和临床症状的复杂并一性,目前尚无全球公认的 BPH 的流行病学定义。因此,BPH 的患病率可以根据组织学标准(尸检患病率)或临床标准(临床患病率)计算。许多其他人口统计学因素和环境因素被认为是疾病过程的危险因素或促成因素。这些因素包括宗教信仰、社会经济水平、性生活、输精管结扎术、饮酒、肝病、高血压、吸烟和肥胖。

与前列腺癌一样,与日本和中国等东方国家相比,BPH 在西方国家更常见,并且在黑人中可能更常见。不久前的一项研究发现,在 65 岁以下具有极大前列腺的男性患 BPH 可能与遗传因素有关。他们的男性亲属在需要行前列腺增生手术的可能性是其他男性的四倍,且其兄弟进行前列腺增生手术的风险增加了六倍。

临床表现

LUTS 的表现通常是继发于 BPH 的膀胱出口梗阻症状。症状可能比较明显,并且损害健康相关的生活质量,并可分为排尿期症状(排尿踌躇、排尿无力、排尿困难和排尿延长)、储尿期症状(尿频、尿急、夜尿、急迫性尿失禁和少量排尿)和排尿后症状(尿后滴沥、排尿不尽感)。大多数患有 LUTS 的男性患者会呈现出多种症状。虽然目前很少见,但一些男性患者会以尿潴留作为 BPH/LUTS 的初始体征,这通常预示着需要进行手术干预。

美国泌尿外科协会(AUA)/IPSS(国际前列腺症状评分)(0~35)和相关的困扰评分(0~6)(图 21-2)被常规使用和记录到医疗记录中,以评估症状的轻重程度[轻度(0~7)、中度(8~19)

或重度(20~35)]以及与症状相关的困扰程度。该症状严重程度可指导患者的管理(包括保守治疗、药物治疗或手术治疗),并用于衡量治疗成功或疾病的进展。

国际前列腺症状评分(I-PSS)

病人姓名:＿＿＿＿＿＿＿　　出生日期:＿＿＿＿＿　　填表时间:＿＿＿＿＿

最近1个月内	无	五次排尿中少于1次排尿	少于半数的排尿	半数的排尿	多于半数的排尿	几乎每次排尿	您的症状评分
1. 排尿不尽 您多久会有一次膀胱不能排空的感觉?	0	1	2	3	4	5	
2. 尿频 您有多少次小便间隔短于2h?	0	1	2	3	4	5	
3. 间断性排尿 您发现自己排尿时排尿中断并需重新排尿的频率有多高?	0	1	2	3	4	5	
4. 尿急 您发现排尿不能等待情况有多频繁?	0	1	2	3	4	5	
5. 排尿无力 您多长时间出现一次尿线变细的现象?	0	1	2	3	4	5	
6. 排尿困难 您多长时间会出现用力及使劲才能开始排尿的情况?	0	1	2	3	4	5	
	没有	1次	2次	3次	4次	5次	
7. 夜尿 您通常在夜间起床排尿多少次?	0	1	2	3	4	5	
I-PSS症状总评分							

评分:　　　1~7分:轻度　　　8~19分:中度　　　20~35分:重度

尿路症状所致的生活质量评分	高兴	满意	大致满意	还可以	不太满意	苦恼	很糟
如果在您今后的生活中始终伴随有现在的排尿症状,您认为如何?	0	1	2	3	4	5	6

图 21-2　美国泌尿外科协会/国际前列腺症状评分(IPSS)

要点
• 良性前列腺增生(BPH)的尸检患病率从 40 岁开始呈线性增加,并且在不同种族和文化之间十分相似。
• 横断面研究表明,在人群中随着年龄的增长,下尿路症状(LUTS)的严重程度、发生频率、困扰评分和生活质量受影响程度均会加重。
• 相关分析研究未能揭示前列腺增生症和下尿路症状产生的相关危险因素。
• BPH 的自然病史在个体患者之间存在较大的变异性,主要通过前列腺体积的增长来评估。
• 在次要生理指标中也注意到了个体间的差异,包括尿流率、残余尿量、并发症的发生率、尿潴留的风险和需手术处理的必要性。
• 部分基线因素可用于评估前列腺体积的增长、前列腺增生的进展和并发症发生的风险。

诊断与检查

体格检查和完整的病史询问是每个主诉 LUTS 的患者进行就诊的重要的第一步,这是不应被忽视的。应该从病史和药物使用方面开始评估。病史方面应包括任何可能导致膀胱功能障碍的相关问题,如脑血管疾病、既往外科手术史和前列腺疾病史(前列腺炎、良性前列腺疾病和前列腺癌)。记录症状开始的时间和持续时间、性生活史和既往尝试的治疗方案。

利尿剂等药物和一些非处方制剂,如鼻减充血剂和抗组胺药,会加重泌尿系统症状。此外,饮食因素(如饮水、咖啡因和饮酒)可引起 LUTS 症状。

检查应准确评估男性盆腔,主要是为了鉴别可能与 LUTS 相关的疾病。为此,检查耻骨上区域并触诊膀胱;检查外生殖器评估是否有尿道狭窄、包茎,并检查阴囊和睾丸是否存在异常。身高体重指数较高和代谢综合征相关体征也应该受到注意。此外,会阴和下肢的运动 / 感觉功能也需要进行评估,以排除神经系统的病变。直肠指检作为体格检查的最后一步是不可忽视的。通过直肠指检可估计前列腺的体积和质地。

此外,排尿图表和日记可以提供有用的信息。通过尿液常规检查(试纸和显微镜检查)明确是否有血尿、脓尿和结晶。如患者有吸烟史,可进行尿细胞学检查。血清前列腺特异性抗原(PSA)可用于估计前列腺体积(PSA<1.6、>2 和 >2.3 时分别预示 50 岁、60 岁和 70 岁男性的前列腺体积 >40ml),并可进一步用于前列腺癌的评估(如果患者使用 5-α-还原酶抑制剂,PSA 将会降低)。对于部分患者可进行尿流率测定(正常值>15ml/s)、残余尿量测定(正常情况<30ml,严重时>300ml)和压力-流率测定。尿动力学检查被认为是可选的检查。尿动力学检查适合 BOO 诊断不明确的 LUTS 患者。

在手术干预之前,临床医生应考虑通过腹部或经直肠超声检查(TRUS)或断面成像检查(如 MRI 或 CT)评估前列腺的体积和形态。对于存在肉眼血尿、膀胱癌病史、可疑膀胱癌、复发性严重尿路感染(UTI)、膀胱结石或膀胱创伤的患者可行经尿道膀胱镜检查。

要点

- 下尿路症状患者就诊的第一步是评估症状的严重程度。
- 对于预期寿命超过 10 年的患者应考虑进行前列腺特异性抗原检测。
- 对于中重度症状的患者,应考虑进行超声检查和尿流率测量。
- 如果怀疑膀胱动力改变,应考虑进行尿动力学检查。

治疗

应根据诊断流程图(图 21-3 和图 21-4)仔细地评估 LUTS,以便评估症状严重程度,并且更好地了解潜在的病理状况。LUTS 的临床管理基于患者的症状和期望。除了保守观察,药物治疗和手术干预在男性 BPH/LUTS 的治疗管理中都起着重要的作用。医生应在每种治疗方式的潜在获益(症状缓解)和危害(不良事件)之间保持谨慎的平衡,并与患者进行适当的讨论。

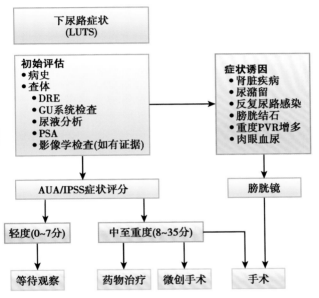

图 21-3　下尿路症状(LUTS)治疗流程图。AUA/IPSS,美国泌尿外科协会 / 国际前列腺症状评分;DRE,直肠指诊;GU,泌尿生殖系统;PSA,前列腺特异性抗原;PVR,残余尿

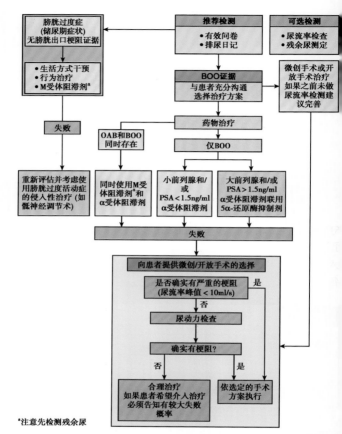

*注意先检测残余尿

图 21-4　基础治疗后对患者造成困扰的持续性下尿路症状（LUTS）的治疗细节。BOO，膀胱出口梗阻；OAB，膀胱过度活动症；PSA，前列腺特异性抗原（改编自 Campbell-Walsh-Wein Chapter 146 Figure 2）

收益风险图

观察等待

药物治疗

微创手术

开放手术

潜在获益（纵轴）

潜在危害（横轴）

观察等待或保守治疗

对于症状轻微（IPSS 评分 0~7 分）且无并发症的患者，保守治疗是首选方法。观察等待的基础是患者宣教、生活方式干预和疾病监测。生活方式的干预包括适当地控制每日液体摄入量；避免或限制茶、咖啡因和酒精的摄入；调整现有用药。应每年对患者进行随访，以及时发现症状加重或并发症的发生。

要点
• 对于症状较轻且无并发症的患者，保守治疗是首选的治疗方法。
• 观察等待的基础是患者宣教、生活方式干预和疾病监测。
• 生活方式的干预包括控制适当的每日液体摄入量；避免或限制茶、咖啡因和酒精的摄入；调整用药。
• 应每年对患者进行随访，以及时发现症状加重或并发症的发生。

LUTS 的药物治疗

药物治疗在 LUTS 患者的管理中起着重要作用。如表 21-1 所列，目前的常用药物包括 α-肾上腺素能阻滞剂（$α_1$-受体阻滞剂）、5-α 还原酶抑制剂（5-ARI）、抗胆碱能类药物、5 型磷酸二酯酶抑制剂（PDE5I）、$β_3$-受体激动剂和多种植物萃取物等（表中未列出）。值得注意的是，不同的药物组（$α_1$-受体阻滞剂联用 5-α 还原酶抑制剂）同样也在 LUTS 的治疗中发挥重要的作用（图 21-5）。

表 21-1   前列腺增生的药物治疗

抗毒蕈碱药物	制剂	每日推荐用量
达菲那新缓释剂	7.5/15mg 胶囊	每日 1 次
非索罗定缓释剂	4/8mg 胶囊	每日 1 次
奥昔布宁缓释剂	5/10/15mg 胶囊	每日 1 次(可加量至 20mg/d)
奥昔布宁常释剂	2.5/5mg 胶囊	每日 3~4 次(每日最多 20mg)
丙哌维林缓释剂	30mg 胶囊	每日 1 次
丙哌维林	15mg 胶囊	每日 2~3 次
索非那新	5/10mg 胶囊	每日 1 次
托特罗定常释剂	1/2mg 胶囊	每日 2 次
托特罗定缓释剂	2/4mg 胶囊	每日 1 次
曲司氯铵常释剂	20mg 胶囊	每日 2 次
曲司氯铵缓释剂	60mg 胶囊	每日 1 次
β_3-受体激动剂 米拉贝隆	25mg 胶囊	每日 1 次

α-肾上腺素受体阻滞剂	制剂	每日推荐用量	推荐用法
非选择性 α-肾上腺素受体阻滞剂			
特拉唑嗪	1/2/5/10mg 胶囊	5 或 10mg qi	初始剂量为睡前 1mg,缓慢增加至 5mg 或 10mg
多沙唑嗪常释剂	1/2/4mg 胶囊	2~8mg qd	初始剂量为睡前 2mg,缓慢增加至 4mg 或 8mg
多沙唑嗪缓释剂	4/8mg 胶囊	4 或 8mg qd	初始剂量为早餐后 4mg,最终增加至 8mg
尿路选择性 α-肾上腺素受体阻滞剂			
阿夫唑嗪缓释剂	10mg 胶囊	10mg qd	初始剂量为 10mg,随餐
坦洛新	0.4/0.8mg 胶囊	0.4~0.8mg qd	初始剂量为 10mg,随餐
西洛多辛	4/8mg 胶囊	8mg qd	初始剂量为 8mg,随餐

续表

5-α还原酶抑制剂	每日推荐用量	评价
非那雄胺	5mg qd 建议用药至少 6个月	• PSA 水平下降约 50% • 非那雄胺不适用于前列腺癌预防,因为罹患高危前列腺癌的风险增加 • 应提醒患者注意性功能障碍和抑郁的风险
度他雄胺	0.5mg qd 建议用药至少 6个月	• PSA 水平下降约 50% • 度他雄胺不适用于前列腺癌预防,因为观察到的罹患高危前列腺癌的风险增加 • 应提醒患者注意性功能障碍和抑郁的风险

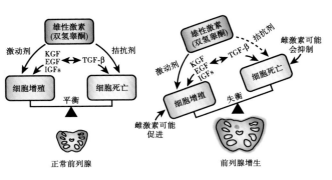

图 21-5 前列腺增大的分子调控机制。前列腺增生很可能是由细胞增殖和细胞死亡间的不平衡所引起。雄激素起着必要但更宽松的作用。生长因子则更有可能是原发性缺损的位点

　　5-ARI 通过抑制 I 型和 / 或 II 型 5-α 还原酶以阻断睾酮向双氢睾酮的转化。非那雄胺抑制 II 型 5-α 还原酶,而度他雄胺抑制 I 型和 II 型 5-α 还原酶。使用 5-ARI 可导致前列腺体积缩小约 25%。需要注意的是,服用 5-ARI 一年后血清 PSA 可较基础值下降约 50%,并有证据表明随着服药时间的推移可持续影响 PSA 数值。因此 5-ARI 可干扰 PSA 在前列腺癌筛查中

的作用。对于前列腺肥大的男性(如前列腺质量大于 50g),使用 5-ARI 已被证明可降低发生急性尿潴留(AUR)的风险、改善症状、增加尿流速及降低手术风险。5-ARI 的副作用包括性欲下降、射精功能障碍、阳痿和男性乳房发育症(罕见)。

α-肾上腺素受体阻滞剂 通过降低平滑肌张力来缓解下尿路症状,可显著改善患者的 AUA/IPSS 症状评分,缓解刺激和阻塞性症状,改善生活质量。尿流率通常也会增加。然而,α-肾上腺素受体阻滞剂几乎没有降低患者发生急性尿潴留、接受微创外科干预(MIST)或手术的风险。药物副反应包括头晕、乏力、直立性低血压、瘀血和逆行射精。

联合治疗 α-肾上腺素受体阻滞剂和 5-ARI 联合治疗 LUTS 在临床实践中十分常见。临床试验表明两者具有协同作用。

5 型磷酸二酯酶抑制剂 在治疗勃起功能障碍中有效已成为业界共识,临床研究显示它还可改善 BPH 症状。虽然日常使用这类药物比较昂贵,但合并勃起功能障碍的男性也可能从 5 型磷酸二酯酶抑制剂治疗中获得下尿路症状缓解的益处。

补充剂 对于 LUTS 的治疗,已有许多传统药物疗法的替代品,包括锯棕榈、刺荨麻、南瓜子和非洲星草,但这些补充剂均未显示出对 BPH 患者的显著益处。

如果观察等待和药物治疗对无法耐受手术的男性无效,尿道梗阻和尿失禁可通过间断导尿或留置 Foley 导尿管来治疗。导管可以无限期地留在原位(在这种情况下,通常会定期更换尿管)。

几十年来,下尿路症状/良性前列腺增生手术治疗的金标准一直是经尿道前列腺切除术(TURP;图 21-6 和图 21-7)。一种针对较小腺体侵入性更小的方式——经尿道前列腺切开术(TUIP)可解决膀胱颈抬高和主要的尿路刺激性症状(图 21-8)。在过去的三十年中,MIST、甚至侵入性更大的外科技术(开放和机器人手术)开展量逐渐增大。较新的微创手术包括(仅列举几例)尿道提升术(urolift)(图 21-9 和图 21-10)、前列腺视觉激光消融术、经尿道汽化电切术(TVP)(图 21-11~ 图 21-14)、经尿道针刺消融术(TUNA)(图 21-15~ 图 21-17)、经尿道微波疗(TUMT)(图 21-18)、间质激光凝固术、双极经尿道前列腺切除术以及经尿道前列腺切开术。

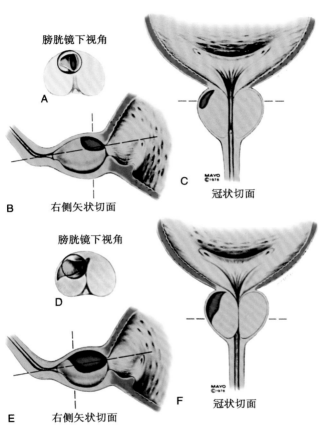

图 21-6 从前方切开的经尿道前列腺切除术方法。(A-C)前列腺切除的第一阶段。从 12 点钟位置开始切除,膀胱颈组织和邻近腺瘤分界限切除。(D)从 12 点钟位置开始切除腺体的中部,并向下移动到 9 点钟位置。(E、F)矢状和冠状切面

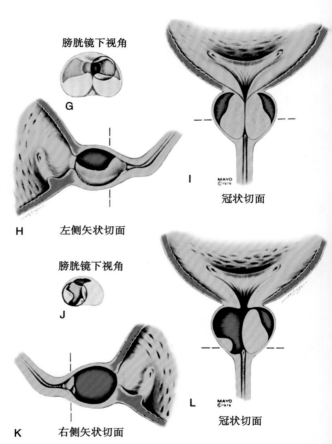

图 21-6(续)（G）现在从 12 点钟位置开始切除，患者的腺体左侧
在前列腺窝被切除至 3 点钟位置。(H、I)矢状和冠状切面。(J)腺
体中部从 9 点钟位置到 6 点钟位置进一步切除。(K、L)矢状视图

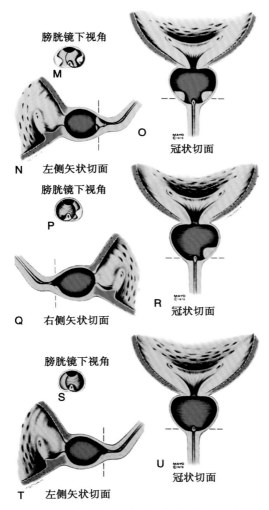

图 21-6（续）（M-O）切除残留在前列腺尖部的组织。从精阜旁边开始切除，并向 12 点钟位置进行。（P-R）仔细清除患者右侧的残留组织。（S-U）剩余的残余组织从患者左侧清除，从精阜通过膀胱颈进入膀胱的视野便畅通无阻（© 1978，the Mayo Foundation）

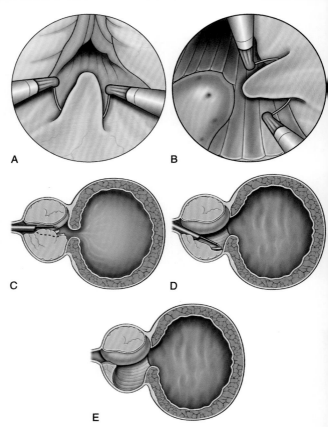

图 21-7 从前列腺底面开始进行切除术的方法。(A)电切环切
除前列腺底面的电切镜视角。(B)切除一侧叶。(C)前列腺底面
切除的矢状位观。(D)继续切除至包膜。(E)完成本节段前列腺
切除,留下一些残余的尖部组织,避免损伤尿道外括约肌(改编自
May F, Hartung R. Surgical atlas: transurethral resection of the
prostate. BJU Int. 2006, 98(4): 921-934)

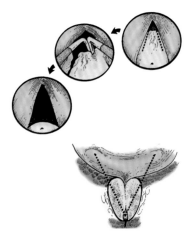

图 21-8　经尿道前列腺切开。切口从输尿管开口处开始,通过膀胱颈到达精阜。这一过程在双侧均进行(Mebust WK. A review of TURP complications and the National Cooperative Study. Lesson 24, volume 8. AUA Update Series 1989; 189-190)

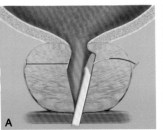
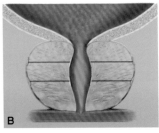

图 21-9　(A、B)放置尿道提升装置(Courtesy of NeoTract, Inc)

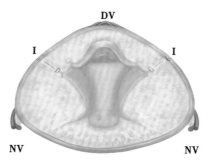

图 21-10　植入物（I）放置在背深静脉（DV）和神经血管束（NV）之间的前列腺前外侧位

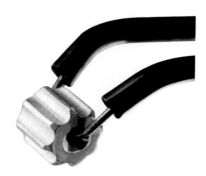

图 21-11　蒸汽电极（Courtesy of Olympus, Inc）

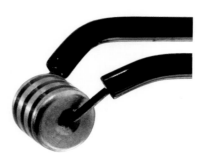

图 21-12　凹槽电极（Courtesy of Olympus, Inc）

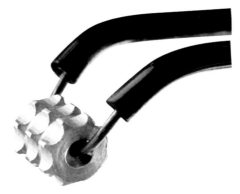

图 21-13 带有尖端的电极（Courtesy of Olympus, Inc）

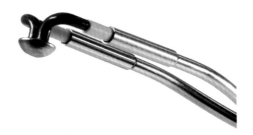

图 21-14 等离子按钮电极（Courtesy of Olympus, Inc）

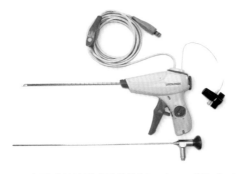

图 21-15 经尿道针消融术手持件（Courtesy of Urologix, Inc）

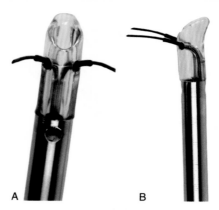

图 21-16　（A 和 B）经尿道消融针（Courtesy of Urologix, Inc）

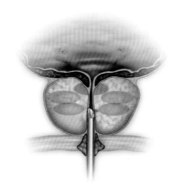

图 21-17　经尿道针消融术处理前列腺（Courtesy of Kevin T. McVary）

　　这些方法通常适用于中度症状和中小型体积前列腺（75g 及以下）的男性患者。对于较大的前列腺，通常选择行开放前列腺切除术（图 21-19~图 21-30）和机器人辅助腹腔镜前列腺切除术。最近，用钬激光钇铝石榴石（Ho: YAG）激光器进行的钬激光前列腺剜除术（HOLEP）已被作为一种可替代开放手术的微创手术治疗方案。（Ho: YAG）激光已被作为开放手术的微创替代方法。然而，HoLEP 的学习曲线是陡峭的。

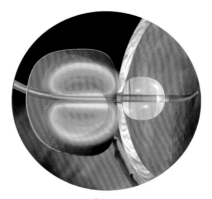

图 21-18 经尿道微波热疗导管治疗前列腺移形带（Courtesy of Kevin T. McVary）

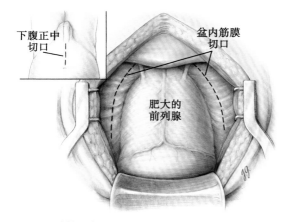

图 21-19 耻骨后前列腺切除术。打开 Retzius 间隙，游离前列腺周围脂肪组织，显露背深静脉复合体的浅表分支。从背静脉复合体的浅表分支中分离出前列腺周围脂肪组织。从两侧切开盆内筋膜（虚线），并从两侧切断耻骨前列腺韧带（© Brady Urological Institute）

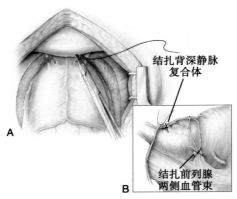

图 21-20　耻骨后单纯前列腺切除术。(A)在前列腺尖部的尿道和背深静脉复合体之间的无血管平面上,用一根一英寸圆形锥形针和 2-0 铬线进行缝合。抓住缝线,并继续绕背深静脉复合体扎。(B)使用 2-0 铬缝线的 CTX 针,在精囊上方的前列腺与精囊的连接处进行 8 字缝合以控制前列腺的主要动脉血液供应。当进行该缝合时,必须仔细操作,避免伤及前列腺后方和外侧的神经管束(© Brady Urological Institute)

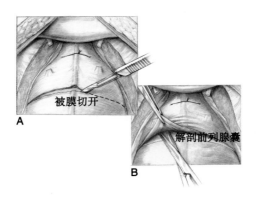

图 21-21　耻骨后前列腺切除术。(A)在近端和远端结扎背深静脉复合体浅支后,用长柄上的第使用 15 号刀片横向切开前列腺包膜。(B)使用 Metzenbaum 剪刀去辅助显露前列腺和前列腺假包膜之间的平面(© Brady Urological Institute)

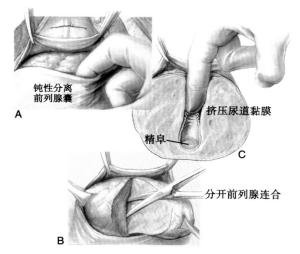

图 21-22　耻骨后前列腺切除术。(A)用示指钝性分离,从外侧和后方游离前列腺。(B)用 Metzenbaum 剪刀分割前连合,以显示尿道和精阜。(C)然后用示指在精阜的水平上划破尿道黏膜。在这最后一个步骤中,要特别注意不要损伤外括约肌机制(© Brady Urological Institute)

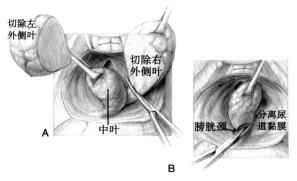

图 21-23　耻骨后前列腺切除术。(A)切除前列腺左侧叶后,借助拉钩和 Metzenbaum 剪刀切除右外侧叶。(B)最后,在直视下移除中叶(© Brady Urological Institute)

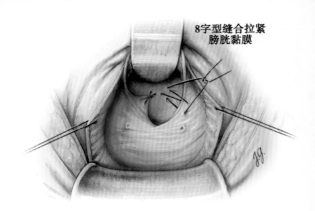

图 21-24　开放性单纯前列腺切除术中止血方法。在切除整个前列腺后，使用 0- 铬线进行 8 字缝合，将膀胱黏膜推进至前列腺和精囊连接处的前列腺窝的 5 点和 7 点位置，以确保前列腺的主要动脉血液供应（© Brady Urological Institute）

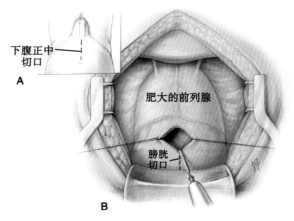

图 21-25　耻骨上前列腺切除术。（A）从脐到耻骨联合作下腹正中切口。（B）在显露膀胱前间隙后，用电刀做一个小的纵向的膀胱切口（© Brady Urological Institute）

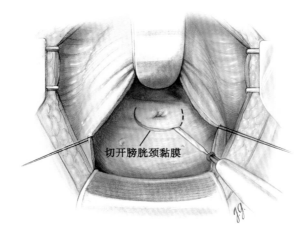

图 21-26 耻骨上前列腺切除术。在充分暴露膀胱颈部的情况下，使用电刀在远离膀胱三角区处环形切开膀胱黏膜（© Brady Urological Institute）

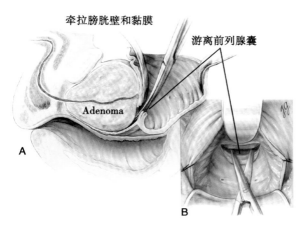

图 21-27 耻骨上前列腺切除术。（A）从膀胱颈后方开始，用 Metzenbaum 剪刀显露前列腺与前列腺假包膜之间的平面（侧面图）。（B）相同操作的前视图

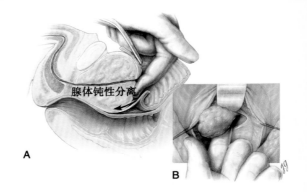

图 21-28 耻骨上单纯前列腺切除术。(A)用示指从前列腺窝摘除前列腺腺体(侧位片)。(B)相同操作的前视图。前列腺腺体极大时,应分别切除左叶、右叶和中叶(© Brady Urological Institute)

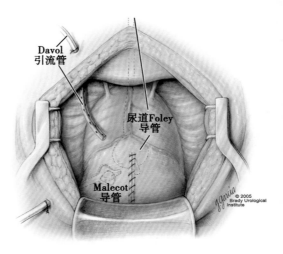

图 21-29 耻骨上单纯前列腺切除术中的关闭缝合。在放置导尿管和 Malecot 耻骨上引流管后,使用 2-0Vicryl 缝线将膀胱切口连续缝合,然后通过多个单纯的 3-0Vicryl 缝合加固。在膀胱一侧放置闭合 Davol 吸引引流管,并通过单独的穿刺切口引出(© Brady Urological Institute)

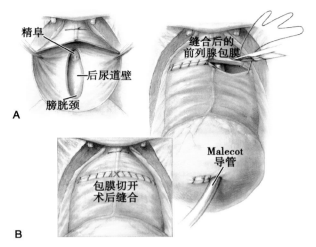

图 21-30 耻骨后单纯前列腺切除术中的闭合。（A）前列腺腺瘤剜除术后前列腺窝和后尿道的视图。注意精阜和后尿道保持完整。（B）放置导尿管后，如有需要，放置 Malecot 耻骨上引流管，用两根 2-0 胶体缝线连续缝合膀胱横向切口。这两根缝线先分别打结，然后穿过中线相互打结，以实现前列腺假包膜的严密闭合（© Brady Urological Institute）

表 21-2 列出了常用的 MIST 和单纯前列腺切除术及一些相关评论。

表 21-2 治疗中度至重度下尿路症状的微创和手术选择

技术	内容	证据等级
• TURP（单极）	• 需要非离子冲洗液（甘氨酸或山梨醇） • 经尿道电切综合征严重风险（框 21-1）：高渗性稀释性高钠血症 • BNC，2% • 尿道狭窄，4% • 全身麻醉 • LOS，0~2 天 • 插管，1~3 天 • 逆行射精，70% • ED 不常见 • 尿失禁，0~5% • AUR，5%~7%	B
TURP（双极）	• 可使用生理盐水进行冲洗 • 一般而言，并发症发生率略低；目前是首选方法	B
前列腺段尿道悬扩术 （PUL）-Urolift	• 手持器械从膀胱镜进入，经前列腺植入缝线，通过压迫前列腺从物理上打开前列腺尿道 • 将 ED 和射精功能障碍的影响降至最低 • 最小化学习曲线	C
对流射频（RF）REZUM	• 经尿道水蒸气化注射（>100℃） • 并发症最少	C

续表

技术	内容	证据等级
经尿道前列腺电汽化术：Vaportrode	• 当前的前列腺组织汽化术 • 单极和双极 • 自21世纪初以来没有常规进行 • 与TURP相似的并发症	B
经尿道微波热疗（TUMT）	• 经尿道前列腺组织热消融（>65℃）（微波） • 局部麻醉下可耐受 • 保留率大于TURP • BNC, 2% • 尿失禁, 2% • 尿潴留, 12% • UTI, 13% • ED, 5% • 射精功能障碍, 40%	C
经尿道针刺消融术（TUNA）	• 局部麻醉下耐受 • 3~7天导尿 • 复治疗率>TRUP • 刺激性排尿症状, 7%~25% • UTI, 14% • ED, 6% • 射精功能障碍, 54%	专家共识不推荐

续表

技术	内容	证据等级
经尿道前列腺切开术(TUIP)	• 对于较小(<50g)的前列腺更好 • "高骑跨"膀胱颈 • 前列腺较小时 IPSS 评分较高 • 并发症发生率 <TURP	B
激光:holmium: YAG(HOLEP)	• 激光前列腺汽化术 • 激光安全性重要 • 大腺体剜除术 • 需要 morcillation • 较长的学习曲线 • 输血率 <2% • 尿失禁 <1% • BNC, 0~3% • 射精功能障碍 70%~80%	B
激光:KTP, LBO(GREENLI-GHT),Nd:YAG, VLAP,PVP	• 止血效果优于 HOLEP 和 TURP • 可用于使用抗凝剂的患者 • 极轻度或无经尿道电切综合征 • 刺激性排尿症状(0~30%) • UTI, 1%~2%;附睾炎,5% • 长期 ED 最少	B

续表

技术	内容	证据等级
激光:铥	• 连续,与脉冲激光相反	B
水刀(Aquabeam™):水分离	• 机器人控制手柄 • 高速盐水喷射 • 需要全身麻醉	C
前列腺栓塞	• 前列腺动脉选择性栓塞 • 酒精或微球 • 并发症:疼痛或发热,0~20% • 具有技术挑战性 • 由介入放射学进行	专家共识
单纯前列腺切除术:开放、腹腔镜、机器人	• 较大(75g)前列腺的选择 • 全身麻醉 • 插管,3~7天 • LOS,1-3天 • ED,3%~5% • 射精功能障碍,90% • BNC,2%~5%	C

证据强度等级:A,高;B,中等;C,低。

AUR,急性尿潴留;BNC,膀胱颈挛缩;ED,勃起功能障碍;HOLEP,钬激光前列腺剜除术;LOS,住院时间;UTI,尿路感染。

参见 https://www.auanet.org/guidelines/benign-prostatic-hyperplasia-(bph)-guideline。

框 21-1　经尿道电切综合征	
• 高渗性液体吸收 • 使用非离子冲洗液（甘氨酸或山梨醇） • 低钠血症（<120mmol/L） • **症状** 　• EKG 变化 　• 疲乏 　• 呕吐 　• 意识模糊 　• 视觉变化 　• 昏迷	• **诊断** 　• 格拉斯哥昏迷量表评分 　• 测量钠和钾（STAT） • **治疗** 　• 支持性 　• 监测床 　• 氧气：高流量 　• 静脉高渗（3%）盐水，<100ml/h 　• 利尿剂 　• 使 Na 每小时升高 1mmol/L

预后

　　经过较长的病程，有时数月至数年，BPH/LUTS 的症状经常加重，需要加用或调整药物、MIST 或更侵入性的外科手术来改善。应告知患者进展的可能性、与 BPH 相关的 LUTS 自然史和可提供的治疗选择。定期诊室访视（6~12 个月）有助于监测疾病进展和是否需要改变治疗。

（洪鹏、李新、张展奕、殷昊明、张树栋　译　张树栋　校）

推荐读物

Abrams P, Cardozo L, Fall M, et al. The standardization of terminology in lower urinary tract function: report from the standardization sub-committee of the International Continence Society. *Urology* 2003;61(1):37-49.

American Urological Association. Guideline: management of benign prostatic hypertrophy (BPH). 2010. http://www.auanet.org/guidelines/benign-prostatichyperplasia

Cornu JN, Ahyai S, Bachmann A, et al. A systematic review and meta-analysis of functional outcomes and complications following transurethral procedures for lower urinary tract symptoms resulting from benign prostatic obstruction: an update. *Eur Urol* 2015;67(6):1066-1096.

Foster HE, Barry MJ, Dahm P, et al. Surgical management of lower urinary tract symptoms attributed to benign prostatic hyperplasia: AUA guideline.

Issa MM. Technological advances in transurethral resection of the prostate: bipolar versus monopolar TURP. *J Endourol* 2008;22(8):1587-1595.

Kim EH, Larson JA, Andriole GL, et al. Management of benign prostatic hypertrophy. *Annu Rev Med* 2016;67:137-151.

Sotelo R, Clavijo R, Carmona O, et al. Robotic simple prostatectomy. *J Urol* 2008;179(2):513-515.

第 22 章
前列腺癌

Samuel Washington Iii, Alan W. Partin And Kirsten L. Greene

Campbell-Walsh-Wein Urology 第 12 版作者

Samuel L. Washington Iii, Andrew J. Stephenson, Robert Abouassaly, Eric A. Klein, Simpa S. Salami, Ganesh S. Palapattu, Alan W. Partin, Todd M. Morgan, Edouard J. Trabulsi, Ethan J. Halpern, Leonard G. Gomella, Onathan I. Epstein, Stacy Loeb, James A. Eastham, Samir S. Taneja, Marc A. Bjurlin, Laurence Klotz, Edward M. Schaeffer, Herbert Lepor, Li-Ming Su, Brandon J. Otto, Anthony J. Costello, Ryan Phillips, Sarah Hazell, Daniel Y. Song, Kae Jack Tay, Thomas J. Polascik, Maxwell V. Meng, Peter R. Carroll, Eugene K. Lee, J. Brantley Thrasher, Scott Eggener, Emmanuel S. Antonarakis, and Michael A. Carducci

前列腺癌的发病率与死亡率

- 前列腺癌是美国男性中最常见的非皮肤类恶性肿瘤：每年新发约 191 930 例
- 美国死亡率第二位的恶性肿瘤：每年约 33 330 例
- 全球范围内，发病率位列第二，死亡率位列第五
- 年龄标准化的年发病率：104.1/100 000 每年

前列腺癌的种族差异

- 在美国，非洲裔男性的前列腺癌发病率相比于白人高出 76%，前列腺癌特异性死亡率高出 60%

- 其他种族的前列腺癌发病率低于非洲裔和白人（表 22-1）

表 22-1　2009–2013 年美国不同种族人口的前列腺癌
发病率与死亡率

	发病率	死亡率 [a]
白人	114.8	18.7
非洲裔	198.4	42.8
西班牙裔 / 拉丁裔	104.9	16.5
亚裔及太平洋岛民	63.5	8.8
印第安及阿拉斯加原住民	85.1	19.4

[a] 每 100 000 人，根据 2000 年美国标准人口进行年龄调整后。

- 在考虑到人口统计学、肿瘤特征以及社会经济学的因素并进行调整之后，不同种族人口之间治疗模式的差异可能是导致其肿瘤特异性死亡率相差近一半（48%）的主要原因

关于前列腺癌筛查的争议以及发病率和死亡率

- 美国泌尿外科协会（AUA）推荐：对于预期寿命在 10 年以上的、有主观意愿的 55 岁至 69 岁的男性，建议进行前列腺癌筛查
- 推荐由本人与医生共同决定是否接受前列腺癌筛查
- 筛查手段为前列腺特异性抗原（PSA）检测和直肠指诊
- PSA 数值可受多种因素影响：年龄、前列腺体积、感染 / 炎症、用药史（如 5-α 还原酶抑制剂）、近期接受的泌尿系检查以及针对前列腺的相关治疗

临床试验

美国前列腺癌、肺癌、结肠癌、卵巢癌筛查队列研究（PLCO 研究）结果显示，在中位随访 15 年后，筛查组与对照组的前列腺癌特异性死亡率无显著性差异。考虑在美国前列腺癌筛查的普及性，在该研究的对照组人群中约 90% 的男性接受过至少一次的 PSA 检测，所以 PLCO 研究被认为了像是比较以人群为基础的组织性筛查与机会性筛查的效果对比。

在欧洲前列腺癌筛查随机对照试验（ERSPC 研究）中，在中位随访 13 年后，与不进行筛查的对照组相比，试验

组在进行每 4 年一次的 PSA 筛查后,前列腺癌发病率提高了 57%(95%CI=51%~62%),前列腺癌特异性死亡率下降了 21% [95%CI=9%~31%,死亡 4.3 例/(10 000 人·年)vs 5.4 例/(10 000 人·年)]。

在 PLCO 研究和 ERSPC 研究公布结果后不久,美国预防服务工作组织(USPSTF)便于 2012 年提出不建议进行常规 PSA 筛查,但随后在 2017 年 4 个月又进行了部分修改,对 55~69 岁的符合条件的男性进行前列腺癌筛查给予了等级 C 的推荐,但对于大于等于 70 岁的男性进行前列腺癌筛查仍然维持等级 D 的推荐(不建议进行)。推荐意见修改的原因可能是有部分预测模型研究指出,对 PSA 筛查的否定性意见导致美国近几年 46%~57% 的转移性前列腺癌病例的增加,并导致前列腺癌特异性死亡率增加约 20%。

危险因素与预防措施

- 家族史 - 家族内患前列腺癌的人数、亲属关系与亲属的发病年龄与前列腺癌的发病风险具有相关性(表 22-2)。

表 22-2　家族史与前列腺癌发病风险

家族史	相关风险比	95%CI
父亲在任何年龄患病	2.35	2.02~2.72
兄弟在任何年龄患病	3.14	2.37~4.15
一级亲属在任何年龄患病	2.48	2.25~2.74
一级亲属在 65 岁之前患病	2.87	2.21~3.74
一级亲属在 65 岁之后患病	1.92	1.49~2.47
二级亲属在任何年龄患病	2.52	0.99~6.46
两位或以上一级亲属在任何年龄患病	4.39	2.61~7.39

- *BRCA* 基因相关性癌症 -*BRCA* 基因突变(尤其是*BRCA2* 基因)人群更可能罹患高级别、局部晚期或转移性前列腺癌,且癌症特异性生存期和前列腺癌术后无转移生存期更短。
- 饮食 - 目前尚无证据表明脂肪类饮食摄入与前列腺癌的发病存在相关性。

- 肥胖 - 肥胖与前列腺癌患者治疗生化复发率升高相关,体重指数(BMI)每升高 5kg/m²,前列腺癌特异性死亡率变增加 15%~20%。

- 硒与维生素 E 预防试验(SELECT 研究)-SELECT 研究是一项随机、安慰剂对照、人群为基础的化学预防临床试验旨在探索单独补充硒或维生素 E 或联合应用能否预防前列腺癌的发生,结果显示单独应用或联合应用均未能显示出对于前列腺癌的预防效果。

- 非那雄胺 - 前列腺癌预防试验(PCPT 研究)结果显示相比于安慰剂组,试验组口服非那雄胺可显著减少 25% 的前列腺癌发病率(24.4% vs 18.4%),且在各亚组中均表现一致(年龄、种族、家族史、PSA 水平)。但是,试验组中经穿刺诊断 Gleason 评分 7~10 分的病例[280 例(37%)]显著高于对照组[237 例(22%)],特别是 Gleason 评分 8~10 分的差异更为明显。在该研究的二次分析中,经过对前列腺癌诊断时非那雄胺的影响调整后,对照组的前列腺癌发病率约为 21.1%,而非那雄胺试验组的发病率约为 14.7%,总体癌症发病风险下降了 30%(*HR* = 0.70;95%*CI* = 0.64~0.76),高级别前列腺癌发病风险增加了 14%(无统计学意义)。考虑到对照组中穿刺诊断为 Gleason 评分 2~6 分的患者在接受前列腺癌根治手术可能出现的病理升级至 Gleason 评分 7~10 分,研究者估算的非那雄胺组实际高级别前列腺癌发病率约为 6%,对照组约为 8.2%,提示非那雄胺可以减少 27% 的实际高级别前列腺癌发病(*HR* = 0.73;95%*CI* = 0.56~0.96)。

- 度他雄胺预防前列腺癌临床试验(REDUCE 研究)-REDUCE 研究是一项随机、安慰剂对照的化学预防临床试验,中位随访 4 年后,结果显示与安慰剂组相比,度他雄胺可以减少 23% 的前列腺癌发病风险。

前列腺癌生物标志物

- PSA 及各亚型 - 包含游离 PSA、PSA 前体、人激肽释放酶、mRNA 以及 TMPRSS2 : *ERG* 融合基因等的各种血、尿检测产品检测可在前列腺穿刺前提供一定的预测和诊断价值(图 22-1~ 图 22-4)。

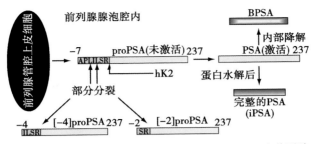

图 22-1 proPSA 的不同切割与激活过程。proPSA 由前列腺上皮细胞合成释放,并连接一组共 7 个氨基酸组成的前导序列。hK2 可以对前导氨基酸进行切割后激活 PSA。激活的 PSA 可经过蛋白水解后形成 iPSA 或发生内源性降解后形成 BPSA。对含有 7 个氨基酸的前导序列进行部分切割可形成不同形式的 proPSA [如(-2)pPSA 或(-4)pPSA]

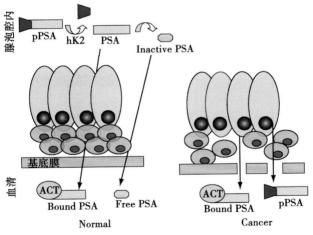

图 22-2 前列腺特异性抗原(PSA)在正常组织与癌症组织中的合成过程。ProPSA 被上皮细胞分泌至腺泡管腔中,包含 7 个氨基酸的前导序列被 hK2 裂解后形成激活的 PSA。部分激活的 PSA 弥散至血清中,与类似于抗凝乳蛋白酶(ACT)的蛋白酶相结合。管腔内的活性 PSA 经过蛋白水解后形成 iPSA 可以进入血液循环中,以游离 PSA 的状态存在。在前列腺癌中,组织结构的破坏可以导致血清中结合 PSA 和 proPSA 的浓度上升

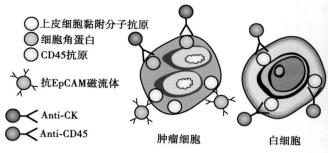

图 22-3　循环肿瘤细胞系统检索系统。CD45,CD 代表分化簇,最初被称为白细胞共同抗原。抗 EpCAM 磁流体捕获肿瘤细胞后,可被细胞角蛋白阳性和 CD45 阴性所标记验证。CK:细胞角蛋白;EpCam:上皮细胞黏附分子

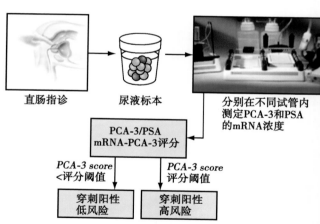

图 22-4　PCA3 试验流程。经过直肠指诊后,取受试者的尿液标本。通过 RT-PCR 的方法测定 PCA3 和 PSA 的 mRNA 浓度,并通过计算 PCA3/PSA 得到 PCA3 评分,从而评估受试者进行前列腺穿刺获得阳性结果的可能性。(文献来源:Groskopf J, Aubin SM, Deras IL, et al. APTIMA PCA3molecular urine test: development of amethod to aid in the diagnosis of prostate cancer. Clin Chem, 2006; 52:1089-1095)

- PSA 密度(定义为 PSA 与前列腺腺体体积的比值)可以预测监测期间穿刺的重新分类。

基因学

- 最常见的基因改变 - 雄激素的融合调节启动子,包括 *ERG* 基因和 ETS 家族基因转录因子,占全部病例的 53%。
- *ERG* 融合基因突变的患者中存在 PTEN 缺失,这类患者通常具有 SPOP 突变(约占全部病例的 10%)。
- 最常见的融合基因突变——*TMPRSS2* 或其他启动基因(*SLC45A3* 和 *NDRG*)和 *EGR* 基因(*ETS* 相关基因)融合,可见于 50%~60% 的患者。
- 关于存在 *TMPRSS2* :*ERG* 融合基因是否影响患者预后目前结论尚不明确。

前列腺穿刺

美国泌尿外科协会(AUA)等组织推荐对于 55~69 岁男性可以与医生共同决定是否进行以 PSA 为基础的前列腺癌筛查,通常认为在这个年龄段接受筛查可能是益大于弊的。大多数学术组织越来越建议依据一些风险评估方法以及 PSA 的变化趋势来决定是否进行穿刺。NCCN 指南推荐可以选择性地应用生物标志物进行风险评估,如 PSA 衍生物、组织间质甲基化评估产品(Confirm MDx)、尿液 *ERG* 基因检测(MiPS, ExoDx)以及尿液 PCA3 检测产品用于评估是否进行经直肠前列腺穿刺活检。

- 前列腺活检的禁忌证包括严重的凝血功能障碍,严重的免疫抑制以及急性前列腺炎。
- 预防性应用抗生素建议根据当地抗生素耐药情况来选择。可参考最新的 AUA 抗生素预防指南细则。
- 大于 12 针的系统穿刺活检可以覆盖尖部至基底部各个位置的腺体,可以最大限度地提高癌症检出率、避免重复穿刺,同时降低非临床显著意义前列腺癌的检出。
- 少于 12 针的系统穿刺可能会造成取样不充分。

前列腺穿刺的风险及并发症

- 出血是前列腺穿刺后最常见的并发症,血尿、便血和血精都有可能出现。

- 穿刺后尿潴留较为罕见。
- 穿刺后的感染性膀胱炎和睾丸炎导致的脓毒血症是最严重的穿刺后不良反应,预防性应用抗生素、早期识别感染并进行积极治疗是非常重要的。
- AUA 有关于前列腺穿刺并发症预防与治疗的白皮书提供了各种并发症的详细发生率(图 22-5)。

感染			5%~7%
	住院		1%~3%
出血			
	血尿		50%
		需要干预性治疗	<1%
	直肠出血		30%
		需要干预性治疗	2.5%
	血精症		50%
		延长(> 4周)	30%
其他			
	下尿路刺激症状	一过性的　(~1month)	6%~25%
	尿潴留		0.2%~2.6%
	勃起功能障碍	一过性的　(~1month)	<1%

图 22-5　AUA 白皮书:前列腺穿刺术后并发症的预防与治疗更新。https://www.auanet.org/guidelines/prostate-needle-biopsy-complications

病理学

分期

　　前列腺癌临床分期主要参考治疗前的各项指标,用于预测疾病的程度,评估预后并制订适合的治疗方案(图 22-6)。临床分期主要参考治疗前的各项指标(如直肠指诊、PSA、穿刺阳性针数以及影像学发现),而病理分期则是由前列腺根治性切除术后,根据对前列腺腺体、精囊腺以及盆腔淋巴结(如进行盆腔淋巴结清扫)的组织学分析得出的。

分散的形态相对正常的腺体(Gleason评分3分)

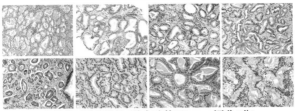

筛状的, 不成形的, 融合腺体(Gleason评分4分)

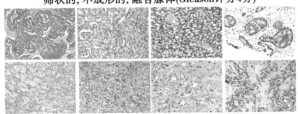

片状的、绳状的、成单细胞的、实性巢状的、坏死(Gleason评分5分)

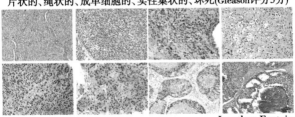

Jonathan Epstein

图22-6　Gleason评分系统与组织学形态相关。从左至右：第一行：排列紧密，大小均匀的大腺体；大小和形状各异的大腺体，部分腺体存在内部折叠；统一的、中等大小的腺体；以及大小不一的腺体。第二行：在形态正常的小腺体之间可见散在切线、切面状腺体；在开放腺腔中，形态正常的腺体之间可见散在切线、切面状腺体；紧密连接的离散样腺体；以及分支腺体。第三行：在形态正常的腺体中，有大的不规则的筛状腺体；在裂隙状腺腔肿可见不规则筛状腺体，肾小球样结构和融合腺体；在小圆形的腺腔中可见不规则筛状腺体；和小圆形筛状腺体。第四行：形态不规则的腺体合并细胞核周边排列；小的形态不规则的腺体；融合的形态不规则腺体。第五行：癌组织切片：癌组织呈花丛样分布；小巢状及绳索状癌组织合并散在的清晰细胞液泡；以及散在的单个癌细胞。第六行：巢和绳索状细胞仅有模糊的腺腔结构；实性巢状癌组织；实性巢状粉刺样坏死组织；筛状腺体组织伴中心性坏死

前列腺穿刺分级

- 通过组织学结构判断患者的分级(1~5 分),并通过穿刺标本中最常见和最高的组织学分级形成 Gleason 评分。
- 通过框 22-1 来进行分级判断。

框 22-1 Gleason 评分分级定义

- 评分分级 1 级(Gleason 评分 3+3=6):仅可见散在形态规则的腺体
- 评分分级 2 级(Gleason 评分 3+4=7):主要为形态规则的腺体,包含少量形态不规则、融合的、筛状腺体
- 评分分级 3 级(Gleason 评分 4+3=7):主要为形态不规则、融合的、筛状腺体,包含少量形态规则的腺体
- 评分分级 4 级(Gleason 评分 4+4=8)
  - 形态不规则、融合的、筛状腺体
  - 或主要为形态规则的腺体和少量的形态缺失的腺体
  - 主要为形态缺失的腺体,第二位常见的是形态规则的腺体
- 评分分级 5 级(Gleason 评分 9 或 10 分):失去正常腺体形态(或伴有坏死),伴或不伴形态不规则、融合的、筛状腺体

- 当有一个结节考虑为 Gleason 评分 3+4 或 4+3,且存在少量(<5%)的 Gleason 5 分成分的情况时,记录第三位的组织学分级。

前列腺高级别上皮内瘤变

- 对于通过穿刺标本诊断的单发的前列腺高级别上皮内瘤变,如果没有其他临床指征,没有必要在一年之内进行重复穿刺。

前列腺影像学

前列腺多参数磁共振

前列腺影像报告和数据评估系统(PI-RADS)可用于对通过多参数磁共振成像(mpMRI)发现的可疑病灶进行规范化的系统评估,并估算出诊断前列腺癌的潜在风险。PI-RADS 评分是一项标准化的评分系统,并通过 1~5 分的报告形式呈现(框 22-2)。

框 22-2　PI-RADS v2 评分
• PI-RADS 1 分：非常低（患临床显著癌可能性极低）
• PI-RADS 2 分：低（患临床显著癌可能性较低）
• PI-RADS 3 分：中等（可疑患临床显著癌）
• PI-RADS 4 分：高（患临床显著癌的可能性较高）
• PI-RADS 5 分：非常高（患临床显著癌的可能性非常高）

- PRECISION 研究是一项在欧洲和北美开展的多中心临床试验，研究结果发现，相比于标准的经直肠超声引导下前列腺穿刺，MRI 靶向活检对临床显著性前列腺癌的检出率较高，而对非临床显著性前列腺癌的检出率较低。

前列腺特异性膜抗原

前列腺特异性膜抗原（PSMA）是一种叶酸水解酶，嵌入在前列腺上皮细胞的细胞膜上。^{68}Ga-PSMA-PET-CT 已作为诊断工具，被广泛用于前列腺癌初始治疗后生化复发的患者中。

转移评估

- 骨扫描被用于 cT1 且 PSA>20ng/ml，cT2 且 PSA>10ng/ml，Gleason 评分 8~10 分（分级分组 4~5），cT3 或 T4，或有临床症状的患者中进行骨转移评估。对于低危患者，常规骨扫描检查是非必要的。
- 对于高危患者，如临床分期 T3 或更高，或通过预测评估模型判断淋巴结转移风险>10% 的患者，推荐进行 CT 检查。
- ^{18}F-fluciclovine 和 PSMA-PET-CT 越来越多被用于临床进行转移灶评估。

表 22-3 为前列腺癌的危险分层和分期评估系统。

表 22-3 风险分层与分期检查

NCCN 危险分组	临床 / 病理特征	影像学检查
• 极低危	• T1c 且 • Gleason 评分≤6/ 分级分组 1 且 • PSA<10ng/ml 且 • <3 针穿刺阳性,且每一针癌占比≤50% 且 • PSA 密度<0.15ng/ml/g	• 无
• 低危	• T1-T2a 且 • Gleason 评分≤6/ 分级分组 1 且 • PSA<10ng/ml	• 无
• 中危 (预后较好)	• T2b-T2c 或 • Gleason 评分 3+4=7/ 分级分组 2 或 • PSA 10-20ng/ml 且 穿刺癌占比<50%	• 骨扫描:不推荐 • 盆腔±腹部影像学:如果预测模型提示盆腔淋巴结转移概率>10%
• 中危 (预后较差)	• T2b-T2c 或 • Gleason 评分 3+4=7/ 分级分组 2 或 Gleason 评分 4+3=7/ 分级分组 3 或 • PSA 10-20ng/ml	• 骨扫描:如果 T2 且 PSA>10ng/ml 则推荐 • 盆腔±腹部影像学:如果预测模型提示盆腔淋巴结转移概率>10%
• 高危	• T3a 或 • Gleason 评分 8/ 分级分组 4 或 Gleason 评分 4+5=9 分 / 分级分组 5 或 • PSA>20ng/ml	• 骨扫描:推荐 • 盆腔±腹部影像学:如果预测模型提示盆腔淋巴结转移概率>10%
• 极高危	• T3b-T4 或 • 主要成分的 Gleason 评分为 5 分或 • >4 针以上 Gleason 评分为 8-10 分 / 分级分组 4-5	• 骨扫描:推荐 • 盆腔±腹部影像学:如果预测模型提示盆腔淋巴结转移概率>10%

要点

前列腺癌的诊断与分期

- 可通过 PSA、直肠指诊以及其他指标(如年龄、种族、家族史)来综合评估患有前列腺癌的风险。是否存在前列腺疾病(前列腺癌、良性前列腺增生和前列腺炎)是影响血清 PSA 数值的最主要因素。
- PSA 筛查可以提高前列腺癌的检出率,筛查还可以提高新发前列腺癌患者中器官局限性疾病的比例。
- 血清 PSA 水平与穿刺诊断前列腺癌以及未来罹患前列腺癌的可能性高度相关。
- 无生化复发生存和癌症特异性生存期与肿瘤的病理分期呈负相关。
- 前列腺癌根治术后的肿瘤病理分级、切缘情况、是否有包膜侵犯、精囊腺侵犯以及盆腔淋巴结转移等情况与患者的预后相关。
- Gleason 评分系统是前列腺癌最常用的组织学分级系统。

局限期前列腺癌的管理

- 早期前列腺癌可能存在过度诊断和过度治疗的问题,需要和患者充分沟通。
- 考虑到需要探讨每位患者接受治疗的必要性以及选择合适的治疗方案,对患者的排尿情况、盆底功能及性功能需充分了解并沟通,并与患者共同决策,因为抗肿瘤治疗可能会影响患者的生活质量。
- 包含多种临床指标(年龄、PSA、Gleason 评分、临床分期、肿瘤体积等)的预测模型可以帮助对患者进行危险分层。表22-4 列出了常用的风险预测工具和量表。

表22-4　前列腺癌线上风险评估预测模型

临床阶段	名称	网址
前列腺癌风险预测	前列腺癌预防试验风险计算器	https://prostatecancerinfolink.net/risk-prevention/pcptprostate-cancer-riskcalculator/
治疗前	MSK 治疗前预测模型	https://www.mskcc.org/nomograms/prostate/pre_op
	Partin 表格	https://www.hopkinsmedicine.org/brady-urology-institute/specialties/conditions-andtreatments/prostate-cancer/fighting-prostate-cancer/partin-table.html

续表

临床阶段	名称	网址
	UCSF CAPRA 评分	https://urology.ucsf.edu/research/cancer/prostatecancer-risk-assessment-andthe-ucsf-capra-score
治疗后	MSK 治疗后预测模型	https://www.mskcc.org/nomograms/prostate/post_op

UCSF CAPRA,加利福尼亚大学,圣弗朗西斯科前列腺癌风险评估。

- 表 22-5 总结了目前指南对于前列腺癌危险分层的建议。
- **肿瘤预后**　肿瘤特异性死亡率和总死亡率是目前公认最有效的疗效评估终点,但考虑到疾病特点,可能从患者诊断到死亡需要随访较长的时间。
- 一些研究已经比较评估了放疗和根治性前列腺切除术在局限性前列腺癌的有效性,如 SPCG-4、PIVOT 和 ProtecT 试验(图 22-7)。

表 22-5 各国际指南治疗推荐

学术组织	对低危前列腺癌的治疗推荐	对中危前列腺癌的治疗推荐	对 AS 期间的检查推荐	对其他检查的推荐
ASCO (Schroder 等, 2014)	推荐 AS	积极治疗 对部分患者可选择 AS	PSA：每 3 ～ 6 个月 DRE：每年一次 确诊后 6 ～ 12 个月内进行系统穿刺，随后每 3 ～ 5 年进行穿刺	其他检查仍需进一步探索
NCCN (Tsodikov 等, 2018)	极低危：推荐 AS 低危：所有治疗方案均可选择	积极治疗 对部分患者可选择 AS	PSA：每 3 ～ 6 个月 穿刺：至少每年一次	考虑对可疑侵袭性肿瘤或系统穿刺阴性但 PSA 进展的患者进行 MRI 检查
AUA (Andriole 等, 2009；Wit 等 2012)	极低危：推荐 AS 低危：推荐 AS。对存在高危进展风险的患者可以推荐根治性治疗	积极治疗 对部分患者可选择 AS	最初 2 年内常规进行 PSA、DRE 和前列腺穿刺	需要进行准确的疾病分期，包括系统穿刺和超声或 MRI 靶向穿刺 考虑在 AS 期间进行 MRI 检查
NICE (Andriole 等, 2012)	推荐 AS	如疾病进展进行根治性治疗	PSA：每 3 ～ 4 个月，监测数值变化 DRE：每年一次 确诊后 6 ～ 12 个月内进行系统穿刺，随后每 3 ～ 5 年进行穿刺	在 AS 开始时进行 MRI 检查

AS，主动监测；ASCO，美国临床肿瘤学会；AUA，美国泌尿外科协会；DRE，直肠指诊；MRI，磁共振；NCCN，美国国立综合癌症网络；NICE，英国国家健康与卓越护理研究所；PSA，前列腺特异性抗原。

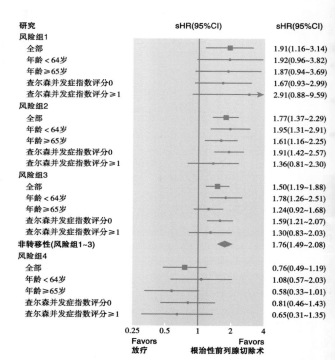

图 22-7　森林图描述放疗与根治性前列腺切除术癌症特异性死亡率的倾向评分调整亚分布风险比（sHR），按风险组分层，并按年龄和查尔森并发症指数评分分层（摘自 Sooriakumaran P, Nyberg T, Akre O, et al. Comparative effectiveness of radical prostatectomy and radiotherapy in prostate cancer: observationalstudy of mortality outcomes. BMJ 2014; 348 : g1502）

前列腺癌的主动监测

主动监测作为一种安全和有效的策略，广泛应用于低风险前列腺癌患者。

主动监测被许多国家组织推荐为多数低危前列腺癌患者

的初始治疗手段,包括美国泌尿外科协会(AUA)和美国临床肿瘤学会(ASCO)。主动监测的重要意义在于减少伴随筛查和早期诊断所带来的过度治疗问题。

- 长期主动监测队列研究显示:15 年前列腺癌死亡率在 0.5%~5% 之间。
- 约 25% 的患者在 5 年内接受治愈性治疗,约 40% 的患者在 10 年内接受治愈性治疗。
- 北美最大规模试验中的主动监测方案见表 22-6。

表 22-6 主动监测的选择标准

	临床分期	PSA 水平	活检后的 GLEASON 评分	PSA 密度	阳性穿刺针数
多伦多大学 (Schroder 等, 2014)	T1c/T2a	≤10~15ng/ml	≤3+3=6	未包括	未包括
欧洲多中心研究(PIRAS) (Tsodikov 等, 2018)	T1c/T2a	≤10ng/ml	≤3+3=6	≤0.2ng/(ml·cm) (Wilt 等, 2012)	2
约翰霍普金斯大学(Wilt 等, 2012)	T1c	未包括	≤3+3=6	≤0.15ng/(ml·cm) (Wilt 等, 2012)	2
卡纳里协会 (Andriole 等, 2009)	T1/T2	任何	≤7	任何	任何

- 主动监测的安全性和有效性取决于初步诊断和风险评估的准确性,并且患者不存在隐匿的高风险疾病。
- 定期 PSA 检测(至少每 6 个月一次),MRI 或经直肠超声检查(TRUS),必要时进行重复活检穿刺。

必须充分告知患者主动监测本身的风险和益处,这需要和观察等待策略仔细区分,观察等待策略是尽可能避免治疗,直到疾病进展才采取姑息治疗进行干预。

要点

主动监测

- 采用主动监测的新确诊患者应该在 1 年内对前列腺采样不足的区域行确认性前列腺活检。
- 在此之后,他们应每 6 个月进行一次 PSA 检查,并定期重复活检(每 3~5 年进行一次)。
- 对于极低风险的男性,MRI 和靶向穿刺可以取代系统活检。由于 MRI 的 NPV 是潜在的风险因素,对于高风险患者仍然需要进行系统活检。
- 在保守治疗的低风险前列腺癌中,报告的癌症死亡被认为是由诊断活检中所遗漏的高级别癌引起。
- 在三项比较根治性治疗和保守治疗的随机研究中,针对低风险组的根治性治疗几乎没有获益。
- 10 个前瞻性主动监测系列研究证实了初始保守治疗的前列腺癌转移率和死亡率都非常低。根据标准不同,疾病 15 年特异性死亡率在 0.5%~5% 之间。
- 大约 25% 的患者被重新定义为更高风险组,并在 5 年内接受治愈性治疗。这个数据在所有队列研究中是相似的。
- 分级错误(25%~30% 的病例)比 Gleason 3 分进展至 4 或 5 分的真实生物学进展(每年 1%~2.3%)更常见。
- 高级别癌症共存的风险因素包括 PSA 密度(>0.15)、种族(非洲裔美国人)和活检时肿瘤组织的体积(阳性针数比例、每针涉及肿瘤的百分比)。

前列腺癌的外科治疗

- 机器人辅助腹腔镜前列腺根治性切除术已成为美国最常见的手术方式。
- 术中需要考虑的因素包括:分离显露出耻骨后间隙,结扎背静脉复合体(DVC),识别和切断膀胱颈,剥离精囊,控制前列腺血管束,保护神经血管束,解剖前列腺尖时注意保留尽可能长的尿道。
- 盆腔淋巴结切除范围及其诊断和治疗价值仍存在争议,但可以根据癌症风险分层进行具体调整。
- 术后并发症包括神经损伤、出血、直肠损伤、输尿管损伤、转为开放手术、尿漏、膀胱颈挛缩。如果进行盆腔淋巴结切除术,那么潜在的并发症包括淋巴囊肿形成、深静脉血栓形成、下肢水肿、闭孔神经损伤和输尿管损伤。

治疗、并发症及预后

- 虽然尿失禁很常见,但大多数会在一年内恢复。

- 勃起功能障碍需要 2~3 年时间的恢复,治疗方式包括 PDE5 抑制剂、海绵体内注射、真空勃起装置和阴茎假体植入。
- 此外还可能出现阴茎缩短、逆行射精、不孕症和更年期症状。

前列腺癌的放疗

调强放疗

调强放疗(IMRT)采用更复杂的动态光束形状,其中辐射 强度在光束上变化,以便更好地控制剂量的空间变化,并可以 产生更大范围的剂量梯度,特别是当肿瘤组织外形复杂、凸凹 不平时,可以减少正常组织的照射。

外放疗

分割治疗的理念是,当辐射剂量被分成许多小剂量时,可 以在损伤较少正常组织的情况下实现肿瘤控制。此外,晚期反 应的正常组织通常比早期反应的组织(如肿瘤)对剂量增加更 敏感。外放疗通常采用每日 1.8~2.0Gy 剂量照射。

立体定向放疗

中等低分割辐射剂量为每天 2.4~4Gy,超低分割(或极低 分割)剂量为每次 6~10Gy。

重离子束和质子束疗法

没有随机临床试验直接对比质子治疗和 IMRT 治疗前列 腺癌的疗效。

近距离放疗

前列腺近距离放疗可以使用低剂量(LDR)(永久粒子置入) 或高剂量(HDR)(临时导管)方法进行。粒子置入后的放射性 剂量测定对于评价置入质量很重要。近距离放疗联合 EBRT 治疗不适用于低风险患者,但有数据表明其在高危患者中有控 制效果。

既往存在梗阻性尿路病变(IPSS>20 或 Qmax<10ml/s)

为近距离放疗的相对禁忌证。

放疗联合雄激素剥夺治疗

随机对照试验表明,与单纯标准剂量放疗相比,放疗联合雄激素剥夺治疗对中高危患者的疗效更有优势。对于局部进展或高危患者,28~36 个月的雄激素剥夺治疗在降低前列腺癌死亡风险方面优于 4~6 个月的雄激素剥夺治疗。

治疗、并发症和预后

- 放疗(RT)后的直肠出血大多数症状轻微,呈自限性,也可应用栓剂或灌肠剂治疗。
- 最近有学者提出保护直肠的方法,如注射水凝胶等可以降低放射性直肠炎的风险。
- 尿失禁在 EBRT 或近距离放疗后并不常见。
- PDE-5 抑制剂通常对放疗后勃起功能障碍的患者有效。

放疗后的随访

PSA 最低值是预后的一个重要预测因子,但目前没有界定治愈的最低阈值。三个因素可能影响 PSA 谷值:残留的良性前列腺上皮、残留的局部前列腺癌细胞和亚临床微转移。达到 PSA 谷值的时间越长、绝对最低点越低,仅有良性前列腺上皮存在的可能性越大。

PSA 最低值后倍增时间也与失败的类型相关,远处复发的患者 PSA 倍增时间较短,为 3~6 个月,而局部复发的倍增时间为 1 年或更长时间。

前列腺癌的局灶治疗

局灶治疗的目标是只治疗前列腺内影响患者生存或生活质量的癌症病灶,同时保留周围的组织和结构,保留患者的性功能和泌尿系统功能。消融方式包括冷冻疗法、高强度聚焦超声(HIFU)和近距离放疗等。

- 在前列腺局灶治疗后,PSA 作为传统的生物学标志物可能并不适合评价疗效,其水平可能受到继续生长的残留前列腺上皮数量的影响。

- 建议使用 MRI 和前列腺活检来评估治疗(内野)区域和未治疗(外野)区域。

　　前列腺癌生化复发

- 美国泌尿外科协会(AUA)指南专家组最终确定 PSA 生化复发阈值为 0.2ng/ml,且应连续两次 PSA 检查验证。
- 并不是所有术后可检测到 PSA 数值的患者都注定会出现临床进展(即转移性疾病),需要二线治疗或死于前列腺癌。
- 部分患者术后 PSA 水平稳定且不再上升。
- 在中位随访 9.4 年后,50% 的患者不会出现临床进展,列线图可以帮助评估前列腺切除术后生化复发的风险,同时也可用于患者咨询(图 22-8)。

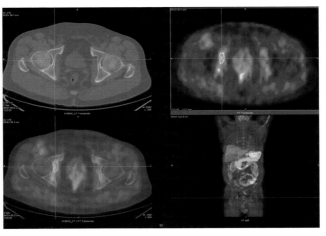

图 22-8　^{11}C 醋酸正电子发射断层扫描在前列腺癌生化复发监测中的应用

　生化复发的表现

　　辨别患者的局部复发对于启动早期挽救性治疗至关重要,可以尽可能减少这些患者一旦出现远处转移时的沉重负担。

- CT 和骨扫描仍然是标准检查方法。
- 新型 PET 影像(fluciclovine 和 PSMA)在前列腺癌复发检测中显影较好,然而,目前因为成本较高,限制了其在极低水平 PSA 患者中的应用。
- 与 PET/CT 相比,mpMRI 在识别局部复发方面表现更好,特别是在低水平生化复发时。

根治性前列腺切除术后的放疗

对于根治性前列腺切除术后 PSA 复发的患者,挽救性放疗仍然是避免疾病进展的最佳治疗手段。

根治性放疗后 PSA 复发

- 多变量分析表明,Phoenix 定义即 PSA 值高于放疗后最低点 2ng/ml 时被定义为放疗后生化复发,它是远处转移、癌症特异性死亡率和总体死亡率的重要预测因子。
- 放疗后活检 - 目的是确定是否存在局部肿瘤残留或复发,并确定残留肿瘤的分级。

挽救性前列腺根治切除术

- 选择进行挽救性前列腺根治切除术的患者,需经活检证实存在放疗后局部复发的前列腺腺癌,预期寿命至少 10 年,影像检查未见转移,同时 PSA 水平低于 10ng/ml。
- 实施挽救性前列腺根治切除术对比早期局限性前列腺癌接受机器人辅助腹腔镜前列腺根治切除术(RALRP)相比,术后尿失禁、勃起功能障碍和直肠损伤的发生率更高。

挽救性冷冻疗法

最适合冷冻疗法的患者是经活检证实放疗后局部复发的患者,其具有足够的癌症特异性疗效和可控的并发症发生率。

挽救性近距离放疗

应用现代技术开展高剂量近距离放疗,不仅改善了肿瘤控制效果,而且也有与冷冻疗法和手术相似的并发症发生率。

挽救性高强度聚焦超声治疗

虽然 HIFU 的短期至中期随访已证实其疗效,但仍需进一步研究以确定其用于治疗放疗术后复发前列腺癌的可行性。

放疗后前列腺癌生化复发时的雄激素剥夺治疗

- 甄选出复发高危患者群体很重要，这类患者可能从早期的雄激素剥夺治疗（ADT）中受益，同时可以避免低复发风险患者的用药副作用。
- PSA 倍增时间小于 12 个月的患者已被证实能从 ADT 治疗中获益，无瘤远处转移比例为 78%，未接受 ADT 组为 57%。

去势抵抗性前列腺癌的治疗

非转移性去势抵抗性前列腺癌

- 局部治疗后，在没有临床和影像学证据证明转移之前，PSA 开始上升时即应该开始雄激素剥夺治疗。
- 阿帕他胺和恩扎卢胺最近已被批准用于该临床领域。

转移性去势抵抗性前列腺癌

转移性去势抵抗性前列腺癌（mCRPC）患者在接受 ADT 治疗时，其临床和疾病特点具有异质性。

细胞毒性化疗

- 多西他赛是 mCRPC 的标准一线化疗方案，可以延长患者的无进展生存时间和总体生存时间，缓解疼痛和提高生活质量。多西他赛的毒性包括骨髓抑制、疲劳、外周水肿、神经毒性、流泪过多和指甲营养不良。
- 卡巴他赛已成为多西他赛治疗期间或之后疾病进展的 mCRPC 患者的二线化疗选择。卡巴他赛的副作用包括中性粒细胞减少症（包括发热性中性粒细胞减少症）和腹泻，很少引起神经病变。
- 米托蒽醌已被批准缓解与转移性疾病相关的症状。通常用于以前接受过多西他赛和/或卡巴他赛或不耐受这些药物的患者。
- 铂类药物适用于小细胞前列腺癌患者，也可能适用于 mCRPC 患者的其他亚群（如 TP53 和 PTEN 结合失活或 DNA 修复缺陷突变）。

新型激素治疗

有越来越多的证据表明 CRPC 并不是雄激素非依赖性的，仍然继续依赖雄激素 / 雄激素受体信号通路。

- 阿比特龙是一种 CYP17 抑制剂，可以减少肾上腺和瘤内的雄激素。它被批准用于化疗前后 mCRPC 的治疗（但不用于非转移性 CRPC）。
- 恩扎卢胺是一种雄激素受体（AR）信号抑制剂，拮抗雄激素受体、抑制 AR 核易位及 AR 与 DNA 结合。研究表明它可以提高 mCRPC 患者化疗前和化疗后的生存时间，并提高 M0CRPC 患者的无转移生存率。恩扎卢胺被批准用于任何 CRPC 患者，无论转移情况如何。
- 阿帕他胺是二代雄激素受体（AR）信号通路抑制剂，在男性非转移性（M0）CRPC 患者中表现出优于安慰剂的优势，并已获批准用于该适应证。阿帕他胺未被批准用于转移性 CRPC。
- 其他 CYP17 抑制剂（如 orteronel）和 AR 抑制剂（如 darolutamide）正在临床开发中。
- AR-V7 是一种基于血液的生物标志物，可用于帮助 mCRPC 患者选择治疗方法。AR-V7（+）患者可能更受益于紫杉烷化疗，而 ARV7（-）男性则可能在 AR 通路药物或化疗中获得类似的效果。

免疫治疗

Sipuleucel-T 是第一个被美国 FDA 批准的可用于治疗任何癌症的治疗性疫苗，适用于无症状或仅具有轻微症状、且无内脏转移或需要麻醉药物控制的癌症相关疼痛的 mCRPC 患者。

帕博利珠单抗是一种 PD-1 抑制剂，适用于 MSI 高和 / 或 MMR 缺陷表型的 mCRPC 患者，但是可能只有 2%~5% 的前列腺癌符合这种特征。

姑息性治疗

疼痛和脊髓压迫　有背部疼痛和骨转移史的患者应评估脊髓压迫，这种临床症状通常包括以下症状中的至少一种症状或表现：背痛、局灶性神经功能缺损（运动、感觉）或膀胱或肠道功能异常。

对于可疑或明确有脊髓受压的患者，首先需要大剂量静脉注射糖皮质激素治疗,然后需要评估手术接触神经压迫、放疗或两者同时进行的可行性。

唑来膦酸和地诺单抗都是预防去势抵抗性骨转移患者发生骨骼相关事件的合理治疗选择。

镭-223 是一种新型 α 粒子放射性药物,美国 FDA 已批准用于治疗无内脏转移或巨大淋巴结转移的 CRPC 症状性骨转移患者。

（曹煜东、刘佳、孟庆松、杜鹏 译　杜鹏 校）

推荐读物

Advanced Prostate Cancer: AUA/ASTRO/SUO Guidelines. https://www.auanet.org/guidelines/advanced-prostate-cancer.

Ahmed HU, El-Shater Bosaily A, Brown LC, et al. Diagnostic accuracy of multi-parametric MRI and TRUS biopsy in prostate cancer (PROMIS): a paired validating confirmatory study. *Lancet* 2017;389(10071):815-822.

Andriole G, Bostwick DG, Brawley OW, et al. Effect of dutasteride on the risk of prostate cancer. *N Engl J Med* 2010;362(13):1192-1202.

Andriole GL, Crawford ED, Grubb RL 3rd, et al. Prostate cancer screening in the randomized Prostate, Lung, Colorectal, and Ovarian Cancer Screening Trial: mortality results after 13 years of follow-up. *J Natl Cancer Inst* 2012;104(2):125-132.

AUA Castration-Resistant Prostate Cancer (2018). https://www.auanet.org/guidelines/prostate-cancer-castration-resistant-guideline.

AUA Early Detection of Prostate Cancer (2018). https://www.auanet.org/guidelines/prostate-cancer-early-detection-guideline.

Clinically Localized Prostate Cancer: AUA/ASTRO/SUO Guideline (2017). https://www.auanet.org/guidelines/prostate-cancer-clinically-localized-guideline.

Coleman MP, Quaresma M, Berrino F, et al. Cancer survival in five continents: a worldwide population-based study (CONCORD). *Lancet Oncol* 2008;9(8):730-756.

DeSantis CE, Miller KD, Sauer AG, et al. Cancer statistics for African Americans, 2019. *CA Cancer J Clin* 2019;69(3):211-233.

Ellis L, Canchola AJ, Spiegel D, et al. Racial and ethnic disparities in cancer survival: the contribution of tumor, sociodemographic, institutional, and neighborhood characteristics. *J Clin Oncol* 2018;36(1):25-33.

Epstein JI, Amin MB, Reuter VE, et al. Contemporary Gleason grading of prostatic carcinoma: an update with discussion on practical issues to implement the 2014 International Society of Urological Pathology (ISUP) Consensus Conference on Gleason Grading of Prostatic Carcinoma. *Am J Surg Pathol* 2017;41(4):e1-e7.

Kasivisvanathan V, Rannikko AS, Borghi M, et al. MRI-targeted or standard biopsy for prostate-cancer diagnosis. *N Engl J Med* 2018;378(19):1767-1777.

Klein EA, Thompson IM Jr, Tangen CM, et al. Vitamin E and the risk of prostate cancer: the Selenium and Vitamin E Cancer Prevention Trial (SELECT). *JAMA* 2011;306(14):1549-1556.

Kumar-Sinha C, Tomlins SA, Chinnaiyan AM. Recurrent gene fusions in prostate cancer. *Nat Rev Cancer* 2008;8(7):497-511.

National Comprehensive Cancer Network: Guidelines. Version 2, 2018. Prostate cancer early detection. https://www.nccn.org/professionals/physician_gls/pdf/prostate_detection.pdf.

Pierorazio PM, Walsh PC, Partin AW, et al. Prognostic Gleason grade grouping: data based on the modified Gleason scoring system. *BJU Int* 2013b;111(5):753-760.

Pinsky PF, Prorok PC, Yu K, et al. Extended mortality results for prostate cancer screening in the PLCO trial with median follow-up of 15 years. *Cancer* 2017;123(4):592-599.

Schröder FH, Hugosson J, Roobol MJ, et al. Screening and prostate cancer mortality: results of the European Randomised Study of Screening for Prostate Cancer (ERSPC) at 13 years of follow-up. *Lancet* 2014;384(9959):2027-2035.

Siegel RL, Miller KD, Jemal A. Cancer statistics, 2020. *CA Cancer J Clin* 2020;70(1):7-30.

Thompson IM, Goodman PJ, Tangen CM, et al. The influence of finasteride on the development of prostate cancer. *N Engl J Med* 2003;349(3):215-224.

第 23 章
肾移植术后泌尿系并发症

Ramasamy Bakthavatsalam And Robert M. Sweet

Campbell-Walsh-Wein Urology 第 12 版作者

Mohammed Shahalt, Stephen V. Jackman, and Timothy D. Averch

血尿

肾移植术后血尿与输尿管膀胱吻合、输尿管支架管留置、导尿管留置所致的尿路上皮损伤相关。围术期服用抗凝药物和抗血小板药物的患者,发生术后血尿风险更高。**多数情况下,血尿呈自限性,严重血尿临床相对少见,但需谨慎地进行膀胱灌洗(由于输尿管膀胱吻合口尚未愈合),多数患者无须行膀胱镜下血块清除、电灼止血术。**血尿在 Politano-Leadbetter 型输尿管膀胱吻合术中较为常见。

对于肾穿刺术后出现的血尿,需要即刻行肾脏超声检查以除外动静脉瘘形成。约 70% 的动静脉瘘可自行愈合。若动静脉瘘持续存在,则需行动脉造影、选择性动脉栓塞术。若患者出现急性血尿伴腹痛,并同时出现尿量减少,查体移植肾区压痛阳性,则需即刻进行超声检查以除外移植肾血管血栓形成。

无症状镜下血尿遵循美国泌尿外科协会指南进行评估;此外,需额外鉴别血尿原因:输尿管支架管留置、输尿管炎、病毒感染(如 BK 病毒、腺病毒、巨细胞病毒)引起的出血性膀胱炎。病毒所致的细胞病变可通过细胞学检测发现,并通过尿液 BK 病毒抗体的滴度检测确证。

输尿管支架管管理

肾移植术中置入输尿管支架管有利于预防输尿管梗阻和尿漏。但无论输尿管支架管留置时间多长,均会增加细菌定植和尿路感染的风险,甚至导致严重的肾盂肾炎以及移植肾功能异常。

研究表明,术后三周内早期拔除输尿管支架管有利于降低尿路感染的发生风险,亦不会发生明显的尿漏或者泌尿系梗阻。大多数患者会预防性使用复方磺胺甲噁唑预防卡氏肺孢子虫感染,但仍建议对感染高危人群给予个体化的抗菌药。

输尿管支架管的留置和拔除时间应根据患者具体情况进行具体分析,影响因素包括:输尿管和膀胱条件、膀胱出口是否存在梗阻、吻合口愈合情况、由于患者个体差异所致的手术难度的差异、由于既往放疗或手术史所致的输尿管瘢痕以及患者并发症情况等。

输尿管支架管拔除困难

输尿管支架管拔除困难可能由于吻合过程中缝线缝住输尿管支架管所致,常需待缝线分解后延期拔除。若在此种情况下仍需早期拔除支架管,需要行内镜探查切断缝线后拔除。输尿管支架结垢形成的情况下,用常规方法拔除是十分困难的。

输尿管支架管超期留置(计划内的或无意的)临床并不常见,常导致输尿管支架管表面结垢。**由于移植肾为去神经支配器官,患者很少出现典型的输尿管梗阻相关的临床症状。**常见临床表现包括:反复发生的尿路感染,少尿,进行性的肾功能下降,移植肾肿胀所致的疼痛不适以及腹膜刺激征。

预防

准确记录、有效沟通以及按时拔除输尿管支架管对于避免此种医源性并发症十分重要。

诊断和治疗

建议行 CT 检查以评估输尿管支架管结垢情况,为后续治疗决策奠定基础。

应早期行移植肾经皮肾造瘘术,以解除梗阻、改善肾功能,该术式可通过顺行途径完成,以备额外手术操作。临床上,可选用多种方法的组合处理结垢的输尿管支架,主要包括:经皮肾镜碎石取石术、顺行/逆行肾内手术、体外冲击波碎石等(图23-1,框23-1)

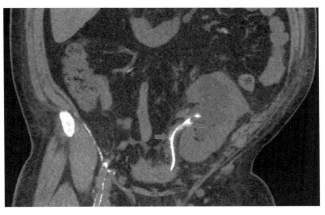

图23-1　输尿管支架结垢。CT示移植肾输尿管上段结石样物质沉积(箭头所示)。输尿管支架管引流作用丧失(管腔及侧孔均被堵塞)

要点

血尿和输尿管支架管管理

绝大多数肾移植术后血尿是自限性的。

建议对肾穿刺后严重或持续的血尿患者行多普勒超声检查以除外动静脉瘘形成。

对于肾移植术后突发的无尿和血尿,需行超声检查评估以除外移植肾血管血栓形成。

输尿管支架管留置有助于减少术后输尿管狭窄和尿漏的发生风险。

结合患者的个体情况,肾移植术后2~3周行输尿管支架管拔除术。

框 23-1　尿漏的原因
• 过长的输尿管和下极极支动脉：缺血
• 过早拔除膀胱/输尿管引流管
• 缝合技术因素：如缝线断裂，输尿管折角或扭曲
• 急性尿潴留或尿管梗阻
• 肾实质缺血、坏死，多支动脉

尿漏

尿漏和输尿管梗阻是肾移植术后主要的早期并发症。危险因素包括各种原因所致的输尿管缺血（长段输尿管、多支动脉），取肾和膀胱再植手术技术以及膀胱功能异常（框 23-1）。

诊断

当引流量增多、尿量减少同时伴有血清肌酐升高时，应怀疑存在尿漏。其他临床表现包括：切口水肿渗液、大腿及会阴皮肤水肿、伤口裂开以及明显疼痛。超声/CT 检查常提示伤口水肿和术区积液。术区/伤口引流液肌酐显著高于血清肌酐。CT 膀胱造影和放射性核素显像是常用的检查。

治疗

首要治疗是尿流改道、术区引流以保护血管吻合口、改善移植肾功能和患者的一般情况。上述治疗可通过留置 Foley 导尿管、经皮肾穿刺造瘘顺行留置输尿管支架管引流（输尿管未留置输尿管支架管）实现。逆行输尿管支架管置入存在使吻合口进一步撕裂风险，因此具有挑战性。监测引流量和移植肾功能有利于指导后续治疗。推荐定期行影像学检查。当尿漏痊愈后，可考虑拔除 Foley 导尿管和肾造瘘管。若充分引流后尿漏仍持续存在，则需对缺血输尿管和主要瘘口行探查手术。

对于即使行有效引流仍存在持续性尿漏的患者，保守治疗成功率较低，应早期行手术探查和尿路重建，原因在于早期手术探查术野粘连和纤维化尚不严重，并有助于降低后期输尿管狭窄风险。手术方案的选择取决于移植肾输尿管、原生输尿管以及膀胱的固有条件。若输尿管残端血供良好可考虑行移植肾输尿管膀胱吻合术,其他可选尿流改道方式包括:移植肾输尿管 - 原肾输尿管再吻合、Boari 瓣、移植肾肾盂膀胱再吻合。

输尿管梗阻

输尿管梗阻分为早期梗阻(术后 3 个月内)和晚期梗阻(术后 3 个月后)。术后早期梗阻的原因包括:外科技术原因所致的吻合缺陷、水肿、未留置输尿管支架管、移植肾输尿管过长、外在压迫(血清肿、淋巴囊肿、血肿、脓肿所致)。可行超声检查进一步明确诊断,典型表现为肾积水合并肾功能不全(框 23-2)。

框 23-2　移植肾输尿管梗阻的常见原因
早期移植肾输尿管梗阻(术后 3 个月内)
• 输尿管膀胱吻合技术缺陷
• 输尿管支架管超期未拔
• 吻合口水肿
• 输尿管冗长
• 外在压迫(淋巴囊肿、血肿、脓肿所致)
晚期输尿管梗阻(术后 3 个月后)
• 结石
• 输尿管狭窄
• 淋巴囊肿
• 纤维化:术后瘢痕形成、缺血以及感染相关

早期输尿管梗阻　主要治疗方式为经皮肾穿刺造瘘引流、顺行输尿管支架管留置(未行支架管置入术,则可能进行球囊扩张)。由于血清肿或血肿形成所致的外在压迫需行手术探查血清肿 / 血肿清除引流术。对于输尿管冗长的患者常需外科手术干预。

晚期输尿管梗阻　多由结石和输尿管狭窄所致,结石可在移植前产生,也可在移植后形成。输尿管狭窄的主要病因是输尿管缺血,其他病因包括慢性炎症、尿漏所致的输尿管周围瘢痕形成、排斥反应和 BK、CMV 病毒感染所致的输尿管炎等。肾移植术后输尿管狭窄率在各种输尿管膀胱吻合术式中大致相似。

晚期输尿管狭窄的首要治疗方式是通过经皮肾穿刺造瘘

术对集合系统减压,以改善移植肾功能。其后,建议完善泌尿系造影检查以评估狭窄段的情况。排泄性膀胱造影检查有助于排除由于反流所导致的非梗阻性肾积水。

内镜或开放的手术决策取决于如下因素:输尿管狭窄的具体位置以及狭窄段的长度,肾功能情况,膀胱功能状态,患者的一般情况和并发症情况,手术技术和经验等。

内镜手术可选术式包括:输尿管支架管置入引流术,输尿管扩张术,内镜下输尿管狭窄段切开术(冷刀,钬激光)

开放手术可选术式包括:输尿管-输尿管再吻合,Boari瓣成形术,阑尾或回肠转流术或移植肾肾盂膀胱吻合术。上述术式均可通过微创方式完成。开放手术的远期疗效较为确切(图23-2)。

近端输尿管狭窄:顺行泌尿系造影可见移植肾积水、输尿管不显影。

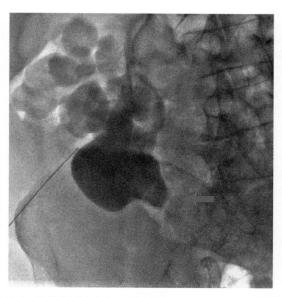

图 23-2 输尿管近端狭窄。顺行造影示肾积水,但输尿管未见明确显影

要点

输尿管狭窄

输尿管狭窄是导致肾移植术后晚期(3 个月后)输尿管梗阻的主要原因。

输尿管狭窄发生发展的主要原因是输尿管缺血。

肾移植术后出现肾积水合并供移肾功能下降应考虑输尿管狭窄。

输尿管狭窄可采用多种内镜手术处理,但开放重建手术远期疗效更好。

膀胱输尿管反流

文献报道的膀胱输尿管反流的发生率差异较大(10.5%~86%),但无论采取何种膀胱输尿管吻合方式,有症状的临床典型的膀胱输尿管反流患者不足所有患者的 1%。膀胱输尿管反流的临床后果尚不明确,但患者远期高血压和尿源性脓毒症的发生率增加。

诊断

反复发生尿路感染的患者需行膀胱尿道造影以评估是否存在膀胱输尿管反流。此项检查有助于明确诊断并判断移植肾和原肾输尿管反流的程度。一旦膀胱输尿管反流的诊断明确,则应行系统性的检查以除外膀胱出口梗阻或膀胱内高压。

治疗

膀胱输尿管反流的初始治疗主要针对病因治疗,如解决膀胱出口梗阻和改善高压膀胱的顺应性问题。对于持续有症状的患者,可考虑采取抗反流措施治疗。膀胱镜下注射各种复合物(Teflon 或 Macroplastique)在轻度反流(90% 的 1 级和 Ⅱ 级反流,30% 的 3 级反流)中是有效的。对于重度反流和内镜治疗失败的患者,可考虑开放手术重建。

淋巴囊肿

淋巴囊肿是一种含有淋巴液的肾周假性囊肿,发生率为0.6%~33.9%,通常在几周到 6 个月内出现。淋巴的来源是髂血管周围和肾门的淋巴管。其他危险因素包括二次移植、肥胖、受者年龄、透析治疗时间、热缺血时间、预防性使用低分子肝素、移植肾功能延迟恢复、急性排斥反应以及使用 mTOR 抑制剂等。

大多数淋巴囊肿体积小而无症状。淋巴囊肿靠近血管、输尿管和膀胱可引起压迫，导致单侧肢体水肿、输尿管梗阻或深静脉血栓形成。超声上可显示积液，当计划手术干预时，CT 增强扫描有助于确定输尿管和血管结构的相对位置。影像引导下的诊断性细针穿刺有助于淋巴囊肿与尿性囊肿、血清肿或脓肿的鉴别。

治疗

在移植过程中，采取谨慎的预防策略保护血管周围和肺门淋巴管至关重要。有症状的淋巴囊肿的治疗方法有抽吸(有或无硬化治疗)、经皮穿刺引流、腹腔镜或开放的腹膜开窗术。充分的经皮或开放引流对于感染的淋巴囊肿是必要的。单纯抽吸、硬化治疗、置管引流、腹腔镜手术和开腹手术的成功率分别为 41%、69%、50%、92% 和 84%。

肾结石

移植肾结石并不常见，发生率为 1%。对于孤立性功能正常的肾脏，其临床意义重大。结石可来源于供肾者，也可以是移植后自发产生的。同普通人群一样，大多数结石是含钙类结石(67%)，其次是鸟粪石(20%)和尿酸(13%)结石。移植肾结石形成的危险因素包括：继发性甲状旁腺功能亢进、反复尿路感染和代谢异常如高钙尿症、高尿酸尿(环孢素)、低枸橼酸尿症和高草酸尿(环孢素和他克莫司)。

临床表现通常为不明原因的腹部不适、血尿、尿量减少、肌酐升高和尿路感染。超声和 CT 可用于诊断，以确定结石的位置、大小以及是否存在梗阻。

直径小于 4mm 的无症状结石可通过连续的超声和移植肾功能检查进行随访。感染或梗阻患者的初始处理包括即刻行经皮肾造瘘术和抗感染治疗。在感染控制和移植肾功能改善后，再考虑处理结石。常用的结石治疗方式包括体外冲击波碎石术、输尿管镜手术和经皮肾镜取石术,或上述方法的联合应用。来源于供肾的结石可以在植入前通过内镜取出。治疗后监测输尿管瘢痕形成导致的无症状性肾积水是必要的。若患者存在潜在的代谢异常,则需要进行全面的代谢筛查和治疗。

下尿路并发症

下尿路功能正常是移植成功的必要条件(可控的、顺应性的、无菌的、易于排空的低压储尿容器;无感染、无结石、无恶性肿瘤)。在美国,梗阻性肾病是导致肾衰竭的第四大原因(4.9%)。对有症状的患者应进行包括尿流研究(尿流率测定、尿动力学)、影像学和有关移植后可能的咨询需求(间歇性清洁导尿或手术)在内的全面的移植前评估。移植后排尿功能障碍常见,原因包括少尿导致的小容量膀胱、解剖异常和各种药物治疗。术后膀胱体积有逐渐增大的趋势。频繁丧失功能的患者可以使用标准的抗胆碱药物进行治疗。在评估和治疗中应遵循 AUA 标准指南。对于持续性低容量、高压力膀胱,可考虑行膀胱扩大术或回肠代膀胱术。

良性前列腺增生

良性前列腺增生在男性肾移植后很常见(3 年累积发病率为 10%),是尿路感染和移植肾失功能的独立危险因素。在 Foley 导尿管拔除之前,应该考虑预防性措施,如开始使用 α - 肾上腺素受体阻滞剂,充分缓解疼痛,以及积极的肠道准备。前列腺增生的移植前手术增加了继发于低尿量的膀胱颈痉挛的风险。应避免在前 2 周行经尿道前列腺电切术,因为留置支架可能会导致新发的输尿管膀胱吻合口破裂、输尿管反流和脓毒症。使用各种能量设备的前列腺电切术均可在移植后 3 周安全实施。

尿失禁

据统计,在女性受者中的尿失禁发生率约为 28%。压力性尿失禁的诊断和治疗与非移植患者相同,但需要注意的是,移植过程中耻骨后平面已被横穿,输尿管处于前位。一些报告描述了无张力阴道吊带术、经闭孔吊带术、骶神经调节术、女性受者的腹腔镜下骶骨固定术和男性的人工尿道括约肌植入术的可行性和安全性。理想情况下,移植前应该为完全大小便失禁患者提前制订治疗计划。

泌尿生殖系统恶性肿瘤

肾细胞癌

与普通人群相比,肾移植受者罹患肾细胞癌的风险更高,移植后肾癌发生率为 4.6%,而普通人群中为 3%;尤其是乳头状肾细胞癌,占移植肾肾癌的 32%,在普通人群中为 10%。发病率呈双峰型,仅影响 10% 的移植肾(58% 为乳头状肾细胞癌),以低级别(Fuhrman Ⅰ、Ⅱ期占 80%)和低分期(pT1a 期占 90%)肿瘤为主(图 23-3)。肾移植患者的肾细胞癌治疗方案与普通人群相同(图 23-4)。

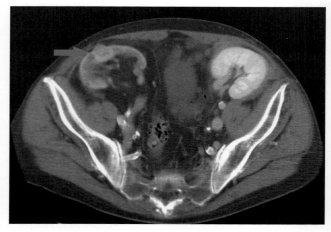

图 23-3　移植肾肿瘤。CT 显示一位 80 岁老年患者的无功能同种异体移植肾上的外生性肾肿瘤(箭头);病理活检证实为 Ⅰ 型低级别乳头状肾细胞癌。最终采取冷冻消融术治疗该肿块

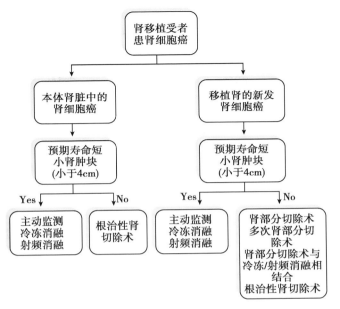

图23-4　肾移植患者的肾癌管理流程

肾移植患者肾细胞癌的治疗　目前尚无具体指南对免疫抑制方案进行调整。对于移植肾的转移性肾细胞癌,共识是在同种异体肾切除后停止免疫抑制药物,以促进受者免疫系统恢复并排斥供者相关的癌细胞,前提是患者可以耐受手术。

目前,尚无关于对移植后的本体肾脏进行筛查的建议,但建议高危人群进行筛查,包括:肾癌病史、止痛剂滥用性肾病、结节性硬化症和已知的获得性囊性疾病。

膀胱癌

与普通人群相比,肾移植患者患膀胱癌的风险显著增加(SIR=3.18；95%CI=1.34~7.53；P=0.008)。尿路上皮癌是最常见的类型,危险因素包括吸烟和BK病毒感染。肾移植患者的膀胱癌具有侵袭性,往往与较高的复发率、进展和转移相关。移植后出现症状的平均时间为2.8~4年,常见的临床表现为镜下或肉眼血尿。在评估和治疗上应遵循普通人群的 AUA 膀胱癌诊疗指南。免疫抑制相关的并发症使治疗变得更具挑战。卡介苗／化疗可选择性应用于高危非肌肉浸润性膀胱癌患者的治疗。对于肌层浸润性膀胱癌，可采用放化疗、根治性膀胱前列腺切除术和尿流改道手术治疗。术中应保护移植肾及其血管和输尿管。

前列腺癌

移植后前列腺癌的发病率与普通人群相当，对肾移植受者没有具体的筛查建议。适龄的前列腺癌筛查（前列腺特异性抗原）是在移植前的检查期间，遵循目前针对普通人群的指南进行的。

治疗的难点包括移植输尿管、肾血管和肾脏在解剖学上很近；术后瘢痕；继发于免疫抑制的感染和愈合不良的风险增加。手术治疗已安全地用于肾移植后前列腺的治疗。最常见的治疗方式是根治性前列腺切除术，其次是放疗和主动监测。移植后前列腺癌的肿瘤学预后与普通人群相似。

由于合并肾衰竭和免疫抑制，肾移植患者增加了额外的风险，需要积极并及时地干预泌尿系并发症。这些患者的恶性肿瘤管理方法与普通人群类似，并有前面所述的特殊考虑。泌尿外科专业知识至关重要，应在管理这一独特的患者群体中发挥积极作用。

（徐楚潇、舒帆、周泽臻、张树栋 译　张树栋 校）

推荐读物

Alberts VP, Idu MM, Legemate DA, et al. Ureterovesical anastomotic techniques for kidney transplantation: a systematic review and meta-analysis. *Transpl Int* 2014;27(6):593-605.

Arpali E, Al-Qaoud T, Martinez E, et al. Impact of ureteral stricture and treatment choice on long-term graft survival in kidney transplantation. *Am J Transplant* 2018;18(8):1977-1985.

Berli JU, Montgomery JR, Segev DL, et al. Surgical management of early and late ureteral complications after renal transplantation: techniques and outcomes. *Clin Transplant* 2015;29(1):26-33.

Boissier R, Hevia V, Bruins HM, et al. The risk of tumour recurrence in patients undergoing renal transplantation for end-stage renal disease after previous treatment for a urological cancer: a systematic review. *Eur Urol* 2018 Jan;73(1):94-108.

Branchereau J, Karam G. Management of urologic complications of renal transplantation. *Eur Urol Suppl* 2016;15:408-414.

Branchereau J, Timsit MO, Neuzillet Y, et al. Management of renal transplant urolithiasis: a multicentre study by the French Urology Association Transplantation Committee. *World J Urol* 2018;36(1):105-109.

Hickman LA, Sawinski D, Guzzo T, Locke JE. Urologic malignancies in kidney transplantation. *Am J Transplant* 2018;18(1):13-22.

Kälble T, Lucan M, Nicita G, et al. European Association of Urology. EAU guidelines on renal transplantation. *Eur Urol* 2005;47(2):156-166.

Kasiske BL, Zeier MG, Chapman JR, et al. Kidney Disease: Improving Global Outcomes. KDIGO clinical practice guideline for the care of kidney transplant recipients: a summary. *Kidney Int* 2010;77(4):299-311.

Lange D, Bidnur S, Hoag N, Chew BH. Ureteral stent-associated complications—where we are and where we are going. *Nat Rev Urol* 2015;12(1):17-25.

第 24 章
上尿路梗阻急诊处理原则

Michael S. Borofsky And Robert M. Sweet

Campbell-Walsh-Wein Urology 第 12 版作者

Casey A. Dauw, Stuart J. Wolf, Craig A. Peters, and Kirstan K. Meldrum

临床表现

上尿路梗阻是指从肾盏到输尿管膀胱交界处的尿流梗阻。上尿路梗阻虽不同于下尿路梗阻(即膀胱至尿道),但它可继发于下尿路梗阻或下尿路功能障碍(如尿潴留)。在其鉴别诊断中应始终考虑下尿路是否处于正常的功能状态。

上尿路梗阻的表现形式多种多样,它可以是有症状的或无症状的,急性的或慢性的,单侧的或双侧的,并且需要与许多疾病进行鉴别诊断。尿路梗阻所致的肾衰竭约占所有肾衰竭病例的 10%。在群体水平上,20~60 岁间,肾积水常见于怀孕或合并妇科恶性肿瘤的女性;而 60 岁后,肾积水常见于患有前列腺疾病的男性。

急性上尿路梗阻最常见症状是腰痛,由肾背膜牵张引起。这种疼痛可以放射到下腹、睾丸或阴唇,并会导致严重不适以及恶心和呕吐。另一方面,慢性上尿路梗阻往往病程较轻,在某些情况下可以是无痛的。

上尿路梗阻可能与肾功能损害有关,特别是如果不及时治疗。这在儿童时期尤为重要,因为先天性尿路梗阻会影响肾脏的正常发育。获得性尿路梗阻同样在成年人的肾脏功能中起决定性作用。

血流动力学变化

输尿管梗阻可导致影响肾脏血流动力学的多种功能变化。

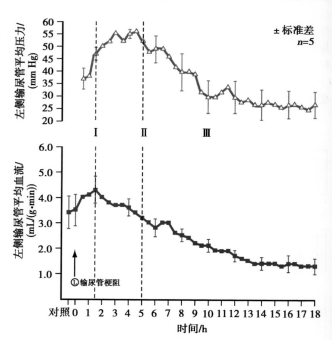

图 24-1　左输尿管梗阻 18h 内同侧肾血流与左输尿管压力的三期关系。三期用罗马数字表示,并用垂直虚线分隔。在Ⅰ期,肾血流和输尿管压力同时升高。在Ⅱ期,肾血流开始下降,输尿管压力保持升高。在Ⅲ期,血流和输尿管压力一起下降(Moody TE, Vaughan ED JR, Gillenwater JY. Relationship between renal blood flow and ureteral pressure during 18kg of total ureteral occlusion. Implications for changing sites of increased renal resistance. Invest Urol, 1975; 13:246-251)

这种变化取决于梗阻是单侧的或是双侧的。单侧输尿管梗阻时肾脏血流动力学有三阶段反应。在第1阶段（最初2h），由于梗阻，肾小管压力增加，导致肾小球滤过率（glomeruar filtration rate, GFR）降低。肾血管系统试图通过释放血管扩张因子（如前列腺素 E2 和氧化亚氮）来增加肾血流量来补偿 GFR 的降低。在第2阶段（6~24h），输尿管压力保持升高，肾脏血流减少。在第3阶段（24h），肾盂压力呈下降趋势，但仍保持高位水平，肾脏血流继续减少（图 24-1），最终导致肾缺血。在双侧输尿管梗阻（或孤立性肾梗阻）的情况下，肾脏血流量初始只有轻微的增加，随后出现更快速的下降，这可能加剧肾功能损害（图 24-2）。这点具有极其重要的临床意义，提示及时减压的重要性。

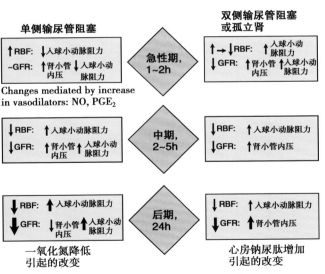

图 24-2 输尿管梗阻期间的功能变化总结。~，变化不大；ANP，心房钠尿肽；GFR，肾小球滤过率；NO，氧化亚氮；PGE2，前列腺素 E2；Ptubule，肾小管内压；Rafferent，入球小动脉阻力；RBF，肾血流；Refferent，出球小动脉阻力

功能性变化

上尿路梗阻会以多种方式损害肾脏。有一些肾功能变化是暂时的,在解除梗阻后可以恢复;然而,长期梗阻引起肾盂持续高压可能会造成潜在的永久性肾功能损伤。肾脏永久性损伤的风险与梗阻的持续时间、程度和严重性有关,但目前具体的数据尚不明确。

当双侧输尿管梗阻或孤立肾梗阻解除后,会出现的一种独特的功能性后遗症,即梗阻后多尿。这种情况是指由于累积溶质的渗透性利尿、肾小管浓缩能力和重吸收功能受损以及心房钠尿肽(atrial natriuretic factor, ANP)产生增加而导致或与之相关的多尿,这会引起钠的大量丢失。尽管这种情况通常是自限性的,但仍需监测电解质,以确保患者能够维持出入量的平衡。然而,这种情况通常不会发生于对侧肾正常的情况,因对侧正常的肾脏也会调节体内水及电解质平衡。

诊断与实验

实验室检查

尿液分析　可以提供渗透压浓度的估计值、尿路感染的证据、基于尿液中的晶体推断结石成因,以及从蛋白质和/或细胞管型中判断是否可能存在内科肾病。

钠排泄分数(fractional excretion of sodium, FENa)　可以帮助鉴别三种急性肾损伤的类型,即肾前性、肾性和肾后性。$FENa=(P_{Cr} \times U_{Na})/(P_{Na} \times U_{Cr})$。$FENa < 1\%$ 提示肾前性原因,$>1\%$ 提示肾性原因,$>4\%$ 提示肾后性原因(如双侧肾后性梗阻)。

肾功能检查　GFR 的测量被认为是金标准,尽管通常使用血清肌酐水平来估计。肌酐是肌肉代谢的废物,可能受年龄、肌肉质量和性别的影响。总体而言,$GFR > 90ml/(min \cdot 1.73m^2)$ 为正常,在 $60\sim90ml/(min \cdot 1.73m^2)$ 为肾功能轻度下降,$30\sim60ml/(min \cdot 1.73m^2)$ 为肾功能中度下降,$15\sim30ml/(min \cdot 1.73m^2)$ 为肾功能重度下降,$<15ml/(min \cdot 1.73m^2)$ 为肾衰竭。

影像学检查

参见表 24-1 和表 24-2。肾脏超声检查被认为是评估疑似上尿路梗阻的首选检查方法。优点包括低成本、广泛可用和缺乏电离辐射。超声获得的信息主要是解剖信息，可以提供肾脏大小、皮质厚度、皮质髓质分化和集合系统扩张（肾积水）的级别。尽管肾积水的存在提示潜在的梗阻，但重要的是要认识到肾积水是一种解剖发现，而不是功能性诊断，并且肾积水本身并不表示尿路梗阻。肾脏超声检查的主要缺点是，它通常无法可视化潜在梗阻的病因，而梗阻通常位于输尿管，超声对此区域的检查相对比较困难。可识别动脉波形的双相多普勒超声，可以通过计算阻力指数（峰值收缩速度 - 舒张末期速度 / 峰值收缩速度）用来帮助检测尿路梗阻。一般来说，0.70 的阻抗指数被认为是成年人正常的上限；然而，已经发现多种因素影响该测量，限制了其广泛适用性。彩色多普勒超声也可通过帮助识别膀胱中输尿管喷尿的来区分是否存在梗阻。

表 24-1　部分检查诊断输尿管结石的中位报告敏感性和特异性

方法	中位敏感性 /%	中位特异性 /%
传统 X 线片	57	76
超声	61	97
静脉肾盂造影	70	95
MRI	82	98 .3
CT	98	97

CT, X 线计算机断层扫描；MRI, 磁共振（Fulgham PF, Assimos DG, Pearle MS, Preminger GM. Clinical effectiveness protocols for imaging in the management of ureteral calculous disease: AUA technology assessment, 2012）。

表 24-2　按成像检查类型列出的估计有效辐射剂量[a]

检查类别		有效剂量（MSV）
超声	腹盆腔超声	0
磁共振	腹盆腔磁共振	0
传统 X 线片		
	KUB	0. 7
	LUB+ 断层成像	3. 9
	IVU	3

续表

检查类别	有效剂量（MSV）
X线计算机断层扫描	
腹盆腔平扫CT	10
腹盆腔增强CT（双期）	15
腹盆腔增强CT（三期）	20
腹盆腔平扫CT（低剂量）	3
超低剂量方案CT	<1.9

[a] Rob S, Bryant T, Wilson I, Somani BK. Ultra-low-dose, low-dose, and standard-dose CT of the kidney, ureters, and bladder: Is there a difference? Results from a systematic review of the literature. Clin Radiol, 2017; 72: 11-15. Crossref, Medline, Google Scholar. Fulgham PF, Assimos DG, Pearle MS, Preminger GM. Clinical effectiveness protocols for imaging in the management of ureteral calculous disease: AUA technology assessment, 2012。

CT

CT 扫描的断层成像被认为是评估泌尿系结石疾病的标准。CT 具有快速、安全和准确的优势，据报道，结石检测的敏感性为 96%，特异性和阳性预测值为 100%。CT 可以检测大多数泌尿系结石，但罕见例外（即蛋白酶抑制剂结石）。它还能进行广泛的鉴别诊断，约 10% 的患者被诊断为单纯性肾绞痛。当结石未被确定为上尿路梗阻的来源时，可考虑行泌尿系增强CT（CTU）。常规 CTU 包括三个阶段：平扫期，造影剂给药后 100~120s 的肾脏增强期，以及几分钟后的肾脏排泄期。CT 扫描的主要缺点是辐射暴露。低剂量和超低剂量辐射方案可获得类似诊断性能，尤其是结石患者和体重指数（BMI）较低的患者（图 24-3）。

磁共振尿路造影

磁共振尿路造影（magnetic resonance urography, MRU）因其在无电离辐射的条件下可以提供良好的解剖学信息，是 CT 横断面扫描成像的最佳替代方案。该诊断技术的主要缺点是成本较高、限制较多，且无法直接识别多数尿结石。MRU 可以提供一些梗阻相关肾脏功能方面独特的信息，因为证据表明

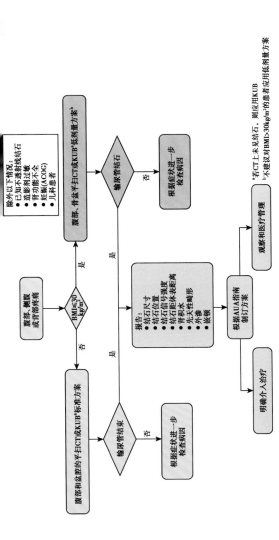

图 24-3 疑似结石引起的输尿管梗阻诊治流程。ACOG, 美国妇产科医师学会; AUA, 美国泌尿外科协会; BMI, 体重指数; KUB, 肾、输尿管和膀胱 X 线片（改编自 Fulgham PF, Assimos DG, Pearle MS, Preminger GM. Clinical effectiveness protocols for imaging in the management of ureteral calculus disease: AUA technology assessment, 2012）

造影剂的给药和摄取与不同的肾功能紧密相关,而造影剂的排泄已被证明与肾脏动态显像有良好的一致性(以肾脏通过时间衡量)。在考虑采用 MRU 时,一个需要关注的问题是使用钆剂带来的肾源性系统性纤维化(nephrogenic systemic fibrosis, NSF)风险,其可发生在严重肾功能损害的患者中,Ⅱ组造影剂则无相关禁忌。

肾核素显像

肾核素显像是唯一能无创提供动态肾功能信息的检查方式。最常用的核医学扫描药物是锝 -99m- 巯基乙酰三甘氨酸(^{99m}Tc-MAG3),因其具有肾脏摄取量高、清除速度快、辐射剂量低和肾小管分泌的特点。它比锝 -99m- 二乙烯三胺五醋酸(^{99m}Tc-DTPA)更受欢迎,因为它的肾脏摄取量较 ^{99m}Tc-DTPA 更高。通常根据 $T_{1/2}$(半量示踪剂离开集合系统的时间)来确定肾脏梗阻情况。依照惯例,若 $T_{1/2}<10min$,则认为尿路通畅;若 $T_{1/2}>20min$,则认为存在梗阻;若 $T_{1/2}$ 介于 10~20min,则为交界值。在集合系统显著扩张或肾功能差的情况下可能导致洗脱时间盐城,是造成假阳性结果,使用利尿剂(呋塞米)可减少假阳性的发生。目前利尿剂给药方案存在争议,故解释结果时,特别是与既往结果进行比较时,必须考虑到这一点,因为这些检查结果可能是以不同的方案得出的。

排泄性尿路造影

在 CT 扫描技术出现之前排泄性尿路造影(静脉肾盂造影)曾是诊断上尿路梗阻的首选影像学方法。该方法的缺点包括缺乏对肾脏和输尿管周围结构的详细解剖成像,以及该检查本身依赖于 GFR。此外因为造影剂的使用,该检查在肾功能不全、对造影剂过敏或无法接受电离辐射的患者(如孕妇)中可能存在禁忌。

肾盂内压测定(Whitaker 试验)

进行 Whitaker 试验的主要目的是区分梗阻性和非梗阻性

肾积水。该试验需要经皮肾盂穿刺或经肾脏造瘘口在集合系统中置入测压导管，通过该导管以 10ml/min 的速度注入造影剂。另在膀胱内放置尿动力导管监测膀胱内压。记录造影剂通过肾盂输尿管连接处（UPJ）和输尿管静脉交界处（UVJ）时的肾盂内压，减去膀胱内压即为肾盂灌注时的相对压力。该参数 $<15cmH_2O$ 为正常，$>22cmH_2O$ 提示存在梗阻，$15\sim22cmH_2O$ 为不确定。

急诊管理

确诊上尿路梗阻后的两个关键措施是控制症状和引流。对于以肾绞痛为主的症状性梗阻患者，应进行镇痛治疗。非麻醉剂治疗是一线镇痛治疗方法。非甾体抗炎药（NSAID）效果良好，它们的作用在于减少肾脏血流量、降低肾盂内压，从而缓解疼痛。临床研究表明，NSAID 比阿片类药物更有优势：疼痛评分降低更多、胃肠道副作用更小、对二线镇痛的需求更少。在使用 NSAID 之前须了解患者的肾功能，因为肾血流量减少可能是有害的，特别是在急性或慢性肾功能不全的情况下。其他治疗肾绞痛的方法包括对乙酰氨基酚、α-肾上腺素受体阻滞剂、糖皮质激素和阿片类药物。此外，在输尿管梗阻的情况下经常同时出现恶心或呕吐，此时可以使用镇吐剂。

在梗阻病例中，应该评估的第二个问题是否需要立即进行引流。通常情况下，引流可以通过逆行输尿管支架置入术、顺行肾造瘘管置入术或解除主要梗阻原因（如输尿管结石）来实现。评估是否需要立即进行引流应基于以下几个因素。在感染的情况下上尿路梗阻的引流或减压应及时进行，在严重感染或败血症的情况下其有可能是挽救生命的治疗方法。该情况下最好仅进行引流以暂时缓解梗阻，因为对感染、梗阻的尿路进行过度操作可能会加重病情。另一种应及时引流的情况是双侧肾脏梗阻或孤立肾梗阻，因为在没有对侧正常肾脏代偿的情况下肾损伤风险更大。类似的，只要疑似有任何程度的梗阻（肾内压力高），在有尿路感染、免疫力低下或有肾衰竭风险的情况下，都应考虑及时引流。

上尿路引流方法

逆行输尿管支架置入术　逆行输尿管支架置入术通常是大多数输尿管梗阻病例的首选方法。逆行输尿管支架置入术的优点包括利用自然解剖结构和孔道、完全内部引流而不需要外部引流或装置，且在多数情况下仅需极少的镇静剂就能获得成功。此外，逆行输尿管支架置入术可应用于高出血风险的病例。逆行输尿管支架置入术的缺点包括需要使用膀胱镜确定输尿管口，以便放置支架实现减压。某些情况可能会使这一过程具有挑战性，如重建的下尿路解剖结构（回肠膀胱、新膀胱、移植），或存在下肢挛缩或解剖结构变异导致无法保持截石位。其他逆行输尿管支架可能无效的情况出现在严重梗阻的病例中，例如密集结石或狭窄，通往肾脏的通道完全梗阻。类似的，在晚期恶性肿瘤或用缝线、钳夹造成医源性损伤的情况下，严重的外在压迫可能会导致无法逆行建立通道。

技术：根据 AUA 指南，在放置输尿管支架之前建议进行抗生素预防治疗（参见第 3 章）。该手术可以在局部麻醉下进行，但一般来说镇静或全身麻醉更好。手术开始时，将膀胱镜放入膀胱内。进入膀胱后，用一根导丝插到患侧输尿管口，并尝试进入肾脏集合系统。现有各种导丝硬度和涂层不同。一般来说，硬度较低的亲水导丝比较安全，减少了输尿管意外穿孔的风险，可能更适合绕过梗阻。相反，较硬的导丝适合更安全的逆行入路，并可使支架更容易通过。导丝可以通过开放式导管进行更换。复合导丝（PTFE 涂层镍钛合金轴和亲水顶端）综合了上述两种类型的优点。当导丝到达肾脏内时，可将开放式导管穿过它并缓缓灌注造影剂以进行逆行肾盂造影。这对于详细了解肾脏集合系统的解剖结构和梗阻程度有重要意义。此时也可从肾脏收集尿液进行培养，特别是在疑似感染的情况下。随后应该同轴放置支架替换工作导丝，直到在肾脏和膀胱内形成卷曲以确保其保持位置恰当（图 24-4）。

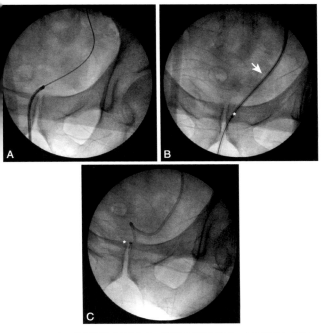

图 24-4 （A）膀胱镜在膀胱内，导丝在输尿管内。（B）通过 10Fr 鞘将支架置入输尿管（星号所示为推杆不透射线标记；箭头所示为 10Fr 鞘）。（C）移除导丝和 10Fr 护套；支架远端盘绕在膀胱内

输尿管支架 大多数支架由柔性聚合物制成，如聚氨酯或硅酮。研究发现金属支架更耐受梗阻，多被用于存在严重外部压迫的情况。尽管大多数支架具有双 J 形结构，但也存在其他类型设计，包括只有近端卷曲的单 J 形支架和其他新型远端设计，以减少支架管相关的下尿路症状（图 24-5）。输尿管支架症状很常见，通常包括腹部不适，尤其是排尿、膀胱疼痛、血尿和排尿困难，以及尿频和尿急。有一份经过验证的输尿管支架症状问卷，旨在帮助描述支架管相关症状，并确定对应的方法来减轻这些症状。迄今为止，对于支架长度和位置是否与症状恶化相关，有不同的看法；然而，α-肾上腺素受体阻滞剂和抗

毒蕈碱药物已被证明可提高对支架耐受性。

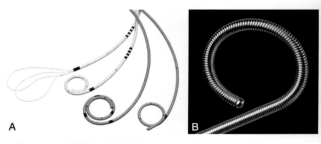

图 24-5 不同的支架管设计。（A）Polaris Loop stent、Polaris Ultra stent、Peck flex Plus 支架和 Contour VL 支架。（B）磁共振金属支架（A, Courtesy of Boston Scientific, Marlborough, MA; B, Courtesy of Cook Medical, Bloomington, IN）

顺行肾造瘘置管 经皮肾造瘘置管是上尿路引流的另一种主要方法（图 24-6）。这种方法的优点在于通过直接对肾脏进行穿刺，最快速、最明确地实现对肾脏的引流，效果更为确切。经皮肾造瘘的一个缺点是其侵入性更强，需要用针直接穿刺肾脏实质然后置管。因此，出血的可能性更高，因此，未经治疗的凝血障碍是该方法的禁忌证。

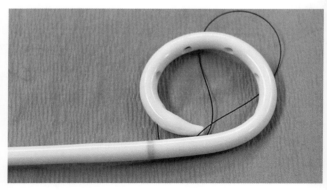

图 24-6 将导管的固定绳松开以进行展示

决定放置逆行支架还是顺行肾造瘘管取决于适应证、患者的病情、解剖结构以及患者和医生的偏好。研究发现,这两种方法都能有效地解决梗阻和感染患者的发热问题。另一个需要考虑的重要因素是患者的生活质量,其中发现临时性的肾造瘘置管可以改善与健康相关的生活质量。

技术: 尽管大多数经皮肾造瘘管由介入科医生放置,泌尿科医生和介入放射科医师之间的沟通非常重要,特别是该穿刺通道可能用于后续手术(如经皮肾镜取石术)的情况下。术前应预防性抗感染治疗,并暂停所有抗凝治疗。手术可采用局部或全身麻醉。

患者可以采用俯卧或仰卧位。俯卧位(图24-7)提供了优化潜在肾穿刺位点的优势,特别是沿着后侧肾盏(图24-8)。由于肾脏上极的后旋,俯卧位对穿刺肾上极肾盏尤为有利(图24-9)。俯卧位的另一个优点是,对于双侧梗阻患者,便于操作者穿刺两个通道。

俯卧姿势的缺点之一是可能造成心脏指数降低和峰值气道压力升高,尽管支持这一点的证据仍存在争议(图24-3)。患者采取仰卧位时,患侧朝向手术台的最外侧,并且侧腹在腰窝下方用体位垫或3L盐水袋抬高。一个优点是,在没有可同时在俯卧位进行顺行/逆行操作的分体式手术台适配器的情况下,可以更容易地从逆行位置同时工作。缺点包括可用于肾穿刺的暴露面积较小和很难穿刺进入肾上极。

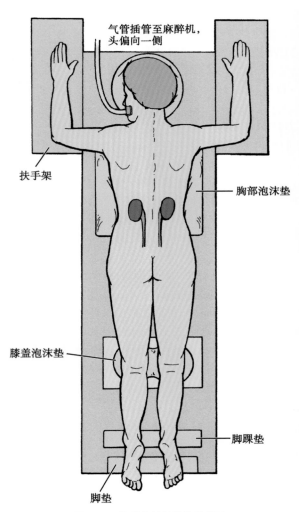

图 24-7   俯卧位衬垫摆放示意图

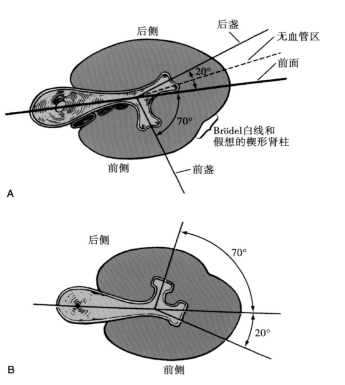

图 24-8 Brödel 型肾（A）和 Hodson 型肾（B）前盏和后盏与肾实质的关系。经皮后侧入路穿刺的最佳目标是进入后盏，因为由此进入肾盂的穿刺路径几乎是笔直的。如果要穿刺前盏（从肾的后部），则必须进行急性成角以进入肾盂，用刚性器械的情况下是不可能实现（摘自 Smith AD. Controversies in endourology. Philadelphia: Saunders, 1995）

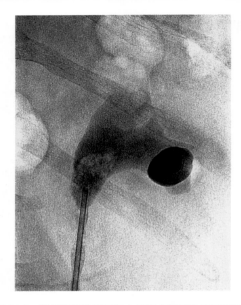

图 24-9　逆行肾盂造影显示上极复合肾盏和后下极肾盏

可在透视或超声引导进行穿刺。透视引导的一个优点是可以实时、完整的显示肾脏解剖结构。此外,可以明确地看到穿刺针和导管,并且有可能看到结石,这是常见的梗阻原因(图 24-10)。

透视引导的缺点包括患者、外科医生和手术室人员暴露在辐射中,以及缺乏三维图像,这可能导致解释穿刺针相对于肾脏的位置和期望的穿刺位点出现困难。主要限制之一是需要对集合系统进行遮光处理。在某些情况下,可以通过输尿管导管逆行灌注造影来实现。或者,通常采用 B 超联合透视的方法,使用超声引导穿刺针进入肾脏集合系统,然后灌注造影剂进行透视最终引导造瘘管至选定的肾盏。超声引导穿刺可减少辐射并降低成本。此外,它还有利于提供更高的三维透视图,还可以识别周围的内脏,如肺、胸膜、脾、肝和肠。此外,肾

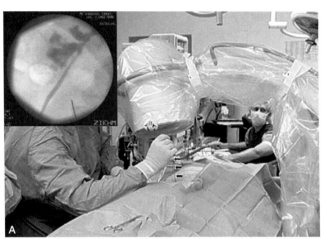

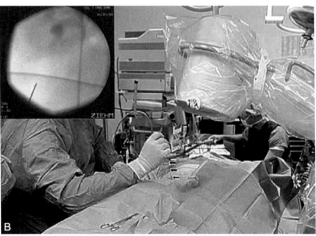

图 24-10　三角透视引导。(A)在透视装置顶部横向旋转并朝头部旋转的情况下,将进入针(箭头)调整到针的内侧方向。(B)向内侧旋转透视装置的顶部后,在保持针头的横向方向不变的同时,在头尾平面内移动针头,直到针头对准所需的肾盏(摘自 Miller NL, Matlaga BR, Lingeman JE. Techniques for fluoroscopic percutaneous renal access. J Urol, 2007; 178:15-23)

集合系统不需要遮光。超声的一个缺点是，难以获得高质量的肾脏图像，尤其是在高 BMI 的肥胖患者中。

（葛力源、肖若陶、段佩辰、张树栋 译　张树栋 校）

推荐读物

Assimos D, Krambeck A, Miller NL, et al. Surgical Management of kidney stones, AUA/Endourology Society Guideline. 2016.

Fulgham PF, Assimos DG, Pearle MS, Preminger GM. Clinical effectiveness protocols for imaging in the management of ureteral calculous disease: AUA technology assessment. 2012.

Nord RG, Cubler-Goodman A, Bagley DH. Prone split-leg position for simultaneous retrograde ureteroscopic and percutaneous nephroscopic procedures. *J Endourol* 1991;5(1):13-16. http://doi.org/10.1089/end.1991.5.13.

第 25 章
输尿管源性梗阻最终治疗选择

Michael S. Borofsky And Robert M. Sweet

Campbell-Walsh-Wein Urology 第 12 版作者

Stephen Y. Nakada, and Sara L. Best

临床表现

上尿路梗阻有不同的临床表现,取决于梗阻的病因和严重程度。最常用的检查项目包括 CT 的横断面影像检查。在许多情况下,暂时缓解肾积水的治疗手段包括输尿管支架管置入或肾造瘘引流,同期行逆行或顺行造影检查,在最终治疗之前进一步明确梗阻的原因和程度(参见第 24 章)。尿路系结石是最常见的梗阻原因(参见第 27 章)。当然,也存在许多其他的梗阻因素,并且梗阻可能发生在从肾脏到膀胱的任意部位。

修复成形适应证

虽然暂时缓解梗阻的治疗手段(如支架管置入和肾造瘘等)可以作为临终关怀和手术耐受性差的患者等特定情况下可选择的治疗方案,但一般来说,上尿路梗阻治疗的目标应该是一种彻底的重建修复,可重建从肾脏到膀胱的正常引流,并避免对输尿管支架管或肾造瘘管的依赖。修复的指征包括患者出现临床症状、肾功能已受损、结石和 / 或尿路感染(UTI)以及继发的高血压等。修复的目标应该是缓解症状和保护肾功能。在没有明显肾功能损害的无症状患者中，可以考虑通过定期影像学检查及肾脏扫描进行观察。在部分患者汇总，肾切除术是比修复更适合的治疗方案。如果肾功能减退或丧失而对侧肾脏正常，尤其是在合并慢性感染和／或伴有严重疼痛的情况下，可以考虑肾切除术。一般而言，如果对侧肾功能异常，低于正常阈值的 15%~20% 是不考虑做肾切除术的。

肾盂输尿管连接部梗阻

大多数肾盂输尿管连接部梗阻（UPJO）病例是先天性的，有些可能到晚年才被发现。其他的病因包括结石、手术后狭窄、肿瘤性梗阻、上皮炎性息肉或外源性压迫导致。先天性 UPJO 通常由输尿管节段性蠕动异常为主要特征的内在疾病引起。在组织学上，输尿管的这一节段通常有异常的纵向肌肉或纤维组织，这与正常存在的环形肌组织不同。由此产生的缺陷通常会导致输尿管外观正常但功能异常。其他相对少见病因包括真性输尿管狭窄，其特征是输尿管中存在异常胶原沉积或结节／瓣膜阻碍了尿液的正常顺行通过。异常横跨输尿管的血管结构也与 UPJO 相关，63% 的 UPJO 患者中存在此现象，其中只有 20% 患者肾脏结构是正常的。

诊断

孕妇产前常规使用超声检查显著提高了产前肾积水和 UPJO 的诊断率。UPJO 在儿科患者中的诊断和处理详见第 7 章。UPJO 在青少年和成人中的表现包括间歇性腹痛或侧腹痛伴恶心、呕吐、血尿、尿路感染或高血压。通常，在使用利尿剂的肾造影检查可确诊 UPJO。CT 和／或 MRI 的横截面成像也可用于获取解剖信息并识别横跨血管的存在。同时，在修复手术前进行逆行肾盂造影可用于定位确认诊断（图 25-1）。

肾盂成形术

必要时，患者可选择肾盂成形术（开放、腹腔镜、机器

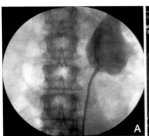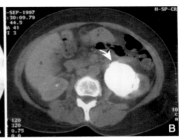

图 25-1 （A）左侧输尿管肾盂交界处梗阻的患者进行的逆行检查显示左侧输尿管在肾盂上方汇入。（B）同一患者的 CT 显示输尿管在解剖学前侧肾盂处融入。手术中切口须从输尿管到肾盂的正后方切开

人），但在继发性 UPJO 的情况下，也可以考虑进行镜下内切开手术方式。肾盂成形术通常需切除输尿管异常扩张部分，之后输尿管的远端被重新吻合到肾盂。这是唯一可以完全切除输尿管病变区域的手术方案。这种术式还允许将 UPJ 转接到潜在的交叉血管之前或之后。手术方式可以选择开放或微创腹腔镜或机器人手术，这几种手术最终效果类似。

技术　在经典的 Anderson-Hynes 术式中，近端输尿管解剖至肾盂水平。异常的 UPJ 组织被切除，近端输尿管被纵行剖开，通常在输尿管支架置入后，进行肾盂输尿管吻合（图 25-2）。在肾脏集合系统过度扩张的情况下，可行缩小肾盂成形术，但并不是最常规的治疗方式。离断式肾盂成形术的禁忌证包括肾内型小肾盂和输尿管狭窄段长度超过 2cm 或更长。开放性肾盂成形术通常通过侧腹膜入路进行，腹腔镜下肾盂成形术可以通过经腹或腹膜后入路进行手术。经腹膜入路的腹腔镜成形的优势包括更大的操作空间和解剖结构更为清晰。

通常患者术后留置 Foley 导尿管过夜，术区引流管留置 24~36h。如果拔除导尿管后引流量增加，则提示输尿管反流渗漏，应再次留置导尿管 7 天。输尿管支架通常在手术后 4~6 周

取出。开放或腹腔镜/机器人成形手术的成功率约为95%，大多数手术失败发生在术后前2年。如果确定手术不成功，可以考虑二次肾盂成形术（成功率86%）或内镜下肾盂切开术（成功率70%）。

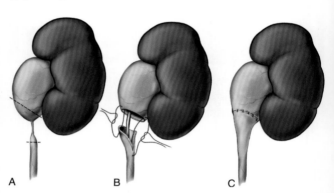

A　　　　　　　B　　　　　　　C

图 25-2　（A）牵引缝合线放置在肾盂下垂部分的内侧和外侧，为离断肾盂成形术做准备。牵引缝合也可放置在近端输尿管的侧面，低于梗阻部分水平。这将有助于为后续维修保持正确的方向。（B）切除输尿管肾盂连接处。近端输尿管在其侧面呈匙状，然后将输尿管的外侧、匙状部分的顶端牵引到肾盂下缘，同时将输尿管的内侧牵引至肾盂上缘。（C）在输尿管和肾盂壁以不渗漏的方式，用可吸收缝线进行间断或连续的全层吻合。一般情况下，我们倾向于给成年患者留置输尿管支架管。4~6周后取出

特殊情况

小的肾内型肾盂，可以通过横切肾脏下极并将输尿管与肾下盏吻合来进行输尿管成形术（图25-3）。如果合并有肾结石，可以通过切开肾盂取出。腹腔镜或机器人以及内镜手术中，可以使用腹腔镜器械或应用软性内镜通过其中一个手术通道来完成取石。此外，在扩张的肾盂上修剪肾盂瓣可以替代离断性肾盂成形术。这种方法可用于解决输尿管高位汇入（Foley Y-V成形术）（图25-4）或存在长段病变的输尿管梗阻（Culp-DeWeed输尿管肾盂成形术）（图25-5）。

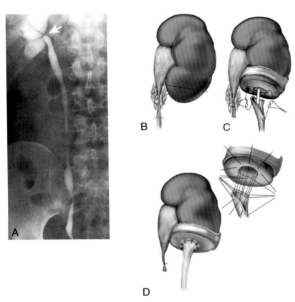

图 25-3　(A)该患者表现为进行性右侧腰痛,逆行造影提示肾盂
输尿管连接部梗阻(箭头)伴有小肾盂。这种情况下最好的处理
方法是行输尿管肾盏吻合术。(B)在腹膜后寻找输尿管,并尽可
能向近端游离。充分游离肾脏并暴露肾下极,以保证输尿管肾盏
吻合无张力。进行肾下极切除术时,尽可能多地切除肾实质以充
分暴露扩张的肾下盏。(C)劈开近端输尿管的外侧,使近端输尿
管口成铲状。随后应在内支架支撑下进行吻合,并留置肾造瘘
管。第一针缝合输尿管铲状口顶端与肾盏侧壁,第二针在第一针
的对侧,即 180°的方向。(D)按照开放手术方式完成吻合,即先
间断环形缝合输尿管肾盏,然后逐一打结。

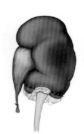

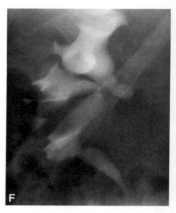

E

F

图 25-3(续)（E）尽可能在肾实质切面上闭合肾包膜。缝合应远离输尿管肾盏吻合口，防止对管腔造成压迫。可用肾周脂肪或腹膜或网膜瓣覆盖保护吻合口。（F）右侧输尿管肾盏吻合术后 2 个月静脉尿路造影显示输尿管肾盏吻合通畅（箭头）

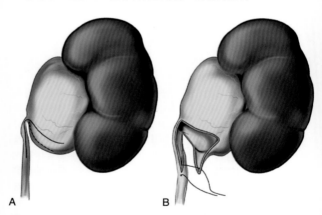

A

B

图 25-4 （A）Foley Y-V 成形术适用于输尿管高位汇入的肾盂输尿管连接部梗阻患者。先将肾盂瓣标记。V 形瓣的底部位于肾盂下垂的部位，肾盂瓣尖端位于 UPJ 的顶端。肾盂瓣顶端的纵行切口呈 Y 形，然后沿着近端输尿管外侧纵形剖开至正常口径的输尿管部。（B）用细剪刀修剪肾盂瓣。将肾盂瓣的尖端与输尿管切口最低点进行缝合

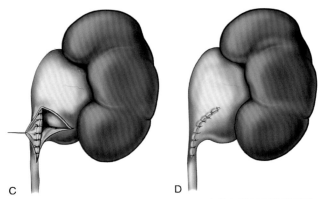

C D

图 25-4(续) (C)用可吸收线间断或连续缝合肾盂输尿管后壁。
(D)缝合前壁,完成吻合

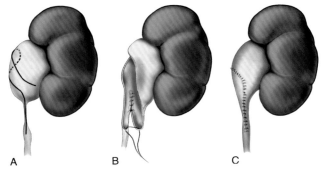

A B C

图 25-5 (A)螺旋形肾盂瓣适用于输尿管近端狭窄段较长的肾盂
输尿管连接部梗阻的患者。在肾盂上标记出肾盂瓣的形态,其基
底位于肾盂的外侧。肾盂瓣位于输尿管和肾实质之间。螺旋形
瓣可以由后向前或由前向后。纵行剖开 UPJ 直至正常口径的输
尿管。肾盂瓣顶端的位置取决于梗阻的长度。输尿管近端梗阻
段越长,离顶点越远,肾盂瓣会更长。为了保持肾盂瓣良好的血
供,肾盂瓣的长宽比不应超过 3∶1。(B)将肾盂瓣向下翻转,尖
端与输尿管切口最低点缝合。(C)放置输尿管支架管,用可吸收
线缝合切口

内镜治疗

通常使用内镜在 UPJ 水平对输尿管做一个全层的侧切口，输尿管内放置支架管有利于愈合。手术可采取顺行方式或逆行方式进行。合并有结石的情况下，首选顺行治疗方式，即通过经皮肾镜取石术同时处理结石。一般情况下，结石应该在内切开术之前取出，这样结石碎片就不会迁移到切口部位。

技术   可以使用激光，烧灼导丝球囊或经皮内镜下冷刀切开。切口应朝向侧方，以避免血管损伤。术中应保留一根导丝，以确保输尿管支架管能顺利通过切口（图 25-6）。完成内切开术后，球囊扩张最大可达 24Fr，以确保输尿管全层切开。同样，术中还可以灌注造影剂，根据是否外渗，确认内切开深度是否充分。

为了促进管腔更好的愈合，可选用不同规格的输尿管支架管做内引流。但目前不同规格的输尿管支架管是否能够提高手术成功率还存在争议。各种技术之间的结果差异目前相关研究较少。与存在交叉血管或重度梗阻的患者相比，原发性内切开术的成功率（40%~70%）较低。继发 UPJO 的手术效果通常更好。内切开术的禁忌证包括长段梗阻（2cm）、活动性感染和凝血障碍。由于手术成功率低和出血风险增加，存在有交叉血管的 UPJO 患者不建议行内切开术治疗。一般情况下，如果一期内切开术失败，应考虑行腹腔镜或开放手术进行干预。

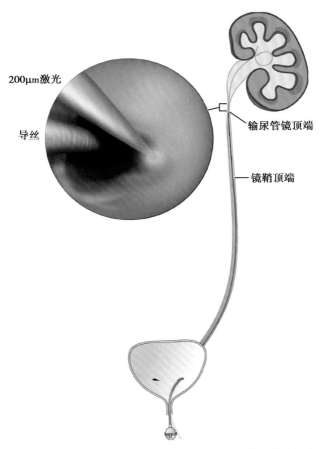

图 25-6 输尿管软镜下使用钬激光治疗肾盂输尿管连接处的内镜视图(插图)。先放置导丝,软性输尿管通过镜鞘到达 UPJ,直视下使用钬激光选择合适的位置进行输尿管全层切开

腔静脉后输尿管

腔静脉后输尿管是一种罕见的先天性畸形,输尿管围绕下腔静脉,导致梗阻。这是由于胚胎发育期后主静脉的长期存在所致。腔静脉后输尿管可以通过横断面成像或逆行肾盂造影诊断,表现为典型的输尿管 S 形畸形(图 25-7)。

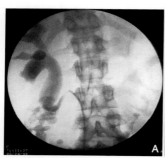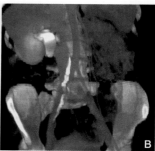

图 25-7 （A）右侧肾积水患者的逆行肾盂造影。结果显示输尿管呈 S 形畸形,右侧输尿管向内侧横行到下腔静脉后方。（B）三维螺旋 CT 显示腔静脉后输尿管

肾盂 - 输尿管吻合术

腔静脉后输尿管的经典修复方法是通过标准的开放或腹腔镜技术离断输尿管,并将其转移到腔静脉前的正常解剖位置。然后用可吸收缝线无张力吻合断端。

输尿管狭窄

导致输尿管狭窄的原因包括手术,放疗,缺血,纤维化,恶性肿瘤和先天性畸形(图 25-8 和框 25-1)。在计划手术修复时,输尿管狭窄的位置和长度是至关重要的考虑因素。

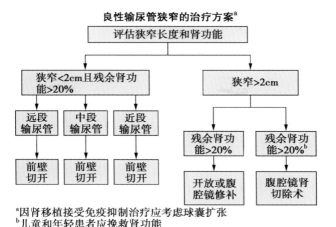

图 25-8　良性输尿管狭窄的诊疗流程图

框 25-1　输尿管狭窄病因的鉴别诊断
• 恶性肿瘤（如移行细胞癌、子宫颈癌）
• 输尿管结石
• 放射损伤
• 外科手术引起的缺血和创伤
• 腹主动脉瘤或子宫内膜异位症造成的输尿管周围纤维化
• 输尿管内镜操作引起的损伤
• 肾消融损伤
• 感染（如泌尿系统结核）
• 特发性狭窄

诊断

输尿管狭窄的位置可以通过顺行或逆行肾盂造影、CT 尿路造影或输尿管镜检查来确定。联合检查可以评估输尿管狭窄的长度。如果狭窄的病因尚不清楚，应考虑进行输尿管镜活检以排除恶性肿瘤。此外，在计划修复之前，明确同侧肾脏有足够的功能是很重要的。

输尿管狭窄的球囊扩张是另一种内镜治疗选择，即球囊导管通过狭窄的长度，并在高压下扩张至 15~24Fr。可以通过顺行性或逆行性的方式来实现。通常，扩张后支架需保留数周（图 25-9）。该手术方式的成功率在 50%~76% 之间，并且在治疗长度较短的非继发性狭窄时成功率更高。

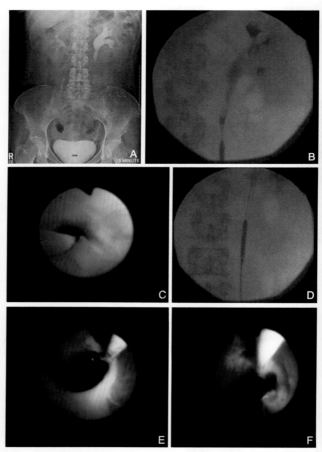

图 25-9 （A）术前排泄尿路造影显示输尿管损伤后输尿管的近端开口。（B）狭窄时输尿管软镜的造影图像。（C）相对应的输尿管狭窄内镜图像。（D）透视下球囊扩张撑开输尿管狭窄段。（E）球囊扩张后狭窄区域的内镜图像（注意采用的全层侧切口）。（F）内镜下完成激光切开狭窄

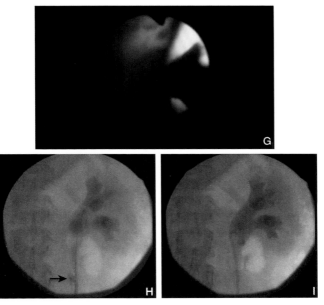

图 25-9 续 （G）内镜下全层切口。（H）透视图像显示尿外渗（箭头）。（I）支架置入后的透视图像

因此，2cm 长的输尿管狭窄通常认为是内镜治疗的禁忌证。另一种腔内泌尿学技术是输尿管内切开术。在手术过程中，输尿管镜需达到狭窄的水平，最常用的是使用钬激光在输尿管上做一个全层的切口。同时也可以结合球囊扩张，使切口增大。输尿管内膜切开术的成功率为 66%~83%。切口的位置应根据输尿管狭窄段进行选择。极罕见的情况下，输尿管狭窄伴完全闭塞，输尿管镜可以同时经顺行和逆行的方法进入，即识别狭窄一侧的光线并作为切点，在输尿管上做一个盲切口，恢复输尿管的连续性。这种相对"简单"的手术方式应用于手术适应性较差即希望尿液内引流的患者。

外科管理

当患者可以接受手术时，输尿管狭窄患者选择手术修复通常优于留置支架并定期更换。在这种情况下，手术入路应根据狭窄处的位置和长度来确定。在所有的病例中，外科医生应通过无张力修复来重建输尿管的连续性。在狭窄端较短的情况下，可以通过切除病变的输尿管段并重新吻合正常近端和远端输尿管（输尿管输尿管吻合术，输尿管膀胱切开术）来实现。近端通过肾下移、远端通过游离移动膀胱（输尿管再建术、Boari成形术）可使输尿管获得更大的活动度。当输尿管缺损过长时，输尿管可转移至对侧（经输尿管输尿管吻合术），用组织瓣移植（颊黏膜移植），或用一段肠段替代（回肠-输尿管替代）。在严重输尿管狭窄疾病的情况下，也可将肾脏移植到骨盆处（表25-1）。

表25-1　输尿管狭窄修复术中能够增加输尿管流动性的外科技术

手术	狭窄长度	手术	狭窄长度
输尿管吻合术	2~3	膀胱瓣输尿管成形术	12~15
输尿管-膀胱吻合术	4~5	肾下降术	5~8
下段输尿管再建术	6~10		

输尿管吻合术　适用于输尿管近端或中段短段狭窄的患者（2~3cm）。开放或腹腔镜或机器人入路均可。应小心处理输尿管，并保留一层外膜，以避免在输尿管剥离过程中损伤切断输尿管。Penrose引流管或容器回路可用于辅助无创伤处理。在确定病变部位后将其切除，并将输尿管的两侧正常段180°分开并修剪。然后，应使用精细的、可吸收缝合线将输尿管缝合在输尿管支架上（图25-10）。腹膜后脂肪或网膜可覆盖吻合口，该术式成功率很高（90%+）。

输尿管-膀胱吻合术　这是输尿管远端3~4cm的输尿管狭窄最合适的治疗方式。可通过开放或腹腔镜或机器人的方式进行。该手术也可通过反流吻合和非反流吻合的方式进行，两种在肾功能保护以及狭窄复发方面无明显差异。

下段输尿管重建术　通过将膀胱向上和侧向牵拉至患侧，可以帮助降低输尿管-膀胱吻合时的张力。与单纯输尿管-

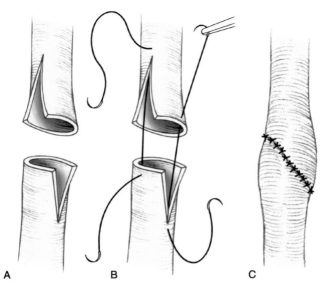

图 25-10 （A）输尿管断端的铲状裁剪方式。（B）缝合线的位置。（C）端 - 端输尿管吻合术

膀胱吻合术相比，下段输尿管重建术能多提供 5cm 的长度。通过结扎、游离对侧膀胱的血管蒂来实现的。然后将剩余的膀胱固定在同侧的腰大肌上，同时在缝合时小心避免损伤生殖股神经。若膀胱顺应性较差且存在挛缩膀胱的患者不建议进行此手术。

膀胱翻瓣输尿管成形术（Boari 成形术） 通过重塑膀胱的一部分作为通向输尿管的桥梁，可以进一步实现提高输尿管的活动度。这种方法可以多提供 10~15cm 的长度。它是通过修剪膀胱组织瓣并旋转其头部，然后将其管化并连接到输尿管来实现的。其也可以与腰大肌牵引装置结合使用。此种手术方式可以提供额外 10~15cm 的长度。与腰大肌牵引一样，膀胱挛缩被认为是该手术方法的禁忌证。

肾下移 充分游离肾脏可以为输尿管提供更多的活动度。为了实现肾脏整体下降，肾下极需固定在腹膜后肌肉上，可提供长达 8cm 的额外输尿管长度。肾下移通常取决于肾脏的主要血管,有报道称可以切断肾静脉将其与下腔静脉在更低的位置吻合从而实现更多程度的肾脏下移。

经输尿管输尿管吻合术　可用于输尿管长度不足以与膀胱吻合的病例,这种情况下,同侧病变输尿管与对侧吻合。相对禁忌证是任何可能影响到供侧和受侧输尿管的疾病,包括肾结石、后腹膜纤维化、尿路上皮恶性肿瘤或反复感染。同样,应避免受侧输尿管反流,因为这可能导致双肾功能下降和感染。

回肠代输尿管术　可用于广泛的输尿管狭窄,无法通过尿路上皮组织的修复的患者。利用回肠远端与输尿管类似的蠕动方式取代输尿管病变段,适用于从肾盂到膀胱的任何位置病变的患者(图 25-11)。回肠代输尿管术一般禁忌证包括基础肾功能不全、膀胱功能障碍、炎症性肠病或放射性小肠炎的患者。

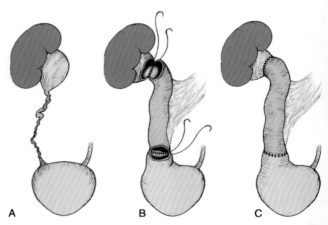

图 25-11　(A)回肠代输尿管中,确定病变输尿管后,予以切断并去除病变部分。(B)游离结肠系膜通过一段结肠建立肾盂和膀胱的通道。(C)两侧远近端都以全层、无渗漏、无张力的方式完成

自体移植　当对侧肾功能缺失或功能较差时,或长段的输尿管狭窄时,考虑应用自体移植。以肾切除术的方式将肾脏移

植到骨盆，肾血管与髂血管吻合，输尿管与膀胱吻合。而在长段输尿管狭窄输尿管保留较少的患者中，肾盂可以直接与膀胱吻合。

输尿管-肠吻合口狭窄

当肠道用于尿路分流时，可能会导致输尿管与肠吻合口狭窄。长期随访数据显示，尿道狭窄率为 4%~9%，尿流改道术后的狭窄率为 2%~25%。由于左输尿管通常需要更大程度的剥离，以提供更多的长度，因此在分流时左侧输尿管通常需从乙状结肠系膜下方穿过，因此左侧的狭窄更为常见。

诊断

虽然狭窄通常是良性病因所致，但也不能除外肿瘤因素所导致的狭窄，尤其是在既往有恶性肿瘤病史的情况下。在这种情况下，在做任何类型的输尿管修复之前，都需要进行活检。另一个需考虑因素，许多尿路改道患者均存在慢性肾积水。在这种情况下，可以考虑利用肾盂造影或膀胱造影来评估反流（假设进行了回流吻合术）。如果没有观察到反流，可采用利尿剂肾造影评估是否存在功能性梗阻。

治疗

输尿管-肠吻合口狭窄的治疗方法与常规输尿管狭窄处理方式类似，常采用球囊扩张、输尿管内膜切开术和扩张球囊电灼治疗等。对于输尿管-肠吻合口狭窄，一个需要特别考虑的是由于先前进行了分流，进入输尿管的路径相对较为困难，因此常采用顺行入路。同时，我们也需要特别注意左侧输尿管狭窄，因为解剖上较为靠近乙状结肠肠系膜，因此成功率较低，并有出血的风险。根据文献报道，与常规输尿管狭窄相比，腔内泌尿外科手术在治疗输尿管-肠吻合口狭窄方面的疗效稍差，并且成功率有很大的差异。对于任何长度为 1cm 的狭窄或之前腔内泌尿外科治疗失败的患者，均应考虑开腹修补，开腹修补最常见的方式是建立新的输尿管-肠吻合口（图 25-12）。

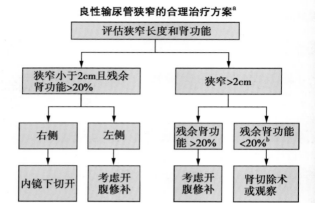

良性输尿管狭窄的合理治疗方案[a]

评估狭窄长度和肾功能

狭窄小于2cm且残余肾功能>20%

狭窄>2cm

右侧 → 内镜下切开

左侧 → 考虑开腹修补

残余肾功能>20% → 考虑开腹修补

残余肾功能<20%[b] → 肾切除术或观察

[a] 因移植接受免疫抑制治疗应当考虑球囊扩张
[b] 儿童和肾功能不全的患者应尽可能修补

图 25-12　输尿管-肠吻合口狭窄疾病治疗方案

腹膜后纤维化

　　腹膜后纤维化（RPF）的特点是腹膜后腔存在的炎症和纤维化，导致压迫和局部阻塞。RPF 好发年龄段为 40~60 岁，男性多见。RPF 可累及整个腹膜后区域，一般多发生在 L4~L5 水平远端大动脉附近，并包绕输尿管（图 25-13）。这一过程可导致典型的梗阻症状，也可能伴随全身症状，如体重减轻、纳差、发热、全身不适、高血压和少尿 / 无尿。下腔静脉（IVC）受压迫可导致深静脉血栓形成（DVT），及下肢水肿。RPF 的病因通常是特发性的。已知的原因包括使用某些药物，如二甲麦角新碱和其他麦角碱类药物、β - 肾上腺素受体阻滞剂和非那西丁。淋巴瘤是另一种与 RPF 共存或导致 RPF 的因素。实验室检查可发现红细胞沉降率升高、C 反应蛋白升高、白细胞增多、贫血以及肾功能不全。CT 典型表现是肾积水伴后腹膜软组织包绕大血管和输尿管。MRI 可用于进一步的风险分层诊断。在 RPF 中，纤维化肿块在 TI 加权成像上通常具有低信号强度，T2 信号在活动性疾病中往往较高。同时，这也是评估治疗效果的一种有效方法，因为 T2 信号强度往往会随着治疗的有效而降低（图 25-14）。当诊断有异议时，可以行穿刺活检或是开腹或腹腔镜下活检以确诊。

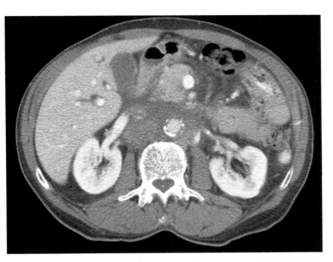

图 25-13 典型的后腹膜纤维化 CT 表现。CT 显示密度均匀的肿物,腰部水平大静脉显轮廓不清

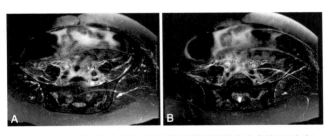

图 25-14 (A)一名有症状、活动性腹膜后纤维化患者的 T2 加权增强磁共振图像。(B)该患者在药物治疗 1 个月后 MRI 现象;注意 T2 加权磁共振图像的增强下降

药物治疗

RPF 最常见的药物治疗是皮质醇治疗,据统计,长期皮质醇激素治疗会导致 80% 的患者产生临床反应。在皮质醇治疗失败的情况下,也可使用免疫抑制剂治疗。

外科治疗

RPF 引起的输尿管梗阻最常用的治疗方法是开放或腹腔镜输尿管松解术。在术前检查单侧肾盂积水的患者，我们也需要考虑患者存在双侧输尿管病变，因为 RPF 一般为典型的双侧病变。可利用直角钳在输尿管和后腹膜肿物之间游离切开其上方的纤维组织。不断重复这个过程，钝性和锐性分离整个受累的输尿管。双侧输尿管松解术后，应复位并保护好输尿管，避免其被后续的纤维化侵犯。这可以通过腹腔内网膜包绕隔离输尿管来实现。

（杜源、郝钢跃 译　郝钢跃 校）

推荐读物

Link RE, Bhayani SB, Kavoussi LR. A prospective comparison of robotic and laparoscopic pyeloplasty. *Ann Surg* 2006;243:486.

Pipitone N, Vaglio A, Salvarani C. Retroperitoneal fibrosis. *Best Pract Res Clin Rheumatol* 2012;26(4):439-448. doi:10.1016/j.berh.2012.07.004.

Schöndorf D, Meierhans-Ruf S, Kiss B, et al. Ureteroileal strictures after urinary diversion with an ileal segment—is there a place for endourological treatment at all? *J Urol* 2013;190:585.

Turner-Warwick RT, Worth PH. The psoas bladder-hitch procedure for the replacement of the lower third of the ureter. *Br J Urol* 1969;41:701.

第 26 章
泌尿系统创伤

Gregory M. Amend And Benjamin N. Breyer

Campbell-Walsh-Wein Urology 第 12 版作者

Bruce J. Schlomer, Micah A. Jacobs, Steven B. Brandes, Jairam R. Eswara, Allen F. Morey, and Jay Simhan

肾脏损伤

不论是儿童还是成人，肾脏是泌尿系统中最易受到损伤的器官。在美国，80%~90% 的肾脏损伤是由钝性外力所致，剩下的 10%~20% 为穿透性损伤。摔倒或者车祸所引起的人体迅速减速产生的动能可增加肾脏受到外伤的风险。严重的减速性损伤会导致肾脏在腹膜后固定的部位撕裂，如肾门或肾盂输尿管连接处，并导致肾动脉血栓形成、肾静脉断裂、肾蒂撕脱或肾盂输尿管连接处（UPJ）断裂。穿透性肾损伤包括枪击伤（86%）和刺伤（14%）。超过 77% 的穿透性肾外伤患者合并有腹部外伤。因此，在处理肾脏损伤的同时，需要重点考虑并发的肝脏、肠道和脾脏等的腹部内损伤。

在腹部钝性外伤中，儿童肾外伤的风险比成人高 50%，且发生严重外伤的风险较成人高 33%。与成人相比，较少的肾周脂肪以及尚未完全发育的腹壁肌肉使儿童的肾脏受到的保护有限。小儿肾脏位置较低且受到胸廓保护的范围更小。此外，儿童脊柱更柔韧，导致输尿管更易受到拉伤。

肉眼血尿和镜下血尿［＞5 红细胞 / 高倍镜视野（RBC/

HPF)或试纸检测阳性]是泌尿系统外伤最有意义的指标,尤其是在合并有加速/减速创伤、穿透性创伤或急诊室内出现低血压(收缩压<90mmHg)。但是,血尿的程度和肾脏损伤的严重程度并不一致。

在儿童中,血尿并不是反映肾脏损伤的相对敏感的指标。一些研究发现,多达2/3的Ⅱ级肾损伤的儿童患者的尿液分析检查结果正常。儿童在创伤后儿茶酚胺分泌量高,以维持血压,这种作用可持续直到失血量达到约50%。由于儿童在失血的情况下保持血压平稳的时间比成人长,因此,低血压也并不是预测肾外伤引起严重失血的最可靠的指标。

肾脏影像学

对疑似肾外伤的病例进行影像学检查的指征包括穿透性创伤、具有明显加速/减速机制的钝性创伤和/或伴有低血压的肉眼血尿和/或镜下血尿,以及尿红细胞>5RBC/HPF的儿童患者。增强CT可提供即时和延迟的影像,对肾脏损伤患者而言,是泌尿生殖系统成像的最佳方法。CT具备快速、高灵敏度和高特异性的特点,可提供关于肾脏实质撕裂和尿外渗的明确的外伤分期信息。

怀疑严重肾外伤的CT表现包括:①内侧血肿(肾血管蒂损伤);②内侧尿外渗(肾盂或UPJ损伤);③肾实质增强期强化不足(肾动脉或主要分支损伤);以及④活动性的血管内造影剂外渗(动脉损伤伴快速出血)。肾周血肿大小可粗略估计肾脏出血的程度。如血肿大小超过4cm,则最终需要干预的概率显著增加,并需考虑行急诊干预的可能(图26-1)。

术中"一次性"静脉肾盂造影(IVP)的作用有限。其主要目的是在未进行CT扫描的不稳定创伤患者进行腹部探查过程中,尤其是当外科医生遇到意外的腹膜后血肿时,评估是对侧肾脏是否存在功能,并帮助外科医师决策考虑是否进行腹腔肾脏探查或肾切除术。

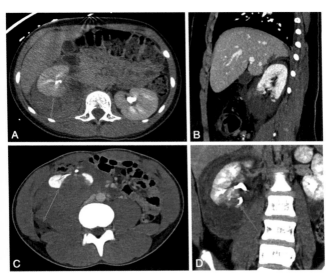

图 26-1 需要干预的高风险外伤患者示例。(A 和 B)较大的肾周血肿。箭头表示肾周血肿的大小。(C)大量的肾脏实质被破坏。(D)延迟期造影剂的内侧外渗。箭头表示造影剂的内侧外渗

对于成人肾外伤,超声诊断的特异性较差。超声检查可以确认两个肾脏的存在,并检测腹膜后包裹性积液。但超声检查并不能区分血肿和尿漏。美国泌尿外科协会泌尿创伤指南指出,超声检查可用于儿童肾脏创伤的初步评估,但 CT 是更优的选择(https://www.auanet.org/guidelines/guidelines/urotraumaguideline)。欧洲泌尿外科协会(EAU)小儿泌尿外科指南指出,超声检查可作为肾脏损伤的筛查工具,但 CT 扫描是诊断和分期的最佳影像方式。

肾脏损伤的分类

美国创伤外科协会(AAST)肾脏损伤严重程度量表是基于增强 CT 对肾脏损伤进行准确分级的,于 2018 年更新。目前

已在多个系列中被验证为有效的临床结局预测工具,可帮助评估是否需要进行手术或介入手术干预或预测肾脏切除概率(表26-1)。

表 26-1 美国创伤协会肾脏损伤分级

分级	外伤种类	描述
I	挫伤	镜下或肉眼血尿,泌尿系统其他检查正常
	血肿	肾脏包膜下血肿,无肾脏实质撕裂伤
II	血肿	局限于腹膜后肾区的血肿
	裂伤	肾实质裂伤深度不超过1cm,无尿外渗
III	裂伤	肾实质裂伤深度超过1cm,无集合系统破裂或者尿外渗
IV	裂伤	肾损伤贯穿肾皮质、髓质和集合系统
	血管损伤	肾动脉或静脉主要分支损伤伴出血
V	裂伤	肾脏碎裂
	血管损伤	肾门血管撕裂、离断伴肾脏无血供

注:对于III级损伤,如双肾损伤,应评为IV级。

当下肾损伤的应对措施

参见图26-2。

保守观察

无论具体外伤机制如何,非手术治疗是血流动力学稳定、分期良好的 AAST I ~ IV 级肾损伤患者的标准治疗方案。大多数专家认为,IV级/V级损伤的患者可能更需要进行手术探查。然而,即使是这些高级别的外伤,如果经过了仔细的分期和选择,也可以在不进行肾手术的情况下进行治疗。总体而言,超过90%的患者可以在不进行手术的情况下得到救治。即使是存在尿液外渗和肾脏坏死组织的情况下,保守治疗时,肾脏钝性外伤通常恢复良好(图26-3)。与非手术治疗相比,手术探查的肾切除率更高。

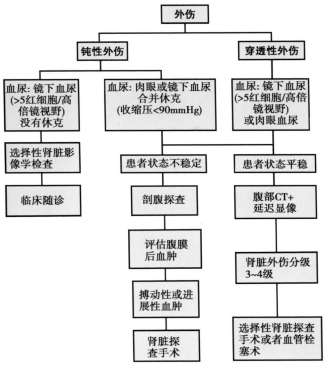

图 26-2 成人肾脏损伤的决策指南流程图。IVP，静脉肾盂造影；RBC/HPF，每个高倍镜视野下的红细胞数量；SBP，收缩压

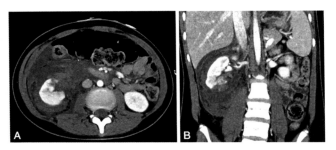

图 26-3 Ⅳ级右侧肾裂伤。增强期显示右侧肾脏裂伤（A 和 B）

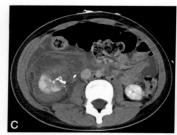
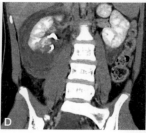

图 26-3(续) 延迟期显示造影剂从集合系统渗出(C 和 D)

所有选择非手术治疗的严重肾脏损伤患者应密切连续监测红细胞容积和生命体征。Ⅳ / Ⅴ级肾损伤的患者在外伤后48~72h 常规复查 CT 是必要的,以评估是否有难以处理的尿液囊肿或血肿。在儿童中,CT 可被超声(US)代替。保守治疗在最初的 24h 内失败率较低(失败率 2.7%)。保守治疗失败的危险因素包括肾损伤等级较高、合并其他腹部损伤以及穿透性损伤。

持续性尿外渗可导致尿液囊肿、肾周感染,在少数情况下,可能会导致肾功能丧失。大概率情况下,尿外渗可自主吸收。典型症状包括同侧腹侧疼痛、肠梗阻和低热三联征提示肾脏创伤后出现了伴有临床症状的尿液囊肿。如果尿液囊肿持续存在,可以采用输尿管内支架置入术缓解尿液囊肿。如果输尿管支架不能解决尿液囊肿的相关症状,可以置入经皮引流管改善。

保守治疗成功后,患者应在创伤后的 1 年内进行规律血压监测,因为肾脏外伤可能会引发高血压。高血压作为创伤的并发症,基本机制包括:①肾血管损伤,导致肾主动脉或其分支狭窄或闭塞(Goldblatt 肾脏);②渗出的血液或液压迫肾实质(Page 肾脏);③创伤后动静脉瘘(AVF)。在这些情况下,部分肾脏缺血可刺激肾素 - 血管紧张素轴,导致患者高血压。

在儿童患者中,Ⅰ / Ⅱ级创伤后肾脏瘢痕形成的风险可以忽略不计,不建议反复进行影像学检查(AUA 泌尿系创伤指南)。肾脏瘢痕形成的风险在Ⅲ级损伤中约为 60%,在Ⅳ / Ⅴ

级肾脏创伤中更接近 100%，且合并有肾脏功能一定程度的下降。通常，如果担心肾脏功能严重丧失和 / 或随访期间出现高血压，则建议进行肾图检查。

介入栓塞治疗

肾动脉造影和肾动脉栓塞在肾脏创伤中较为常用，可以在不需要开腹手术的情况下止血。其适应证正逐渐增加。受创伤后肾脏持续出血通常是由于受损伤的血管无法被填塞压迫造成。延迟性出血可能是因为 AVF 或者受损动脉形成的假性动脉瘤破裂引起。迟发性出血通常发生在创伤后的 1~2 周至 1 个月。

超选择性血管栓塞介入治疗持续性和迟发性出血的成功率均很高，大多数病例系列研究报道其在成人和儿童中成功率超过 80%。即使初次血管栓塞介入治疗不成功，再次进行血管栓塞往往也可成功止血。

肾血管栓塞术的并发症包括栓塞后综合征、持续出血以及栓塞后脓肿。栓塞后综合征是一种自限性疾病，包括腰部疼痛、发热以及潜在的肠梗阻风险，小于 10% 的患者会出现这种症状。症状通常在 3~4 天内消失。如果患者术后持续发热，则需要评估是否存在栓塞后脓肿。

手术治疗

因肾脏创伤引起的血流动力学不稳定的患者需要进行手术探查并进行肾脏切除 / 肾脏修补术。肾脏探查术的唯一绝对指征是搏动性和进展性的腹膜后血肿，提示肾动脉破裂危及生命。

为了早期控制血管以达到止血的效果，在主动脉上方肠系膜下静脉中线侧切开肠系膜，在肾血管周围应用血管阻断带，必要时收紧（图 26-4）。如果肾脏损伤非常严重，无法修复或者修补后仅能保留很少的肾脏组织，则应进行肾脏切除术。此外，如果患者病情不稳定，最安全的方法是快速进行肾脏切除手术，以挽救患者的生命。由于低体温、凝血障碍或持续性失血的情况均非常凶险，因此对出现上述情况患者需进行肾切除。在穿透性损伤中，特别是枪击伤中，需要检查同侧输尿管是否有损伤，如果发现损伤，需及时进行修复。

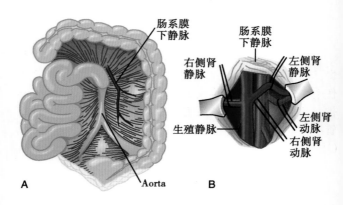

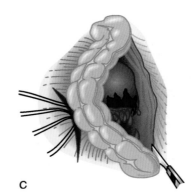

图26-4 肾血管和肾脏的显露方法。（A）在肠系膜下静脉中线侧主动脉上方的腹膜后切口。（B）肾血管的解剖关系。（C）结肠侧腹膜后切口，显露肾脏

尽管对肾脏创伤和尿外渗患者进行初步的保守观察是必要的，但出现了肾盂撕裂伤或输尿管近端断裂则需要及时进行手术修复。减速性损伤可能引起肾动脉主干血栓形成。该情

况下即便进行了血运重建，也很少能成功挽救患肾。因此只要对侧肾脏正常，保守治疗通常是最好的选择，因为患侧部分肾脏常常可以得到再次灌注。

输尿管创伤

输尿管的损伤通常很轻微，临床医生必须保持高度警惕以防止延误诊断及相关的并发症。90%以上的输尿管创伤患者合并有腹部或腹膜后器官的损伤。没有血尿并不能排除输尿管损伤。具有延迟期的 CT 尿路造影是检测输尿管损伤的最佳方式，在延迟期上表现为输尿管内无造影剂（图 26-5）。

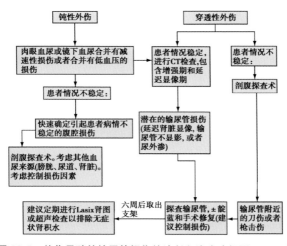

图 26-5　外伤导致的输尿管损伤的诊断和治疗路径图。IVP，静脉肾盂造影；OR，手术室

如有可能，对于病情稳定的患者，应在初次剖腹手术的同时修复受损伤的输尿管。对于不稳定、复杂的多发伤患者，同期修复输尿管通常并不是最佳时机。输尿管血液供应差，手术修复不完美所引起的尿液外渗可能导致患者状态变差、需要进

行肾切除术,在极少数情况下甚至会导致患者死亡。输尿管外伤的处理原则见框 26-1。

框 26-1　输尿管损伤的治疗原则
1. 出现穿透性损伤后,需要确定刀或弹道的走向,以确保输尿管没有损伤的风险
2. 移动受损伤的输尿管时动作轻柔,尽可能保留输尿管外膜
3. 尽可能少且谨慎地进行输尿管清创,直到可见边缘出血,尤其是在高速的枪击伤中
4. 使用精细的可吸收缝线缝合并放置腹膜后引流,匙形、无张力地修复输尿管。内置输尿管支架,吻合口不漏水
5. 通过闭合输尿管上的腹膜,将输尿管后腹膜化
6. 不要进行隧道式的输尿管新膀胱造口术
7. 对于输尿管严重损伤、存在爆炸伤、合并有血管手术以及其他复杂情况的病例,应考虑使用网膜隔离,以助于修复
8. 如果无法立即行输尿管修复手术,或患者血流动力学不稳定:(a)用长的不可吸收缝合线结扎输尿管,延期修复输尿管,或(b)在重症监护室复苏后放置肾造瘘管(控制损伤)
9. 另一种选择是进行临时性皮肤输尿管造口术,内置单 J 支架或儿童饲管,在损伤部位附近的输尿管周围系上缝线,以固定支架并防止尿漏

输尿管损伤的处理

　　肾盂输尿管撕脱可通过直接将输尿管与肾盂吻合来处理。这些手术可以通过传统开放方式进行,或者通过腹腔镜或机器人操作。输尿管端端吻合术用于输尿管上 2/3 部分的急性损伤。在输尿管损伤范围较大或多次尝试输尿管吻合修复失败后,可考虑进行自体肾移植。

　　输尿管膀胱再植术用于修复输尿管远端损伤,这些损伤发生在距离膀胱近的地方,可以不需使用腰大肌悬吊法或 Boari 瓣将膀胱提升到输尿管残端(图 26-6 和图 26-7)。输尿管膀胱再植术的标准原则包括长距离的、非隧道化的、匙形的吻合,并置入输尿管支架。

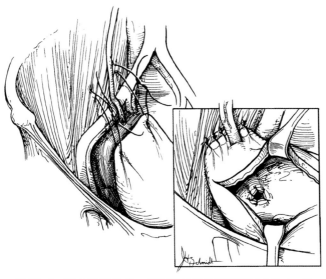

图 26-6 腰大肌悬吊术。膀胱被打开并固定于腰大肌上,以便于输尿管的吻合(图片来自 Hohenfellner M, Santucci RA. Emergencies in urology, Heidelberg, Germany,2007,Springer. Copyright 2007, Dr. Markus Hohenfellner, with permission)

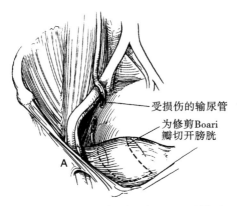

图 26-7 Boari 瓣手术。标记 Baori 瓣(A)

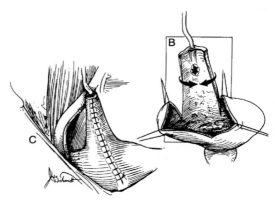

图 26-7（续）　充分游离（B），并缝合成为管状（C）（摘自
Hohenfellner M, Santucci RA: Emergencies in urology,
Heidelberg, Germany，2007，Springer. Copyright 2007, Dr.
Markus Hohenfellner, with permission）

　　血管移植术中发生输尿管损伤是一种较为特殊的情况。
这些问题的在术中的处理应是一期输尿管断端吻合术，并用网
膜覆盖修复，以减少尿瘘或移植血管感染的可能性。输尿管镜
检查术中的输尿管穿孔可以通过置入输尿管支架来治疗，通常
不会出现后续的并发症。

　　如果在术后 1 周内发现输尿管损伤，被延迟诊断的输尿
管损伤可考虑立即行修复手术治疗（AUA 泌尿创伤指南）。术
后 1 周以后发现的损伤应通过逆行输尿管造影，放置输尿管支
架，经皮肾造瘘术或两者联合的方法进行处理，并将最终的输
尿管损伤修复手术延迟至损伤后至少 6 周。

　　对于出现输尿管损伤的接受开放手术的患者中，只有 34%
的患者在术中能够及时发现输尿管损伤，而在腹腔镜手术中，该
比例更低。术中损伤可能包括缝合线结扎、挤压伤、输尿管部分
或完全横断和电灼损伤（图 26-8）。术后必须监测的症状包括发
热、腹痛、目标区域疼痛和白细胞增多，这些症状提示输尿管可
能被损伤。在高危患者中，术前输尿管支架置入可用于提高对
输尿管的识别；然而，妇科和结肠切除术相关的文献目前尚不能
明确输尿管支架置入是否能降低输尿管损伤的风险（图 26-9）。

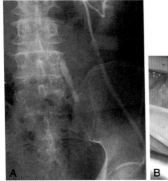
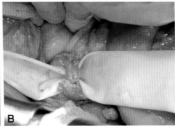

图 26-8 （A）左侧经皮肾穿刺造影显示左侧输尿管中段处造影剂突然中断，与输尿管被（意外）缝合结扎的影像学表现一致。（B）左输尿管中段被缝线结扎的术中视角

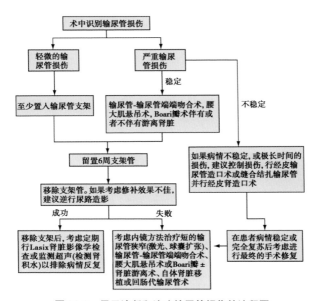

图 26-9 用于诊断和治疗输尿管损伤的流程图

延迟发现的输尿管损伤的治疗方式存在争议。对于不完全、延迟发现的输尿管损伤,建议进行逆行输尿管造影并放置支架(AUA泌尿系统创伤指南)。如果未能成功放置输尿管支架,则是由于输尿管完全闭塞或输尿管完全横断并伴有较长的缺损。无论是否能放置支架,大多数患者最终都需要对严重的输尿管损伤进行彻底修复。如果无法放置支架或患者病情不稳定,则应进行经皮肾造瘘术(图26-10)。内镜下扩张和内镜下切开技术在损伤时间长、输尿管被完全阻断、损伤后或术后输尿管狭窄时疗效不佳。

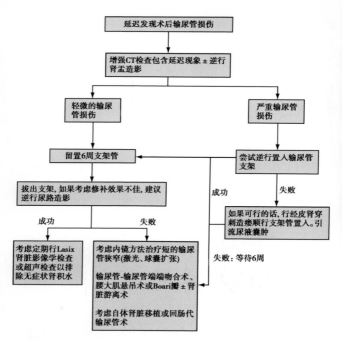

图 26-10　术后延迟发现的输尿管损伤的诊断和治疗流程图

建议对出现任何输尿管损伤的患者进行定期影像学检查。输尿管支架取出术后,应于4~6周后进行肾脏超声检查。如果没有肾积水,我们建议在2~3年内至少每年进行一次泌尿系超声检查。

生殖器外伤

阴茎折断

阴茎折断是指阴茎白膜断裂及阴茎海绵体破裂。阴茎折断一般是由钝性创伤引起。通常发生在剧烈性交时,勃起状态下的阴茎撞击到性伴侣的会阴或耻骨所引起的屈曲型损伤。

阴茎折断的诊断较为直观,多数通过病史和体格检查就可以做出可靠诊断。通常白膜撕裂会伴有破裂或爆裂声,随后患者出现疼痛、阴茎迅速疲软、变色以及阴茎肿胀(图26-11)。对于不能明确是否撕裂的患者,阴茎超声可用于明确诊断。

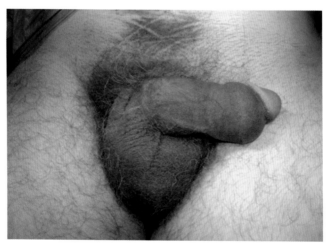

图 26-11　茄形畸形是性交过程中出现阴茎断裂的典型表现,阴茎体的血肿和瘀斑延伸到阴囊

如果怀疑出现了阴茎折断,应立即进行探查和手术修复(图26-12)。手术重建可加快患者恢复,降低并发症发生率,降低损伤后长期阴茎侧弯的发生率。

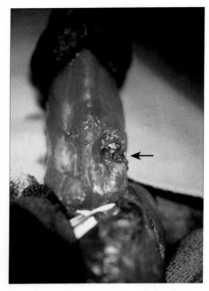

图 26-12 与阴茎折断相关的左侧海绵体横向撕裂伤(箭头所指),通过包皮环切切口成功修复

如果出现尿道损伤的迹象(血尿或尿潴留),应进行逆行尿道造影或膀胱镜检查。应用精细的可吸收缝线缝合局部损伤的尿道,并留置导尿管。对于完全尿道损伤,应留置导尿管,以无张力的方式清创、复位以及修复损伤(图 26-13)。

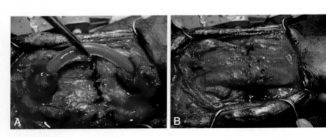

图 26-13 (A)继发于阴茎断裂的尿道完全横断。已经修复好双侧白膜。(B)尿道移位后的吻合修复

穿透性损伤

阴茎的枪击伤常合并其他损伤。治疗原则包括立即手术探查、大量冲洗、清除异物、预防性使用抗生素和手术闭合伤口。及早的修复手术可最大限度地减少阴茎畸形和勃起功能障碍的发生率。对于任何阴茎穿透性损伤的患者，尤其是高速弹射物体损伤、尿道口出血、排尿困难以及子弹轨迹接近尿道的患者，应强烈建议进行逆行尿道造影检查。穿透性创伤导致的尿道损伤应遵照标准尿道成形术的原则来闭合伤口。尿道损伤和广泛组织缺失的患者需要分期修复并进行耻骨上膀胱造瘘。无论超声检查结果如何，穿透性的阴囊裂伤都应进行外科探查，以评估和修复深层组织，并清除污染物。如未侵及鞘膜，只要冲洗和闭合即可完成手术探查。钝性的阴囊损伤可通过超声检查评估是否存在睾丸破裂。

咬伤

动物咬伤应首先进行冲洗、清创和伤口闭合，而大多数人咬伤应冲洗干净并保持开放。

阴道损伤

骑跨伤是阴道创伤最常见的病因，约占所有损伤的 80%。骑跨伤通常会导致小阴唇轻微创伤，这种创伤大多数情况下不需要手术干预。较大的损伤，尤其是涉及处女膜的损伤，可能更需要手术干预。特别是出现了会阴部出血、血肿或肿胀。

任何穿透性阴道损伤的病史或体征都必须怀疑是否存在性虐待，并应及时仔细评估创伤的病因。肛周、处女膜和阴道的创伤更提示有穿透性损伤的存在。

儿童群体中生殖器损伤的表现

尽管大多数儿童的生殖器损伤是意外事件引起的，但对于男孩的阴茎或阴囊创伤以及女孩的阴道创伤而言，判定是否与性虐待有关至关重要。大约七分之一的男孩和 1/3 的女孩会在童年受到性虐待。在大多数情况下,性虐待引起的损伤多为穿透性损伤,当怀疑存在性虐待时,必须确保没有造成其他伤害。性虐待相关的其损伤通常会被忽视,尤其是肛门和直肠的损伤。患儿处女膜的损伤与性虐待密切相关。

儿童阴茎损伤是由多种原因造成的。这些因素包括包皮环切术、橡皮筋勒伤、机动车事故、动物咬伤、拉链、马桶座挤压伤以及烧伤或烫伤。其中最主要的因素是新生儿包皮环切术。

睾丸损伤

睾丸损伤中约 75% 的病例因钝性损伤引起,出现睾丸白膜破裂、挫伤、血肿、睾丸脱位或睾丸扭转。大多数患者主诉严重的阴囊部位疼痛和恶心症状。肿胀和局部瘀斑也可能出现。阴囊的出血和积血以及触诊所引起的触痛常常导致体格检查难以完整地进行。因此,应进行超声检查以评估钝性创伤中睾丸的完整性和睾丸血管情况(AUA 泌尿系统创伤指南)。当超声检查显示睾丸实质的异质回声信号和白膜破裂时,提示睾丸破裂(图 26-14)。

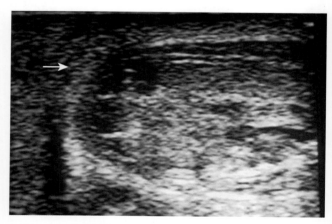

图 26-14 超声检查显示睾丸内低回声区域(箭头所指),这与钝性创伤引起的睾丸破裂表现一致。阴囊探查发现存在大量积血和突破白膜显露出的生精小管

相比之下,由于超声检查对穿透性阴囊创伤诊断的敏感性较低,因此出现阴囊穿透性损伤时,不应延迟探查。同样,无论影像学检查如何,也应手术探查显著的阴囊血肿,因为高达80%的血肿是由睾丸破裂引起的。

睾丸损伤的早期探查和修复能够及时最大限度地保留睾丸组织,减少恢复时间和睾丸功能丧失,使患者更快地恢复正常活动。并能够更好的保持患者的生育能力和激素功能。如选择保守治疗或者延迟手术,睾丸切除率会提高3~8倍。

膀胱损伤

大多数钝性的膀胱损伤是机动车事故中快速减速机制所引起。骨盆骨折会撕裂膀胱的周围筋膜,碎裂的骨折片也会直接撕裂器官。近一半的膀胱损伤是医源性的。开放手术中膀胱损伤的最常见于产科和妇科的手术并发症。

腹膜外膀胱损伤通常与骨盆骨折相关(图 26-15),但只有

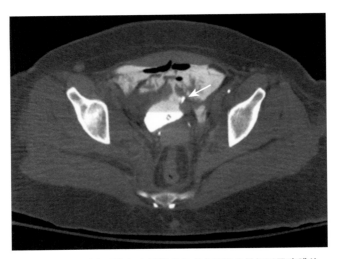

图 26-15 机动车碰撞行人后引起患者广泛骨盆骨折以及腹膜外膀胱破裂的 CT 图像。箭头表示膀胱中的一块骨头,在剖腹探查和膀胱修复时取出

10% 的骨盆骨折患者有膀胱损伤。腹膜内损伤可能与骨盆骨折有关，但更常见的是穿透性损伤或膀胱在充盈状态下的顶部爆裂性损伤。孤立性膀胱创伤在儿童中很少见，部分是由于儿童的膀胱更多部位位于腹腔内，且儿童的骨盆更柔韧，需要更大的力量才能产生骨盆骨折。

钝性外伤后，立即进行膀胱造影的绝对指征是与骨盆骨折相关的肉眼血尿（29% 的患者合并膀胱破裂）。臀部、骨盆或下腹部的穿透性损伤伴有任何程度的血尿都需要进行膀胱造影。盆腔内密集的火焰状造影剂浓聚是腹膜外尿液外渗的特征。当造影剂显示出肠袢和 / 或腹腔下部时，应考虑膀胱腹膜内破裂引起尿液外渗至腹腔（图 26-16）。如果在尿道口发现血液或导尿管不易插入，应首先进行逆行尿道造影，因为 10%~29%的膀胱破裂患者同时发生尿道损伤。

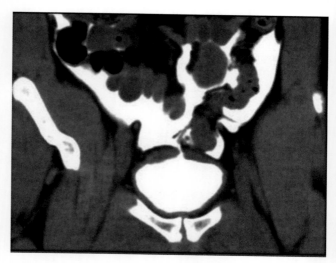

图 26-16　CT 尿路造影显示了与腹膜内膀胱破裂引起的肠袢周围的造影剂显影

任何涉及输尿管开口或膀胱壁内段输尿管的穿透性损伤都需要一期进行输尿管膀胱再植术，并置入输尿管支架和留置膀胱周围引流管。当同时存在直肠或阴道损伤时，应分离器官外周，以避免缝线重叠缝合，并应尽一切努力在修复的结构之间插入能够成活的组织。

对于无并发症的腹膜外膀胱破裂建议行保守治疗，仅使用导尿管引流。需要在2~3周内进行膀胱造影，以在拔除导尿管之前评估裂口是否完全愈合。对于因其他相关损伤或骨盆骨折内固定而进行剖腹探查的患者，应谨慎地对腹膜外破裂膀胱进行手术修复。当进行骨盆骨折内固定时，建议同时进行膀胱修复，这样可以防止尿液从膀胱破裂口外溢到矫形固定硬件材料上，从而降低手术材料感染的风险。

外伤导致的穿透性或腹腔内膀胱损伤应立即进行手术修复。立即修复膀胱损伤的其他适应证包括膀胱引流不充分或尿内大量血凝块、膀胱颈损伤和骨折碎片插入膀胱。膀胱颈损伤在儿童中更常见，最好尽早修复。

对穿透性创伤后的膀胱损伤进行手术探查时，如术前未进行造影检查，应检查输尿管开口是否有明确的尿液流出。确认输尿管完整通畅的技术手段包括静脉注射靛胭脂、亚甲蓝或绿荧光素以及成功逆向插入输尿管导管。

后尿道损伤

尿道断裂的临床表现包括无法排尿、尿道口出血和膀胱明显充盈。当发现尿道口出血时，应立即进行逆行尿道造影，以排除尿道损伤（图26-17）。

在严重后尿道损伤的男性患者中，立即行耻骨上膀胱造瘘仍然是标准治疗方案。立即进行内镜矫正手术可能延长临床病程，因为绝大多数患者尽管进行了矫正，后期仍会出现后尿道狭窄。在这一人群中，密切随诊至关重要。不建议立即进行尿道成形术，因为它通常需要进一步的内镜治疗或开放性手术进行修补，并且与延迟修复手术相比，它具有更高的尿失禁和勃起功能障碍发生率。后尿道成形术通过局部切开以及一期吻合的方式，成为了尿道牵张损伤的首选治疗方法。

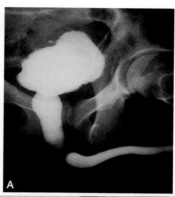

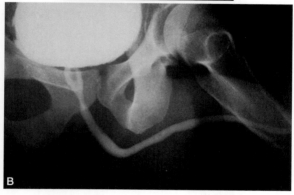

图 26-17　（A）骨盆骨折后 4 个月行膀胱造影和尿道造影，结果显示完全后尿道断裂损伤。（B）术后造影显示尿道横径正常

不完全尿道撕裂伤最好通过留置导尿管治疗。没有证据表明尝试性插入导尿管可以将不完全断裂的尿道转变为完全断裂。

前尿道损伤

与后尿道过伸性损伤相比，前尿道损伤通常是孤立性损伤。大多数发生在骑跨伤后，累及尿道球部，由于其位于耻骨下方的固定位置，球尿道容易受到压迫性损伤。少部分前尿道损伤是由于阴茎直接穿透损伤引起。

挫伤和不完全性损伤可单独通过留置导尿管治疗。对于严重的骑跨伤，立即进行耻骨上膀胱造瘘是标准治疗方案。对于骑跨伤后完全闭塞的球尿道，采用尿道吻合成形术延迟重建是首选的手术方案。

建议对低速枪伤损伤的尿道进行一期手术修复。对于高速枪伤，建议延迟重建，并进行耻骨上膀胱穿刺造瘘。

（张建中、郝钢跃 译　郝钢跃 校）

推荐读物

Breyer BN, McAninch JW, Elliott SP, et al. Minimally invasive endovascular techniques to treat acute renal hemorrhage. *J Urol* 2008;179:2248-2253.

Buckley JC, McAninch JW. Pediatric renal injuries: management guidelines from a 25-year experience. *J Urol* 2004;172:687-690.

Carroll PR, McAninch JW. Major bladder trauma: mechanisms of injury and a unified method of diagnosis and repair. *J Urol* 1984;132:254-257.

Chung PH, Wessells H, Voelzke BB. Updated outcomes of early endoscopic realignment for pelvic fracture urethral injuries at a level 1 trauma center. *Urology* 2018;112:191-197.

Cooperberg MR, McAninch JW, Alsikafi NF, et al. Urethral reconstruction for traumatic posterior urethral disruption: outcomes of a 25-year experience. *J Urol* 2007;178:2006-2010.

Kozar, RA, Crandall M, Shanmuganathan K, et al. Organ injury scaling 2018 update: spleen, liver, and kidney. *J Trauma* 2018;85:1119-1122.

Morey AF, Brandes SB, Dugi DD, et al. Urotrauma: AUA guideline. *J Urol* 2014;192:327-335.

第 27 章

尿石症：病理生理学、评估和治疗

David A. Leavitt And Robert M. Sweet

Campbell-Walsh-Wein Urology 第 12 版作者

Margaret S. Pearle, Jodi A. Antonelli, Yair Lotan, Nicole L. Miller, Michael S. Borofsky, David A. Leavitt, Jean Jmch De La Rosette, David Hoenig, Brian R. Matlaga, and Amy E. Krambeck

流行病学

尿石症的患病率为 1%~15%，因年龄、性别、种族和地理位置而异。在全球范围内，该病患病率逐年上升，北美的患病率为 7%~13%，欧洲为 5%~9%，亚洲为 1%~5%。美国的患病率目前为 9%~10%。在炎热、干旱气候地区，如山区、沙漠、热带地区，尿石症更为常见。膀胱结石和尿道结石分别占尿石症的 5% 和 <1%。

回顾过去，男性肾结石比女性更为常见（2：1～3：1）。但目前随着女性尿石症患者的增加，这一比例近乎相等（1.3：1）。男性患者更常见于白人和亚洲人，而女性则更常见于非洲裔美国人和西班牙裔。

尿石症的发病率在 40～60 岁年龄段达到高峰。儿童结石的发病率不断上升，且 10 年内结石复发的风险高达 50%。尿石症的发病率和发病风险与体重和体重指数直接相关。尿石症与多种系统性疾病有关，包括糖尿病、代谢综合征、高血压病、心血管疾病（心脏病、卒中）和慢性肾脏疾病（chronic kidney disease，CKD）。与非结石病患者相比，结石病患者的健康相关生活质量更为糟糕。

结石生化过程与发病机制

结石发病机制

结石的形成需要过饱和的尿液，并开始于同质或异质（更常见）成核。晶核是溶液中最早的不会溶解的晶体结构。晶核通过吸附在现有的上皮细胞、细胞碎片和其他晶体上时，发生异质成核。

结石促进分子可使晶核稳定，而结石抑制分子会使晶核不稳定（表 27-1）。早期的晶体颗粒生长可发展为自由晶体颗粒生长（晶体生长、聚集并保留在小管内）和固定颗粒生长（晶体黏附在集合系统内的锚定点上，或 Randall 斑）。Randall 斑由钙磷灰石（羟基磷灰石）组成，起源于 Helen 襻细段的基底膜上，延伸到集合系统中，并作为结石生长（尤其是草酸钙）的核心。斑块的形成原因尚不清楚。任何原因造成的尿液淤滞都可能促进结石的形成和生长。

表 27-1　泌尿系结石形成的促进物和抑制物

促进物	抑制物
钙	无机物 枸橼酸盐
草酸	镁 焦磷酸盐
钠	磷酸盐 有机物
尿酸盐	
胱氨酸	尿凝血酶原片段 1 糖胺聚糖 硫酸乙酰肝素、硫酸软骨素 A 和 C、硫酸角蛋白、透明质酸
Tamm-Horsfall 蛋白（酸性尿液）	糖蛋白 Tamm-Horsfall 蛋白（尿调节素）：抑制草酸钙聚集（碱性尿液）
基质 [a]	

[a] 结石的非晶质、黏液质部分。

钙 30%~40%的膳食钙通过肠道（主要为小肠）吸收，以饱和的跨细胞通路和非饱和的细胞旁通路进行。肠道中的许多物质可与钙形成复合物，导致其活性降低，吸收减少，比如草酸盐、脂肪酸、枸橼酸盐、磷酸盐和硫酸盐。

草酸 尿草酸盐来源于内源性肝脏合成（50%）和饮食摄入（50%）。大约只有6%~14%食入草酸可通过细胞和细胞旁途径吸收，但个体间存在较大差异（10%~70%），小肠和结肠各占一半。许多物质可与草酸盐形成复合物，包括钙、镁和草酸盐降解菌（产甲酸草酸杆菌）。同时摄入含钙和草酸盐的食物可形成不可吸收的草酸钙复合物，减少游离草酸盐的吸收。产甲酸草酸杆菌对结石形成的总体风险尚不完全清楚。

枸橼酸盐 枸橼酸盐来源于内源性生成和饮食摄入，可通过多种机制抑制结石形成。

1. 枸橼酸与钙形成**络合物**，降低尿中钙盐的饱和度
2. 直接**阻止**草酸钙的自发成核作用
3. **抑制**草酸钙晶体聚集和沉淀
4. **抑制**草酸钙和磷酸钙晶体的生长
5. **增强** Tamm-Horsfall 糖蛋白的抑制作用

镁 可与草酸盐形成**络合物**；与枸橼酸盐协同作用；尿酸的存在会产生抑制作用。

糖胺聚糖抑制 草酸钙晶体成核和聚集。

糖蛋白抑制 草酸钙成核、生长、聚集和晶体 - 尿路上皮细胞结合。

基质 结石的非结晶成分（黏蛋白、蛋白质、碳水化合物、尿抑制剂），通常为2.5%；可占感染性结石的50%以上。

上尿路结石的发病机制

许多病理生理紊乱可以促进含钙结石的形成，而真正的特发性含钙结石形成相对少见（3%）。尿酸（酸性尿液）、胱氨酸（遗传缺陷）和感染性结石 / 鸟粪石（碱性尿液，产脲酶细菌）则是在相对特殊的环境中形成。

含钙结石

含钙结石是最常见的结石类型，钙是近 80% 结石中的主要成分（表 27-2）。同样，含钙结石也具有最多的潜在代谢异常和治疗方法。结石的分类一般基于主要的矿物质亚型，尿钙和草酸盐对草酸钙结石形成的作用相当。磷酸钙结石女性更多见，发病年龄较轻，并且（尤其是钙磷石）常与代谢异常和肾钙质沉着症有关。

表 27-2   结石成分与相应发生率

结石成分	化合物名称	发生率 /%
含钙结石	草酸钙（一水合物和二水合物）	60
	磷酸钙（磷灰石）	20
	二水磷酸氢钙（钙磷石）	2
非含钙结石	尿酸石	7
感染性结石	磷酸铵镁（鸟粪石）	7
	碳酸盐磷灰石	< 5
	尿酸铵	< 1
遗传相关结石	胱氨酸	1 ~ 2
	黄嘌呤	< 1
	2，8- 二羟维生素 B_4	< 1
药物石	曲安奈德、茚地那韦、托吡酯等	< 1

高钙尿症   高钙尿症是含钙结石患者中最常见的代谢异常，占 35% ~ 65%。高钙尿的定义为限钙和限钠饮食下，每天尿钙 >200mg，或 >4mg/（kg·d）。肠道、骨骼或肾脏的钙代谢和转运失调可导致高钙尿症。高钙尿症曾分为吸收性（20% ~ 40%）、肾性（5% ~ 8%）或再吸收性（2% ~ 8%；原发性甲状旁腺功能亢进）（表 27-3）。临床上对吸收性和肾性高钙尿症的区分并不重要，因为治疗并无差异。血清中的甲状旁腺激素（PTH）升高，需评估是否为原发性甲状旁腺功能亢进。

表 27-3　高钙尿症亚型

高钙尿症亚型	尿钙		血清生化	
	随机饮食	限制饮食	钙	PTH
饮食性	↑	正常	正常	正常
吸收性，1 型	↑	↑	正常	正常或 ↓
吸收性，2 型	↑	正常	正常	正常或 ↓
肾性	↑	↑	正常	↑
重吸收性	↑	↑	↑	↑

PTH，甲状旁腺激素。

摘自 AUA Core Curriculum。

高草酸尿症　定义为尿草酸＞40mg/d。尿草酸盐的增加促进草酸钙结石的形成，并可能介导肾小管细胞损伤，从而促进晶体沉积和生长。高达一半的尿草酸来源于饮食（24%～42%），其他的来源于肝脏代谢。高草酸尿症的病因包括原发性（尿草酸＞80～100mg/d，常染色体隐性遗传，乙醛酸代谢异常）、肠源性（肠道吸收不良状态）、饮食性（尿草酸＜80mg/d，饮食摄入过量草酸）和特发性。

低枸橼酸尿症　没有确切的界值来定义低枸橼酸尿症。既往认为尿枸橼酸盐＜320mg/d；目前则认为＜450mg/d（男性）和＜550mg/d（女性）。含钙结石的患者中仅尿枸橼酸盐异常只占 10%，20%～60% 的患者则合并其他的代谢异常。全身性酸中毒导致肾小管重吸收增强和肾小管周围细胞枸橼酸合成减少，进而继发低枸橼酸尿症。大多数低枸橼酸尿症为特发性，虽然它常见于远端肾小管酸中毒（RTA）（Ⅰ 型）、慢性腹泻状态（肠道碳酸氢盐 / 碱的丢失）、高动物蛋白饮食、噻嗪类利尿剂（低钾血症和细胞内酸中毒）和碳酸酐酶抑制剂（如托吡酯，防止碳酸氢盐重吸收）。

高尿酸血症　定义为尿尿酸＞750mg/d（女性）或＞800mg/d（男性），高达 40% 的含钙结石患者尿尿酸水平增高。在尿液 pH＜5.5 时，未解离的尿酸占主导，而在尿液 pH＞5.5 时，尿酸钠占主导,尿酸的增高主要是由膳食动物蛋白(嘌呤)摄入量增加所引起,也有获得性和遗传性的因素(痛风、骨髓增殖性疾病),但确切机制尚不明确。

高钙血症引起的高钙尿症

1. 结节病和肉芽肿病: 结节病/肉芽肿巨噬细胞产生过量的维生素 D_3,导致肠道钙吸收和骨吸收增加。高血清钙和尿钙与低血清 PTH 有提示意义。

2. 恶性肿瘤: 肿瘤可产生 PTH 相关蛋白(PTHrP),增加肠道钙吸收和骨吸收,促进维生素 D_3 合成。

3. 糖皮质激素: 促进骨吸收(主效应)和促进 PTH 释放。

4. 维生素 D 中毒

5. 甲状腺毒症

尿液 pH 低 在尿液 pH 低(<5.5)时,以未解离形式的尿酸占优势,并可作为草酸钙结石异质成核的核心。原发性尿液低 pH 也曾被称为"痛风体质"。

肾小管酸中毒(RTA) 肾小管酸中毒是一种临床综合征,表现为肾小管氢离子分泌受损(远端型或 1 型)或碳酸氢盐重吸收受损(近端型或 2 型)导致代谢性酸中毒。RTA 有三种类型:1、2、4 型。其中 1 型(远端型)RTA 最为常见,且与(≤70%的个体)结石形成有关,通常为磷酸钙结石,病因可能为遗传性、后天性或特发性(最常见)。典型表现包括低血清碳酸氢盐、低钾血症、高氯血症、非阴离子间隙代谢性酸中毒、骨质脱矿、继发性甲状旁腺功能亢进、尿 pH 升高(>6.0)、高钙尿症和严重低枸橼酸尿症。肾钙质沉着症较常见。

低镁尿症 可见于高达 11% 结石患者。镁离子可通过与草酸盐和钙盐络合抑制结石形成。

非含钙结石

尿酸结石 尿酸结石形成的三个主要因素是低 pH(最重要)、低尿量和高尿酸尿症。大多数尿酸结石患者尿酸排泄正常,尿 pH 持续偏低。这与高尿酸、尿 pH 正常的高尿酸性含钙结石患者不同。尿酸为弱酸,37℃时 pKa 为 5.35,在低尿 pH(<5.5)时,尿酸占优势,易沉淀,而在高尿 pH(>6)时,尿酸钠占优势（可溶性比尿酸高 20 倍）。尿酸结石的后天性病因包括代谢综合征、糖尿病和高动物蛋白摄入。

胱氨酸结石　胱氨酸尿症是常染色体隐性遗传病（罕见的伴不完全外显的常染色体显性遗传），即二原氨基酸、胱氨酸鸟氨酸、赖氨酸和精氨酸无法从尿液中重吸收。胱氨酸溶解度最低，易析出形成结石。胱氨酸是由两个半胱氨酸分子通过二硫键连接而成的二聚体。胱氨酸的溶解度可随着尿液 pH 的升高而增加。根据染色体突变类型分为 A 型（2 号染色体）、B 型（19 号染色体）和 AB 型（两条染色体）。纯合子（AB 型）会分泌更多的胱氨酸，结石病更多见，且发病年龄更早。B 型杂合子的尿胱氨酸水平明显高于 A 型杂合子，但两者结石形成并无差异且少见，远少于纯合子患者。

感染性结石　占所有结石的 5%～15%，女性多于男性（2∶1）。主要由六水磷酸铵镁（鸟粪石）、碳酸磷灰石（磷酸钙）组成，有时也有尿酸铵。与脲酶裂解菌的尿路感染相关，主要包括变形杆菌（最常见）、克雷伯菌属、假单胞菌属和葡萄球菌属（表 27-4）。碳酸磷灰石在尿液 pH＞6.8 时开始结晶，而鸟粪石在尿液 pH＞7.2 时沉淀。结石快速生长可伴随复发或持续尿路感染（UTI）。尿素分解可产生碱性尿液和较高浓度的铵盐、碳酸盐和磷酸盐。

表 27-4　主要的产脲酶细菌

革兰氏阴性菌	革兰氏阳性菌
变形杆菌属（最常见）	金黄色葡萄球菌
表皮葡萄球菌	克雷伯菌
假单胞菌属（≤5% 菌株）	棒状杆菌属
大肠埃希菌（≤5% 菌株）	肠球菌属（≤5% 菌株）
黏质沙雷菌	
普罗威登斯菌属	
脲原体和支原体属	

基质结石   纯基质结石较为罕见，可透 X 线，因而在非增强 CT 上显影不佳，故可能被误认为是肿瘤或尿酸结石。这类结石多见于女性，与反复发作的 UTI（变形杆菌、大肠埃希菌）、碱性尿、血液透析、CKD（蛋白尿增多）有关。基质由黏蛋白（2/3）和黏多糖（1/3）组成。纯基质结石可能含有 >65% 的蛋白质成分，而含钙结石通常仅含 <3% 的基质成分。基质通常被认为是结石生长的核心。

药物相关性结石   药物诱导的结石可以直接由药物或其代谢产物形成，或药物通过改变尿液环境间接促进结石的形成（表 27-5）。

表 27-5   药物相关性结石

药物名称	基本原理
碳酸酐酶抑制剂	代谢性酸中毒、低枸橼酸尿症
乙酰唑胺	唑尼沙胺（可以结晶）
托吡酯（妥泰）	
唑尼沙胺	
维生素 C	高草酸尿症
钙和维生素 D	高钙尿症
袢利尿剂（呋塞米、布美他尼）	高钙尿症
磷酸盐结合型抗酸剂	高钙尿症
化疗药物	高尿酸尿
丙磺舒（尿酸尿）	高尿酸尿
别嘌醇	黄嘌呤结石，因黄嘌呤氧化还原酶被抑制
缓泻剂	尿酸铵结石（低尿量、低 pH、低钠）
氨苯蝶啶	氨苯蝶啶结石
蛋白酶抑制剂	茚地那韦、利托那韦结石等
麻黄碱	麻黄碱结石

续表

药物名称	基本原理
愈创甘油醚	愈创甘油醚结石
抗生素（喹诺酮类、阿莫西林、氨苄西林、头孢曲松）	抗生素结石
硅酸盐（某些抗酸剂，如三硅酸镁）	硅酸盐结石

诊断与评估

美国泌尿外科协会（AUA）肾结石临床处理指南推荐：

1. 对任何肾或输尿管结石患者进行筛查（基础）评估

2. 对高危或有意愿的初发结石患者进行代谢评估

导致尿石症的危险因素较多，结石复发高风险人群的危险因素见表27-6。

表27-6 结石形成相关危险因素

既往结石病史
结石病家族史
肠道疾病、小肠吸收不良、慢性腹泻
肠道手术史（肠道切除、胃旁路术）
痛风
甲状旁腺功能亢进，甲状腺功能亢进
2型糖尿病、代谢综合征
肥胖
慢性肾脏病
骨质疏松，病理性骨折
健康状况差：储备有限，不能耐受结石反复发作
复发性尿路感染
神经源性膀胱、脊髓损伤
结石由胱氨酸、尿酸、鸟肠石或感染性结石、钙磷石组成
结节病

续表

泌尿系解剖异常：孤立肾、马蹄肾、尿流改道、UPJO、髓质海绵肾、输尿管囊肿
结石诱发药物或过量补充剂（丙磺舒、蛋白酶抑制剂、维生素 C、碳酸酐酶抑制剂、钙补充剂）
儿童患者，尿石症早发患者
孤立肾（结石形成的风险不一定更高，但预防更为重要）
环境：高温、干旱气候
职业：飞行员、海员、卡车和公交车司机

UPJO，肾盂输尿管连接部梗阻。

筛选评价

包括医疗史和饮食史，血清生化，尿液分析，结石成分分析，影像学检查，如果考虑原发性甲状旁腺功能亢进时需完善血清 PTH（框 27-1）。

框 27-1　结石初发患者的简要筛查评估方案
病史
• 潜在诱发结石的因素
• 用药史（钙剂、维生素 C、维生素 D、乙酰唑胺、糖皮质激素）
• 饮食过量、液体摄入不足、液体丢失过多
多种血液检验
• 基本代谢组合（钠、钾、氯、二氧化碳、血尿素氮、肌酐）
• 钙
• 全段甲状旁腺激素
• 尿酸
尿液
• 尿液分析
• pH>7.5：感染性结石
• pH<5.5：尿酸结石

框 27-1 结石初发患者的简要筛查评估方案（续）

- 尿结晶沉淀物
- 尿培养
  - 脲酶裂解菌：提示感染性结石
  - 胱氨酸定性分析

放射学检查

- 不透 X 线结石：草酸钙、磷酸钙、磷酸镁铵（鸟肠石）、胱氨酸
- 透 X 线结石：尿酸、黄嘌呤、三聚氰胺
- 静脉肾盂造影：透 X 线结石、解剖异常

结石成分分析

尿液分析 尿液显微镜下晶体形态可为诊断提供线索（表 27-7）。

表 27-7 常见泌尿系结石晶体的显微镜下表现

结石类型	晶体表现
一水草酸钙	沙漏、哑铃形、椭圆形
二水草酸钙	包膜，四面体
磷酸钙：磷灰石	无定形，粉末状外观
磷酸氢钙：钙磷石	针状、玫瑰状、手指形
磷酸铵镁：鸟肠石	棺材盖，矩形
胱氨酸	六边形
尿酸	无定形碎片、平板状、平行四边形

结石成分分析 通常采用 X 线衍射或红外光谱分析，分析前需将结石碾碎成粉末。结石成分分析有可能发现潜在病因并指导临床治疗和预防。如条件允许，建议进行重复检测。大多数结石具有多种矿物成分。

影像学检查 对于诊断尿石症尤为必要，并可量化结石负荷、位置、特征、尿路解剖和评估代谢活动。最佳的影像学检查方法示临床情况而定（表 27-8 和表 27-9）。肾钙质沉着症提

示潜在的代谢紊乱。

表 27-8 影像学检查及成人有效辐射剂量

影像学检查	有效剂量（MSV）
超声	0
MRI	0
肾、输尿管和膀胱（KUB）	0.7
KUB 断层图像	3.9
静脉肾盂造影（IVP）	3
CT 尿路造影，增强扫描（三期）	10 ~ 40
CT 腹部及盆腔，平扫	5 ~ 10
CT 腹部及盆腔，平扫，低剂量	<4
CT 腹部及盆腔，平扫，超低剂量	<1

表 27-9 结石 X 线和 CT 影像学特征

不透 X 线	半透 X 线	透 X 线	NCCT 上不可见
草酸钙	鸟肠石	尿酸	
一水和二水合物			
磷酸钙	磷酸钙	基质结石	
（钙磷石）	基质	尿酸铵	
（磷灰石）	胱氨酸	药物石	
		黄嘌呤结石	蛋白酶抑制剂结石
		2, 8-二羟维生素 B_4	（茚地那韦、奈非那韦）

NCCT，非增强 X 线计算机断层扫描。

CT： 非增强 CT 被认为是诊断尿石症的金标准，其敏感性和特异性约为 98% 和 97%。增强扫描/尿路造影可为了解集合系统详细解剖提供帮助。CT 检查快捷、常用、准确性高，可提供出色的解剖信息，并可预测结石成分。但其经济成本和辐射暴露相对较高。低剂量（<4mSv）和超低剂量（<1mSv）方案也十分有效，敏感性和特异性可 >80% 和 >90%。

X 线检查： 包括 X 线平片（KUB）和静脉肾盂造影（IVP）。肾、输尿管和膀胱（KUB）是最早的影像学检查方法，其敏感性和特异性分别为 57% 和 76%。IVP 检查有 70% 的敏感性和 95% 的特异性。15%～20% 的结石可透 X 线而容易漏检。骨骼遮挡和肠道气体会影响结石的检测。

超声检查： 超声检查（床旁即时可选）应用广泛，价格低廉，可避免电离辐射。操作者水平、结石大小和患者身体条件均会对结果的准确性造成影响。超声检查敏感性相对较低（50%），特异性较好（70%～90%）。超声检查诊断肾积水的敏感性可达 90%。多普勒超声可评估输尿管喷尿和闪烁伪像（在结石上看到彩色信号；可区分结石和其他回声结构）。成人的输尿管结石显示不佳。

X 线数字断层融合： 近于传统的 KUB，通过对 X 线发射器的断层扫描获得若干低剂量图像。然后对多张冠状位切片图像进行数字化重建。比 KUB 更敏感，辐射明显小于标准 CT。

MRI： MRI 对结石的检测并不稳定，主要依赖于从信号空洞推测结石的存在，而非真正检测到结石。MRI 对肾结石诊断的敏感性为 82%，特异性为 98%。适用于一些特殊情况（如妊娠）。

代谢评估

代谢评估推荐用于：

1. 高危患者（表 27-6）

2. 有意愿的初发结石患者

评估包括在随机饮食的情况下收集一至两次 24h 尿，至少分析总尿量、pH、钙、草酸盐、尿酸、枸橼酸盐、钠、钾和肌酐值。最好还能包括镁、硫酸盐和尿素氮（估算动物肉质中的蛋白质负荷）。建议对儿童和高危成人患者中进行定性胱氨酸筛查试验。不推荐采用快速钙负荷试验区分高钙尿症类型，因其对治疗并不影响。目前尚不清楚收集一次还是两次 24h 尿液更好。

表 27-10 为成人 24h 尿液参数的参考范围。儿童的正常范围因性别、年龄、体重和体表面积而异。

表 27-10　成人 24h 尿液分析正常参考值

尿液分析	参考范围
钙	<200mg/d（女性），<250mg/d（男性）
枸橼酸盐	>550mg/d（女性），>450mg/d（男性）
草酸	<40mg/d
尿酸	<750mg/d（女性），<800mg/d（男性）
钠	<150mg/d
镁	30 ~ 120mg/d
钾	20 ~ 100mg/d
胱氨酸	<75mg/d
pH	5.8 ~ 6.2
肌酐 /kg	15 ~ 20（女性），18 ~ 24（男性）

治疗

尿石症的临床管理需基于患者和结石这两方面的相关因素。肾结石的预防和内科治疗主要依赖于饮食措施和药物。经验治疗即有效果，但如能获取结石成分、潜在的危险因素和24h 尿检结果则效果更佳（图 27-1）。结石的外科治疗包括冲击波碎石术（SWL）、经输尿管镜碎石术（URS）、经皮肾镜取石术（PCNL），和目前较少开展的开放手术、机器人或腹腔镜手术。临床上许多情况多种治疗方式均作可选，更多的是在有创性和清石率之间选择一个平衡点。

管理

一般饮食疗法　无论潜在风险如何，所有结石患者都应遵循以下几种饮食预防策略（表 27-11）。临床大多数饮食疗法的研究都是针对含钙结石的患者。

药物治疗　药物治疗主要应用于高危的结石患者，可以有效减少结石复发。药物的选择通常基于结石类型和代谢异常（表 27-12 和图 27-1）。

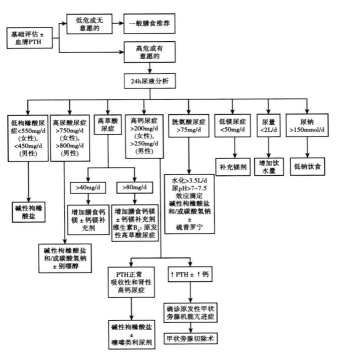

图 27-1 代谢评估和治疗流程。PTH，甲状旁腺激素

表 27-11 一般膳食治疗

口服液体摄入量：使尿量≥2.5L/d
昼夜规律饮用
膳食钙摄入量：1 000～1 200mg/d
限制钠盐摄入量：≤2 300mg/d（≤100mmol/d）
若尿草酸水平升高，限制高草酸食物
增加果蔬（增加膳食枸橼酸盐）和纤维
限制动物蛋白含量[0.8～1.0g/（kg·d），红肉、禽肉、鱼肉、猪肉、羊肉]

表 27-12　预防尿石症的常用药物

药物	基本原理	作用	结石类型	常用剂量
噻嗪类 / 噻嗪类利尿剂	↑ 钙重吸收	↓ 尿钙	草酸钙	氢氯噻嗪 25mg bid
氢氯噻嗪			磷酸钙	氯噻酮 25～50mg/d
氯噻酮				吲达帕胺 1.25～2.5mg/d
吲达帕胺				
碱性枸橼酸盐	与钙结合；抑制草酸钙和磷酸钙结晶	↓ 尿钙	草酸钙	15～20mEq bid-tid
枸橼酸钾		↑ 尿枸橼酸	尿酸	剂量因尿液 pH 目标而异
枸橼酸钠		↑ 尿 pH	胱氨酸	替代方案 1/2mEq/(kg·d) 分次等剂量给药
枸橼酸钙				
碳酸氢钠	↑ 尿 pH	↑ 尿 pH	尿酸	650mg tid-qid
		↑ 尿枸橼酸	草酸钙	
			胱氨酸	
别嘌醇	黄嘌呤氧化酶抑制剂	↓ 尿尿酸和血尿酸	草酸钙	100～300mg/d
非布司他			尿酸	80～120mg/d
			尿酸铵	
			2, 8-二羟维生素 B₄	

续表

药物	基本原理	作用	结石类型	常用剂量
硫醇	通过二硫键交换结合胱氨酸	↓尿胱氨酸	胱氨酸	效应滴定
硫普罗宁		↑胱氨酸溶解度		起始剂量：100~300mg/d 最大剂量：2 000mg/d
卡托普利	通过二硫键交换结合胱氨酸	↓尿胱氨酸 ↑胱氨酸溶解度	胱氨酸	25mg tid
青霉胺	通过二硫键交换结合胱氨酸	↓尿胱氨酸 ↑胱氨酸溶解度	胱氨酸	效应滴定 起始剂量：250mg/d
醋羟胺酸	抑制脲酶	脲酶抑制剂 ↓尿尿素 ↑尿pH	鸟粪石	250mg bid-tid
钙镁	结合钙和草酸盐	可能↓尿钙、尿草酸盐	草酸钙	200~400mg/d
吡哆醇（维生素 B_6）	AGT辅酶，↓肝草酸盐生成	↓尿草酸盐	草酸钙或原发性高草酸尿症	5~20mg/（kg·d）

草酸钙结石和磷酸钙结石

饮食治疗　一般膳食措施参见表 27-11。

药物治疗

- **噻嗪类利尿药**（氢氯噻嗪、氯噻酮、吲达帕胺）：推荐用于复发性含钙结石患者。减少高钙尿症和特发性钙结石患者的结石复发。可提高患者总体生活质量。通过直接刺激远端小管和减少细胞外液容量间接刺激近端小管进行钙的重吸收以减少尿钙。抑制远端小管对钠的重吸收。噻嗪类利尿药是目前研究最多的预防结石的药物。长期使用噻嗪类药物可增加骨密度，减少骨折发生。低钠饮食可加强噻嗪类利尿药的降钙作用。

  不良反应：低钾血症、低枸橼酸尿症、高血糖、高尿酸血症、血脂异常、口渴、多尿、胃肠（GI）不适、疲劳、乏力。常需与枸橼酸钾同服，以减少低钾血症和低枸橼酸尿症。

- **碱性枸橼酸盐**（枸橼酸钾、枸橼酸钠、枸橼酸钙）：推荐用于复发性含钙结石和低枸橼酸尿症患者。减少含钙结石复发，提高健康相关生活质量。枸橼酸盐可以产生碱负荷、纠正酸中毒、增加尿枸橼酸盐和升高尿 pH。枸橼酸盐在肝脏中转化为碳酸氢盐，升高尿 pH 和增加尿枸橼酸盐排出（间接通过减少近端肾小管对枸橼酸的重吸收）。枸橼酸钾因其具有更好的研究数据支持而常作为首选，钾可以改善细胞内酸中毒，并能抵消由噻嗪类引起的低钾血症。目前尚不清楚补充枸橼酸盐是否会预防磷酸钙结石形成，因为潜在的好处可能被尿液 pH 的升高所抵消。剂型包括片剂、口服液体制剂和颗粒／粉末剂。分处方药和非处方药。

  不良反应：胃肠道症状（恶心、胃灼热、便溏），发生率 3% ~ 17%；肾功能不全患者易发生高钾血症。

- **碳酸氢钠**（即碳酸氢钠）：产生碱负荷，改善酸中毒，间接增加尿枸橼酸盐和升高尿 pH。钠负荷可促进高钙尿症、水钠潴留和水肿。对 CKD 或高钾血症患者可考虑替代枸橼酸钾。

- **别嘌醇**：为黄嘌呤氧化酶抑制剂，可降低血尿酸和尿尿酸。

推荐用于复发性草酸钙结石伴高尿酸血症和正常尿钙患者。非布司他是另一种黄嘌呤氧化酶抑制剂。

不良反应：肝脏相关酶的升高、皮疹、重症多形红斑（Stevens-Johnson syndrome）。

含钙结石的特殊情况

- **噻嗪类利尿剂和枸橼酸钾**：可减少含钙结石患者的结石复发率，包括未发现代谢紊乱的患者和代谢紊乱已经完全纠正但仍有结石复发的患者。
- **糖皮质激素**：用于结节病和一些肉芽肿性疾病，以抑制肉芽肿形成的 1, 25- 二羟维生素 D，从而降低血钙和尿钙。
- **肠源性高草酸尿症**：膳食钙和适时补钙（高草酸盐膳食）有助于结合肠道草酸盐并减少其吸收。若存在吸收不良、慢性腹泻、肠道疾病或肠道切除术后等情况，建议首选口服液体枸橼酸盐制剂，因为枸橼酸盐缓释剂型不易溶解并可能被完全排出。
- **原发性高草酸尿症——枸橼酸钾和维生素 B_6**：维生素 B_6 是乙醛酸氨基转移酶（AGT）的辅酶，减少乙醛酸盐氧化成草酸盐。目前没有强有力的证据支持维生素 B_6 可以在其他原因引起的高草酸尿症中获益。
- **原发性甲状旁腺功能亢进**（顽固性高钙尿症）：如果由过度活跃的甲状旁腺腺瘤所导致，则推荐行甲状旁腺切除术。

尿酸结石

饮食治疗　一般膳食措施见表 27-11。纠正代谢综合征和糖尿病。尽管大多数尿酸结石患者的尿尿酸水平正常，但若存在高尿酸血症，建议限制动物蛋白。

药物治疗

- **碱性枸橼酸盐、碳酸氢钠**：酸性尿液（pH＜5.5）会促进尿酸沉淀，而增加尿 pH（＞6）可将尿酸转化为更易溶解的尿酸盐。可以溶解纯尿酸结石，但需时数月，而且通常需要更高剂量的碱。
- **别嘌醇（和非布司他）**：不作为大多数尿酸结石患者一线治疗

方案,因为他们并没有高尿酸尿症。适用于充分碱化尿液后仍有尿酸结石复发的患者(常见于慢性腹泻、回肠造口、炎症性肠病等),高尿酸尿症的患者和某些罕见的尿酸生成过多的患者(如骨髓增殖性疾病,Lesch-Nyhan综合征)。

感染性结石

饮食治疗　一般膳食措施见表27-11。低钙和低磷饮食未能显示出获益。

药物治疗

- **乙酰氧肟酸**:不可逆脲酶抑制剂;减少铵盐产生,降低尿氨和尿 pH,增加鸟粪石溶解。并不能减少鸟粪石复发。对于不适合进一步手术治疗的复发性或持续性鸟粪石患者,可考虑使用。肾功能不全患者此类药物代谢时间延长。

　　不良反应:常见(22%~62%)并因此影响长期用药依从性。包括头痛(30%),恶心和胃肠道症状(25%~30%),溶血性贫血(15%),震颤,脱发和深静脉血栓。

胱氨酸结石

饮食治疗　一般膳食措施见表27-11,需特别注意高液体摄入量(目标每日排尿量>3L),限制钠摄入(减少胱氨酸尿排泄)和蛋白质摄入量(减少蛋氨酸,一种胱氨酸底物)。

药物治疗

- **碱性枸橼酸盐、碳酸氢钠**:胱氨酸溶解度随尿液 pH>7~7.5 而显著增加;尚不清楚仅用枸橼酸盐治疗是否可以减少胱氨酸结石复发。

- **胱氨酸结合巯基药物**[**硫普罗宁**(α-巯基丙酰甘氨酸)]:推荐用于已充分液体摄入并碱化尿液后仍有胱氨酸结石复发的患者。可与胱氨酸结合。促进二硫键交换,用更具可溶性的胱硫醇复合物取代相对不溶性的胱氨酸-胱氨酸二聚体。旨在降低尿胱氨酸浓度的同时尽量减少副作用。

　　不良反应:胃肠道症状(17%)、血液系统(5%、贫血、血细胞减少)、蛋白尿(5%)、皮疹和味觉丧失(4%)。

随访

定期复查结石影像学（KUB、肾脏超声检查或低剂量 CT）和 24h 尿液检测对于初始治疗的结石患者十分重要，并根据结石活动的时间安排。对于开始饮食和药物治疗或方案有调整的患者，推荐 6 个月内复查 24h 尿液检测，以评估治疗效果。对于使用药物取石治疗的患者，应定期进行血液检测以评估药物不良反应。

外科治疗

外科治疗的主要方法包括 SWL、URS 和 PCNL。对于无症状、非梗阻性肾盏结石可选择观察。在某些特殊情况下，可考虑选择开放、机器人和腹腔镜方法进行结石清除。临床上许多情况多种治疗方式均可选，更多的是在有创性和清石率之间寻找一个平衡点（表 27-13）。需全面考虑患者的结石情况、解剖因素和临床相关因素才能给予最佳的治疗方案建议。

表 27-13　不同部位、大小、治疗方法的结石清除率

位置	大小	结石清除率 /%			
		SWL	URS	PCNL	开放
肾	≤10mm（非铸型结石）	40 ~ 70	50 ~ 90	>80	
	>10mm（非铸型结石）	10 ~ 58	50 ~ 90	>80	
	铸型结石（且>2cm）	19 ~ 57	50 ~ 80	70 ~ 78	71
总输尿管	≤10mm	64	93		
	>10mm	62	83		
近端输尿管	≤10mm	66	85		
	>10mm	74	79		
中段输尿管	≤10mm	75	91		
	>10mm	67	82		
远端输尿管	≤10mm	74	94		
	>10mm	71	92		

清石率为输尿管结石单次输尿管镜手术。对于输尿管结石的冲击波碎石术（SWL），清石率均为 ≥1 次操作［SWL 平均次数：1.34（近端输尿管），1.29（中段输尿管），1.26（远端输尿管）］。

梗阻肾急诊肾脏减压手术指征

- 尿路感染、脓毒症
- 肾功能恶化
- 双侧梗阻
- 孤立肾梗阻
- 长时间的单侧输尿管梗阻
- 顽固性疼痛、恶心或呕吐

药物排石疗法 通过使用药物帮助输尿管结石的排出。AUA 指南推荐对于大小 ≤10mm 的输尿管远端结石采用 α-肾上腺素受体阻滞剂药物排石。>5mm 的结石获益明显。目前尚不清楚药物排石疗法对输尿管中上段结石是否有效。用于药物排石疗法的 α-肾上腺素受体阻滞剂属于"超适应证"用药。对非梗阻性肾结石患者药物排石疗法无明显获益。钙离子通道阻滞剂（硝苯地平）和糖皮质激素类药物既往曾用作药物排石疗法，但缺少近期临床数据支持。

冲击波碎石术 在 SWL 过程中，体外产生的微弱冲击波（压力波）通过体内传播聚焦到结石上。冲击波可在波前引起较大的压力和剪应力变化，具有正压（压缩相）分量和负压（拉伸相）分量。结石碎裂是由多种机制引起的，包括散裂、环向压缩、剪应力、超聚焦和空化效应等。三种主要冲击波发生器类型包括液电式（火花间隙）、电磁式和压电式。X 线透视和超声被用来定位结石和指导治疗，目前的机器更多采用 X 线和超声双定位系统。

适应证与禁忌证：SWL 成功率受结石和患者的多种相关因素影响。SWL 对于体积较小、密度较低、位置较好（非肾下极）的结石和解剖正常的患者效果最佳（框 27-2）。SWL 的应用率和并发症发生率均最低，但结石清除率也最差。AUA 指南认为 SWL 可作为输尿管中下段结石 URS 的替代方案。EAU 指南推荐对于 <10mm 的输尿管结石 SWL 或 URS 均作为首选，对于 >10mm 的输尿管结石首选 URS，SWL 作为替代方案。根据 AUA 指南，若没有 UTI，不必常规在围术期应用抗生素。SWL 期间不应常规行输尿管支架置入术，术后推荐使

用 α - 肾上腺素受体阻滞剂以促进碎石排出。对于>10mm 的肾下极结石或鹿角形结石 SWL 不应作为首选。框 27-3 显示 SWL 的禁忌证。

框 27-2 影响冲击波碎石成功率的不利因素

结石成分（胱氨酸、钙磷石、一水草酸钙、基质结石）

结石密度≥1 000HU

皮肤到结石距离≥10cm（病态肥胖）

肾脏解剖异常（马蹄肾、肾盏憩室）

不利的肾下极解剖（肾盂肾下盏漏斗夹角小、肾盏漏斗窄、肾下盏长）

患者相对或完全的活动受限

框 27-3 冲击波碎石禁忌证

妊娠

未纠正的凝血功能障碍或出血倾向

未经治疗的尿路感染

动脉瘤靠近结石（肾动脉或腹主动脉瘤）

结石远端尿路梗阻

无法定位结石（骨骼畸形）

不良反应

- 肾损伤（挫伤、血肿）：1%～20%；1% 有症状
- 肾出血：≤1%，部分需输血治疗
- 感染：罕见，<1%
- 石街：2%～10%
- 肾绞痛：2%～4%
- 心律不齐：10%～60%
- 肝脾血肿；肠穿孔：病例报道
- 高血压：尚不清楚 SWL 是否增加部分患者的高血压风险
- 糖尿病和肾功能损害在 SWL 的大样本研究中未见

输尿管镜手术 输尿管镜可分为半刚性（适用于输尿管中

下段结石）或柔性（适用于输尿管上段及肾结石），纤维镜或电子镜，可重复使用或一次性使用。URS 基本上是上尿路所有位置结石的手术选择之一。但对于某些特殊患者和肾内解剖结构（下极角较小、肾盏憩室、移植肾输尿管），逆行途径成功率较低。

适应证与禁忌证：除了未经控制的 UTI，某些特殊解剖异常以及患者无法耐受麻醉或手术外，URS 基本上适用于所有患者的结石治疗。推荐用于可疑的或已知的胱氨酸或尿酸输尿管结石。对于所有上尿路位置的所有结石，与 SWL 相比，URS 结石清除率更高。肾下盏结石清除率较 PCNL 低，尤其是较大的下极结石和鹿角形结石。URS 并发症发生率高于 SWL，但低于 PCNL。可在不停用抗血小板和 / 或抗凝药的情况下安全完成；但术后血尿时间可能延长。对于不适合或不愿意接受 PCNL 的患者，分期 URS 也是治疗大负荷肾结石的另一种选择。

不良反应：报告中总体不良事件的差异很大，9% ~ 25%。

- 取石失败：1% ~ 8%
- 术中出血严重到需要终止 URS：<2%
- 延迟性肾出血：<1%
- 肾血肿：≤1%
- 感染 / 败血症：<5%/<2%
- 无痛性肾积水：<1% ~ 2%
- 狭窄：0.5% ~ 4%。多见于长时间嵌顿的输尿管结石，术中输尿管损伤
- 穿孔：≤4%。发生于球囊及其他方式输尿管扩张过猛、错误的结石手术操作、过度用力抓取结石、腔内碎石、取石网篮
- 撕脱：< 1%。常因暴力抓取大结石或碎块所致

经皮肾镜取石术

适应证与禁忌证：AUA 和 EAU 指南推荐 PCNL 作为治疗肾结石总负荷 >2cm 的一线治疗方案。也适用于某些复杂的肾脏解剖、>1cm 肾下盏结石、鹿角形结石，以及 SWL 或

URS 治疗失败的输尿管结石和肾结石。单次清石率高于 SWL 或 URS，但并发症发生率也更高。PCNL 禁忌证包括未纠正的凝血功能障碍性疾病，未经治疗 UTI，孕妇，潜在的肾脏恶性肿瘤，及因某些体型和解剖原因无法建立安全的肾脏通道。推荐术前完善 CT 平扫以更好地评估结石负荷和肾及肾周解剖。

经皮肾穿刺通道建立一般是通过透视和超声，较少采用 CT。理论上背侧肾盏入路出血风险更小。如有条件，推荐所有 PCNL 采用软镜辅助。使用球囊或连续扩张器（塑料或金属）行通道扩张。较小通道的出血风险更低、可获得相似的结石清除率，但手术时间更长。取石术可用到的设备包括能量平台（超声波、气压弹道、组合、激光）、吸引器、抓石篮和取石网篮。在较小通道的（小通道、微通道）PCNL 中，激光较为常用。推荐术后使用肾造瘘管或输尿管支架进行引流，引流时间和管路型号可根据手术和患者情况选择。

不良反应：报告中总体不良事件的差异很大，4%～61%。

- 发热：≤11%
- 输血：2%～10%
- 选择性肾动脉栓塞：1%～2%
- 感染
- 脓毒症：<2%
- UTI：<5%
- 尿性囊肿：<0.5%
- 胸部并发症：2%～16%［肋缘下（<2%）<11 肋以下<11 肋以上］
- 气胸、胸腔积液、血胸
- 周围内脏损伤<1%
- 肝或脾<1%
- 肠道或小肠（十二指肠）<1%

腹腔镜、机器人和开放手术　一般来说，这些手术方式不作为一线治疗，因为绝大多数的结石通过 SWL、URS 或 PCNL

都可以获得很好疗效。对于鹿角形结石，PCNL 几乎完全取代了肾实质切开取石术。开放、腹腔镜和机器人手术在某些特殊情况下被考虑，包括解剖异常（巨大的腹侧肾盏憩室伴大结石），异位肾脏（如盆腔异位肾），计划行额外的重建手术（UPJO 合并大结石），或无功能肾（肾切除术）。

治疗选择

图 27-2 和图 27-3 示基于结石大小和位置的手术治疗建议。

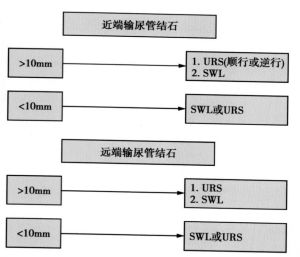

图 27-2　输尿管结石治疗流程。SWL，冲击波碎石术；URS，经输尿管镜碎石术（改编自 Turk et al. EAU Guidelines on urolithiasis. 2017）

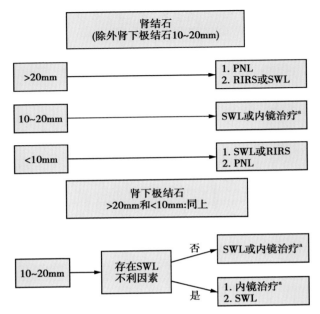

图 27-3 治疗流程。[a] 内镜治疗是指所有 PNL 和经输尿管镜碎石术（URS）治疗

下尿路结石

膀胱结石

传统分类包括移行性结石（3%～17%，未排出体外的肾结石）、原发性结石（儿童，营养不良）和继发性结石（膀胱相关病变，如膀胱出口梗阻、异物、长期留置导尿管等）。通常表现为血尿、下尿路症状，极少出现尿潴留。多见于男性。治疗上可选择溶石治疗（缓慢，较少完全溶解）、SWL、经尿道碎石术、耻骨上膀胱切开取石术或膀胱碎石术或开放取石术。

尿道结石

少见且最多见于男性；分为原发性结石（继发于尿道梗阻

或异物）或继发性结石（移行性，较为常见）。大多数患者表现为突发结石嵌顿引起的急性疼痛性尿潴留。

（宁晨、郝钢跃 译　郝钢跃 校）

推荐读物

Albala DM, Assimos DG, Clayman RV, et al. Lower pole I: a prospective randomized trial of extracorporeal shock wave lithotripsy and percutaneous nephrostolithotomy for lower pole nephrolithiasis-initial results. *J Urol* 2001;166:2072.

Assimos D, Krambeck A, Miller NL, et al. Surgical management of stones: American Urological Association/Endourological Society guideline, part I. *J Urol* 2016;196:1153-1160.

Assimos D, Krambeck A, Miller NL, et al. Surgical management of stones: American Urological Association/Endourological Society guideline, part II. *J Urol* 2016;196:1161-1169.

Borghi L, Meschi T, Amato F, et al. Urinary volume, water and recurrences in idiopathic calcium nephrolithiasis: a 5-year randomized prospective study. *J Urol* 1996;155(3):839-843.

Borghi L, Schianchi T, Meschi T, et al. Comparison of two diets for the prevention of recurrent stones in idiopathic hypercalciuria. *N Engl J Med* 2002;346(2):77-84.

Escribano J, Balaguer A, Pagone F, et. al. Pharmacological interventions for preventing complications in idiopathic hypercalciuria. *Cochrane Database Syst Rev* 2009; CD004754.

Ettinger B, Tang A, Citron JT, et al. Randomized trial of allopurinol in the prevention of calcium oxalate calculi. *N Engl J Med* 1986;315(22):1386-1389.

Pearle MS, Lingeman JE, Leveille R, et al. Prospective, randomized trial comparing shock wave lithotripsy and ureteroscopy for lower pole caliceal calculi 1 cm or less. *J Urol* 2005;173:2005-2009.

Pearle MS, Roehrborn CG, Pak CY. Meta-analysis of randomized trials for medical prevention of calcium oxalate nephrolithiasis. *J Endourol* 1999;13(9):679-685.

Phillippou P, Moraitis K, Massod J, et. al. The management of bladder lithiasis in the modern era endourology. *Urology* 2012;79:980-986.

Phillips R, Hanchanale VS, Myatt A, et al. Citrate salts for preventing and treating calcium containing kidney stones in adults. *Cochrane Database Syst Rev* 2015;(10):CD010057.

Raffin EP, Penniston KL, Antonelli JA, et al. The effect of thiazide and potassium citrate use on the health-related quality of life of patients with urolithiasis. *J Urol* 2018;200(6):1290-1294.

Smith-Bindman R, Aubin C, Bailitz J, et al. Ultrasonography versus computed tomography for suspected nephrolithiaisis. *N Eng J Med* 2014;371:1100.

Surgical management of stones: American Urological Association/Endourological Society Guideline. https://www.auanet.org/educadtion/guiedlines/surgical-management-of-stones.cfm.

Urolithiasis: European Association of Urology Guideline. https://uroweb.org/guideline/urolithiasis/#1.

第 28 章
局限性肾脏肿瘤评估和治疗

Atreya Dash And Robert M. Sweet

Campbell-Walsh-Wein Urology 第 12 版作者

William P. Parker, Matthew T. Gettman, Steven C. Campbell,
Brian R. Lane, Phillip M. Pierorazio, Panagiotis Kallidonis,
Evangelos Liatsikos, Thomas W. Jarrett, Surena F. Matin, Armine
K. Smith, Ramaprasad Srinivasan, and W. Marston Linehan

分类

肾脏肿瘤可以分为恶性、良性或炎性肿物(表 28-1),也可以根据影像表现进行分类(如单纯囊肿、复杂囊肿、实性肿物)(表 28-2)。

表 28-1 按病理特征分类的肾脏肿物

恶性		良性	
肾细胞癌(RCC)	肾母细胞瘤 [a]	实体病变	囊性病变
• 透明细胞肾细胞癌	• 肾源性残余	• 血管平滑肌脂肪瘤	• 单纯性囊肿
• 低度恶性潜能的多房囊性透明细胞肾肿瘤	• 肾母细胞瘤(Wilms 瘤)	• 嗜酸细胞瘤	• 出血性囊肿
• 乳头状肾细胞癌	• 部分囊性分化性肾母细胞瘤	• 乳头状腺瘤(肾腺瘤)	
• 嫌色细胞肾细胞癌	• 与神经母细胞瘤相关的癌	• 后肾肿瘤(腺瘤、腺纤维瘤、同质瘤)	
• 嗜酸细胞/嫌色细胞混合肿瘤	• 神经内分泌肿瘤	• 先天性中胚层肾瘤	
• Bellini 集合管癌	• 类癌(低级别神经内分泌肿瘤)	• 囊性肾瘤(混合性上皮细胞瘤)	
• 肾髓样癌	• 神经内分泌癌(高级别神经内分泌肿瘤)	• 肾素瘤(肾球旁细胞瘤)	
• MiT 家族易位性肾细胞癌	• 原始神经外胚层肿瘤	• 肾髓质间质瘤	
• Xp11 易位性肾细胞癌	• 成神经细胞瘤	• 平滑肌瘤	
• t(6;11) 肾细胞癌	• 嗜铬细胞瘤	• 纤维瘤	
• 黏液管状和核形细胞癌	• 造血和淋巴肿瘤	• 血管瘤	
• 管状囊性肾细胞癌	• 淋巴瘤		
• 获得性囊性疾病相关的肾细胞癌	• 白血病		
• 透明细胞(管状)乳头状肾细胞癌	• 浆细胞瘤		

续表

恶性		良性
肾细胞癌(RCC)	肾母细胞瘤[a]	囊性病变
• 遗传性平滑肌瘤病和肾细胞癌综合征相关性肾细胞癌 • 未分类肾细胞癌 基于尿路上皮的癌症 • 尿路上皮癌 • 鳞状细胞癌 • 腺癌 肉瘤 • 平滑肌肉瘤 • 脂肪肉瘤 • 其他肉瘤	• 生殖细胞肿瘤 • 畸胎瘤 • 绒毛膜癌 邻近肿瘤的转移侵袭	• 淋巴管瘤 • 神经鞘瘤 • 孤立性纤维瘤 血管病变 • 肾动脉瘤 • 动静脉畸形 炎性假瘤 • 脓肿 • 局灶性肾盂肾炎 • 黄色肉芽肿性肾盂肾炎 • 感染性肾囊肿 • 结核 • 风湿性肉芽肿

[a] 多见于儿童和青壮年。

改编自 Srigley JR, Delahunt B, Eble, et al. The International Society of Urological Pathology(ISUP)Vancouver Classification of Renal Neoplasia. Am J Surg Pathol 2013; 37(10): 1469-1489。

表 28-2　影像和病理相关的肾脏肿物

单纯囊肿	明显强化肿物	浸润性肿物
良性囊肿	**透明细胞肾细胞癌**	**淋巴瘤**
肾盂旁囊肿	血管平滑肌脂肪瘤	高级别尿路上皮癌
肾积水	嗜酸细胞瘤	肉瘤样分化
肾盏憩室	乳头状肾细胞癌（部分）	集合管癌
	嫌色细胞肾细胞癌（部分）	肾髓质癌
		黄色肉芽肿性肾盂肾炎
		转移瘤（部分）
复杂囊肿	**中度强化实体瘤**	**伴有钙化的肿物**
囊性肾细胞癌	乳头状肾细胞癌	肾细胞癌
出血性囊肿	嫌色细胞肾细胞癌	尿路上皮癌
高密度囊肿	透明细胞肾细胞癌（部分）	良性复杂囊肿
良性复杂囊肿	嗜酸粒细胞瘤	黄色肉芽肿性肾盂肾炎
囊性肾腺瘤	乏脂肪性血管平滑肌脂肪瘤	肾动脉瘤
混合性上皮间质瘤	腺瘤/后肾腺瘤	合并肾结石
囊性肾母细胞瘤	单灶性淋巴瘤	
感染的囊肿或脓肿	肉瘤	
肾盏积水	大叶性肾炎	
动静脉畸形	假瘤	
肾动脉瘤	梗死	
	转移	
含脂肪肿物	**多灶性/双侧肿块**	
血管肌脂肪瘤	家族式	
脂肪肉瘤	转移	
脂肪瘤	散发性、多灶性肾细胞癌（特别是乳头状肾细胞癌或透明细胞肾细胞癌）	
	血管平滑肌脂肪瘤(结节性硬化症)	
	淋巴瘤	
	囊性肿瘤(常染色体显性多囊肾病)	

改编自 Simmons MN, Herts BR, Campbell SC. Image based approaches to the diagnosis of renal masses (lesson 39). AUA Update Series, 2007; 26: 382-391。

良性肾脏肿瘤

肾囊肿

流行病学、病因学和病理生理学 肾脏囊性病变是最常见的肾脏良性肿瘤。高达 10% 的人群可能患有肾囊肿，潜在的危险因素包括年龄、男性性别、高血压以及肾功能恶化。

评估 为了帮助评估肾脏囊性病变，Bosniak 分类（表 28-3）是用于描述囊肿特征及其恶性风险的一种常用方法。

表 28-3 复杂肾囊肿的分级

BOSNIAK 分级	影像特征	恶性风险	治疗
I	水样密度；均质，发丝样薄囊壁；无分隔；无钙化；无强化	很小	不需要随访
II	有少量细线分隔，可有强化；囊壁或分隔内的细小钙化或短段稍增厚的钙化；无明显强化	很小	不需要随访
	≤3cm 的高密度囊肿，边缘锐利，无明显强化	很小	定期随访
II F	多发纤细分隔；可有囊壁或分隔增厚；纤细分隔或囊壁可有强化；可有结节样或增厚钙化，无强化；一般边界良好；无明显强化	3%～5%	定期随访
	>3cm 高密度囊肿或完全位于肾内无强化的肿物	5%～10%	定期随访
III	不能定性的肿物：囊壁或分隔不规则增厚，可见强化	50%	手术切除[a]
IV	具有 III 囊肿的所有特征，同时包含增强的软组织成分	75%～90%	手术切除[a]

[a] 如果患者身体状况良好，应考虑手术切除。主动监测是特定患者的一种选择。由于担心肿瘤溢出，最好避免对囊性病变进行热消融。

治疗选择　对于多数单纯性肾囊肿，并不需要进行附加的随访，但对 Bosniak ⅡF 的病变推荐进行密切的影像学检查。

建议对 Bosniak Ⅲ / Ⅳ级病变进行手术切除或消融治疗。

根据病因和症状，治疗可以选择吸除、囊肿去顶术、囊肿切除术、硬化疗法、动脉栓塞术、甚至肾切除术等。获得性囊性肾病（ACKD）与恶性肿瘤风险显著增加相关，应密切随访。

嗜酸粒细胞瘤

流行病学、病因学和病理生理学　小于 3cm 的肾脏肿物中有高达 25% 为嗜酸细胞瘤。嗜酸细胞瘤是最常见的伴有增强的良性肾脏肿物。嗜酸性粒细胞瘤可能与 Birt-Hogg-Dube（BHD）综合征相关：肺囊肿、自发性气胸和纤维滤泡瘤。

嗜酸细胞瘤可能发生肾周脂肪浸润和肾静脉浸润，但这些并不会像肾细胞癌（RCC）一样影响预后，不应被解释为侵袭性的病理特性。

评估　嗜酸细胞瘤在轴位影像可以表现为血管增多和中央瘢痕征，但仅凭这些不足以做出明确诊断。组织学上与嫌色细胞 RCC 相似，可能需要免疫组织化学染色来进行区分。

治疗　在通过肾活检确诊的患者中，主动监测（active surveillance, AS）的作用已得到探索并取得了良好的结果。

血管平滑肌脂肪瘤

诊断　与其他良性肾脏肿物不同，血管平滑肌脂肪瘤（AML）可通过影像确诊。在 CT 或 MRI 具有可分辨的脂肪成分对 AML 具有诊断价值。在 CT 非增强序列上，病灶内存在脂肪密度（−15 ～ −20HU）有诊断价值。结节性硬化与多灶性、双侧 AML 的发病相关，涉及 mTOR 通路的激活。

治疗　AML 需要进行个体化治疗，影响因素包括散发性与综合征相关 AML、有无症状、出血风险等（图 28-1），目的是保护肾功能。急性出血患者可以进行选择性的肾血管栓塞。依维莫斯适用于结节性硬化复合症（TSC）和淋巴管平滑肌瘤病（LAM）患者中较大、多灶性 AML 的治疗。

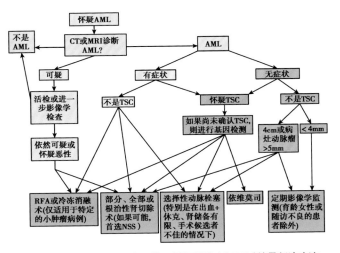

图 28-1　Flum 等提出的肾血管平滑肌脂肪瘤（AML）的最新诊疗流程。该流程为建议方法。NSS，保留肾单位肿瘤切除术；RFA，射频消融；TSC，结节性硬化复合症［摘自 Flum AS, Hamoui N, Said MA, et al. Update on the diagnosis and management of renal angiomyolipoma. J Urol 2016; 195(4Pt1): 834-846 ］

其他良性肿瘤

其他良性肿瘤包括乳头状腺瘤、后肾腺瘤、囊性肾瘤 / 混合上皮间质瘤、平滑肌瘤和其他罕见肿瘤。

恶性肾脏肿瘤

肾细胞癌

发病率

- 占成人恶性肿瘤的 2%～3%，男女比例 1.9：1。多见于 55～75 岁。
- 在常见的泌尿系恶性肿瘤中致死性最高。
- 通常是散发性的；只有 4%～6% 可能家族遗传性。
- 自 20 世纪 70 年代以来，发病率平均每年增加 3%。由于针对其他腹部非典型症状的超声和 CT 检查应用增加，使得其发病风险增加 1.4～2.5 倍。高血压和肥胖也与肾细胞癌患病率增加有关。

病因学 烟草暴露是 RCC 的最大危险因素，RCC 发病风险在烟草暴露组是对照组的 1.4～2.5 倍。

对于肥胖人群，每增加一个单位的体重指数，发病风险就会增加 1.07 倍。

高血压是 RCC 的第三个主要致病因素。4%～6% 的 RCC 起源于家族性。

家族性肾细胞癌和分子遗传学 RCC 各种亚型的不同性质和分子遗传学的进步促进了 RCC 组织学分类的修订（表 28-4 和表 28-5）。

表 28-4 家族性肾细胞癌亚型

综合征	易感基因（染色体）	肾肿瘤组织学和其他主要临床表现	推荐的肾肿瘤监测	潜在的治疗靶点
脑视网膜血管瘤病（VHL）	VHL（3p25）	透明细胞肾细胞癌，通常为多灶性 视网膜血管瘤 中枢神经系统血管母细胞瘤 嗜络细胞瘤 其他肿瘤	<3cm 主动监测 ≥3cm 手术切除，首选保留肾单位的手术	HIF-VEGF 通路
遗传性乳头状肾细胞癌（HPRC）	MET（7q31）	多发性，双侧 1 型乳头状肾细胞癌	<3cm 主动监测 ≥3cm 手术切除，首选保留肾单位的手术	MET 激酶
遗传性平滑肌病和肾细胞癌（HLRCC）	延胡索酸水合酶（1q42~43）	2 型乳头状肾细胞癌最常见 集合管癌 皮肤或子宫平滑肌瘤 子宫平滑肌肉瘤 低级别肾细胞癌也见于儿童	手术切除，首选肾部分切除术（PN），但必须保证切缘较宽	HIF-VEGF 通路：抗氧化反应途径；还原羧化途径
琥珀酸脱氢酶缺陷型肾细胞癌（SDH-RCC）	SDHB（1p36.13） SDHC（1q23.3） SDHD（11q23.1） SDHAF2	SDH 相关肾细胞癌（嫌色细胞、透明细胞、2 型乳头状肾细胞癌，或嗜酸细胞瘤），侵袭性不一 副神经节瘤（良性和恶性） 甲状腺乳头癌	手术切除，首选 PN，但必须保证大切缘	HIF-VEGF 通路：还原羧化途径

续表

综合征	易感基因（染色体）	肾肿瘤组织学和其他主要临床表现	推荐的肾肿瘤治疗	潜在的治疗靶点
BHD综合征	Folliculin(17p11.2)	多发嫌色细胞癌，混合性肿瘤，嗜酸性细胞瘤，肾透明细胞癌（部分），乳头状肾细胞癌（部分），面部纤维毛囊瘤，肺囊肿，自发性气胸	<3cm 主动监测；≥3cm 手术切除，首选保留肾单位的手术	mTOR 通路
PTEN错构瘤肿瘤综合征（Cowden综合征）	PTEN(10q23)	乳头状肾细胞癌或其他组织学类型，乳腺肿瘤（恶性和良性），甲状腺上皮癌	<3cm 主动监测；≥3cm 手术切除，首选保留肾单位的手术	
结节性硬化复合症（TSC）	TSC1(9q34) 或 TSC2(16p13.3)	多发性血管平滑肌脂肪瘤，透明细胞RCC（发生率2%~3%），肾囊肿/多囊肾病，心脏横纹肌瘤，皮肤血管肌纤维瘤，肺淋巴管肌瘤病，神经精神疾病，包括自闭症谱系障碍和认知障碍	AML：<3cm主动监测；3~5cm依维莫司；≥5cm考虑栓塞或切除，首选保留肾单位的手术。RCC：≥3cm手术切除，首选保留肾单位的手术	mTOR 通路
BAP1肿瘤易感综合征	BAP1(3p21.2)	肾透明细胞癌；可以是高级别的	手术切除，首选保留肾单位的方法	待定
MiTF相关癌症综合征	MiTF(3p14.1-p12.3)	未定义	待定	待定

AML，血管平滑肌脂肪瘤；MiTF，小眼相关转录因子；PTEN，第四醇四硝酸酯；RCC，肾细胞癌。
改编自 Schmidt LS, Linehan WM. Genetic predisposition to kidney cancer. Semin Oncol, 2016; 43: 566-574。

表 28-5　脑视网膜血管瘤病的表现

肿瘤	发病年龄,平均值（范围）,年	发病率 /%
中枢神经系统		
视网膜血管母细胞瘤	25（1～68）	25～60
内淋巴囊肿瘤	22（12～50）	10～15
颅脑脊髓血管母细胞瘤（整体）	30（9～70）	60～80
小脑	33（9～78）	44～72
脑干	32（12～46）	10～25
脊髓	33（11～66）	13～50
内脏		
肾细胞癌	39（13～70）	25～75
肾囊肿	39（13～70）	20～60
嗜铬细胞瘤	27（5～58）	10～25
胰腺神经内分泌肿瘤（良性和恶性）	36（5～70）	36（5～70）
胰腺囊肿	36（5～70）	45～75
附睾囊腺瘤	不详	25～60
阔韧带囊腺瘤	不详（16～46）	不详

改编自 Nielsen SM, Rhodes L, Blanco I, et al. von Hippel-Lindau disease: genetics and role of genetic counseling in amultiple neoplasia syndrome. J Clin Oncol 2016; 34（18）: 2172-2181。

病理　根据定义,所有 RCC 都是腺癌,来源于肾小管上皮细胞（表 28-6）。

大多数 RCC 呈圆形或卵圆形,周围有压缩的薄壁组织和纤维组织组成的假包膜,而不是真正的组织学包膜。与上尿路尿路上皮癌不同,大多数 RCC 没有明显浸润性,但集合管癌和肉瘤样亚型除外。

细胞核特征多存在很大不同,通常是影响 RCC 预后的独立因素,尤其是肾透明细胞癌和乳头状肾细胞癌。

由世界卫生组织和国际泌尿病理学会开发的一种新的四分级系统已对肾透明细胞癌和乳头状肾细胞癌进行了验证（表 28-7）。

表 28-6 肾细胞癌的病理亚型

组织学 [a]	家族形式和遗传学因素	总体特征	显微病理特征	其他特点
常见亚型				
透明细胞肾细胞癌 (70%~80%)	脑视网膜血管瘤病(VHL); VHL 基因(3p25)突变或高甲基化; 染色体 3p 缺失; 染色体 8p, 9p, 14q 缺失; 5q 染色体增益	通常边界清楚、分叶状、金黄色肿瘤, 也可伴有浸润性; 常见坏死, 出血和囊性变; 静脉受累也常见	多血管肿瘤; 具有精细血管网络的巢状或片状透明细胞 IHC[b]: LMWCK[c], vimentin, EMA, CA-IX	来源于近端小管; 多为浅表性; 通常对靶向分子治疗和免疫治疗有反应
1型乳头状肾细胞癌 (5%~10%)	HPRC; 81%的散发病例存在 MET 原癌基因状态改变; 7号和17号染色体三体	具有纤维假性包膜的肉状肿瘤; 多见坏死和出血	乏血供肿瘤; 纤维血管核心周围具有单层细胞的乳头状结构; 具有低级别细胞核的嗜碱性细胞; IHC[b]: LMWCK[c], CK7(1型>2型), AMACR	起源于近曲小管; 预后良好; 通常多中心; 常见于 ARCD
2型乳头状肾细胞癌 (5%~10%)	HLRCC; HLRCC 中延胡索酸水合酶基因(1q42~43)突变	具有纤维假包膜的肉状肿瘤; 坏死和出血很常见	乏血供肿瘤; 纤维血管核心周围具有单层细胞的乳头状结构; 具有高级别细胞核的嗜酸性颗粒细胞; IHC[b]: LMWCK[c], AMACR	起源于近曲小管; 预后较1型乳头状肾细胞癌差; 与肾透明细胞癌相比, 预后相似或更差

续表

组织学ᵃ	家族形式和遗传因素	总体特征	显微病理特征	其他特点
肾嫌色细胞癌（3%～5%）	BHD综合征 Folliculin(FLCN)基因突变(17p11) 多条染色体丢失(1, 2, 6, 10, 13, 17, 21, Y) TP53和PTEN突变	界限清晰，均质 棕褐色或浅棕色切面	似"植物细胞"具有苍白的细胞质，核周透明或"晕圈"，细胞核呈"葡萄干"样，细胞边界明显（经典亚型）Hale胶体铁染色阳性 IHCᵇ: 弥漫性CK7 嗜酸性亚型具有致密的粉红色细胞质和纤细粒体样改变	起源于集合管的夹层细胞 一般预后良好，尽管肉瘤样变异与预后不良相关
透明细胞乳头状肾细胞癌（～5%）	VHL综合征	界限清楚，发育良好，有包膜	排列成线性乳头和管状的低级透明上皮细胞 IHCᵇ: 弥漫表达CK7和CA-IX（栅状染色）	出现于ESRD和VHL良好预后后，惰性肿瘤行为
未分类肾细胞癌	未知	多样的	多样的	起源未确定 一般预后不良
稀有亚型（每个代表＜1%）				
贝利尼集合管癌（集合管癌）	未知 多条染色体丢失	质硬，位于中心的肿瘤，边界浸润 浅灰色至棕色	炎性（促结缔组织增生）基质内的复杂，高度浸润的条带 高级细胞核，有丝分裂	起源于集合管 预后差 可能对细胞毒性化疗有反应

686　第28章　局限性肾脏肿瘤评估和治疗

续表

组织学 [a]	家族形式和遗传因素	总体特征	显微病理特征	其他特点
肾髓质癌	与镰状细胞性状相关	浸润性、灰白色 广泛出血坏死	花边状外观的低分化细胞 炎性浸润	起源于集合管 预后差
遗传性平滑肌瘤病和肾细胞癌(HLRCC)相关的肾细胞癌	HLRCC 延胡索酸酶基因(1q42~43)突变	肉瘤样纤维假包膜 坏死和出血很常见	乏血供肿瘤 纤维血管核心周围有单层细胞的乳头状结构 具有高级别细胞核的嗜酸性粒细胞 IHC [b]: LMWCK [c], AMACR	有早期转移倾向,预后极差 低级别变异发生在儿童中
琥珀酸脱氢酶缺陷型肾癌	SDH-RCC SDHA, SDHB(1p36.13), SDHC(1q23.3), SDHD(11q23.1), SHDAF2	孤立性病变	空泡嗜酸性或透明细胞 与嫌色细胞肾癌、嗜酸细胞瘤、肾透明细胞癌、2型乳头状肾细胞癌有共同特征 IHC: SDHB丢失	出现在年轻人中,最常见于SDH基因系突变的人 HIF-VEGF通路;还原酸化途径 有高级和低级变体
MiT家族易位肾细胞癌包括Xp11易位肾细胞癌和t(6;11)肾细胞癌	涉及染色体Xp11导致TFE3基因融合的各种变异	边界清楚的黄褐色肿瘤	多变的;通常具有乳头状结构的透明细胞 IHC: 核表达TFE3	发生于儿童和年轻人;占儿科肾细胞癌的40% t(X;17)表现为晚期,通常遵循惰性过程 t(X;1)可在晚期淋巴结转移时复发

续表

组织学[a]	家族形式和遗传因素	总体特征	显微病理特征	其他特点
获得性囊性疾病相关肾细胞癌	VHL 基因突变 染色体 3p 缺失	囊性变	筛状、微囊状或筛状结构囊肿村村单层透明细胞 IHC：缺少 CK7	发生在 ESRD 和获得性囊性肾病患者中预后良好
低度恶性潜能的多房囊性透明细胞肿瘤	与肾透明细胞癌相同	大小不一的囊肿，边界清楚	囊肿内村单层低级别透明细胞 无膨胀性肿瘤细胞结节	几乎一致的良性临床行为
管囊性肾细胞癌	未知	多个海绵状外观的中小型肾囊肿	核仁增大（3 级）嗜酸性和嗜酸细胞瘤样细胞胞质	预后良好
黏液性管状细胞癌和核形细胞癌	未知	边界清楚的棕色粉红色肿瘤，以髓质为中心	小管和纺锤形上皮细胞的混合物；黏蛋白背景	预后良好
杂交嗜酸细胞嫌色细胞瘤	BHD 综合征 Folliculin (FLCN) 基因突变 (17p11)	轮廓分明，外观均匀 棕褐色或浅棕色的切面	与肾嫌色细胞癌和嗜酸细胞瘤具有相同的特征；BHD 患者常与这些肿瘤共存	一般预后良好

a 所有这些亚型的肉瘤样体未都已被描述并且与预后不良相关。

b 使用这些标记的免疫组织化学 (IHC) 有助于区分肾细胞癌 (RCC) 亚型。

c 细胞角蛋白 (CK)：低分子量细胞角蛋白 (LMWCK)。

AMACR, α-甲基酰基辅酶 A 消旋酶；ARCD, 获得性肾囊肿病；CA-IX, 碳酸酐酶 IX；CK7, 细胞角蛋白 7；EMA, 上皮膜抗原；ESRD, 终末期肾病；HLRCC, 遗传性平滑肌瘤病和肾细胞癌；HPRC, 遗传性乳头状肾细胞癌；IHC, 免疫组织化学；VHL, 脑视网膜血管瘤病。

改编自 Eble JN, Sauter G, Epstein JI, et al. WHO classification of tumours: pathology and genetics of tumours of the urinary system and male genital organs. Lyon, France: IARC Press, 2004; Srigley JR, Delahunt B, Eble JN, et al. The International Society of Urological Pathology (ISUP)Vancouver classification of renal neoplasia. Am J Surg Pathol 2014; 37(10): 1469-1489; Moch H, Cubilla AL, Humphrey PA, et al. The 2016 WHO classification of tumours of the urinary system and male genital organs-part A: renal, penile, and testicular tumours. Eur Urol 2016; 70(1): 93-95。

表28-7　世界卫生组织/国际泌尿外科病理学会对透明细胞和乳头状肾细胞癌的分级系统

分级	描述
1	细胞核缺失或不明显,放大400倍后呈嗜碱性
2	细胞核在放大400倍时明显且嗜酸性,在放大100倍时可见但不明显
3	放大100倍时核仁明显且嗜酸性
4	核多形性显著、多核巨细胞和/或横纹肌样和/或肉瘤样分化

改编自 Delahunt B, Srigley JR, Egevad L, et al. International Society of Urological Pathology grading and other prognostic factors for renal neoplasia. Eur Urol 2014; 66(5): 795-798。

倾向于累及静脉系统是RCC的一个独有特征(约占10%)。

大多数散发性RCC是单发的。双侧受累(2%~4%)可以是同时性或异时性,在家族性RCC患者中更常见,如脑视网膜血管瘤病。

多中心性RCC(10%~20%)更常见于乳头状家族性RCC。

组织学亚型　透明细胞肾细胞癌占所有RCC的70%~80%,起源于近端小管,多存在血管增多和坏死。与其他常见的RCC亚型相比,透明细胞肾细胞癌侵袭性更强,但其对免疫疗法和其他靶向药物的反应更好。乳头状肾细胞癌是第二常见的组织学亚型(10%~15%),具有多中心倾向(40%)。

乳头状RCC(占RCC的10%~15%)分为1型和2型,前者是一种与MET突变相关且通常为多灶性的惰性肿瘤,后者预后更差。

嫌色细胞肾细胞癌占所有RCC的3%~5%,是一种惰性的RCC,与良性嗜酸细胞瘤具有相似的组织病理学特征。

集合管癌是一种相对罕见的RCC亚型,预后较差。大多数报告的集合管癌病例都是高级别、晚期,并且对传统治疗方法无反应。

肾髓质癌是一种罕见的RCC亚型,几乎只发生在有镰状细胞特征的患者身上,多见于30~40岁的年轻非洲裔美国人,多数患者在诊断时已是局部晚期和转移性。

肉瘤样和横纹肌样分化不再作为RCC的独立组织学亚型,1%~5%的RCC患者伴有肉瘤样和横纹肌样分化,多见于透明细胞肾细胞癌或嫌色细胞肾细胞癌。

未分类肾细胞癌占比较低（1%～5%），性质通常不定。大部分分化不良，与高侵袭性的生物学行为相关，预后较差。

临床表现　由于肾脏位于腹膜后，许多肾脏肿物在局部进展之前仍无症状且无法触及。随着无创影像技术越来越广泛地用于评估各种非特异性综合症状，超过 60% 的 RCC 是偶然发现的。

与 RCC 相关的症状可能是由局部肿瘤生长、出血、副肿瘤综合征或转移性疾病（表 28-8）导致的。

表 28-8　肾细胞癌的临床表现

附带介绍	非还原性或右侧精索静脉曲张
局部或局部晚期疾病的症状	全身性疾病的症状
血尿	持续咳嗽
腰痛	骨痛
腹部肿块	颈部淋巴结肿大
肾周血肿	全身症状
下腔静脉阻塞	体重减轻、发热或不适
双下肢水肿	副肿瘤综合征

经典的腰痛、肉眼血尿和腹部包块三联征现在很少见。

RCC 相关的自发性肾周出血是一种不常见但重要的临床表现，因为其可能导致潜在的肾肿瘤被掩盖。对于原因不明的肾周血肿患者，超过 50% 的患者存在隐匿性肾肿瘤，其中最常见的是 AML 或 RCC。

10%～20% 的 RCC 患者伴随副肿瘤综合征。据报道，高达 13% 的患者会出现高钙血症，其可能是由于副肿瘤现象或溶骨性骨转移造成。高血压和红细胞增多症是 RCC 患者另一种常见的重要的副肿瘤综合征。此外，据报道，非转移性肝功能障碍或 Stauffer 综合征占 3%～20%。一般而言，RCC 相关副肿瘤综合征的治疗需要通过外科手术切除或全身抗肿瘤治疗以减轻肿瘤负荷，除了高钙血症外，单纯的药物治疗效果不佳。

临床中，筛查的重点人群包括终末期肾病、获得性肾囊肿病、结节性硬化症和家族性 RCC 患者（表 28-9）。总的来说，终末期肾病患者发生 RCC 的相对风险比一般人群高出近 5～20 倍。

表 28-9　肾细胞癌筛查：目标人群

终末期肾病患者

　仅筛查预期寿命长且主要并发症少的患者

　透析第三年开始定期行超声检查或 CT 扫描

脑视网膜血管瘤病患者

　从 15～20 岁开始，每年进行两次腹部 CT 或超声检查

　定期进行非肾脏表现的临床和影像学检查

脑视网膜血管瘤病患者的亲属

　进行基因检测分析

　如果阳性，按照已知的脑视网膜血管瘤病患者的筛查建议进行

　如果阴性，不需要严格的随访

其他家族性肾细胞癌患者的亲属

　定期进行超声或 CT 检查，并考虑进行遗传学分析

结节性硬化复合症患者

　定期超声检查或 CT 扫描

常染色体显性多囊肾病患者

　进行常规筛查不合理

一般人群

进行常规筛查不合理

CT，X 线计算机断层扫描。

肿瘤分期　RCC 分期系统推荐 2016 年的第 8 版美国癌症联合委员会（AJCC TNM）分期标准（表 28-10 和表 28-11）。

表 28-10　肾细胞癌国际 TNM 分期系统

T: 原发肿瘤	
TX	原发肿瘤无法评估
T0	无原发肿瘤证据
T1a	肿瘤≤4.0cm，局限于肾脏
T1b	肿瘤>4.0cm 和≤7.0cm，局限于肾脏
T2a	肿瘤>7.0cm 和≤10.0cm，局限于肾脏
T2b	肿瘤>10.0cm，局限于肾脏
T3a	肿瘤延伸至肾静脉或其节段分支，侵犯肾盂肾盏系统，或侵入肾周和/或肾窦脂肪，但未超出 Gerota 筋膜
T3b	肿瘤主要侵入膈以下腔静脉
T3c	肿瘤主要侵入膈以上腔静脉或侵入腔静脉管壁
T4	肿瘤侵入 Gerota 筋膜之外（包括延伸侵犯至同侧肾上腺）

N: 区域淋巴结	
NX	无法评估区域淋巴结
N0	无区域淋巴结转移
N1	区域淋巴结转移

M: 远处转移	
MX	无法评估远处转移
M0	无远处转移
M1	存在远处转移

分期分组			
Ⅰ期	T1	N0	M0
Ⅱ期	T2	N0	M0
Ⅲ期	T1 或 T2	N1	M0
	T3	任何 N	M0
Ⅳ期	T4	任何 N	M0
	任何 T	任何 N	M1

摘自 Edge SB, Byrd DR, Compton CC. AJCC cancer staging manual, 8th ed. New York: Springer-Verlag, 2016。

表28-11 肾细胞癌的 TNM 分期及 5 年癌症特异性生存

研究数据	ROBSON 分期	TNM(2002,第 6 版)	TNM(2009,第 7 版)	TNM(2016,第 8 版)	5 年生存率 /%
器官局限（总体）	I	T1～2N0M0	T1～2N0M0	T1～2N0M0	70～90
≤4.0cm	I	T1aN0M0	T1aN0M0	T1aN0M0	90～100
>4.0cm 至 7.0cm	I	T1bN0M0	T1bN0M0	T1bN0M0	80～90
>7.0cm 至 10.0cm	I	T2N0M0	T2aN0M0	T2aN0M0	65～80
>10.0cm	I	T2N0M0	T2bN0M0	T2bN0M0	50～70
侵犯肾盂肾盏系统	I	T1～2N0M0	T1～2N0M0	T3aN0M0	50～70
侵犯肾周或肾窦脂肪	II	T3aN0M0	T3aN0M0	T3aN0M0	50～70
延伸至肾静脉或其节段分支	III A	T3bN0M0	T3aN0M0	T3aN0M0	40～60
侵入膈以下腔静脉	III A	T3cN0M0	T3bN0M0	T3bN0M0	30～50
侵入膈以上腔静脉或侵入腔静脉管壁	III A	T3cN0M0	T3cN0M0	T3cN0M0	20～40
肾上腺直接受累	II	T3aN0M0	T4N0M0	T4N0M0	0～30

续表

研究数据	ROBSON 分期	TNM(2002,第6版)	TNM(2009,第7版)	TNM(2016,第8版)	5年生存率/%
局部晚期(侵及 Gerota 筋膜外)	ⅣA	T4N0M0	T4N0M0	T4N0M0	0~20
淋巴结受累	ⅢB	T(任何)N1~2M0	T(任何)N1M0	T(任何)N1M0	0~20
全身转移	ⅣB	T(任何)N1~2M1	T(任何)N1M1	T(任何)N1M1	0~10

摘自 Amin MB, Edge SB, Greene FL, et al. AJCC cancer staging manual, 8th ed. New York: Springer, 2017; Bailey GC, Boorjian SA, Ziegelmann MJ, et al. urinary collecting system invasion is associated with poor survival in patients with clear-cell renal cell carcinoma. BJU Int 2017;119(4):585-590; Campbell SC, Novick AC, Belldegrun A, et al. Guideline for management of the clinical T1 renal mass. J Urol 2009;182(4):1271-1279; Haddad H, Rini BI. Current treatment considerations in metastatic renal cell carcinoma. Curr Treat Options Oncol 2012;13(2):212-229; Hafez KS, Fergany AF, Novick AC. Nephron sparing surgery for localized renal cell carcinoma: Impact of tumor size on patient survival, tumor recurrence and TNM staging. J Urol 1999;162(6):1930-1933; Kim SP, Alt AL, Weight CJ, et al. Independent validation of the 2010 American Joint Committee on Cancer TNM classification for renal cell carcinoma: Results from a large, single institution cohort. J Urol 2011;185(6):2035-2039; Lane BR, Kattan MW. Prognostic models and algorithms in renal cell carcinoma. Urol Clin North Am 2008;35(4):613-625; Leibovich BC, Cheville JC, Lohse CM, et al. Cancer specific survival for patients with pT3 renal cell carcinoma-can the 2002 primary tumor classification be improved? J Urol 2005;173(3):716-719; Martinez-Salamanca JI, Huang WC, Millan I, et al. Prognostic impact of the 2009 UICC/AJCC TNM staging system for renal cell carcinoma with venous extension. Eur Urol 2011;59(1):120-127; Thompson RH, Cheville JC, Lohse CM, et al. Reclassification of patients with pT3 and pT4 renal cell carcinoma improves prognostic accuracy. Cancer 2005a;104(1):53-60。

肾恶性肿瘤进行临床分期时,首先需要询问详细的病史、体格检查和合理使用实验室检查。在大多数情况下,RCC 的影像学分期可以通过高质量的腹部 CT 扫描和常规胸片评估完成。肿瘤(T)分期是基于肿瘤的大小以及肿瘤侵犯肾脏或肾外结构的具体情况决定。

当 CT 显示肾上腺增大或轮廓不清楚、肾脏广泛恶性病变或肾上腺明显异常时,表明肾上腺存在恶性受侵的风险,应进行相应处理。

如果肿瘤是直接延伸侵犯至同侧肾上腺则被定义为 T4,若不是直接累及至肾上腺则被归为 M1,侧面反映了肿瘤可能的转移扩散模式。

当 CT 上显示的肿大肺门或腹膜后淋巴结的直径≥2cm 时,提示基本是恶性的。如果患者不适合手术,则应通过手术探查或经皮活检以确认病理。很多较小的淋巴结诊断为炎性而不考虑肿瘤,因而不应排除手术治疗。

MRI 仍然是评估肿瘤侵犯邻近组织程度以及在一些疑难病例中用于术前评估的首选。CT 对肾静脉瘤栓和下腔静脉(inferior vena cava, IVC)受累的敏感性分别为 78% 和 96%。尽管一些研究表明,多层面 CT 在很多患者中可能与 MRI 是等效的,但 MRI 被公认为评价下腔静脉瘤栓分期的首选。

针对肾细胞癌转移相关的评估项目包括常规胸片、腹部和盆腔 CT/MRI 以及肝功能化验。病理分期是肾细胞癌最重要的预后因素。浸润邻近器官(T4)、累及腹膜后淋巴结(N1)和转移性疾病(M1)提示 RCC 患者预后较差。其他重要的病理特征包括核分级、肿瘤大小和组织学亚型。RCC 患者癌症特异性生存相关的重要预后因素包括:特定的临床体征或症状、肿瘤相关因素和各种实验室检查结果。预后相关的整合评估系统如列线图,通常优于其他预测方法。

预后 非转移性肾癌患者癌症特异性生存的重要预后因素包括:特定的临床体征或症状、肿瘤相关因素和各种实验室检查结果(表 28-12)。

表 28-12 肾细胞癌的不良预后因素

临床因素	解剖因素	组织学因素
机体状况不佳	肿瘤体积大	高核分级
全身症状	静脉受侵	某些组织学亚型
贫血	肿瘤延伸至邻近器官,包括肾上腺	肉瘤样特性
高钙血症	淋巴结转移	存在组织学肿瘤坏死
乳酸脱氢酶升高	远处转移和更重的肿瘤转移负荷	血管侵犯
红细胞沉降率升高		侵入肾周或肾窦脂肪
C 反应蛋白升高		集合系统受侵
血小板增多		手术切缘阳性
碱性磷酸酶升高		

摘自 Lane BR, Kattan MW. Prognostic models and algorithms in renal cell carcinoma. Urol Clin North Am 2008; 35(4): 613-625; Sun M, Vetterlein M, Harshman LC, et al. Risk assessment in small renal masses: a review article. Urol Clin North Am 2017; 44(2): 189-202。

　　总的来说,肿瘤相关因素如病理分期(最重要)、肿瘤大小、核分级和组织学亚型具有最佳的个体预测效果。然而,在综合评估方法中,结合多元分析获得的独立预后因子进行预测的价值最大。临床实践中,提示局限性 RCC 患者预后较差的因素包括:临床症状、体重下降 >10% 以及不良的体力状态。

　　静脉受侵曾被认为与 RCC 的不良预后相关,但一些研究表明,很多伴有瘤栓的患者可以通过积极的手术治疗。这些研究表明,只要肿瘤局限于肾脏,静脉瘤栓患者的 5 年生存率为 45% ~ 69%。

　　静脉壁直接受侵可能是比瘤栓水平更重要的预后因素,其被独立分类为 pT3c,与瘤栓水平无关。

　　对于肿瘤突破 Gerota 筋膜并累及邻近器官的患者(T4 期)以及淋巴结或全身转移的患者,往往预后不良。

　　淋巴结累患者的 5 年和 10 年生存率分别为 5% ~ 30% 和 0 ~ 5%。全身转移患者的 1 年生存率为 50%,5 年生存率为 5% ~ 30%,10 年生存率为 0 ~ 5%。尽管这些数据在靶向 VEGF 治疗和免疫检查点抑制剂时代略有改善。

　　对于非同步转移的肾癌患者,无转移时间通常反映了疾病进展的速度,可以作为有价值的预后指标。

　　肾癌全身转移患者其他重要的预后因素包括：体力状况、转移的数量和部位、贫血、高钙血症、碱性磷酸酶或乳酸脱氢酶水平升高、血小板增多和肉瘤样变。

局限性肾细胞癌的治疗

　　目前已认识到肾细胞癌在肿瘤生物学上具有很大的异质性，存在多种治疗策略，包括根治性肾切除术（RN）、肾部分切除术（PN）、热消融（TA）和主动监测。

美国泌尿外科协会肾肿瘤和局限性肾癌治疗指南

　　2017 年 AUA 指南（图 28-2）针对肾肿瘤和局限性肾癌提供了循证学综述，包括评估、咨询和处理的综合建议。指南中增加了对术前和术后功能问题的关注，认识到它们在很多局限性 RCC 患者的癌症生存中发挥重要作用。

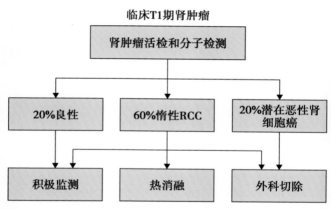

临床T1期肾肿瘤

图 28-2　美国泌尿外科协会肾肿瘤和局限性肾癌管理指南小组强烈建议优先进行肾肿瘤活检和分子检测，以促进更合理的管理。良性、惰性和潜在侵袭性 RCC 的分布可能因肿瘤大小、性别及其他的患者和肿瘤特征而异

危险分层和肾肿瘤活检

　　虽然，良性肾肿瘤的发病率在不同人群中的差异很大。但

总体而言,临床上约 20% 实性强化的 T1 期肾肿瘤为良性,多数为嗜酸细胞瘤或非典型 AML。

肿瘤的大小是一个更为重要的良性病理决定因素。此外,肿瘤大小与临床 T1 期肾肿瘤的生物侵袭性密切相关,如表现在肿瘤级别高、局部侵袭性表型或不良的组织学特征。

目前,结合临床和影像学特征的算法在预测小肾脏肿瘤侵袭性方面的准确性非常有限。

肾肿物活检(renal mass biopsy, RMB)可以显著改善诊断的准确性,当其可能影响治疗时,应考虑进一步完善风险分层(图 28-2)。对于年轻、健康、不愿接受活检的局限性肾肿瘤患者,或年长、体弱多病、即使活检提示为潜在的侵袭性肿瘤但仍需保守治疗的患者,不适合进行肾肿物活检。然而,肾肿物活检是安全的,血肿发生率相对较低(4.9%)、临床显著性疼痛(1.2%)、严重血尿(1.0%)、气胸(0.6%),需要输血的出血(0.4%)。目前,尚无文献报道 RCC 活检后种植的病例。活检阳性具有可靠性,其中特异性高(96%),阳性预测值高(99.8%)。肾肿物活检的漏诊率约为 14%,但可通过重复活检大幅降低。活检病理对 RCC 进行组织学分型是可靠的(>90%),但分级的准确性不确定(60% ~ 80%)。如果活检结果提示良性,可能并不能单纯根据此结果完全说明肿物是良性。

肾部分或根治性切除术后的肾功能:生存意义

手术仍然是治疗肾肿瘤的主要手段。对于小肾脏肿瘤患者,由于考虑伴随囊性肾脏病(cystic kidney disease)的可能性,目前已不建议行 RN,仅在必要时才采取此术式。RN 的主要缺点是容易发生囊性肾脏病,这可能与导致病态心血管事件和死亡率增加有关。

一些研究表明,囊性肾脏病存在潜在的负面影响。一项基于人群的分析显示,随着囊性肾脏病程度的恶化,心血管事件和死亡率会增加。这些研究数据强调了优化肾功能的重要性,对于临床 T1 期肾肿瘤,尤其是小肾脏肿瘤,选择保留肾单位肿瘤切除术是重要的原则。随后的研究表明,由医疗原因造成的囊性肾脏病与手术切除肾单位引起的囊性肾脏病之间可能存在差异。在可行的情况下,建议小肾脏肿瘤(T1a 期,<4.0cm)首选 PN。多数情况下,RN 对于此类肿瘤属于过度治疗,带来的生物学作用很有限。

对于既往伴有囊性肾脏病或蛋白尿、对侧肾脏异常、多灶性或家族性 RCC 的患者,保护肾功能很重要,建议首选 PN。

临床 T1b/T2 期肾肿瘤体积较大,通常肿瘤组织占据了相当一部分肾实质,PN 能够保留的正常肾实质很少。在这种情况下,如果对侧肾脏正常,PN 和 RN 的相对优点是可以讨论抉择的。

AUA 指南中针对 RN 提供了明确的肿瘤和功能评价标准(图 28-3)。如果不满足这些标准,可行的情况下,建议考虑 PN。

目前仍需要设计良好的随机、前瞻性试验获取更高质量的数据,为局限性肾肿瘤患者提供更合理的治疗。

根治性肾切除术

典型的 RN 术式遵循早期肾动静脉结扎、Gerota 筋膜外层次行肾切除、同侧肾上腺切除和扩大淋巴结清扫(lymph node dissection, LND)的基本原则。

在 RN 术中,围绕 Gerota 筋膜周围行肾切除术对于预防术后局部肿瘤复发无疑是至关重要的,因为大约 25% 的临床 T1b/T2 期的 RCC 伴有肾周脂肪受累。

首先结扎肾动脉仍是公认的做法;然而,在侧支血管供应丰富的大肿瘤中,并不总是能够对动脉循环进行初步完全的控制。

同侧肾上腺切除不作为常规推荐。

对于大部分临床局限性肾脏肿瘤、临床无明显肿大淋巴结的患者,强烈建议淋巴结清扫不作为必要操作。

根治性肾切除术的手术方式取决于肿瘤的大小和部位,同时还需要考虑患者的躯体状态。

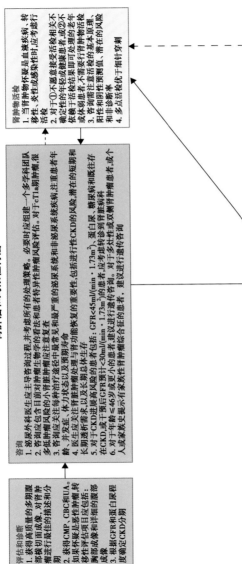

肾肿瘤和局限性肾癌ᵃ

评估和诊断
1. 获得高质量的多期腹部横切面成像，对肿瘤进行最佳性的描述和分期
2. 获得CMP、CBC和UAᵇ。如果怀疑是恶性肿瘤，转移性评估项目应包括：胸部成像和详细的腹部成像
3. 根据GFR和蛋白尿程度确定CKD分期

咨询
1. 泌尿外科医生主导咨询过程，并考虑所有患者的处理策略。必要时应组建一个多学科团队。咨询生物学特征的肿瘤风险评估。对于cT1a期肿瘤，很
2. 咨询应包含多目前对肿瘤的看法和患者有异质性肿瘤的复查
3. 多底肿瘤风险的小肾脏肿瘤应注意复查
4. 咨询应关注每种治疗途径中最常见和最严重的泌尿系统和非泌尿系统疾病注意重点年龄、并发症、体力状态以及预期寿命
5. 医生应关注肾肿瘤的短期和长期处理与肾功能恢复的重要性，包括治疗的短期和长期需求以及长期总体生存
6. 对于CKD进展高风险的患者包括：GFR<45ml/(min·1.73m²)的患者，蛋白尿，糖尿病和既往存在CKD，或孤立肾或预计GFR预计<30ml/(min·1.73m²)的患者，应转诊到肾脏科
7. 对于年龄≤46岁或更小的患者，建议进行遗传咨询。对于多灶性或双侧肾肿瘤患者或有家族史或提示有家族性肾肿瘤综合征的患者，建议进行遗传咨询

肾肿物活检
1. 当肿物疑似血液疾病、转移性、炎性或感染性时，应考虑进行活检
2. 对于①不愿意接受肾切成毁损患者、②不确定的年轻或健康患者或依据于活检结果即可处理的老年或体弱患者，不需要行肿物活检
3. 咨询需注意活检预测值、阳性和阴性的预测值、潜在的风险和非诊断率
4. 多点活检优于细针穿刺

治疗

肾部分切除术保留单位手术
对于cT1a的肾脏肿瘤，如果具有手术指征，优先选择肾部分切除术
1. 对于解剖行或功能性孤立肾、双侧肾肿瘤、家族遗传性RCC，存在着相关性遗病（CKD）或正临床相关未来严重考虑选择保留肾单位手术
2. 对于年轻、多发肾肿瘤、或者具有将来可能影响肾功能疾病的患者考虑保留肾单位手术
3. Consider nephron-sparing approaches for patients who are young, have multifocal masses, or have comorbidities that are likely to impact renal function in the future.

根治性肾切除术（RN）
肿瘤大小、肾脏肿瘤活检（RMB）和/或影像学特征提示患者在较高的情况下，医生需要考虑根治性肾切除术
在此背景下，如果符合以下全部条件，倾向于根治性肾切除术：
1. 肿瘤复杂度高即使这类经验丰富的外科医生也认为肾部分切除术有一定的挑战性
2. 无慢性肾脏病或蛋白尿
3. 对侧肾正常，新的基线eGFR≥45ml/1.73m²）

热消融（TA）
1. 对T1a＜3cm的cT1a肾脏肿瘤，考虑TA作为替代性治疗方法，倾向于经皮的治疗方式
2. 射频消融和冷冻消融都可以作为选择
3. TA之前需要进行肾脏肿瘤活检
4. 关于TA需要进行次代的处置，需保持存在或复发的风险。当需要进一步行消融的时候，可能息肉包括对次TA后可能增加不均的风险的风险分层

主动监测（AS）
1. 对可疑的恶性肿瘤的肾脏肿瘤，特别是＜2cm的肾脏肿瘤患者，将AS作为初始治疗的一种选择
2. 当可预风险较或其他死亡风险高于主动治疗所带来的潜在肿瘤获益者，优先选择AS期待性治疗
3. 当治疗相关的风险超过比较极，患者倾向TAS时，医生应每3~6个月进行影像评估，以获得肿瘤生长速度，必要时需要考虑RMB以进行癌灶的风险分层
4. 当可预措施的肿瘤获益超过治疗的风险和其他死亡风险时，医生应选择主动治疗。在这种情况下，AS仅在患者知情、接受可能的肿瘤风险的前提下才进行

倾向AS或期待疗法的因素

患者相关	肿瘤相关
高龄 预期寿命＜5年 围手术期风险过高 虚弱/功能性较差 患者倾向AS 肾功能临界	肿瘤大小＜3cm 肿瘤生长速度＜5mm/年 非侵袭性病理 复杂度低 病理类型较好

肾部分切除术原则
1. 通过优化对肾实质保留，避免长时间肾脏热缺血等方式努力最大程度保留肾功能
2. 手术切除时应该按照该医生手外科医生的判断，包括临床情境、肿瘤特点（如生长方式、肿瘤和正常组织的接触面等）及手术有家族遗传性RCC、多发性肿瘤或严重CKD的患者，需要考虑采用剜除术来保留更多的肾实质

手术原则
1. 如果存在区域淋巴结肿大的临床情况，淋巴结切除的目的仅限于病理分期
2. 对于影像检查和/或术中发现肾上腺可疑转移或受到直接侵犯应该进行肾上腺切除
3. 在不影响肿瘤学预后后，功能预后和肩手术切除为局限性预后，先考虑肿瘤的正常肾实质进行
4. 肾部分切除或肾根治性切除术后，需要对标本进行病理分析，来评估是否存在肾脏疾病，特别是对于具有CKD或发展为CKD风险因素的患者

ª 主要针对具有临床局限性肾脏肿瘤并且可疑肾细胞肿瘤的成年患者的评估、咨询和处理流程［摘自 Campbell SC, Uzzo RG, Allaf ME, et al. Renal mass and localized renal cancer: AUA Guideline. 2017(website): https://www.auanet.org/guidelines/renal-mass-and-localized-renal-cancer-new-2017］

图 28-3　肾肿瘤或局限性肾癌患者的评估、咨询和处理流程［摘自 Campbell SC, Uzzo RG, Allaf ME, et al. Renal mass and localized renal cancer: AUA Guideline. 2017(website): https://www.auanet.org/guidelines/renal-mass-and-localized-renal-cancer-new-2017］

ª 主要针对具有临床局限性肾脏肿瘤并且可疑肾细胞肿瘤的成年患者，包括实性增强肿瘤或 Bosniak 3级和4级的囊性病变 CBC, 全血细胞计数; CKD, 慢性肾病; CMP, 完全代谢精; FNA, 穿刺活检; GFR, 肾小球滤过率; UA, 尿液分析

对于低 - 中体积的 RCC，在没有局部侵袭性、局限性静脉受累或无静脉受累、可处理的淋巴结肿大的情况下，相比于开放手术，腹腔镜根治性肾切除术是一种创伤更低的替代手术方式。

多项预后相关的研究显示，局限性 RCC 在根治性肾切除术的复发风险依赖于分期，这需要体现在复查策略上（表 28-13 和表 28-14）。

表 28-13　临床局限性肾脏肿瘤的复查：总体原则

随访方式	推荐
查体和病史	病史和查体主要针对远处转移或局部进展相关的体征和症状
实验室检查	基础的实验室检查，所有患者都应该包括 BUN/ 肌酐、尿液分析、eGFR 鼓励具有进展性肾功能不全或蛋白尿的患者到肾内科评估 CBC、LDH、LFT、碱性磷酸酶、血钙根据医师的具体需求和判断
中枢神经系统影像	如出现急性的神经症状，需要根据症状的定位进行头颅或脊柱的横断面扫描
骨扫描	如出现碱性磷酸酶升高，出现骨痛等临床症状，影像学提示骨骼肿瘤，强烈推荐骨扫描检查 如果没有这些症状和体征，不建议进行骨扫描检查

BUN，血尿素氮；CBC，全血细胞计数；eGFR，估计肾小球滤过率；LDH，乳酸脱氢酶；LFT，肝功能检查。

改编自 Donat SM, Diaz M, Bishoff JT, et al. Follow-up for clinically localized renal neoplasms: AUA guideline. J Urol, 2013; 190: 407-416。

表 28-14　肾根治性切除或肾部分切除术后的复查 [a]

随访内容	推荐
低危患者	
腹部影像	肾部分切除术：手术后 3 ~ 12 个月内进行腹部基线影像学检查（CT 或 MRI） 如果术后初次扫描未见明显异常，根据患者的个体化危险因素，可连续 3 年进行每年一次的腹部影像学检查（US、CT 或 MRI） 根治性肾切除术：手术后 3 ~ 12 个月内需要进行腹部影像学检查（US、CT 或 MRI）

续表

随访内容	推荐
	如果术后初次影像学检查未见明显异常，12个月之后的腹部影像检查应该在临床医生判断需要的时候进行
胸部影像检查	部分或根治性肾切除术：术后3年内进行每年一次的胸部X线检查，3年后仅在临床需要时进行
中危和高危患者(pT2~4N0Mx或pTanyN1Mx)：肾部分切除或根治性肾切除术	
腹部影像检查	手术后3~6个月内进行腹部基线影像学检查(CT或MRI)，之后连续3年每6个月进行一次检查，3年以后每年进行一次检查，直至术后5年
	超过5年的影像学检查由临床医生来决定，根据具体的临床症状需要进行特定部位的影像学检查
胸部影像检查	手术后3~6个月内进行胸部的基线影像检查(CT)，之后3年内每6个月进行一次胸部影像检查(胸部X线或CT)，之后每年进行一次检查，直至术后5年
	5年后的影像检查可选，需要根据患者的个体特征和肿瘤危险因素

a 复查相关的总体原则请参照表28-13

改编自 Donat SM, Diaz M, Bishoff JT, et al. Follow-up for clinically localized renal neoplasms: AUA guideline. J Urol, 2013; 190: 407-416。

肾部分切除术

针对 RCC 的肾部分切除术的兴趣受到多方面因素的影响，包括肾脏影像技术的进展、肾脏血管外科的经验积累、预防缺血性损伤方法的改进、偶发肾脏肿瘤的增多、囊性肾脏病潜在危害性认识的增强以及采用这种治疗方式长期预后的激励。

根治性肾切除术后造成患者处于无肾状态或者需透析风险较高等情形，是传统意义上肾部分切除术的指征。

对于具有双侧同时性 RCC 的患者，在可行的任何情况下需要进行双侧肾部分切除术，通常会分期进行，特别是肿瘤较大的情况下。

只要最终的切缘是阴性，切缘的宽度就没有那么重要；特别是对于位于肾门的肿瘤，这种情况保留肾功能尤其重要。

对于涉及功能性或解剖性孤立肾的 RCC 患者,暂时或永久性透析的潜在可能性需要进行交代。为了避免终末期肾病,必须要保留一个肾脏至少 20% ~ 30% 功能性残留肾,当然这需要假定残留肾实质的功能状态较好。

如果对侧肾功能正常,假定肾脏肿物适合肾部分切除,肾部分切除术已经是小肾脏肿瘤(临床分期 T1a)的标准疗法。

文献证实在选择性的患者中,肾部分切除术和根治性肾切除术的预后相当,但在可行的情况,肾部分切除术的功能性预后更好。

对 T1a 的 RCC 患者进行选择性的肾部分切除术,根据之前的经验显示局部复发率为 1% ~ 2%,总体的无肿瘤生存率超过 90%。

AUA 指南提供了关于肾部分切除术的循证医学建议,强调了根治性肾切除术的确切选择标准(图 28-3)。

对于恶性潜能较高(如肿瘤较大、活检病理侵袭性较强或者影像提示侵袭性生长)的肿瘤,应该考虑肾根治性切除,仅在满足以下全部标准的情况下会首先选择根治性肾切除术:①肿瘤复杂度高,即使经验丰富的情况下选择肾部分切除术依然存在风险;②既往无囊性肾脏病或蛋白尿;③对侧肾功能正常,术后基线 $eGFR > 45ml/(min \cdot 1.73m^2)$。

对于准备行肾部分切除术的 RCC 患者,术前需要进行检查除外局部进展或远处转移性病变,同时进行特定的肾脏影像检查来明确肿瘤与肾脏血供和集合系统的关系。

肾部分切除术后泌尿系统的并发症会更多见,比如尿漏或者术后出血。

肾实质的质量是不可改变的,这也限定了任何治疗后的功能恢复(图 28-4)。大部分研究在多因素分析时都纳入了另外两个因素,其中肾单位的保留数量时影响肾部分切除术后功能预后的主要因素,不可逆性的缺血性损伤是次要因素。

在复杂性病例或缺血时间较长(超过 25 ~ 30min)的情况下需要考虑低温缺血方式,特别是对于孤立肾或既往存在囊性肾脏病的患者。

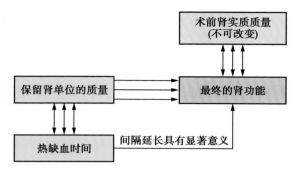

图 28-4 肾部分切除术后影响肾功能的决定因素。肾实质保留的品质和数量是肾部分切除术后影响肾功能的主要因素，在缩短热缺血时间或采用低温缺血的情况下，缺血性损伤是次要因素。热缺血时间的延长可能会造成肾单位功能的不可逆性损伤

和根治性肾切除术类似，肾部分切除术后的监测也需要根据病理分期的情况。

行保留肾单位肿瘤切除术的 RCC 患者会因为残留肾引起低滤过性的长期功能损伤风险增加。

肿瘤剜除术

肿瘤剜除术（tumor enucleation, TE）在家族性肾癌中应用较多，在散发性 RCC 患者中的作用仍存在争议。

TE 过程中需要沿假包膜进行钝性剥离，从而减少随肿瘤一起切除的正常实质的数量。

总之，通过 TE 的相关文献回顾，TE 适用于很多患者，但选择标准还没有明确。

AUA 指南强烈指出，切缘阴性应该是肾部分切除术的首要目标。

热消融治疗

包括肾脏冷冻手术、微波消融、射频消融（radiofrequency ablation, RFA）等方式在内的热消融（thermal ablative, TA）治疗是局限性 RCC 患者保留肾单位治疗的替代疗法。

TA 可通过经皮的方式进行，这样可以降低潜在的手术风险。

TA 的长期疗效并没有像外科手术一样明确，和传统手术相比，TA 的局部复发率仍较高。

TA 后大部分局部复发均可以采用重复性消融进行挽救性治疗，临床 T1a 肿瘤采用各种治疗方式的肿瘤特异性生存率相当。

总生存更多取决于患者的年龄和健康状况，而不是治疗的方式。

TA 的传统对象是存在高龄或严重并发症、但预期寿命不短的患者，他们希望积极主动的治疗，却不适合传统外科手术。虽然 TA 是一种合理的选择，但在此情况下更多的会采取主动监测。

其他 TA 的对象包括保留肾单位肿瘤切除术后出现局部复发以及具有多发病变、需要多部位肾部分切除的遗传性肾癌患者。

2017 年 AUA 指南推荐 TA 作为 3cm 以下、cT1a 肾脏肿瘤的替代疗法。

根据文献报道，原发肾脏病灶冷冻消融术后的局部控制率在 80% ~ 90%（图 28-5），但大部分研究缺乏长期随访。

主动监测

在无症状高龄患者或具有较高手术风险的患者发现的偶发性小肾癌，在不能或不愿意接受手术治疗的情况下，增加了我们观察此类肿瘤生长速度的机会。

数家机构的研究显示，很多小的肾肿瘤生长速度很慢（中位生长速率（0.09 ~ 0.34cm/ 年），转移的相对发生率较低（在 2 ~ 5 年的随访期间小于 2%）。

对于小的实性肾肿瘤患者，特别是高龄、手术风险较高的而患者，可以选择观察，并且每 6 个月或 1 年进行肾脏影像学检查。

AUA 指南提供了主动监测或期待疗法的明确推荐，并且明确了此类观察患者的复查标准（表 28-15）。

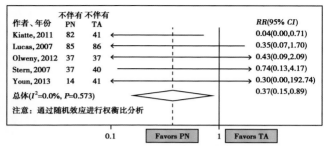

图 28-5 肾部分切除术（PN）对比原发肿瘤消融治疗（TA）局部复发的荟萃分析，纳入随访 48 ± 12 个月的研究。图中列出了每项研究的 95%CI 风险比和总体分析结果。大部分复发可以通过重复性 TA 进行挽救性治疗，如果将二次消融纳入，两组间的局部复发率并无统计学差异[修改自 Campbell SC, Uzzo RG, Allaf ME, et al. Renal mass and localized renalcancer: AUA Guideline. https://www.auanet.org/guidelines/renal-mass-and-localized-renal-cancer-new-（2017）]

表 28-15 主动监测：影像检查推荐 [a]

随访方法	推荐
经皮穿刺活检	在主动监测前可以考虑进行经皮穿刺活检
腹部影像检查	横断面影像扫描（CT 或 MRI）在主动监测 3 ~ 6 个月内需要复查，以获得肿瘤生长速率，之后至少每年进行一次影像学检查（US、CT 或 MRI）
胸部影像检查	对于活检证实肾细胞癌或具有嗜酸特征的主动监测患者，每年需要进行胸部 X 线检查。嗜酸细胞瘤也需要进行持续性的监测

[a] 请同样参考表 28-13 进行常规的检查。
改编自 Donat SM, Diaz M, Bishoff JT, et al. Follow-up for clinically localized renal neoplasms: AUA guideline. J Urol, 2013; 190: 407-416。

　　对于小的、实性的或 Bosniak 3 ~ 4 级的复杂性肾囊性病变，AS 可以作为初始治疗的选择，而对于恶性潜能较低的健康患者，比如肿瘤直径小于 2cm，同样可以采用 AS。

　　关于 AS 和干预的共同决策可能很复杂，倾向于保守治疗的患者和肿瘤相关因素在图 28-3 中做了具体呈现。

（赵强、洪保安、尤瑞建、杜鹏 译 杜鹏 校）

推荐读物

Blom JH, van Poppel H, Maréchal JM, et al. Radical nephrectomy with and without lymph-node dissection: final results of European Organization for Research and Treatment of Cancer (EORTC) randomized phase 3 trial 30881. *Eur Urol* 2009;55: 28-34.

Borregales LD, Kim DY, Staller AL, et al. Prognosticators and outcomes of patients with renal cell carcinoma and adjacent organ invasion treated with radical nephrectomy. *Urol Oncol* 2016;34:e219-e226.

Campbell S, Uzzo RG, Allaf ME, et al. Renal mass and localized renal cancer: AUA guideline. *J Urol* 2017;198:520-529.

Cancer Genome Atlas Research Network: Comprehensive molecular characterization of clear cell renal cell carcinoma. *Nature* 2013;499:43-49.

Capitanio U, Montorsi F. Renal cancer. *Lancet* 2016;387:894-906.

Curatolo P, Bombardieri R, Jozwiak S. Tuberous sclerosis. *Lancet* 2008;372:657-668.

Delahunt B, Cheville JC, Martignoni G, et al. International Society of Urological Pathology (ISUP) grading system for renal cell carcinoma and other prognostic parameters. *Am J Surg Pathol* 2013;37:1490-1504.

Donat SM, Diaz M, Bishoff JT, et al. Follow-up for clinically localized renal neoplasms: AUA guideline. *J Urol* 2013;190:407-416.

Eknoyan G. A clinical view of simple and complex renal cysts. *J Am Soc Nephrol* 2009;20:1874-1876.

Flum AS, Hamoui N, Said MA, et al. Update on the diagnosis and management of renal angiomyolipoma. *J Urol* 2016;195:834-846.

Gershman B, Thompson RH, Moreira DM, et al. Radical nephrectomy with or without lymph node dissection for nonmetastatic renal cell carcinoma: a propensity score-based analysis. *Eur Urol* 2017;71:560-567.

Grantham JJ. Clinical practice. Autosomal dominant polycystic kidney disease. *N Engl J Med* 2008;359:1477-1485.

Halpenny D, Snow A, McNeill G, et al. The radiological diagnosis and treatment of renal angiomyolipoma-current status. *Clin Radiol* 2010;65:99-108.

Helenon O, Crosnier A, Verkarre V, et al. Simple and complex renal cysts in adults: classification system for renal cystic masses. *Diagn Interv Imaging* 2018;99:189-218.

Kim SP, Campbell SC, Gill I, et al. Collaborative review of risk benefit trade-offs between partial and radical nephrectomy in the management of anatomically complex renal masses. *Eur Urol* 2017;72:64-75.

Ljungberg B, Bensalah K, Canfield S, et al. EAU guidelines on renal cell carcinoma: 2014 update. *Eur Urol* 2015;67:913-924.

Moch H, Cubilla AL, Humphrey PA, et al. The 2016 WHO classification of tumours of the urinary system and male genital organs—part A: renal, penile, and testicular tumours. *Eur Urol* 2016;70:93-105.

Ristau BT, Correa AF, Uzzo RG, et al. Active surveillance for the small renal mass: growth kinetics and oncologic outcomes. *Urol Clin North Am* 2017;44:213-222.

Scosyrev E, Messing EM, Sylvester R, et al. Renal function after nephron-sparing surgery versus radical nephrectomy: results from EORTC randomized trial 30904. *Eur Urol* 2014;65:372-377.

Silverman SG, Pedrosa I, Ellis JH, et al. Bosniak classification of cystic renal masses, version 2019: an update proposal and needs assessment. *Radiology*. 2019;292(2):475-488.

Van Poppel H, Da Pozzo L, Albrecht W, et al. A prospective, randomised EORTC intergroup phase 3 study comparing the oncologic outcome of elective nephron-sparing surgery and radical nephrectomy for low-stage renal cell carcinoma. *Eur Urol* 2011;59:543-552.

第29章
晚期肾细胞癌和上尿路尿路上皮肿瘤评估和治疗

Atreya Dash And Robert M. Sweet

Campbell-Walsh-Wein Urology 第 12 版作者

William P. Parker, Matthew T. Gettman, Steven C. Campbell, Brian R. Lane, Phillip M. Pierorazio, Panagiotis Kallidonis, Evangelos Liatsikos, Thomas W. Jarrett, Surena F. Matin, Armine K. Smith, Ramaprasad Srinivasan, and W. Marston Linehan

局部晚期肾细胞癌的治疗

下腔静脉受累

肾细胞癌(renal cell carcinoma, RCC)的一个独有特征是经常向肾静脉系统的血管管腔内生长,又称为静脉瘤栓。

45%~70% 合并下腔静脉瘤栓的肾细胞癌患者可以通过积极的根治性肾切除术和下腔静脉瘤栓摘除术获得治愈效果。

下腔静脉瘤栓的分级如下:Ⅰ级,邻近肾静脉开口;Ⅱ级,延伸至肝脏下方和肝静脉下方;Ⅲ级,累及下腔静脉的肝内段,但位于膈肌下方;Ⅳ级,延伸至膈肌上方。

在所有系列文献报告中,特别在没有转移和其他不良特征的情况下,相当大比例的Ⅳ级下腔静脉瘤栓患者可以进行根治性手术切除。

MRI 是许多中心首选的诊断检查技术。但最近的文献表明,X 线计算机断层扫描(computed tomography, CT)也可以提供相同的诊断信息。

手术操作根据下腔静脉瘤栓的级别进行调整,但手术基本都先进行肾动脉的结扎,切断肾脏血供,并在手术过程中逐步游离肾脏,仅剩肾静脉与下腔静脉相连。

Ⅲ级和Ⅳ级下腔静脉瘤栓的血管控制需采取更广泛的解剖分离、静脉旁路、体外循环和低温循环骤停等技术。对于Ⅲ级瘤栓,需要游离肝脏并暴露下腔静脉肝内段,使得瘤栓向肝静脉移动,然后静脉分离则可按Ⅱ级瘤栓进行处理(图 29-1)。选择合适的患者进行手术至关重要。因为许多患者,尤其是那些已经出现转移的患者,预期寿命有限,并不能从手术中得到生存获益。

手术可以预防肺栓塞的发生,减少难治性水肿、腹水、心功能障碍或相关的局部症状(如腹痛、血尿等)引起的不适,给患者带来姑息性减症的获益。

局部侵袭性肾细胞癌

在评估腹膜后巨大侵袭性肿物时,除了考虑到局部侵袭性肾细胞癌外,还应与其他多种疾病进行鉴别,包括肾上腺皮质癌、尿路上皮癌、肉瘤和淋巴瘤等。

由于手术是肾细胞癌唯一可能的治愈手段,因此少数情况下可能会扩大手术范围,对邻近器官进行整体切除。

然而,即使进行积极的手术治疗,预后仍然很差。具有高危风险的肾细胞癌患者术后出现复发的风险极大,但目前并无明确证据显示患者可以从辅助治疗中获益,观察仍然是术后标准处理模式(译者注:目前临床试验显示,针对中高危及高危患者,帕博利珠单抗辅助免疫治疗可以降低复发转移风险)。鼓励参加辅助治疗的临床试验,包括小分子靶向药物、免疫检查点抑制剂和其他新型系统性治疗等,以期发现有效的辅助治疗策略。

肾细胞癌淋巴结清扫术

淋巴结转移是 RCC 一个重要的预后因素,定义为晚期RCC 的高危人群。

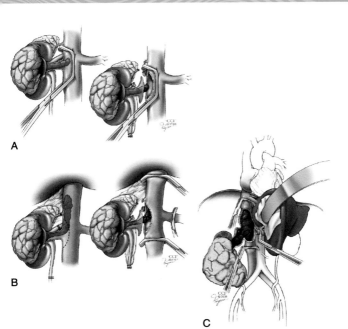

图 29-1　示意图展示根据下腔静脉瘤栓的级别分期进行手术处理。（A）Ⅰ级下腔静脉瘤栓，使用 Satinsky 钳实现血管分离。（B）Ⅱ级下腔静脉瘤栓，通过依次夹闭下腔静脉瘤栓尾端、对侧肾静脉和下腔静脉瘤栓的头端，同时游离对应的下腔静脉，闭塞腰静脉，以达到血管分离。（C）Ⅲ级下腔静脉瘤栓，通过游离肝脏以暴露肝内下腔静脉，压缩瘤栓向肾静脉端以便于将下腔静脉瘤栓头部钳放置在肝静脉下方。通过该方法，类似于 B 实现血管分离。如果头部夹必须放置在肝静脉上方，则应选择 Pringle 法进行操作以暂时阻断肝脏血供（摘自 Crispen PL, Breau RH, Allmer C, et al. Lymph node dissection at the time of radical nephrectomy for high-risk clear cell renal cell carcinoma: indications and recommendations for surgical templates. Eur Urol, 2011; 59:18-23）

　　尽管淋巴结清扫可以提供准确的肿瘤分期（表 29-1，图 29-2），但常规行淋巴结清扫术的治疗意义尚存争议。

表 29-1　基于病理风险因素的肾细胞癌局部淋巴结转移风险

风险因素[a]	患者百分比	回顾性系列研究中淋巴结阳性的百分比[b]	前瞻性系列研究中淋巴结阳性的百分比[c]
0	4		
	4%(729/1652)	0.4%(3/729)	–
1	18%(302/1652)	1.0%(3/302)	–
2	17%(276/1652)	4.4%(12/276)	20%(7/35)
3	13%(209/1652)	12%(26/209)	37%(26/71)
4	7.3%(121/1652)	13%(16/121)	49%(26/53)
5	0.9%(15/1652)	53%(8/15)	50%(5/10)

[a] 区域淋巴结转移的危险因素包括:①原发肿瘤大(>10cm);②临床分期 T3/T4 ;③高级别肿瘤(Fuhrman 分级 3 或 4);④肉瘤样特征;或⑤组织学肿瘤坏死。

[b] Data from(Blute et al.,2004b);lymph node dissection performed in 58% of 1652 patients overall。

[c] Data from(Crispen et al.,2011);lymph node dissection performed in 41% of 415 patients with 21 risk factors。

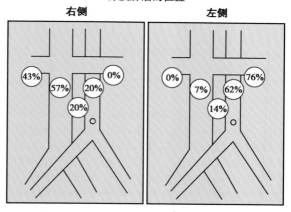

图 29-2　肾癌患者行扩大淋巴结清扫术后阳性淋巴结的分布(摘自 Crispen PL, Breau RH, Allmer C, et al. Lymph node dissection at the time of radical nephrectomy for high-risk clear cell renal cell carci-noma: indications and recommendations for surgical templates. Eur Urol, 2011; 59:18-23)

最重要的是，欧洲癌症研究与治疗组织（European Organization for Research and Treatment of Cancer, EORTC）30881 随机试验结果证明，大部分行淋巴结清扫术的患者并没有从该手术中得到生存获益。

对于临床上存在可疑（放射学或术中发现）淋巴结肿大的患者，为了分期的目的，可以考虑行淋巴结清扫术。但由于缺乏数据支持可靠的获益，对于局限性肾细胞癌且临床提示淋巴结阴性的患者，不常规推荐行淋巴结清扫术。

根治性肾切除术或保留肾单位术后局部复发

根治性肾切除术后出现局部复发的发生率为 2%~4%，复发部位包括肾窝、同侧肾上腺、肾静脉残端、邻近部位下腔静脉，或同侧腹膜后淋巴结。

危险因素包括局部晚期、淋巴结阳性、不良组织病理学特征。

只有 20%~40% 的局部复发是孤立病灶，大多数局部复发的患者往往也伴有远处转移，因此需要对转移情况进行全身系统性评估。

对于根治性肾切除术后出现孤立的局部复发病灶，应考虑行手术切除，因为手术可以为 30%~40% 患者提供长期的无瘤生存。

保留肾单位肿瘤切除术后残肾的局部复发率为 1.4%~10%，主要危险因素为 T 分期较晚或肿瘤病理学级别较高。

对于保留肾单位肿瘤切除术后出现孤立的局部复发病灶，可考虑再次行保留肾单位肿瘤切除术、完全肾切除术、消融治疗或主动监测。

晚期肾细胞癌的治疗

约 1/3 新诊断的肾细胞癌患者伴有同时性远处转移，另外 20%~40% 初诊为临床局限性的患者最终会发生转移。

预后因素

一些临床特征往往和预后良好相关，例如初诊到出现转移的时间间隔长、转移部位少等。

而患者状态不佳、淋巴结转移和 / 或肝转移往往被认为与生存期短有关。

一项多变量分析发现,患者状态不佳(KPS<80),血清乳酸脱氢酶水平升高(>正常上限的 1.5 倍),血红蛋白降低(低于正常下限),校正钙浓度升高(>10g/dl),以及既往未行肾切除术是预后不良的独立预测因子(表 29-2)。

表 29-2 纪念斯隆 - 凯特琳癌症中心 670 例经化疗或
免疫治疗的患者的不良预后因素

• KPS 评分<80%	• 校正钙升高(>10mg/dl)
• 乳酸脱氢酶升高(>正常上限的1.5倍)	• 既往未行肾切除术
• 低血红蛋白(<正常下限)	

根据这五个不良预后因素,患者可分为三个不同的预后组(表 29-3)。低危组(无不良因素)、中危组(1~2 个危险因素)和高危组(3 个及以上危险因素)的总生存时间分别为 20 个月、10 个月和 4 个月。

表 29-3 基于纪念斯隆 - 凯特琳癌症中心 670 例经化疗或
免疫治疗的患者不良预后因素的危险分层

风险组	不良预后因素数目	中位生存时间/月
低危	0	20
中级	1~2	10
高危	3~5	4

摘自Motzer RJ, Mazumdar M, Bacik J, et al. Survival and prognostic stratification of 670patients with advanced renal cell carcinoma. J Clin Oncol, 1999; 17: 2530-2540。

国际转移性肾细胞癌数据库联盟(International Metastatic Renal Cell Carcinoma Database Consortium, IMDC)研究者证实了上述纪念斯隆 - 凯特琳癌症中心(Memorial Sloan Kettering Cancer Center, MSKCC)模型的部分因素(患者状态、高钙血

症、贫血、从诊断到治疗的时间间隔）和预后的相关性。此外，中性粒细胞增多和血小板增多也被认为是预后不良的独立预测因子，根据这六项预后不良因素提出了 IMDC 预后模型（表29-4，表29-5）。

表 29-4　一线血管内皮生长因子靶向治疗的 849 例
患者的不良预后因素

• KPS 评分＜80%	• 校正钙升高（＞正常上限）
• 中性粒细胞增多（＞正常上限）	• 血小板增多（＞正常上限）
• 低血红蛋白（＜正常下限）	• 从初诊到接受 VEGF 靶向治疗时间＜1 年

表 29-5　基于 849 例一线血管内皮生长因子靶向治疗患者
不良预后因素的危险分层

风险组	不良预后因素数目	中位生存时间 / 月
低危	0	43.2
中级	1 ~ 2	22.5
高危	3 ~ 6	7.8

摘自 Heng DY, Xie W, Regan MM, et al. External validation and comparison with other models of the International Metastatic Renal-Cell Carcinoma Database Consortium prognostic model: a population-based study. Lancet Oncol 2013; 14（2）: 141-48。

转移性肾细胞癌的外科处理

转移性肾癌减瘤术

在转移的情况下，把肾切除术作为唯一的干预手段是不可能改变患者预后的。

支持行减瘤术的最有力的证据来自美国西南肿瘤学组（Southwest Oncology Group, SWOG）和 EORTC 开展的两项随机Ⅲ期研究。尽管在这两项研究中患者对干扰素的反应率无显著差异，但手术＋干扰素组的 OS 有所改善（中位 OS：11.1 个月手术＋干扰素组 vs 8.1 个月单纯干扰素组，$P = 0.05$）（图 29-3）。

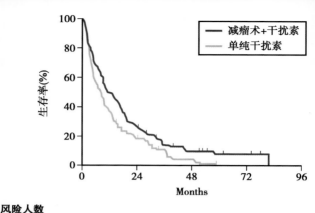

风险人数

单纯干扰素	121	21	4	0
减瘤术+干扰素	120	29	9	3	0

图 29-3　241 例转移性肾细胞癌患者随机接受干扰素 - α 或减瘤术 + 干扰素 - α 治疗的生存率。(改编自 Flanigan RC, Salmon SE, Blumenstein BA, et al. Nephrectomy followed by interferon alfa-2b compared with interferon alfa-2b alone for metastatic renal-cell cancer. N Engl J Med, 2001; 345:1655-1659)

这些数据支持对严格选择且可进行后续细胞因子治疗的转移性肾细胞癌患者采取减瘤术（表 29-6）。

即使针对血管内皮生长因子受体靶向治疗问世以来，减瘤术仍然应用于临床，这主要基于细胞因子治疗时代来源的数据，也得到美国癌症数据库的回顾性系列分析结果的支持。

CARMENA 研究是一项前瞻性试验，旨在探索靶向治疗时代减瘤术的价值。研究结果表明，预后不良的患者不太可能从减瘤术中获益，但该研究仍然无法明确回答目前临床实践中的问题，比如对于部分低转移负荷和具有其他预后良好特征的患者是否应该采用减瘤术。

转移灶切除术

有多项报道称，对局限的转移病灶行手术切除与患者较长的无病生存时间和总生存时间有关。

表 29-6 转移性肾癌患者单用干扰素或减瘤术 +
干扰素治疗的随机对照研究结果总结

研究	患者数目			治疗反应率 /%			中位生存时间 / 月		
	总计	IFN	Nx+IFN	IFN	Nx+IFN	P	IFN	Nx+IFN	P
Flanigan 等，2001	241	121	120	3.6	3.3	NS	8.1	11.1	0.05
Mickisch 等，2001	83	42	41	12	19	0.38	7	17	0.03
Flanigan 等，2004	331	163	161	5.7	6.9	0.60	7.8	13.6	0.002

IFN，干扰素 - α；Nx，减瘤术。

尚无前瞻性随机研究对转移灶切除术进行系统性评估。对孤立性转移灶行手术切除预后更好，也许这是因为受到患者选择性偏移、肿瘤生物学差异、自然病程或其他混淆因素的影响。

来自 MSKCC 的一系列研究发现，完全或"根治性"切除与较长的 OS 相关（5 年生存率为 44%，而接受不完全切除仅为 14%），多变量分析还发现孤立性转移灶、年龄小于 60 岁，无疾病间隔＞1 年是预后良好的预测因子。

此外，还有一些研究表明，肺转移、肿瘤体积小（在一项系列研究中＜4cm），和异时性转移是转移瘤切除术预后良好的预测指标。

尽管缺乏令人信服的前瞻性研究的证据支持，但对严格选择的 RCC 患者进行孤立转移灶切除术，是一项合理的、并被广泛应用的临床实际操作。

姑息性手术

对于伴有顽固性疼痛、血尿、全身症状或副肿瘤综合征表现如高钙血症、红细胞增多症、继发性血小板增多症、高血压的患者，可以从姑息减症的角度出发选择减瘤性肾切除术。

原发肾肿瘤的切除并不能带来总体临床获益。

因此，因姑息目的进行肾减瘤术相对较少，但在一部分选择性患者中是可行的。

上尿路及输尿管尿路上皮性肿瘤

流行病学

发病率　上尿路尿路上皮癌（upper urinary tract urothelial carcinomas, UTUC）仅占尿路上皮肿瘤的 5%～10%（译者注：欧美 UTUC 发病率低，为 5%～10%，我国 UTUC 发病率为 9%～30%）。

虽然高达 5% 的患者有双侧肿瘤，但是大多数 UTUC 患者仅有单侧病变。

肾盂肾盏系统的肿瘤发病率是输尿管的两倍。

10%～20% 的 UTUC 病例为多灶性。

17% 的病例同时存在膀胱癌。高达 41% 的 UTUC 美国患者既往有膀胱癌的病史。

治疗后疾病复发累及膀胱的占 22%～47%，累及对侧上尿路的占 2%～6%。

膀胱癌治疗后出现异时性 UTUC 的可达 80%，其中大部分发生在肾盂而不是输尿管。

大约 60% 的 UTUC 具有侵袭性，7% 在诊断时已经发生转移。

男性 UTUC 的发病率是女性的两倍。

当患者年龄小于 60 岁时，应考虑家族性或遗传性上尿路肿瘤。

死亡率　疾病死亡率与年龄增长、男性、非西班牙裔黑人和肿瘤分期晚有关。

风险因素

遗传易感性　遗传性非息肉病性结直肠癌（hereditary nonpolyposis colorectal carcinoma, HNPCC）综合征（或 Lynch 综合征）与家族性或遗传性 UTUC 的发生有关。

患 HNPCC 的 UTUC 患者年龄小于 60 岁（平均年龄，55 岁）。

对于年龄小于 60 岁、个人具有 HNPCC 相关肿瘤病史或有两个一级亲属患有与 HNPCC 相关肿瘤（特别是结肠或子宫内膜肿瘤）的 UTUC 患者，应该警惕遗传易感性（图 29-4）。

环境因素　吸烟会使 UTUC 的相对危险性从 2.5 倍增加到 7 倍。

组织病理学

尿路上皮癌占上尿路肿瘤的 90% 以上。单纯的非尿路上皮性上尿路癌非常罕见。约 25% 的 UTUC 患者会出现尿路上皮癌组织学变异。乳头状瘤、内翻性乳头状瘤和 von Brunn 巢通常为良性病变。相当大比例的 UTUC 病例是从增生、发育异常、最终到原位癌（CIS）的一个逐渐进展过程。原位癌外观变化很大，很难通过形态进行诊断。上尿路病变更容易侵及肌层、肾实质或周围外膜。

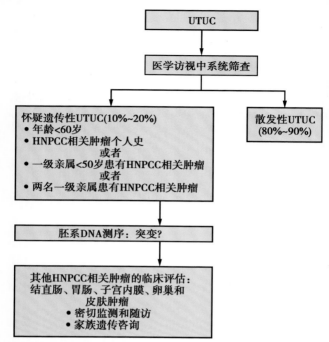

图 29-4　首次医学访视中筛选需要进行遗传筛查的上尿路上皮癌患者。HNPCC，遗传性非息肉病性结直肠癌；UTUC，上尿路尿路上皮癌[摘自 Rouprêt M, Babjuk M, Compérat E, et al. European Association of Urology Guidelines on Upper urinary Tract Urothelial Carcinoma：2017 Update. Eur Urol 2018; 73 (1):111-122]

诊断

　　局限性病变以血尿、排尿困难和腰部疼痛为特征。而晚期病变则以侧腹或腹部肿块、体重减轻、纳差和骨痛等为特征。

　　应常规进行膀胱镜检查。

　　输尿管镜活检是诊断的关键方法。

　　CT尿路造影具有最高的诊断准确性。

采集尿液或输尿管冲洗液可提供最准确的细胞学结果。

分期及分类

输尿管肿瘤分布于输尿管远端(70%)、输尿管中段(25%)和输尿管上段(5%)。3%~5%的病例为双侧疾病。根治性肾输尿管切除术后的预后与肿瘤的位置和分期有关。复发率为2%~4%，复发间期为17~170个月。5年膀胱内复发率为15%~75%。CIS有更高的双侧和多灶性疾病发病率。肿瘤通常通过淋巴管和血液扩散。

预后

TNM 分级　TNM分级和分期系统(肿瘤，区域淋巴结和远处转移)最为常用(表29-7)。

表 29-7　上尿路癌的 TNM 分期系统(肿瘤，
区域淋巴结，远处转移)

T: 原发性肿瘤	
Tx	原发肿瘤无法评估
T0	无原发肿瘤证据
Ta	非侵袭性乳头状癌
Tis	原位癌
T1	肿瘤侵犯上皮下结缔组织
T2	肿瘤侵犯肌层
T3	肾盂：肿瘤穿透肌层侵犯肾盂周围脂肪组织或肾实质 输尿管：肿瘤穿透肌层侵犯输尿管周围脂肪
T4	肿瘤侵入邻近器官或穿透肾脏侵犯肾周脂肪
N: 区域淋巴结	
NX	区域淋巴结无法评估
N0	无区域淋巴结转移
N1	单个淋巴结转移，最大直径≤2cm
N2	单个淋巴结转移，最大直径>2cm，或多个淋巴结
M: 远处转移	
M0	无远处转移
M1	远处转移

　　盆腔及输尿管上段肿瘤的区域淋巴结为肾门淋巴结及腹膜后淋巴结。对于输尿管中段和远端肿瘤，区域淋巴结为盆腔淋巴结。LN 的侧别不影响 N 分类。

　　肾盂（pT3）进一步细分：pT3a 表示显微镜下的肾实质受累侵犯，pT3b 表示肾盂周围脂肪组织的大体浸润或侵犯。

　　也可以使用美国癌症联合委员会分期系统（表 29-8 ）。

表 29-8　美国癌症研究联合会（ AJCC ）分期系统与 TNM 分级系统（ 肿瘤，区域淋巴结，远处转移 ）

AJCC 分期系统	TNM 分级系统
0	T0
I	Ta, Tis, T1, N0, M0
II	T2, N0, M0
III	T3, N0, M0
IV	T4, 或任何 T 分期伴淋巴结转移或远处转移

　　组织学分级　2004/2016 年世界卫生组织分类基于组织学特征（低级别 vs 高级别）区分非侵袭性肿瘤：低恶性潜能的乳头状尿路上皮瘤、低级别癌和高级别癌。

　　预后因素

　　肿瘤分期和分级：目前公认的主要预后因素是肿瘤的分期及分级（图 29-5 ）。浸润型 UTUC 通常预后很差。pT2/pT3 的 5 年特异性生存率小于 50%，pT4 的 5 年特异性生存率小于 10%。

　　UTUC 可以分层为低风险和高风险肿瘤，从而筛选出适合保留肾脏手术和根治性手术的病例（图 29-6 ）。

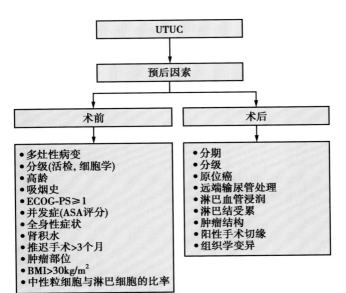

图 29-5　上尿路尿路上皮癌(UTUC)：预后因素。ASA，美国麻醉医师协会；BMI，体重指数；ECOG-PS，东部肿瘤协作组的活动状态评分[改编自 Rouprêt M, Babjuk M, Compérat E, et al. European Association of Urology Guidelines on Upper urinary Tract Urothelial Carcinoma：2017 update. Eur Urol 2018; 73 (1):111-122]

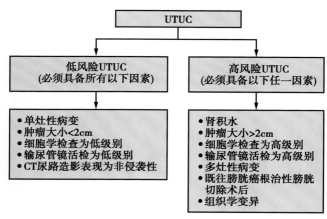

图 29-6　上尿路尿路上皮癌（UTUC）的危险分层［改编自 Rouprêt M, Babjuk M, Compérat E, et al. European Association of Urology Guidelines on Upper urinary Tract Urothelial Carcinoma：2017 update. Eur Urol 2018; 73(1):111-122]

上尿路尿路上皮癌的外科管理

诊断

输尿管镜检查与活检　当诊断存在疑问和 / 或考虑是否保守治疗时,术前输尿管镜检查具有明显的益处。但由于输尿管镜活检标本体积小,深度浅,输尿管镜检很难精确地进行最终肿瘤分期,外科医生需要综合影像学检查、肿瘤的肉眼表现及肿瘤分级对危险分层进行最佳的估计。

治疗

根治性肾输尿管切除术　根治性肾输尿管切除联合膀胱袖状切除术是治疗肾盂和输尿管近端的大体积、高级别或可疑浸润性肿瘤的金标准。开放式、腹腔镜和机器人手术均可选择。必须切除整个远端输尿管,包括膀胱壁内部分和输尿管口。手术方法有多种。

淋巴结切除术　需要进行前瞻性研究来评估 UTUC 中淋巴结切除术的作用和最佳范围，越来越多的数据表明在这类患者中进行淋巴结切除术的重要性。

对于侵袭性疾病（T2-T4）患者，尤其肿瘤位于肾盂及近端输尿管时，该手术安全且利于准确分期，并似乎具有预后和治疗价值。

结果　多个系列研究报道了预后与肿瘤分期、分级有很强的相关性（表 29-9）。肾输尿管切除术应同时行全输尿管切除术和膀胱袖状切除术。

表 29-9　根据分期和分级对上尿路上皮肿瘤（肾盂或输尿管）患者总体生存率的文献回顾

5 年生存率 /%			
肿瘤分级		T2	43 ~ 75
1 ~ 2	40 ~ 87	T3	16 ~ 33
3 ~ 4	0 ~ 33	T4	0 ~ 5
TNM 分期		N+	0 ~ 4
Ta, T1, Tcis	60 ~ 90	M+	0

TNM，肿瘤，区域淋巴结，远处转移。

远端输尿管的非根治性手术与较高的局部、远端复发相关，也与较差的疾病特异性生存和总生存相关。

泌尿外科内镜治疗

基本原则　上尿路肿瘤可以通过逆行或顺行方式治疗。具体方式的选择在很大程度上取决于肿瘤的位置和大小。一般来说，逆行输尿管镜术用于治疗小体积的输尿管和肾脏肿瘤（图 29-7）。

对于上输尿管或肾脏的较大肿瘤，以及由于某些逆行入路

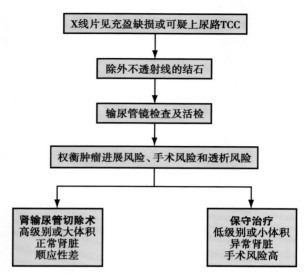

图 29-7　上尿路移行细胞癌（TCC）的内镜治疗原则

中不能充分操作的位置（如下肾盏）或既往有尿道改道术的患者，首选顺行经皮入路方式。

结果　文献显示了输尿管镜治疗的长期可行性（表 29-10），但仍需注意同侧的高复发率。

上尿路细胞学阳性和原位癌的处理　明确的阳性尿液细胞学检查结果通常表明尿路上皮癌的存在。大多数病例来自膀胱；然而膀胱外也可能受累，包括上尿路和男性前列腺尿道部（图 29-8）。

表 29-10　输尿管镜治疗

研究	患者	随访时间 / 月	上尿道复发 /%	膀胱复发 /%	肾输尿管切除术比例 /%	疾病进展 /%	治疗失败 /%	并发症 /%
Martínez-Piñeiro 等, 1996	54	31	23	ND	10	ND	28	23
Daneshmand 等, 2003	30	31	90	23	13	20	47	17
Johnson 等, 2005	35	52	68	ND	3	0	3	9
Gadzinski 等, 2010	34	18	31	15	ND	15	ND	9
Pak 等, 2009	57	53	90	ND	19	7	19	ND
Thompson 等, 2008	83	55	55	45	33	14	33	
Cutress, 等, 2012	73	54	69	43	19	19	30	16

ND, 没有披露。

摘自 Cutress ML, Stewart GD, Zakikhani P, et al. Ureteroscopic and percutaneous management of upper tract urothelial carcinoma (UTUC): systematic review. BJU Int, 2012; 110: 614-628。

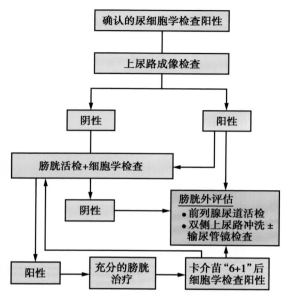

图 29-8　尿细胞学阳性的处理流程图

（鄢谢桥、唐碧霞、李娟、盛锡楠 译　盛锡楠 校）

推荐读物

Atkins MB, Dutcher J, Weiss G, et. al. Kidney cancer: the Cytokine Working Group experience (1986-2001): part I. IL-2-based clinical trials. *Med Oncol* 2001;18:197-207.

Choueiri TK, Escudier B, Powles T, et. al. Cabozantinib versus everolimus in advanced renal-cell carcinoma. *N Engl J Med* 2015;373:1814-1823.

Choueiri TK, Escudier B, Powles T, et. al. Cabozantinib versus everolimus in advanced renal cell carcinoma (METEOR): final results from a randomised, open-label, phase 3 trial. *Lancet Oncol* 2016;17:917-927.

Choueiri TK, Halabi S, Sanford BL, et. al. Cabozantinib versus sunitinib as initial targeted therapy for patients with metastatic renal cell carcinoma of poor or intermediate risk: the Alliance A031203 CABOSUN Trial. *J Clin Oncol* 2017;35:591-597.

Flanigan RC, Salmon SE, Blumenstein BA, et. al. Nephrectomy followed by interferon alfa-2b compared with interferon alfa-2b alone for metastatic renal-cell cancer. *N Engl J Med* 2001;345:1655-1659.

Fyfe GA, Fisher RI, Rosenberg SA, et. al. Long-term response data for 255 patients with metastatic renal cell carcinoma treated with high-dose recombinant interleukin-2 therapy. *J Clin Oncol* 1996;14:2410-2411.

Heng DY, Xie W, Regan MM, et. al. External validation and comparison with other models of the International Metastatic Renal-Cell Carcinoma Database Consortium prognostic model: a population-based study. *Lancet Oncol* 2013;14:141-148.

Hudes G, Carducci M, Tomczak P, et. al. Temsirolimus, interferon alfa, or both for advanced renal-cell carcinoma. *N Engl J Med* 2007;356:2271-2281.

Mejean A, Ravaud A, Thezenas S, et. al. Sunitinib alone or after nephrectomy in metastatic renal-cell carcinoma. *N Engl J Med* 2018;379:417-427.

Motzer RJ, Hutson TE, Tomczak P, et. al. Sunitinib versus interferon alfa in metastatic renal-cell carcinoma. *N Engl J Med* 2007;356:115-124.

Motzer RJ, Mazumdar M, Bacik J, et. al. Survival and prognostic stratification of 670 patients with advanced renal cell carcinoma. *J Clin Oncol* 1999;17:2530-2540.

Motzer RJ, Escudier B, McDermott DF, et. al. Nivolumab versus everolimus in advanced renal-cell carcinoma. *N Engl J Med* 2015;373:1803-1813.

Motzer RJ, Tannir NM, McDermott DF, et. al. Nivolumab plus ipilimumab versus sunitinib in advanced renal-cell carcinoma. *N Engl J Med* 2018;378:1277-1290.

第30章

肾上腺疾病：病理生理学、评估和治疗

Bradley F. Schwartz And Robert M. Sweet

Campbell-Walsh-Wein Urology 第 12 版作者

Simpa S. Salami, David Mikhail, Simon J. Hall, Manish A. Vira, Christopher J. Hartman, Casey A. Dauw, Stuart J. Wolf, and Melissa R. Kaufman

肾上腺是成对的腹膜后器官，位于肾上方的 Gerota 筋膜内。它们具有重要的激素活性功能，是体内环境平衡的核心。由于它们位置和生理作用，肾上腺疾病的治疗在泌尿外科的管理范围之内。

肾上腺解剖和生理学

胚胎学

肾上腺由两个在胚胎来源和功能上截然不同的两个单位——皮质（外层和内分泌层）和髓质（内层和神经内分泌层）组成。在妊娠第五周时，肾上腺皮质来源于泌尿生殖嵴的中间中胚叶，间充质细胞增殖形成胎儿肾上腺的外层，这些细胞在第八周末被腹膜间皮细胞包裹。肾上腺髓质来源于位于交感神经节的神经嵴细胞，第 9 周开始被皮质包裹，第 18 周时完成。出生时肾上腺的重量是成人的两倍，持续发育直至第 12 个月。

单侧肾上腺发育不全很罕见，双侧发育不全则无法生存。然而，由于肾脏和肾上腺胚胎发育的差异，在肾发育不全、旋转不良或上升不良的情况下，肾上腺可处于常规的解剖位置，但形状趋于盘状。其他胚胎异常包括肾上腺异位（肾上腺残余），可位于腹膜后性腺下降路径的任何位置。这些肾上腺残余可在高达 50% 的新生儿中发现，但由于萎缩，只在 1% 的成人中可以发现这种残余。在先天性肾上腺皮质增生症（congenital adrenal hyperplasia, CAH）病例中，残余可能位于睾丸中，表现为睾丸肿块。CAH 患者睾丸切除术前需考虑到这一点。

解剖

肾上腺重 4~5g，长 4~6cm，宽 2~3cm，位于第 11 和第 12 肋的高度。右侧肾上腺呈三角形，内侧以下腔静脉为界，上方和前方以肝脏为界，下方以肾脏和肾静脉为界，后方以腰肌为界，侧面以体壁为界。左侧肾上腺呈新月形，内侧与主动脉相邻；上部和前部与脾、胃和脾血管相邻；下部与肾和肾静脉相连，后部与腰肌相连；侧面与体壁相连。血供多变，但起源于三条动脉：肾上腺上动脉（膈下动脉）、肾上腺中动脉（主动脉）和肾上腺下动脉（同侧肾动脉）。短的右肾上腺静脉直接汇入下腔静脉，左肾上腺静脉较长，汇入肾静脉。广泛的侧支血管允许进行部分肾上腺切除。右侧淋巴引流通过下腔静脉旁链，左侧淋巴引流通过主动脉旁链。自主神经支配的节前纤维是直接接从交感干到肾上腺髓质嗜铬细胞，节后纤维是从内脏神经节供应皮质（图 30-1 和图 30-2）。

肾上腺皮质生理学

肾上腺合成的大部分激素来源于共同的前体——胆固醇。低密度脂蛋白是肾上腺胆固醇的主要来源。肾上腺皮质由三个主要区域组成：球状带（盐皮质激素）、束状带（糖皮质激素）和网状带（雄激素）。区域分层可记忆为"盐，糖，性"（图 30-3）。

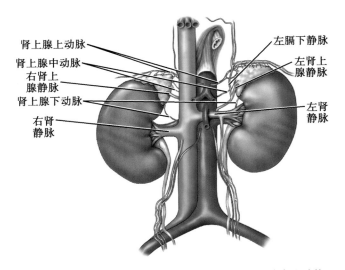

图 30-1 肾上腺血供由肾上腺上、中、下动脉提供。右肾上腺静脉直接流入后下腔静脉，而左肾上腺静脉在流入左肾静脉之前通常与横膈下静脉相通（Courtesy of the University of Kentucky）

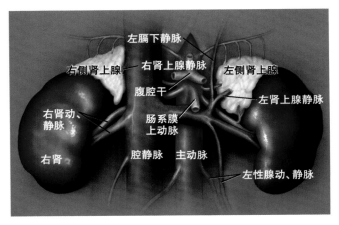

图 30-2 肾上腺的血供

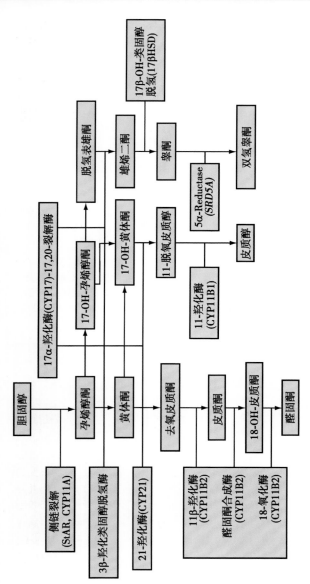

图 30-3 类固醇激素的合成始于胆固醇，最终在肾上腺生成皮质生成盐皮质激素、糖皮质激素和雄激素。酶在方框中列出，基因在括号中列出（摘自 Hyun G, Kolon TF. A practical approach to intersex in the newborn period. Urol Clin North Am, 2004; 31:435-443 ）

球状带　球状带是肾上腺的最外层，是产生醛固酮合成酶（CYP11B2）的唯一部位，因此也是体内醛固酮（主要的盐皮质激素）的唯一合成部位。醛固酮刺激远端肾单位上皮细胞重吸收钠离子和氯离子，同时分泌氢离子和钾离子。醛固酮主要影响机体的血管内总容积，而不是钠浓度。醛固酮水平通过肾素 - 血管紧张素 - 醛固酮系统（RAAS），受血管紧张素 II 和血清钾浓度的调节。醛固酮分泌的主要抑制剂是心房钠尿肽（atrial natriuretic factor, ANP），这表明心、肾上腺和肾功能之间存在密切关系。

束状带　束状带是 17α - 羟化酶、21- 羟化酶和 11β - 羟化酶产生糖皮质激素的部位。皮质醇是主要产物，其分泌受促肾上腺皮质激素（adrenocorticotrophic hormone, ACTH）的严格控制。皮质醇的产生遵循严格的昼夜节律，大部分在清晨产生。

网状带　网状带位于最内侧区域，含有大量的 17α - 羟化酶和 -17,20- 裂解酶，生成脱氢表雄酮（dehydroepiandrosterone, DHEA）、硫酸化脱氢表雄酮（DHEA-S）和雄烯二酮。这些激素的异常会导致先天性肾上腺皮质增生症。晚期前列腺癌的治疗也可能与这些激素相关。

肾上腺髓质

肾上腺髓质占肾上腺质量的 10%，但却是自主神经系统的重要组成部分。髓质中的嗜铬细胞类似于交感神经节，为 T11-L2 节前交感神经纤维支配。全身应激反应受儿茶酚胺调节，包括肾上腺素（80%），去甲肾上腺素（19%）和多巴胺（1%），儿茶酚胺由氨基酸酪氨酸生成。

儿茶酚胺主要在肾上腺髓质进行代谢，代谢产物变肾上腺素、去甲变肾上腺素和香草扁桃酸（VMA），代谢酶儿茶酚 -O- 甲基转移酶（COMT）和单胺氧化酶（MAO）是最重要的。血液中超过 90% 的甲氧基肾上腺素和 20% 的去甲肾上腺素是在髓质中产生的。这在嗜铬细胞瘤的诊断中很重要。这些代谢物以磺化的形式从尿液排出，可以在尿液中收集测量。

肾上腺功能增加性疾病

库欣综合征

病理生理学

库欣综合征（Cushing syndrome, CS）是一种罕见疾病，被定义为肾上腺皮质产生过多的糖皮质激素而继发的皮质醇增多症。垂体前叶的促皮质细胞在下丘脑的影响下分泌 ACTH，后者也被称为促皮质激素（图 30-4）。生理情况下，促肾上腺皮质激素释放激素（CRH）是 ACTH 释放最重要的促进剂，但缩宫素和抗利尿激素也起一定的作用。压力是调节下丘脑 - 垂体 - 肾上腺（HPA）轴的最重要因素。糖皮质激素结合下丘脑和脑垂体中的受体，通过抑制这些部位产生 CRH 和 ACTH 来完成负反馈循环。鉴于 HPA 轴的复杂性，皮质醇增多症可以由许多不同的病理状态所引起，这些病理状态导致肾上腺过度分泌皮质醇。CS 的病因可分为三大类：①外源性；②ACTH 依赖性；③ ACTH 非依赖性。

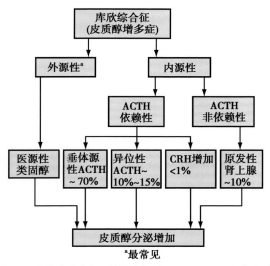

图 30-4　皮质醇过度分泌的临床相关原因。ACTH，促肾上腺皮质激素；CRH，促肾上腺皮质激素释放激素

外源性库欣综合征 外源性 CS 是西方患者皮质醇增多症最常见的原因。合成性糖皮质激素被应用于多种情况，即使是低剂量口服、外用或吸入也可能导致 CS。在没有意识到自己正在服用外源性制剂的患者中，或在使用外源性制剂来提高体能的患者中均可以发现 CS 的发生。

ACTH 依赖性库欣综合征 ACTH 依赖性皮质醇增多症占内源性 CS 的 80%~85%。大约 80% 的 ACTH 依赖性疾病由原发性垂体病变引起，称为库欣病（CD）。异位产生 ACTH 是 ACTH 依赖性皮质醇增多症的另一个主要原因。CD 是由脑垂体过度分泌 ACTH 引起的，这也占了 CS 发病的 70%。垂体微腺瘤和小肿瘤是 CD 最常见的病因。

异位 ACTH 综合征：非垂体源性肿瘤产生的 ACTH 也可导致皮质醇增多症。这些肿瘤通常是恶性的，约占 CS 的 10%。异位 ACTH 综合征皮质醇增多症可在肿瘤确诊前多年即出现，这些肿瘤包括肺癌、甲状腺癌、胃肠道癌、神经内分泌癌和嗜铬细胞瘤。

肾上腺肿瘤：分泌皮质醇的肾上腺肿瘤约占 CS 的 10%，通常为单侧增生性小结节。大约 8% 的 CS 为肾上腺皮质癌（ACC）皮质醇过度分泌，提示预后不良。

罕见病因 罕见病因包括不依赖 ACTH 的大结节性肾上腺增生和原发性色素结节性肾上腺皮质病。

临床特点

CS 的临床特征差异很大。皮质醇增多症的典型症状，如向心性肥胖、满月脸、水牛背、近端肌肉无力、易擦伤和腹纹，都是非特异性的。CS 还会导致与常见代谢综合征相同的全身症状，如向心性肥胖、血脂异常、胰岛素抵抗和高血压。许多患有 CS 的男性有勃起功能障碍，可能表现为性欲下降和性腺功能减退。高达 50% 的 CS 患者有尿石症。表现出库欣样症状的患者应完善相关检查以明确是否为皮质醇增多症。

诊断检查

诊断 CS 最常用的两项测试是 24h 尿游离皮质醇（UFC）检测和夜间低剂量地塞米松抑制试验（LD-DST）。由于其敏感性低，UFC 检测在评估偶发瘤时可能是不充分的。在正常患者中，地塞米松刺激垂体前叶的促皮质细胞，从而抑制 ACTH 的产生，导致血清皮质醇水平降低。患者服用地塞米松后皮质醇抑制失败提示是 CS。

UFC 检测是直接测量 24h 生物可利用性皮质醇。深夜唾液皮质醇和午夜血浆皮质醇的测量利用了所有 CS 的一个共同特征——皮质醇水平的昼夜变化节律出现波动，甚至在某些病例中完全中断。这种异常反映了机体无法在夜间抑制皮质醇水平。CS 患者的早晨皮质醇水平峰值通常在正常范围内；然而，夜间持续升高可能意味着昼夜变化节律的消失，后者与 CS 发生相关。尽管在门诊进行午夜血浆皮质醇测量不切实际，但深夜唾液皮质醇测量正在成为一种流行的诊断工具。

确定库欣综合征的原因   首先，测量血清 ACTH。低水平 ACTH 提示为非 ACTH 依赖性病因，应进行腹部影像学检查。如果肾上腺正常，则应考虑外源性类固醇来源。如果 ACTH 水平高，则必须鉴别 CD 和异位 ACTH 综合征。目前成像技术鉴别垂体微腺瘤是否为肾上腺外产 ACTH 肿瘤可能具有挑战性。此外，在肺、胰腺和脑垂体中发现的偶发病变使这一问题变得非常复杂。在 CRH 刺激后，直接测量脑垂体下游静脉丛（岩下窦）中的 ACTH 已成为鉴别异位 ACTH 与 CD 的金标准。岩下窦中 ACTH 浓度高于外周血者提示为 CD，而与外周血相似则表明为异位 ACTH 来源。大剂量地塞米松试验目前没有常规使用。

治疗

外源性 CS   糖皮质激素的停用必须循序渐进，以便 HPA 轴有足够的时间恢复。这个过程可能需要几周到几个月的时间,而且患者之间的差异很大。注意类固醇戒断综合征,即患者不能耐受类固醇剂量减少,尽管 HPA 轴检测明显正常。

库欣病 目前 ACTH 分泌性垂体腺瘤的标准治疗是经蝶窦手术切除。只有 60% ~ 80% 的患者被治愈,高达 25% 的患者复发。神经外科治疗大腺瘤效果不佳,在 1cm 或更大的肿瘤被切除后,只有不到 15% 的人被治愈。切除术后常见严重的艾迪生病,术后一年内需要谨慎地进行糖皮质激素替代治疗。垂体腺瘤切除术后的垂体功能低下是一种熟知的并发症,发生率从 5% 到 50% 不等。目前,在原发肿瘤治疗失败的患者中推荐进行双侧肾上腺切除术。当皮质醇增多症危及生命时,快速的切除也是必要的。该手术的优点包括术后无垂体功能减退、皮质醇增多症的快速缓解,具有极高的成功率。所有患者都需要终身盐皮质激素和糖皮质激素替代治疗。此外,患者垂体腺瘤有进行性生长的风险,可导致视交叉压迫、动眼神经功能障碍,以及极少数情况下出现颅内压升高。这被称为 Nelson-Salassa 综合征,或 Nelson 综合征,会出现在 8% ~ 29% 的接受双侧肾上腺切除术的患者中。

异位 ACTH 综合征 切除产生 ACTH 的肿瘤是最理想的,但只有 10% 的患者可行。对于不可切除或无法识别的 ACTH 分泌型肿瘤,双侧肾上腺切除术是一个很好的选择。

ACTH 非依赖性疾病 若存在产生皮质醇的肾上腺肿块,应采用部分或全部肾上腺切除术。

皮质醇增多症的药物治疗 阻断类固醇合成酶的药物,如美替拉酮、氨鲁米特、酮康唑和依托咪酯,可用于等待手术或不可能进行手术干预的患者。

原发性醛固酮增多症

病理生理学

肾素从 JG 细胞中被释放是 RAAS 级联反应中的限速步骤。正常情况下,肾素的释放是由低肾灌注压、肾交感神经活动增加以及致密斑感知的低钠浓度刺激的。肾素将血管紧张素原裂解为血管紧张素Ⅰ，而血管紧张素Ⅰ又被血管紧张素转化酶（ACE）裂解为血管紧张素Ⅱ。血管紧张素Ⅱ是一种强效的血管收缩剂，并可触发醛固酮从球状带释放。醛固酮释放的其他调节因子包括钾和ACTH。在康恩综合征中，醛固酮分泌不依赖于RAAS，血浆肾素水平被抑制。这与继发性醛固酮增多症患者相反，后者肾素水平升高是醛固酮分泌升高的原因。原发性醛固酮增多症（康恩综合征）有不同的亚型，治疗方法也不同。特发性增生和醛固酮分泌性腺瘤占比超过95%。临床上，与醛固酮分泌性腺瘤患者相比，特发性增生患者较少出现严重高血压，低钾的可能性较小。在特发性增生中，双侧肾上腺均可导致醛固酮分泌增加，因此单侧肾上腺切除术并不能取得治疗效果。单侧肾上腺增生不常见，但如果诊断明确，可以通过肾上腺切除术治愈。与特发性增生相比，醛固酮分泌性腺瘤伴有更严重的高血压和低钾血症（图30-5）。

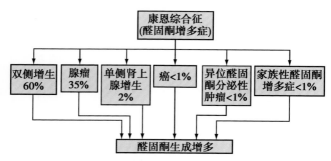

图30-5 原发性醛固酮增多症的亚型[改编自 Young WF Primary aldosteronism: renaissance of asyndrome. Clin Endocrinol(Oxf)2007; 66:607-618]

家族性醛固酮增多症（FH）Ⅰ型，也称为糖皮质激素可治疗性醛固酮增多症，是常染色体显性疾病，表现为受ACTH昼夜节律而非RAAS调节的醛固酮分泌。患者通常有早发性严重高血压或脑血管意外和/或HTN家族史。

Ⅱ型为常染色体显性疾病，表现为增生或腺瘤，并与散发性醛固酮增多症难以鉴别。Ⅲ型以双侧肾上腺增生、难治性高血压、严重低钾血症和混合类固醇分泌过剩为特征。建议对Ⅰ型和Ⅲ型进行基因检测（框30-1）。

框30-1　原发性醛固酮增多症的亚型	
手术可纠正	**手术不能纠正**
醛固酮分泌性腺瘤	双侧肾上腺增生
原发性单侧肾上腺增生	Ⅰ型家族性醛固酮增多症
卵巢醛固酮分泌性肿瘤	Ⅱ型家族性醛固酮增多症
醛固酮分泌性癌	Ⅲ型家族性醛固酮增多症

临床特点

几乎所有患者都有难治性高血压。低钾血症是该疾病的典型特征，但病程中可能只有10%~50%的时间会表现出低钾血症。高血压可引起心脏和肾脏疾病。醛固酮增多症患者的脑卒中、心房颤动、心脏事件、蛋白尿和肾衰竭发生率都有所增加。

筛查

在筛查前需要纠正低钾血症，停用相关药物（图30-6）。α或钙通道阻滞剂应作为高血压的一线治疗。应该鼓励患者摄入钠，避免甘草和嚼烟草。检测早晨（8~10点之间）血浆醛固酮浓度（PAC）和血浆肾素浓度（PRA）。据此，PAC和醛固酮-肾素比值（ARR）可以判断醛固酮的自主性分泌情况。PAC>20ng/dl以及PRA低于检测水平提示异常。所有怀疑原发性醛固酮增多症的患者都应进行横截面成像。典型的醛固酮瘤表现为单侧、低密度、<10HU的无强化性病变，平均大小1.6~1.8cm，对侧肾上腺外观正常。

确证试验

如有高血压、低血钾、PRA低于检测水平、PAC<20ng/dl，则不需要确证试验。确证试验有氟可的松抑制试验，每

6h 0.1mg 氟可的松外加每 8h 2g 氯化钠，均持续 4 天。PAC 在直立位测量。无法抑制 PAC 至 <6ng/dl 的范围内则可诊断原发性醛固酮增多症。

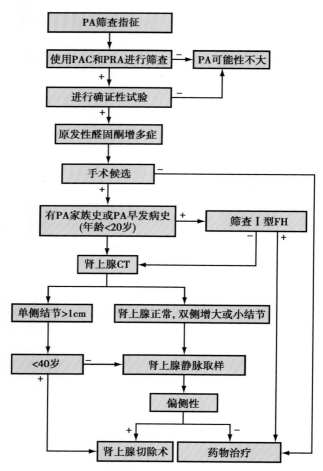

图 30-6　原发性醛固酮增多症的诊断与治疗策略。FH，家族性醛固酮增多症；PA，原发性醛固酮增多症；PAC，血浆醛固酮浓度；PRA，血浆肾素浓度

口服钠负荷试验是给予 3 天的高钠饮食和氯化钠，然后进行 24h 尿醛固酮、尿钠和尿肌酐的测量。当 24h 醛固酮水平为 >12μg 时，可诊断为原发性醛固酮增多症。

静脉盐水输注试验是在超过 4h 的时间静脉输注 2L 的 0.9% 氯化钠，可使患者免于几天的口服钠负荷试验。在禁食一晚后的早晨嘱患者处于平卧位进行盐水输注。静脉输注生理盐水后，测量 PAC，当 PAC>5ng/dl 可诊断原发性醛固酮增多症，>10ng/dl 则提示醛固酮分泌性腺瘤。

肾上腺静脉取样（adrenal vein sampling, AVS）也是有用的。AVS 前有必要进行适当的患者准备，包括 1h 平卧、纠正低血钾、停止抗高血压药物。AVS 在一夜禁食后的早上进行。经皮从右肾上腺静脉、左肾上腺静脉和下腔静脉三个部位采集样本，并进行醛固酮和皮质醇浓度测定。通过比较肾上腺静脉和下腔静脉的皮质醇浓度，确定从肾上腺静脉收集的样本合格。肾上腺静脉皮质醇与下腔静脉皮质醇的比值应为 1.1:1～5:1（取决于是否使用促肾上腺皮质激素刺激）。如果使用促肾上腺皮质激素刺激，这一比值会更高。如果 AVS 显示任何一侧肾上腺静脉与下腔静脉的皮质醇比值低于临界值，则应被认为是"非选择性"的结果并被丢弃。双侧肾上腺静脉与下腔静脉的皮质醇浓度比值高于临界值被认为是"选择性的"，此时进行两侧醛固酮浓度之间的比较可以确定醛固酮在哪侧过度分泌。

治疗与预后

如果肾上腺全切或部分切除是可行的，那就选择手术切除。大多数接受肾上腺切除术的患者会有高血压的改善，大多数患者将停止部分或全部治疗药物，而其中很大一部分患者血压不会因为停药而发生变化。低钾血症在绝大多数患者中得到了纠正。

药物治疗能纠正高血压和低钾血症，包括醛固酮受体激动剂螺内酯和依普利酮。螺内酯起始剂量为 25～50mg/d，根据血压、血清钾水平和副作用，可滴定至 400mg/d。副作用包括男性乳房发育、阳痿和月经紊乱。依普利酮耐受性较好，因为它对醛固酮受体的选择性更高，其治疗应以 25mg/d 开始，并可逐步增加至 100mg/d（表 30-1）。

表 30-1　接受长期糖皮质激素治疗的患者围术期糖皮质激素的应用

手术应激程度	定义	糖皮质激素剂量
轻	局麻手术，持续时间＞1h（如腹股沟疝修补术）	氢化可的松 25mg 或等效剂量
中	诸如下肢血管手术或全关节置换术等手术	氢化可的松 50～75mg 或等效剂量可以继续日常糖皮质激素剂量（如泼尼松 10mg/d）以及手术期间静脉注射氢化可的松 50mg
重	诸如食管胃切除术或体外循环手术等	常用糖皮质激素（如术前 2h 内泼尼松 40mg 或肠外等效剂量）和氢化可的松 50mg，在术后 48～72h 内每 8h 一次静脉注射

摘自Salem M, Tainsh RE Jr, Bromberg J, et al. Perioperative glucocorticoid coverage. A reassessment 42years after emergence of aproblem. Ann Surg 1994; 219(4): 416-425 ; and Axelrod L. Perioperative management of patients treated with glucocorticoids. Endocrinol Metab Clin North Am 2003; 32(2): 367-383。

Ⅰ型 FH 可以用口服糖皮质激素治疗，这将减少 ACTH 的释放，从而减少醛固酮的产生。对于不能单独用糖皮质激素控制血压的Ⅰ型 FH 患者或发生医源性 CS 的患者，应考虑添加醛固酮受体拮抗剂。

嗜铬细胞瘤

这是一种罕见肿瘤，来源于分泌儿茶酚胺的髓质细胞，在高血压病例中占 0.5%，在偶发性肾上腺肿块中占 5%。肾上腺外嗜铬细胞瘤（副神经节瘤）可发生于头部、颈部、胸部、腹部、盆腔和膀胱。位于主动脉分叉与肠系膜下动脉（IMA）根部之间的嗜铬体被称为 Zuckerkandl 器官，是副神经节瘤的常见部位。

病理生理学

髓质细胞具有苯酒精胺 - 氮甲基转移酶（PNMT），可以将去甲肾上腺素合成为肾上腺素。肿瘤的临床表现各不相同，取决于所产生的去甲肾上腺素、肾上腺素和多巴胺的数量。

家族性病例占嗜铬细胞瘤的 33%。存在基因突变如脑视网膜血管瘤病和神经纤维瘤病可能会合并遗传性嗜铬细胞瘤。

恶性嗜铬细胞瘤的定义是存在临床转移。原发肿瘤的组织病理学信息在确定转移可能性方面价值有限。VHL 和 MEN-2 综合征患者很少发生转移。

临床特点

嗜铬细胞瘤常被称为 10% 肿瘤，即 10% 在肾上腺外、10% 为家族性、10% 发生于儿童、10% 为双侧发病以及 10% 为恶性。右侧腺瘤较常见，体积较大，复发率较高。

阵发性高血压是典型表现；然而，只有 30%～50% 的患者存在间歇性血压升高，并且在原发性高血压患者中也可能发生这种情况。其余患者表现为血压持续升高，少数为血压正常。头痛、偶发性突然出汗和心动过速是嗜铬细胞瘤的典型特征。超过 20% 的患者可无症状。根据每个患者的肿瘤儿茶酚胺环境，症状可能有很大差异。

遗传性嗜铬细胞瘤发生在较年轻的年龄，往往是多灶性和双侧发病。

转移性疾病在肾上腺外病变和 SDHB 突变中更常见。常见的转移部位包括骨、肺、肝和淋巴结。大多数是在初诊后 5 年内发现的。

诊断

横截面成像 在 CT 或 MRI 上，肾上腺嗜铬细胞瘤表现为边界清晰的病变。由于丰富的血管和低脂含量，嗜铬细胞瘤在 CT 平扫上的衰减通常 >10HU。T2 加权图像上明亮的信号强度（灯泡征）可能有助于诊断嗜铬细胞瘤，但不是确诊性特征。

功能成像   当 CT 或 MRI 显示肾上腺肿块,生化检查提示嗜铬细胞瘤时,就需要手术治疗。在绝大多数情况下,不需要进行功能性成像。

正电子发射断层扫描   氟-18 氟脱氧葡萄糖正电子发射断层扫描是嗜铬细胞瘤成像的金标准。

间碘苄胍闪烁显像(MIBG)   MIBG 是诊断嗜铬细胞瘤最敏感和最特异的药物。用于复发性或肾上腺外疾病。

生化评估   变肾上腺素的转化是一个不间断的过程,可血浆检测,比阵发性产生的儿茶酚胺产物测定更准确(表 30-2)。

表30-2   一项大型多中心队列研究中嗜铬细胞瘤的实验室检查特点[a]

	敏感性 /%		特异性 /%	
	遗传性	散发性	遗传性	散发性
血浆游离甲氧基肾上腺素	97(74/76)	99(137/138)	96(326/339)	82(249/305)
儿茶酚胺	69(52/75)	92(126/137)	89(303/339)	72(220/304)
尿分馏的甲氧基肾上腺素	96(26/27)	97(76/78)	82(237/288)	45(73/164)
儿茶酚胺	79(54/68)	91(97/107)	96(312/324)	75(159/211)
总甲氧基肾上腺素	60(27/45)	88(61/69)	97(91/94)	89(79/89)
VMA	46(30/65)	77(66/86)	99(310/312)	86(132/153)

[a] n=858 例:包括嗜铬细胞瘤患者 214 例,对照组 644 例。

摘自 Lenders J, Pacak K, Walther M, et al. Biochemical diagnosis of pheochromocytoma: which test is best? JAMA 2002; 287(11): 1427-1434。

VMA 是儿茶酚胺产生的最终代谢产物,尿液 VMA 在非家族性病例中具有 99% 的特异性(表 30-3)。

表30-3   在嗜铬细胞瘤诊断中使用血浆游离甲氧基肾上腺素与尿分馏甲氧基肾上腺素的优劣比较

尿分馏甲氧基肾上腺素	血浆游离甲氧基肾上腺素
完善,广泛使用	相对较新的检测,运用有限
尿浓度 200~2 000nmol,分析相对容易	血浆浓度 0.1~0.5nmol,分析困难

续表

尿分馏甲氧基肾上腺素	血浆游离甲氧基肾上腺素
易于临床医生实施，花费最少的时间和精力	采血需要医务人员花费一些时间和精力
24h采集可能会给患者带来不便	抽血相对更方便患者
不完全定时尿液收集存在可靠性问题	可以更好地规范血液样本的收集和处理
难以控制饮食和日常生活对交感肾上腺功能的影响	饮食和交感肾上腺功能的影响更容易控制
在儿童中，如果没有与年龄相适应的参考区间，24h收集样本的结果很难解释	在儿童中，抽血可能会有压力。但即使没有与年龄相适应的参考区间，抽血结果也更容易解释
肾衰竭患者不适宜收集尿液	适用于肾衰竭患者

摘自Grossman A, Pacak K, Sawka A, et al. Biochemical diagnosis and localization of pheochromo-cytoma: can we reach aconsensus? Ann NY Acad Sci, 2006; 1073: 332-347.

所有年龄小于50岁的患者都应接受 *RET*、*VHL*、*SDHB* 和 *SDHD* 基因检测。对于不符合神经纤维瘤病临床诊断标准的患者，不建议常规检测 *NF1* 基因。

治疗

术前管理 通过微创手术进行手术切除是治疗金标准。术前建议由心脏病专家进行评估（图 30-7）。

α-肾上腺素受体阻滞剂是术前治疗的主要手段。不可逆阻滞剂酚苄明是手术前 14 天开始使用的首选药物，将血压滴定至坐位 120~130/80mmHg。可逆性 α-肾上腺素受体选择性阻滞剂，如特拉唑嗪、多沙唑嗪或哌唑嗪，也可使用，但数据并没有那么令人信服。

β-肾上腺素受体阻滞剂绝不能先于 α-肾上腺素受体阻滞剂使用。该类药物可用于反射性心动过速和心律失常。首选阿替洛尔和美托洛尔。

对于术前症状轻微的患者，钙阻滞剂可能有用。

血管内容量对成功治疗至关重要。一旦启动 α 阻断，术前应鼓励盐和液体的摄入。手术前一天可进行静脉输液复苏。

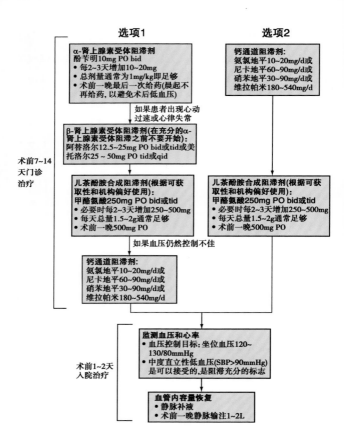

图30-7　嗜铬细胞瘤患者术前药物治疗。bid，一日两次；BP，血压；PO，口服；SBP，收缩压；tid，一天三次（改编自 Pacak K. Preoperative management of the pheochromocytoma patient. J Clin Endocrinol Metab, 2007; 92:4069-4079）

术后管理　术后可能发生以下情况，并需要监测：由 α-肾上腺素受体阻滞剂的持续作用引起的低血压或肿瘤切除后胰岛素升高引起的低血糖。

肾上腺功能减退性疾病

艾迪生病（Addison disease）的病因包括自身免疫性肾上腺炎、感染和手术切除。对既往有对侧肾脏手术史的患者施行肾切除术时应当谨慎。

临床特征

患者可能会出现疲劳、纳差和色素沉着，这是艾迪生病危象的标志。急性危象是危及生命的，可能包括急腹症、恶心、呕吐、发热和血容量减少。

诊断性检测

清晨血清皮质醇水平降低和促肾上腺皮质激素水平升高有助于确诊肾上腺危象。

治疗

需要进行肾上腺激素替代治疗。皮质醇可用氢化可的松替代，早上 2/3，晚上 1/3 用量。盐皮质激素可用氟氢可的松替代。

肾上腺功能异常

先天性肾上腺皮质增生症

先天性肾上腺皮质增生症是一种常染色体隐性遗传性疾病，95% 的情况下是由 21- 羟化酶缺乏引起皮质醇降低。促肾上腺皮质激素升高，导致肾上腺皮质增生。

肾上腺病变

恶性病变

肾上腺皮质癌　罕见且普遍预后差。可能与多种综合征有关，但多为散发性。

偶然发现有所增加，但 50% 的患者在诊断时有症状。腹痛或腹胀以及与肾上腺激素分泌增加有关的症状是最常见的症状。最常见的是皮质醇增多导致的库欣综合征。第二常见的症状是雄激素增加（主要是 17- 酮类固醇）导致的男性化：男性型秃顶，多毛和月经减少。

诊断性检测：横断面成像是鉴别肾上腺肿瘤的最佳方法。90% 的肾上腺皮质癌大于 5cm，大多数大于 10～12cm。MRI可能有助于明确是否有相邻组织或静脉受累。其他检查也可能有用，但肾上腺病变巨大者应该切除。

分期：采用经典的 TNM 分期（肿瘤，淋巴结，转移）。

治疗：>8cm 的肾上腺皮质癌应考虑开放手术。较小的肿瘤可考虑腹腔镜手术或机器人辅助手术。

神经母细胞瘤　神经母细胞瘤是一种源于神经嵴细胞的恶性肿瘤，发生于肾上腺髓质和交感神经节，是儿童最常见的颅外实体瘤。

转移瘤　黑色素瘤、肺癌、肾细胞癌、乳腺癌、甲状腺髓质癌、肾上腺皮质癌、胃肠道肿瘤、前列腺癌、宫颈癌等均可转移至肾上腺。大多数是在横断面成像中发现的。在绝大多数情况下，建议切除受累的肾上腺。

良性病变

腺瘤　腺瘤是常见的肾上腺肿物，尸检发现率为 6%，是横断面影像学检查常见的"偶然瘤"。大部分都没有功能。一旦诊断为惰性通常不会恶变。

非增强 CT 是最有价值的诊断工具。腺瘤通常小于 4cm，圆形，均质。高脂含量在非增强 CT 上表现为 <10HU 的衰减。增强 CT 延迟相中造影剂清除 >50% 的病变通常是良性腺瘤。没有必要进行干预，除非是大体积或功能性的肿瘤（图 30-8）。

髓脂肪瘤　髓脂肪瘤是肾上腺的非功能性脂肪肿瘤。通常没有必要进行干预，除非大于 4～5cm。

肾上腺病变的外科评估

小于 4cm 的非功能性肿瘤不需要干预。无论有无功能，大于 4cm 的肿瘤强烈考虑切除。在考虑摘除时，建议进行功能性研究。每年生长速度 >0.5mm 需要切除（表 30-4，图 30-9）。

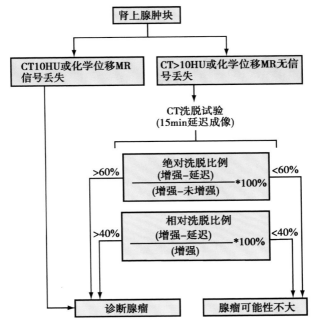

图 30-8　横断面成像评估肾上腺肿块的总结。HU, Hounsfield 单位

除非是为了区分恶性和良性，活检的价值有限。

肾上腺肿物的功能评估

需要检测皮质醇，儿茶酚胺，高血压患者需要检测醛固酮。

皮质醇增多症可进行 LD-DST 检测，深夜唾液皮质醇检测，24h UFC 检测。

应用糖皮质激素后皮质醇水平未能得到抑制提示库欣综合征。患者应在晚上 11 点至午夜服用 1mg 地塞米松。血清皮质醇在次日早上 8 ~ 9 点之间测定。

深夜唾液皮质醇检测在晚上 11 点到午夜收集唾液。持续升高的皮质醇提示皮质醇增多症。

表 30-4   病例数 ≥20 的系统综述所描述的肾上腺偶发瘤的特征

肾上腺病变	总体百分数 /% (n = 2005)
有代谢活性	11.2
皮质醇腺瘤	5.3
醛固酮腺瘤	1.0
嗜铬细胞瘤	5.1
恶性肿瘤	7.2
肾上腺皮质瘤	4.7
转移瘤	2.5
潜在可手术病变	18.4

摘自 Young WF Jr. Management approaches to adrenal incidentalomas. A view from Rochester, Minnesota. Endocrinol Metab Clin North Am 2000; 29 (1): 159-185；and Young WF Jr. The incidentally discovered adrenal mass. N Engl J Med 2007; 356 (6): 601-610。

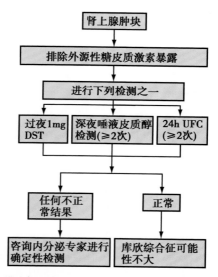

图 30-9   排除肾上腺肿块继发性高皮质醇血症的检测流程。如果在深夜唾液皮质醇测试或 24h 尿游离皮质醇测试中出现阳性结果，重复测试通常是谨慎的。DST，地塞米松抑制试验；UFC，尿游离皮质醇

Conn 综合征的诊断标准是 ARR≥20ng/ml，血清醛固酮浓度>15ng/ml。可能需要肾上腺静脉取样来定位微腺瘤。

嗜铬细胞瘤可以通过测定游离的血浆变肾上腺素和 24h 尿液变肾上腺素比例来诊断。

肾上腺手术

适应证包括药物治疗失败的功能性肿瘤、怀疑为恶性肿瘤、肿瘤>6cm，和性质不确定或有症状的 4~6cm 肿瘤（图 30-10）。

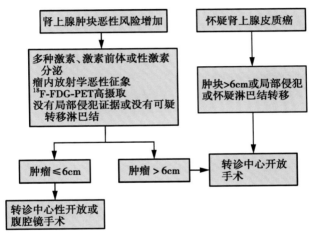

图 30-10　非转移性原发性肾上腺皮质癌的推荐手术入路。[18]F-FDG，[18]F- 氟脱氧葡萄糖［摘自 Gaujoux S, Mihai R; Joint Working Group of ESES and ENSAT: European Society of Endocrine Surgeons(ESES)and European Network for the Study of Adrenal Tumours(ENSAT)recommendations for the surgical management of adrenocortical carcinoma. Br J Surg. 2017, 104(4): 358-376 ］

禁忌证包括未纠正的凝血障碍，广泛的转移性疾病，严重的心肺疾病无法麻醉。

肾上腺皮质癌　关于肾上腺皮质癌最佳治疗方法的争论仍在继续，这包括腹腔镜手术或机器人手术还是开腹手术。肿瘤＞6cm 可能需要进行开放手术。较小的肿瘤或模棱两可的肿瘤可以通过微创手术，最好是经腹膜切除。两种方法都应包括淋巴结清扫和避免肿瘤外溢。

开放性肾上腺切除术

经腹腔入路： 包括前部经腹和经胸腹。优点是术野暴露极佳，血管通路和控制更好，但代价是肠梗阻和主要器官损伤。

腹膜后入路： 包括侧腹和腰背入路，手术区域较小，但肠梗阻较少，住院时间较短。这种方法可能对肥胖患者更好。

腹膜后侧腹入路 患者被置于侧卧位，手术台弯曲，肾脏及其附属结构升高。放置一个腋窝卷，同侧手臂被放置在相反手臂上，肘部略微弯曲。小腿是弯曲的，大腿在两腿和手臂之间的所有压力点上有足够的填充物重叠。患者的肩部、臀部和膝盖被固定在手术台上。

切口沿第11肋骨(图 30-11～图 30-14)。上面的肌肉被切开，暴露肋骨并移除。进入腰背筋膜，前路分离确定腹膜皱襞，一直分离直至大血管。头侧暴露可见肾上腺和肾静脉。牵开器有助于暴露。然后系统地切除腺体。在右侧，静脉较短，在上方进入下腔静脉。必须注意不要撕裂静脉，不要损害腺体或肿块。肾上腺动脉很少见。在左侧，较长的静脉进入左肾静脉的上部。静脉是有分支的。对于功能性肿瘤，早期结扎静脉是防止创伤性处理腺体导致儿茶酚胺释放进入循环引起高血压危象的最佳方法。切口分两层缝合，最后缝合皮肤。

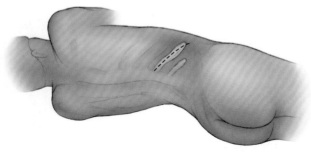

图 30-11 经腰肾上腺切除术，手术切口在第11根肋骨上方。患者处于屈曲状态，肾脏及其附属结构最大限度地暴露于右腹膜后

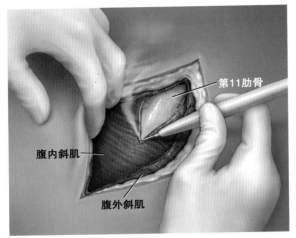

图 30-12　经腰入路。切开覆盖第 11 肋骨的肌肉

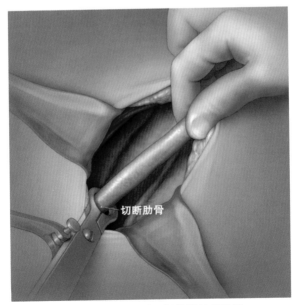

图 30-13　经腰入路。切断第 11 根肋骨

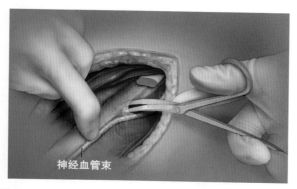

神经血管束

图 30-14 经腰入路。游离第 11 肋间神经血管束。该操作通过联合使用 Kittner 剥离器进行钝性分离和 Metzenbaum 剪刀锐性分离来完成

腰背后入路　肾上腺可以直接通过这个切口到达，但暴露有限。这种方法不适用于大肿瘤或肾上腺皮质癌，适用于双侧增生（图 30-15 ~ 图 30-16）。

经腹前入路　适用于需要充分暴露、腔静脉受累或广泛淋巴结清扫的大型肿瘤（图 30-17 ~ 图 30-20）。包括经肋缘下、腹中线和胸腹联合入路。在左侧，结肠向内侧弯曲，脾脏升高，肾上腺可见于脾动脉的后下方和胰腺的外侧。肾上腺静脉应靠近肾静脉入口位置分离。然后将整个腺体解剖出来，并小心地保护脾脏、胰腺和肾脏。切口分两层缝合。

右侧肾上腺需要牵拉肝脏，释放结肠肝曲，Kocher 手法分离十二指肠，则可见肾上腺位于下腔静脉外侧和右肾静脉上方。

微创手术　腹腔镜（经腹腔和后腹膜入路）（图 30-21 ~ 图 30-27），机器人手术（图 30-28 ~ 图 30-31），单点（LESS）和自然开口（NOTES）技术已被应用于肾上腺手术，并正在成为肾上腺手术的金标准。原理相同，方法也非常相似。

部分肾上腺切除术：对于双侧肾上腺肿瘤，孤立性肾上腺，或家族性综合征，例如脑视网膜血管瘤病（冯希佩尔 - 林道综合征）、家族性嗜铬细胞瘤和 Ⅱ A 型多发性内分泌瘤病者，应

考虑部分肾上腺切除术（框30-2）。各种术式均可选择。术中超声对准确定位切除肿瘤有重要意义。

消融治疗　微波、射频和冷冻消融技术已被用于治疗肾上腺疾病。但不建议用于＞4cm的肿瘤或嗜铬细胞瘤。

并发症

肾上腺手术的并发症与其他大型腹部手术没有差异（框30-3）。右肾上腺切除术损伤可能会损伤肝脏、胆囊、大肠、小肠、肾脏、肾脏血管、胸膜和下腔静脉。左侧手术可能会损伤脾脏、胰腺、大肠、小肠、肾脏及其脉管系统和胸膜。术中或术后可出现严重的高血压或低血压以及电解质紊乱（框30-4）。

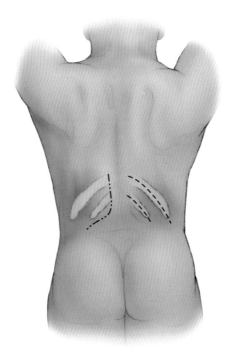

图30-15　后方入路-腰背部切口的可选位置

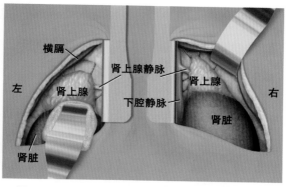

图 30-16　双侧后方入路 - 从后面看肾上腺的解剖关系

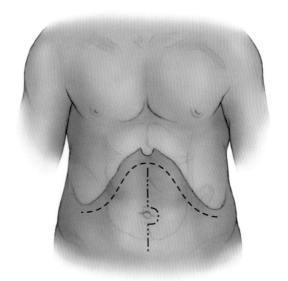

图 30-17　前方入路。经腹膜入路可以尝试通过中线切口或肋下切口。肋下切口可以延展成一个完整的 V 字形用于双侧肾上腺切除术或单侧大肿瘤

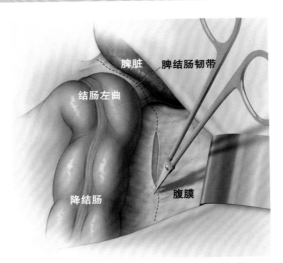

图 30-18 前方入路。沿 Toldt 线将左半结肠外侧腹膜切开，向头侧延伸至脾结肠韧带及其下方

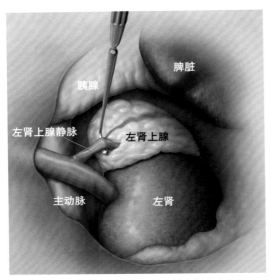

图 30-19 前方入路。分离、结扎左肾上腺静脉

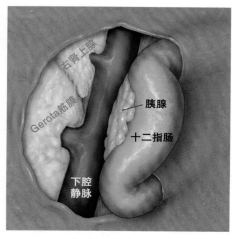

图 30-20　Kocher 手法。切开腹膜，通过锐性分离和钝性分离将十二指肠第二段从肾门处推开

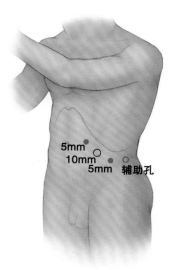

图 30-21　左侧经腹腔途径腹腔镜肾上腺切除术的四套管针布局

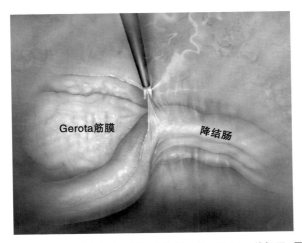

图 30-22 经腹腔途径腹腔镜肾上腺切除术。沿 Toldt 线切开，用可电灼内镜剪向内侧分离左半结肠

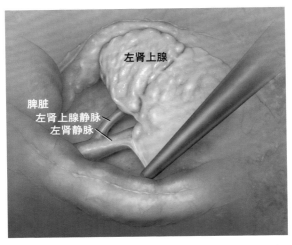

图 30-23 经腹腔途径腹腔镜肾上腺切除术。暴露并分离肾静脉和左肾上腺静脉

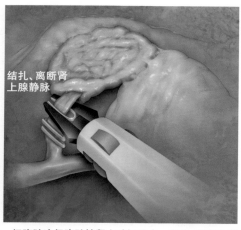

图 30-24　经腹腔途径腹腔镜肾上腺切除术。结扎、离断左肾上腺静脉

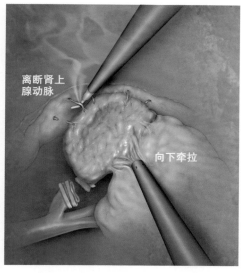

图 30-25　经腹腔途径腹腔镜肾上腺切除术。切断肾上腺动脉血供，向下牵拉肾脏以使内上方游离

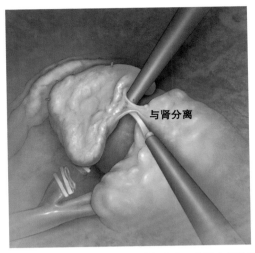

图 30-26 经腹腔途径腹腔镜肾上腺切除术。将肾上腺从肾脏内侧面牵开

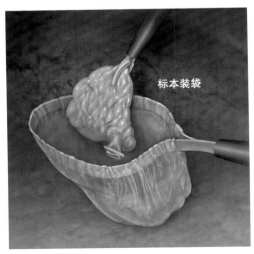

图 30-27 经腹腔途径腹腔镜肾上腺切除术。将标本放入内镜取物袋中

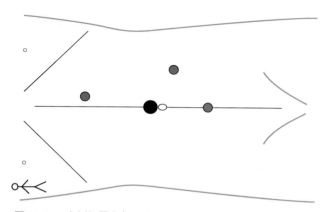

图 30-28　左侧机器人肾上腺切除术套管针布局。总共放置了四个孔：一个 12mm 摄像机孔，一个 12mm 助手孔和两个 8mm 机械臂孔。每个孔之间的距离应至少为 8cm

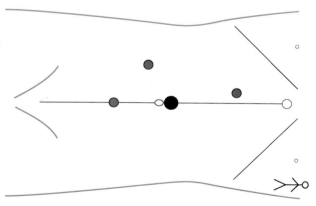

图 30-29　右侧机器人肾上腺切除术套管针布局。共使用五个孔：一个 12mm 摄像头孔，一个 12mm 辅助孔，两个 8mm 机械臂孔用以牵拉肝脏，5mm 套管针孔（0）用于放置牵拉装置

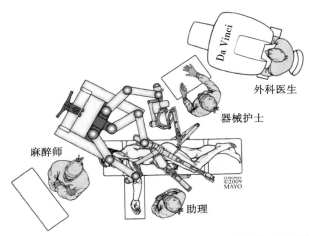

图 30-30　左侧机器人肾上腺切除术的手术室布局。如图所示，机器人的从属装置从患者的左肩上方移入（By permission of Mayo Foundation for Medical Education and Research. All rights reserved）

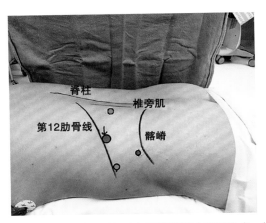

图 30-31　机器人辅助后入路经腹膜后肾上腺切除术。摄像机孔，8mm 机器人孔，辅助孔（摘自 Feng Z, Feng MP, Levine JW, et al. Robotic retroperitoneoscopic adrenalectomy: useful modifications of the described posterior approach. J Robot Surg. 2017, 11（4）: 409-414）

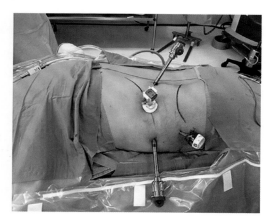

图 30-31(续)

框 30-2 肾上腺部分切除术的适应证
双侧遗传性嗜铬细胞瘤
内分泌综合征 MEN Ⅰ 型和 Ⅱ 型
脑视网膜血管瘤病
神经纤维瘤 Ⅰ 型
遗传性嗜铬细胞瘤 - 副神经节瘤综合征
有遗传病记录的单侧嗜铬细胞瘤病例
源于单侧肾上腺腺瘤的原发性醛固酮增多症(对侧肾上腺正常)
库欣综合征 + 单侧肾上腺腺瘤
假性囊肿或肾上腺内皮囊肿

框 30-3 肾上腺手术术中并发症	
切口相关	肾上腺静脉
腹壁出血皮	腰静脉
神经损伤	肝静脉
韦雷斯针或套管针内脏损伤	部分肾上腺切除术后的残余肾上腺缺血
出血	**缺血**
下腔静脉或主动脉	肾动脉或静脉结扎

框 30-3 肾上腺手术术中并发症（续）	
肠系膜上动脉和静脉结扎	脾
由于热灼伤或不正确的分离对邻近器官造成的损伤	胃和肠，尤指十二指肠
	肾
肺 - 气胸	**血流动力学不稳定**
胰腺	嗜铬细胞瘤
肝	

摘自 Vaughn ED. Complications of adrenal surgery. In: Taneja SS, Smith RB, Ehrlich RM, eds. Complications of urologic surgery: prevention and management, 3rd ed. Philadelphia: Saunders; 2001: 366。

框 30-4   肾上腺手术术后并发症
原发性醛固酮增多症
低钾血症：继发于持续性钾丢失
术后
高钾血症：继发于对侧肾上腺皮质分泌醛固酮失败
库欣综合征
激素替代不足导致肾上腺皮质功能减退
骨质疏松继发的骨折
高血糖
伤口愈合不良
感染风险增加
嗜铬细胞瘤
肿瘤切除术后因 α - 肾上腺素受体阻断继发低血压
遗传性并发症
出血
气胸
胰腺炎
肺炎
肠梗阻
腹水

摘自 Vaughn ED. Complications of adrenal surgery. In: Taneja SS, Smith RB, Ehrlich RM, eds. Complications of urologic surgery: prevention and management, 3rd ed. Philadelphia: Saunders; 2001: 368。

（鄢谢桥、李思明、周莉、盛锡楠 译   盛锡楠 校）

推荐读物

Ball MW, Hemal AK, Allaf ME. International Consultation on Urological Diseases and European Association of Urology International Consultation on Minimally Invasive Surgery in Urology: laparoscopic and robotic adrenalectomy. *BJU Int* 2017;119:13-21.

El-Maouche D, Arlt W, Merke DP. Congenital adrenal hyperplasia. *Lancet* 2017;390(10108): 2194-2210.

Lam AK. Update on adrenal tumours in 2017 World Health Organization (WHO) of endocrine tumours. *Endocr Pathol* 2017;28(3):213-227.

Lee FT, Elaraj D. Evaluation and management of primary hyperaldosteronism. *Surg Clin North Am.* 2019;99(4):731-745.

Neumann HPH, Young WF Jr, Eng C. Pheochromocytoma and paraganglioma. *N Engl J Med* 2019;8;381(6):552-565.

Rossi GP. Primary aldosteronism: JACC state-of-the-art review. *J Am Coll Cardiol* 2019;3;74(22):2799-2811.

Schreiner F, Anand G, Beuschlein F. Perioperative management of endocrine active adrenal tumors. *Exp Clin Endocrinol Diabetes* 2019;127(2-03):137-146.

Vaidya A, Nehs M, Kilbridge K. Treatment of adrenocortical carcinoma. *Surg Pathol Clin* 2019;12(4):997-1006.

Young WF Jr. Clinical practice. The incidentally discovered adrenal mass. *N Engl J Med* 2007;356(6):601-610.

第 31 章
外科手术并发症
JESSICA C. DAI, PETER SUNARYO, CRAIG A. PETERS, AND ROBERT M. SWEET

Campbell-Walsh-Wein Urology 第 12 版作者

Reza Ghavamian, Charbel Chalouhy, Michael J. Schwartz, Jessica E. Kreshover, Brian Duty, Michael Joseph Conlin, Mcr, Roshan M. Patel, Kamaljot S. Kaler, and Jaime Landman

成人并发症

泌尿外科手术后可能会出现一系列生理、医学和外科的并发症。尽管腔内泌尿外科和微创手术的发展降低了并发症的发生率,但这些技术本身也带来了其特有的围术期并发症。

分类

术后并发症可以根据标准化的分类系统进行量化。Clavien-Dindo 量表(表 31-1)通过所需的处理干预手段及其侵袭性来评估并发症的严重程度,可用于评估泌尿外科手术。

神经肌肉并发症

定位损害　1%~3% 的泌尿外科手术后会出现神经肌肉并发症。定位相关的损伤通常是由于长时间的神经压迫、过度拉伸或缺血造成的。手术时间的延长和压力点填充不足可能会加剧这种情况。肥胖患者体重较重,手术时间更长,更容易受到损伤。泌尿外科手术患者的特殊体位可能会导致特有的

表 31-1　Clavien-Dindo 术后并发症分级标准

分级	定义
1	任何不良事件导致患者术后恢复延迟，但尚不需要药物、外科、内镜、影像的介入，或仅需对症处理包括：止吐、解热、镇痛、利尿、纠正电解质、理疗。可在病房处理的切口感染
2	需要除 I 级并发症所列以外的药物治疗，如抗生素等；需输血或全胃肠外营养处理的并发症
3	需要外科、内镜或放射影像的介入
3A	不需全身麻醉下干预
3B	需要全身麻醉下干预
4	威胁生命的并发症（包括中枢神经并发症）需要在重症监护室处理
4A	单个器官功能衰竭（包括透析）
4B	多器官功能衰竭
5	患者死亡
后缀 "d"	如患者出院时仍存在相关并发症，需在并发症级别之后标注后缀 "d"，并在出院后随访并发症的转归情况

神经压迫损伤模式（表 31-2）。美国麻醉医师协会总结了围术期周围神经病变的预防策略（框 31-1）。

直接神经损伤　不同部位的泌尿外科手术可能会导致手术区域的直接神经损伤（表 31-3）。术中小心操作、注意牵开器的定位，以及仔细辨别和避开有风险的神经，有助于避免损伤。术中意外留置在神经上的生物夹必须取出，横断的神经要使用不可吸收缝线以无张力方式修复缝合。术后的物理治疗有助于恢复神经功能缺陷。

筋膜室综合征　长时间的截石体位可引起臀肌或下肢的筋膜室综合征。导致组织灌注受损、组织缺血和筋膜室压增加。其危险因素包括肥胖、周围血管疾病、肌肉过度发达和术中失血或低血压。典型的症状包括检查时局部疼痛过度、肿胀和下肢感觉丧失。处理包括骨科急会诊、室压监测，并在筋膜室压＞30mmHg 时紧急行筋膜切开术。长期筋膜室内压力＞50mmHg 会导致不可逆的损害。预防措施包括间歇性放松的截石位和缩短手术时间。

表31-2 定位相关神经损伤

位置	受累的神经	机制	表现	预防
仰卧位	坐骨神经	• 缓冲或衬垫不足	• 小腿、足部麻木	• 避免上肢过度外展>90°
	桡神经	• 旋后时手臂脱落扶手 • 固定不充分	• 垂腕	• 护臂板，避免对肱骨尺+螺旋沟压力过大
	正中神经	• 旋后时手臂脱落扶手 • 固定不充分	• 握力弱 • 手掌感觉弱	
	尺神经	• 旋前时前臂过度伸 • 肘屈曲90°，手臂交叉于胸	• 抓力减弱 • 爪手：第三、四指掌指关节伸直，指间关节屈曲	
截石位	胫后神经	• 后膝关节受压	• 跖屈减弱 • 足外侧感觉丧失 • 小腿后侧感觉异常	• 同时操纵双腿 • 屈髋80°~100° • 髋外展30°~45°
	腓神经	• 侧向腓骨颈周围筋受压	• 足下垂 • 背屈无力 • 足外翻减弱	
	阴部神经	• 对箍筋的过度牵引和压缩	• 变异性会阴感觉丧失 • 大小便失禁（罕见）	

续表

位置	受累的神经	机制	表现	预防
	闭孔神经	髋关节处大腿过度屈曲(过度的截石位)	• 大腿内收运动无力	
	腓神经	下侧下肢衬垫不足	• 足下垂 • 背曲无力 • 足外翻减弱	• 下侧下肢有足够的衬垫
	臂丛神经	• 手臂过度外展>90° • 外臂旋转 • 肩关节后移位	• 肩痛 • 变异性手臂和手部无力	• 避免同侧手臂外展>90° • 小心地将对侧手的尺骨处衬垫衬 • 将腋垫放在腋窝尾侧
俯卧位	胫前神经	足跖屈时间长	足下垂	• 脚踝、脚、腿的仔细充填和固定
	股外侧皮神经	大腿外侧压力过大	大腿前外侧麻木	
	臂丛神经	• 肩部过度外展>90°	• 肩痛 • 变异性手臂和手部无力	• 避免肩肘外展>90°

框 31-1 美国麻醉医师协会关于预防围术期周围神经病变的建议

术前评估

- 当判断得当时,有助于确定患者是否能舒适地耐受预期的手术体位。

上肢定位

- 仰卧患者的手臂外展应限制在 90°;俯卧位的患者可以舒适地耐受大于 90° 的手臂外展。

- 手臂的位置应降低对肱骨髁后沟(尺骨沟)的压力。当手臂放在一边时,建议前臂处于中立位置。当手臂在手臂板上外展时,旋后或前臂中立位置都是可以接受的。

- 应避免对肱骨螺旋沟中的桡神经施加长时间压力。

- 肘部伸展超出舒适范围可能会牵拉正中神经。

下肢定位

- 拉长腘绳肌群超过舒适范围的截石体位可能会拉长坐骨神经。

- 应避免腓骨头腓神经长期受压。

- 髋关节的伸展和屈曲都不会增加股骨神经病变的风险。

保护性衬垫

- 臂板可以降低上肢神经病变的风险。

- 在侧位患者中使用胸部翻滚可以降低上肢神经病变的风险。

- 在肘部和腓骨头处做填塞可以分别降低上肢和下肢神经病变的风险。

设备

- 在上臂正常工作的自动血压袖口不影响上肢神经病变的风险。

- 头向下倾斜时使用肩托可能增加臂丛神经病变的风险。

术后评估

- 对肢体神经功能进行简单的术后评估可以早期识别周围神经病变。

文件

- 在患者护理过程中绘制特定的定位动作图表,可以通过以下方式改善护理:①帮助从业者将注意力集中在患者定位和②提供持续改进的信息,用于改善患者的护理。

改编自American Society of Anesthesiologists Task Force on Prevention of Perioperative Peripheral Neuropathies. Practice advisory for the prevention of perioperative peripheral neuropathies: a report by the American Society of Anesthesiologists Task Force on Prevention of Perioperative Peripheral Neuropathies. Anesthesiology 2000;92(4):1168-1182.

表 31-3　与泌尿外科手术相关的常见神经损伤

手术	受累神经	表现	预防
腰大肌	生殖股神经	沿阴囊和阴茎根部、大腿上 / 内侧分布的感觉异常或疼痛	平行于腰大肌肌腱纵向缝线固定
	股神经	膝关节伸展无力、感觉异常或大腿前内侧疼痛	仔细放置牵开器，避免压迫腰大肌
腹股沟：睾丸切除术、疝修补术	髂腹股沟神经	阴囊外侧、腹股沟感觉异常或疼痛	仔细识别、隔离和保存腹股沟管内的神经
盆腔淋巴结清扫术	闭孔神经	大腿内侧感觉异常或疼痛；大腿内收无力	在放置夹子前完全可视化神经

横纹肌溶解症　在切开取石或侧卧位时，手术时间的延长可能引起横纹肌溶解，导致细胞内肌红蛋白、肌酸激酶和乳酸脱氢酶释放到血流中。尤其肥胖患者的发生风险更高。患者可出现肌痛、四肢无力和肌红蛋白尿（"茶色尿"），导致急性肾损伤、少尿或无尿。必要时需要预期静脉输液水化和碱化尿液处理。

术中并发症

套管针和气腹针相关的损伤　开放式 Hassan 技术和盲穿下的气腹针损伤发生率相似。应该小心注意进针的角度，保证皮肤切口大小合适，以及放置套管针时手部旋转动作，都可以最大限度地减少放置套管针引起的损伤风险。

皮下气肿、气胸　由于气腹针放置不当，套管针孔周围的二氧化碳（CO_2）泄漏，常导致皮下气肿甚至是肺气肿。其特征性标志是腹部和胸部的捻发音；在男性患者中，也可能发生阴囊积气。操作要点在于放置每个套管针孔时确保其指向手术区域，以避免在手术过程中持续用力使穿刺孔重新转向，导致穿刺孔周围的组织通道变宽。气胸的最早征象是持续进展的皮下气肿，尤其是在颈部和胸部区域。更多不好的征象，如低血压和呼吸音减弱伴通气压力升高，表明存在张力性气胸。

大血管损伤 穿刺通道相关的血管损伤很少见（发生率为0.04%～0.1%）。左侧髂总血管的风险最大。立即识别并迅速处理血管损伤至关重要。处置方法包括对受伤区域的直接按压、增加气腹压力（至25mmHg）以及获得血管近端和远端良好的视野暴露。如果损伤严重，需要请血管外科会诊。套管针应留在原位，这可能有助于压住出血点并确定受伤位置。小的气腹针穿刺伤具有自限性的，根据不同部位选择处理方案即可。但是，穿刺器相关的损伤通常比较广泛，几乎总是需要快速中转开放手术以便立即进行修复。

上腹部血管损伤 微创手术后上腹血管的延迟性损伤很常见，因为穿刺器最初可能会填塞这些血管。在放置穿刺器之前对腹壁进行透照以及在移除穿刺器后仔细检查套管周围可能有助于避免或识别任何潜在的损伤。少量出血可以用电灼治疗；更严重的出血可能需要通过腹腔镜探查或 Carter-Thomason CloseSure 系统（一种专门的穿刺孔缝合装置）进行直接缝合。

气体栓塞 气栓是一种罕见的并发症，可能发生在穿刺针置入血管和二氧化碳意外吹入血管系统后。临床表现为突发性缺氧、高碳酸血症、低血压和特征性"磨轮杂音"。处理包括立即进行血管排气、吸入纯氧以及将患者体位改为 Trendelenberg 卧位和左侧卧位（即右侧向上），从而将气泡截留在右心房中。患者使用纯氧进行过度通气。并放置中心静脉导管以吸出气栓。

肠道损伤 内脏损伤的最初征象包括气腹针渗出血液、尿液或肠内容物；如果损伤的是实体脏器，则初始充气时气腹肌表现为异常高压。气腹针如果意外进入肠道或膀胱时，除拔针外，一般无须进一步处理。肠内进气的第一个体征是伴随排气的不对称腹胀，这表明在达到高压之前仅注入了少量二氧化碳（2L）。如果怀疑出现这种情况，随后进气曲线呈现不连续状态,则可以确认进入了肠道。外科医生应将腹腔镜通过第二穿刺孔置入进行观察,检查初始套管针的穿刺部位及其周围,辨别可能的穿透损伤和肠管损伤。

气压伤　长期的高气腹压力($>15mmHg$)可能导致气压伤。长时间的高压可能是由于CO_2压力监测不足、充气机故障或辅助设备产生的额外压力造成的。此外,气压伤也可能是由于使用呼气末正压通气导致肺泡或肺大疱破裂而引起。气压伤的最初体征是低血压,可能是由腔静脉受压引起的静脉回流急性下降从而继发的心排出量减少引起。因为通气压力高,可能会导致气胸或纵隔气肿。此时,外科医生应该停止腹部进气,并在血流动力学平稳后,再重新启动气腹机。

缝合器故障　据报道,缝合器故障的发生率约为1%。最常见的故障原因是缝合组织厚度过厚;因此,充分解剖游离血管蒂是确保缝合器正确使用的关键。应避免将生物夹放置在缝合器的区域内,在缝合器击发之前,应暴露缝合器的两端。如果在初始缝合器附近保留足够的空间,一旦出现初始缝合器卡住的情况,可以通过第二个缝合器来补救。

血管损伤　大多数主干血管损伤发生在术中,需要立即进行识别和处理。危险因素包括既往的腹部手术史、异常的血管解剖结构和伴随的腹部病变。充分暴露并识别受伤血管至关重要。可控性的损伤可以通过腹腔镜或机器人辅助腔镜进行直接修复,可以选择性使用血管夹或小心使用生物夹或吻合器(图31-1)。需要中转为手助或开腹手术时也应该果断决定。无损伤止血钳(Satinsky钳)可用于较大的损伤。如果损伤的血管有足够多的侧支循环(如髂内动脉、肠系膜下动脉),结扎后可能不会引起严重后果。相比之下,肠系膜上动脉的损伤通常需要立即进行修复。对于严重的血管损伤,应及时中转开放手术并请血管外科会诊。根据情况选择是否需要输血。当怀疑血管损伤时,重要的是立即将情况传达给麻醉和护理人员,以便他们为心肺复苏作好准备。

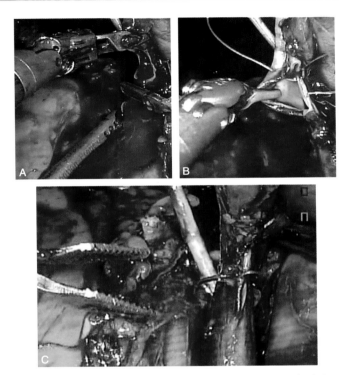

图 31-1 （A）利用机器人的第四臂来获得暂时控制出血。（B）采用 5-0 缝线修复缺损，视野和控制性极好。（C）最终修复伴轻度血管腔狭窄，使用连续气动器械充盈静脉近端和远端，确认血流（摘自 Tare D, Maria P, Ghavamian R. Vascular complications in laparoscopic and robotic urologic surgery. In: Ghavamian R, ed. Complications of laparoscopic and robotic urologic surgery. 1st ed. New York: Springer, 2010: 45-58）

肠损伤 肠道损伤可能是由于过度的组织牵拉或各种原因引起的器械热损伤（图 31-2）。对于小的穿孔或浆膜损伤，可以进行一期缝合修补。如果肠管活力出现问题，应该进行肠切除。如果没有粪便溢出，可以通过开放、腹腔镜或机器人辅助腔镜来处理局限的结肠损伤。广泛的结肠损伤伴有明显的粪

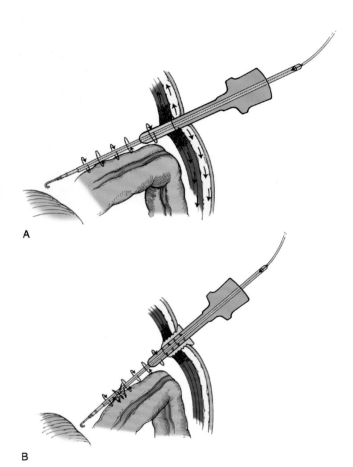

图 31-2 电容耦合。(A)激活的单极电极周围的电荷被传导回至金属插管并由腹壁传导。(B)电外科器械通过金属插管使用,该金属插管已使用绝缘塑料手柄固定在皮肤上,因为塑料保持器起到绝缘体的作用,电荷不能传导到腹壁;更强的电荷因此被传导致与插管接触的任何其他组织

便溢出，可能需要结肠改道和造口，应该请普外科进行会诊。

延迟表现：未被识别的肠损伤可能在损伤后 24~48h 内出现临床症状，套管针部位的疼痛，腹胀，肠梗阻或腹泻。患者可能缺乏腹膜炎、急腹症或白细胞增多的典型体征。CT 具有诊断意义。因为 CO_2 可能在手术后长达 9 天仍以游离空气形式存在于腹腔内，因此腹部 X 线片常不准确。在术后晚期（即大于 5~7 天）发现的轻微肠道热损伤可以通过抗生素和调整饮食进行保守治疗。这种情况有望形成闭合的瘘管而自愈。然而，如果患者没有迅速好转或出现腹膜炎表现，则需要立即进行开放手术探查。

直肠损伤　前列腺癌根治术中可能会发生直肠损伤。开放手术和机器人辅助手术的直肠损伤总体发生率都很低（0.5%），挽救性前列腺切除术的发生率则要高 10 倍。对于具有挑战性的病例，使用直肠端端吻合（EEA）扩张器可能有助于术中识别直肠；并避免在切除前列腺后的进行局部创面的电灼术。对于没有明显粪便溢出的轻微撕裂伤，可一期闭合并将网膜覆盖在吻合口上并进行引流；可通过肛门注入空气测试直肠修复的完整性。更广泛的直肠损伤应该考虑请普外科会诊，并进行结肠造口术。

延迟表现：术中未发现的直肠损伤可在术后表现为恶心、呕吐、肠梗阻、局灶性盆腔疼痛或腹膜炎。盆腔 CT 加直肠造影或胃造影灌肠是典型的诊断方法。应进行手术探查和结肠造口术，以尽量减少败血症和直肠尿道瘘形成的风险。

胰腺损伤　胰腺尾部在左侧肾脏或肾上腺手术中有损伤的风险，通常是由机械牵拉引起。典型表现为腹部不适，血清脂肪酶和淀粉酶水平升高，白细胞增多。如果处理不当，胰腺损伤可能会发展为胰瘘、假性囊肿或腹腔内脓肿。术中明显的损伤应行远端胰腺切除术。

延迟表现：术后表现包括腹内引流增加和引流液淀粉酶和脂肪酶升高。应进行腹部 CT 检查以评估未排出的液体的情况。治疗包括禁食水、全胃肠外营养（TPN）和经皮引流腹水。奥曲肽和生长抑素类似物可能进一步减少胰腺损伤相关的并发症。难治性病例可能需要行胰腺远端切除术。

十二指肠损伤　在右侧肾脏手术中,十二指肠有损伤的风险,因为要暴露右肾门,必须对十二指肠进行 Kocher 式处理。即使是轻微的剪切或穿刺损伤也可能导致十二指肠穿孔,患者表现为术后发热、腹痛和脓毒血症。继发于压迫性损伤的十二指肠壁血肿会导致延迟性肠梗阻,需要禁食水和全胃肠外营养治疗。

泌尿生殖系统损伤

在泌尿外科和非泌尿外科手术中都可能发生泌尿生殖系统组织的损伤。术后发现的损伤有着更严重的并发症并且需要更复杂的治疗;因此,及时识别和处理可疑的术中损伤至关重要。

尿道损伤　尿道损伤通常发生在反复暴力的男性导尿术后、女性尿道重建手术或结肠直肠手术中。创伤性导尿的特殊危险因素包括已知的尿道狭窄史、既往的尿道手术或盆腔放疗史、已知的前列腺增大及操作者经验不足等。

诊断:对疑似尿道损伤的病例,膀胱镜检查和术中逆行尿道造影具有诊断价值。在女性骨盆重建手术中,尽管尿道损伤的迹象也可能更细微(如尿道系带或者膀胱颈),通常可以直接观察到尿道内的穿刺器或网孔。在尿道切开术中,明显的横断损伤也可以通过导尿管来进行引导识别。

处理:尿道损伤应留置 Foley 导尿管并放置引流;尿管置入可能需要使用特殊导管(如 Coudé)或膀胱镜引导。横断伤可以用可吸收的单股缝线修复。对于女性,还应考虑在阴道前壁和尿道之间置入腹膜、网膜或唇部脂肪,以最大限度地减少瘘管形成的风险。如果损伤广泛,可考虑耻骨上置管引流尿液,延迟二期修复。

膀胱损伤　膀胱是盆腔手术中最常见的损伤器官。最常见的为意外撕裂伤,也可能会发生膀胱血管的损伤。少数情况下,如在肿瘤切除或胎盘植入时,需进行人为的膀胱切开术。膀胱损伤的分类由损伤的深度、位置和大小决定(表31-4)。危险因素包括解剖变异(如肿瘤影响、子宫脱垂)、既往的盆腔手术史和盆腔放疗史。

表 31-4　膀胱损伤分级系统

分级	类型	表现
1	血肿	挫伤，壁内血肿
1	撕裂	部分裂伤
2	撕裂	腹膜外膀胱壁裂伤<2cm
3	撕裂	腹膜外（>2cm）或腹膜内（<2cm）膀胱壁裂伤
4	撕裂	腹膜内膀胱裂伤>2cm
5	撕裂	裂伤延伸至三角区（膀胱颈或输尿管口）
6		无法挽救

摘自Moore EE, Cogbill TH, Jurkovich GJ, et al. Organ injury scaling. Ⅲ; chest wall, abdominal-vascular, ureter, bladder, and urethra. J Trauma 1992; 33（3）: 337-339。

诊断：立即诊断需要足够的证据支持。支持诊断的指标包括 Foley 导尿管显像、尿液外渗和切口渗血（腹腔镜下表现为穿刺孔渗出气体）。在损伤不明确时，术中灌注造影剂、液体或染色剂可帮助定位。也可以使用膀胱镜检来直接观察膀胱。未早期发现的膀胱损伤患者可能会出现腹胀、肠梗阻、发热、寒战和白细胞增多等迟发性症状。膀胱造影可做出明确诊断。在任何情况下，都必须排除伴随的输尿管、膀胱三角区、膀胱颈、阴道和直肠损伤。

处理：膀胱撕裂伤应使用可吸收缝合线进行双层缝合。当膀胱损伤区域难以观察时，可以行膀胱切开缝合术。应在术中验证膀胱切开缝合术后膀胱的密闭性。术后建议膀胱引流7~14天。

输尿管损伤　输尿管损伤可由意外结扎、热损伤、横断、挤压伤、断流术或撕脱引起，损伤严重程度不同（表 31-5）。输尿管远端是最常见的损伤部位。危险因素包括既往盆腔放疗、恶性肿瘤和严重粘连。预防性放置输尿管支架有助于输尿管的识别，但并不能降低术中输尿管损伤的发生率。以上这些情况都可能会引起输尿管水肿，导致术后急性肾损伤（AKI）。

表 31-5 输尿管损伤分级系统

级别	类别	表现
1	血肿	挫伤或血肿不伴断流
2	撕裂伤	撕裂的程度<管径的50%
3	撕裂伤	撕裂的程度>管径的50%
4	撕裂伤	完全断裂,且输尿管缺损≤2cm
5	撕裂伤	完全断裂,且输尿管缺损>2cm
6		无法挽救

摘自Best CD, Petrone P, Buscarini M, et al. Traumatic ureteral injuries: a single institution experience validating the American Association for the Surgery of Trauma-Organ Injury Scale grading scale. J Urol 2005; 173(4): 1202-1205。

诊断: 输尿管引流情况不能充分反映输尿管的完整性,膀胱镜检查和逆行肾盂造影仍然是评估输尿管损伤的金标准。术中也可进行尿路造影。术后引流液肌酐升高可能提示未发现的损伤。可以通过 CT 或输尿管造影检查进行确诊。

处理: 急性输尿管损伤的处理取决于损伤的部位和严重程度(表 31-6)。合适时,首选内镜治疗。输尿管横断的修复应使用可吸收缝线以无张力的方式进行严密缝合,并需要留置输尿管支架。这类病例可以考虑用大网膜或腹膜覆盖损伤修复后的输尿管。

表 31-6 输尿管损伤的处理

位置	严重级别	处理
远段	1~2级	输尿管支架或肾造瘘管2~6周(首选支架)
	3~5级	输尿管膀胱吻合术 ± 膀胱腰大肌悬吊术
中段或近段	1~2级	输尿管支架或肾造瘘管2~6周(支架优先)
	3~5级	输尿管支架 + 输尿管-输尿管吻合术
近端	5级	暂时性经皮肾造瘘 延迟修复 • 输尿管肾盂吻合术 • 输尿管-输尿管吻合术 • 回肠代输尿管术 • 自体移植 • 阑尾替代术或颊黏膜移植

对于高度复杂的损伤或延迟诊断的损伤，应使用支架或经皮肾造瘘管进行临时引流，并进行延迟修复。在最终治疗结束后，应持续监测患者的迟发性并发症，如狭窄或瘘管形成。

肾损伤 大多数肾损伤是因外伤而非医源性原因造成。肾血管或实质损伤出血最常见，通常可以通过密切监测和输血进行保守治疗。在难治或严重的情况下，可采用选择性血管栓塞术。血管栓塞跟开放探查术相比有一定优势，因为肾实质丢失率更低，并发症更少。

术后并发症

尿漏 任何泌尿道吻合术（如尿道膀胱吻合术、输尿管 - 肠吻合术）或进入集合系统的肾部分切除术后都可能发生尿漏。

诊断：小的渗漏可能没有症状，较大的尿液渗漏可能表现为发热、肠梗阻或与化学性腹膜炎相关的腹痛。患者术后的引流量增加，并且引流液肌酐会升高。腹盆腔 CT 或膀胱造影可确定尿漏的位置和范围。

处理：在没有复杂因素（如感染、远端梗阻、异物）的情况下，一些小的尿漏会随着时间的推移在充分引流后自愈。术后诊断膀胱损伤时，关键是明确漏液位于腹膜外还是腹膜内。腹膜外渗出可以通过放置 Foley 导管来保守治疗。腹膜内尿漏则需要进行腹腔镜或开放修复。

肾血管并发症 1% ~ 3% 的患者在肾部分切除术后可能出现延迟性出血，原因是动静脉瘘或假性动脉瘤形成。出血风险增高主要与肿瘤位置更深和手术复杂度有关。

诊断：患者通常在术后 2 ~ 3 周出现明显血尿、上腹部疼痛、低血压和血细胞比容下降。高达 10% 的患者可能无症状，需要通过 CT 血管成像确诊。影像学可显示与活动性渗血相对应的造影剂填充征象（图 31-3）。

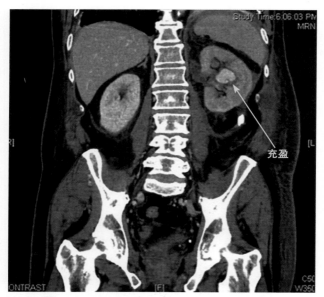

充盈

图 31-3　节段性肾动脉假性动脉瘤。一个患者腹腔镜左肾部分切除术后 2 天的增强 CT 动脉期显示动脉对比增强（摘自 Tare D, Maria P, Ghavamian R. Vascular complications in laparoscopic and robotic urologic surgery. In: Ghavamian R, ed. Complications of laparoscopic and robotic urologic surgery. 1st ed. New York: Springer, 2010: 45-58）

治疗： 在保守治疗和密切监测下，无症状的小动脉瘤可以自愈。然而，有症状性假性动脉瘤（如急性失血性贫血、低血压）应通过动脉血管造影和选择性栓塞治疗（图 31-4）。

淋巴囊肿　淋巴囊肿是淋巴结清扫术最常见的并发症。它是由于淋巴引流中断引起的，可在术后 48～72h 发生。淋巴结切除范围越大，淋巴囊肿发生风险越高。淋巴囊肿没有明确的最佳治疗方法（如生物夹夹闭与双极电凝对比）。有学者提出使用辅助止血药物（如纤维蛋白制剂）可以减少术后淋巴渗漏的发生率。

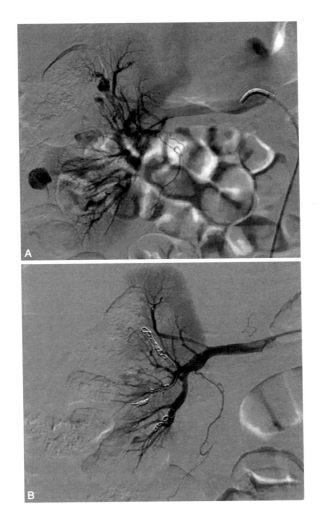

图 31-4 (A)机器人肾部分切除,切除右肾中极 6cm 肿块后 2 天,肾动脉造影显示至少 3 个假性动脉瘤。(B)选择性弹簧圈栓塞后显示出血假性动脉瘤消退

诊断：大多数小的淋巴囊肿无症状。然而，较大的淋巴囊肿可因肿块效应引起症状，如下尿路症状或下肢水肿等。

处理：对于小的、无症状的淋巴囊肿，可进行随访观察。如果淋巴囊肿较大或有症状，应考虑采用有开窗减压和腹腔淋巴转流术。单纯引流可能会增加重复感染的风险，也可能不足以防止淋巴液回流积聚。

穿刺孔疝 在微创手术后，多达 5% 的患者可能发生穿刺孔疝。危险因素包括年龄较大、既往疝、手术时间延长和穿刺器孔径过大（12mm 比 10mm 大 10 倍）。单孔腔镜手术也有更大的疝气发生风险。CT 检查可以诊断穿刺孔疝，大多数疝可以微创方式修复。在初次手术时用可吸收缝线八字缝合大面积筋膜缺损可以防止这种并发症。

伤口裂开 伤口裂开的发生率为 1% ~ 2%。危险因素包括高龄、营养不良、使用糖皮质激素药物、肥胖、放疗、手术部位感染（SSI）和错误缝合伤口（如滑结、缝线张力过大、缝合位置太靠近筋膜边缘）。在使用可吸收缝线缓慢的连续缝合或间断缝合伤口时，伤口裂开或切口疝的发生风险没有差异。由于不可吸收缝线导致患者伤口裂开和伤口不适的发生率较高，以及可吸收缝线在减少脏器损失、伤口感染和切口疝方面的优势，临床已越来越少的使用不可吸收缝线。

诊断：伤口裂开通常发生在术后 1 周左右，切口渗出腹膜液可提示伤口裂开。其他症状包括恶心呕吐，便秘，腹部膨隆，肠内容物流出。CT 检查可以做出诊断，并提示裂开的位置和范围。

处理：小的伤口破裂可以通过伤口填塞和密切观察来处理。然而，大多数的需要紧急返回手术室，特别是腹腔脏器流出。在此期间，肠内容物应该用盐水湿润的毛巾来保护。术中应仔细检查切口边缘；如果边缘洁净并且血运良好，并且可以在无张力的情况下进行一期缝合。否则，则应行伤口清创术，并用可吸收网膜或生物材料进行缝合加固。

造口并发症 在术后短期内，可能会发生造口坏死或黏膜皮肤分离。远期可能会出现造口回缩、狭窄或瘘管形成。接近一半行尿流改道术的患者伴有念珠菌病、皮肤外伤、接触性皮炎、毛囊炎或增生性增生等口周围皮肤并发症。术中注意造口的灌注情况和形态。在造口师的参与下对患者进行围术期教育，有助于最大限度地减少这些并发症。

静脉血栓栓塞（VTE） 据报道，肾手术后 VTE 发生率为 0.7%，根治性前列腺切除术后为 1.1%，膀胱切除术后为 5%～8%。大多数 VTE 事件发生在出院后。危险因素包括盆腔手术、恶性肿瘤、肥胖和较长的手术时间。预防血栓的方法应基于手术类型和患者因素进行分别对待（表 31-7）。在泌尿系统恶性肿瘤行腹部或盆腔大手术后，预防血栓策略应延迟至 1 个月（Ⅰ级证据）。

表 31-7　不同危险人群的血栓预防建议：大出血的风险和后果

VTE 风险	平均风险（约 1%）	高风险（约 2%）或严重后果
非常低（<0.5%）	无特殊预防措施	无特殊预防措施
低（～<1.5%）	IPC	IPC
中（～<3.0%）	LDUH、LMWH 或 IPC	IPC
中（～<6.0%）	LDUH 或 LMWH 加 IPC	IPC 直到出血风险降低和可以增加药物预防
高风险的癌症手术	LDUH 或 LMWH 加 IPC 和出院后使用 LMWH 长时间持续预防	IPC 直到出血风险降低和可以增加药物预防
高风险、LDUH 和 LMWH 禁忌或不可用	磺达肝癸钠或低剂量阿司匹林（160mg）IPC 或两者	IPC 直到出血风险降低和可以增加药物预防

IPC，间歇充气加压；LDUH，低剂量普通肝素；LMWH，低分子肝素；VTE，静脉血栓栓塞。
摘自 Gould MK、Garcia DA、Wren SM 等人。美国胸科医师协会：非骨科手术患者 VTE 的预防：抗血栓治疗和血栓形成的预防，第 9 版；美国胸科医师协会循证临床实践指南。胸部 2012；141（2 增刊）：e227S-e277S。

摘自 Gould MK, Garcia DA, Wren SM, et al. American College of Chest Physicians: Prevention of VTE in nonorthopedic surgical patients: Antithombotic therapy and prevention of thrombosis, 9th ed: American College of Chest Physician Evidence-Based Clinical Practice Guidelines. Chest 2012; 141 (2suppl): e227S-e277S。

儿科并发症

小儿泌尿外科手术的并发症与成人手术相似。但是,也有其临床表现的独特性。除非病情进展特别迅速,儿童通常可以在生理上自我补偿和纠正失血、呼吸功能不全和电解质异常。处理办法与成人也大致相似。然而,对儿童来说,小的引流手术往往也需要镇静或麻醉。在儿童,常规的围术期发病率预测指标价值较低。而且,即使是小手术,儿童也需要镇静。因此标准的 Clavien 并发症分级系统不适合儿童。

并发症类型

出血

儿童外科手术出血相对少见,通常发生在盆腔或肾脏手术中,也可发生在尿道下裂甚至包皮环切术中。儿童对于大量失血可以进行自我代偿。面色苍白、心动过速、血压不稳定和腹痛等临床体征都是怀疑出血的指标。

处理 明确出血部位至关重要,因为需要判断直接或间接的处理措施(如加压压迫)是否足够有效。输尿管再植术后膀胱后出血可能是失血的重要原因,但往往容易被忽视。即使在没有明显血尿的情况下,拔除尿管后持续的膀胱症状表明存在出血的可能性。

尿路梗阻

尿路重建术后容易出现梗阻,特别是输尿管膀胱再植入术、肾盂成形术和输尿管吻合术后,梗阻风险较高,必须及早予以识别。急性指征包括恶心呕吐、腰痛,如果是双侧梗阻则患者出现明显少尿。超声成像通常可以发现梗阻,但确诊可能需要功能成像。在少尿的情况下,需警惕伴随的电解质紊乱。

亚急性梗阻可在手术后数周至数月内发生,常规超声或肾脏扫描检查可用于辨别梗阻。在术前有肾积水的情况下,术后同侧尿路扩张的临床意义有限。一般来说,如果术后3~4个月的尿路扩张程度比术前差,则需要进行功能评估和可能的减压术。否则需要继续监测临床指标。

处理 急性期需要及时减压,可以根据临床情况选择经皮肾造瘘术或输尿管支架置入术。对儿童来说,留置经皮肾造瘘管可能比较困难,但可以用于评估梗阻是否已经解决而且可以保护肾功能。很多这类梗阻是一过性的,但如果临床症状显著,则需要进行干预。球囊扩张和支架植入术对未解决的梗阻可能有用。对于一部分患儿而言,需要进行尿路重建术。

尿漏

与成人患者一样,在重建手术后,尿漏比较常见。诊断和处理原则相似。在儿童中,排尿功能障碍和排尿不畅可在因反流而进行的输尿管支架逆行置入时引起尿漏。

处理 需要确定尿漏的具体位置,通常进行引流或支架置入。在膀胱扩大成形术中,膀胱尿漏发生率高,可能需要置入多个引流管甚至近端尿流改道。

感染

儿科手术伤口感染并不常见,通常表现为局部肿胀、红斑、压痛、渗液和发热。很少需要或预防性使用抗生素。感染的危险因素包括尿液污染、既往感染,甚至是父母传染。手术后尿路感染,尤其是留置引流管(如支架)后尿路感染,比较难以预防,围术期应用抗生素后预防性使用抗生素治疗是否有效存在争议。在既往有反复感染史的患者,在引流管放置期间应该继续使用抗生素。

处理 与成人手术部位感染相似,但是预防性治疗有时可以避免引流。尿路感染通常可以根据培养结果使用静脉或口服抗生素治疗。术前细菌培养可用于高危患者。

组织破裂

在尿道下裂修复和生殖器重建手术中,组织破裂是一个严重的并发症，往往需要二次修复。手术范围越大，不愈合的可能性越大。预防的重点是针对组织进行细致处理、引流、避免异物和维持良好的局部血运。没有明确证据支持高压氧治疗的疗效。

处理　旨在尽可能多地保持健康组织，引流血肿，并保持创面清洁。治疗需要耐心，二次手术至少推迟 4 个月后进行。只有在尿道瘘合并远端尿道狭窄的情况下才适合早期干预。临时置管引流可促进瘘管愈合。

肠道损伤

腹腔镜和机器人辅助手术或开放式重建手术中的小儿肠道损伤是较为严重的事故，临床表现和处理方式通常与成人相似。

（刘佳、马金超、杜鹏 译　杜鹏 校）

推荐读物

Abdel-Meguid T, Gomella L. Prevention and management of complications. St. Louis: Quality Medical Publishing, 1996.

Alberts BD, Woldu SL, Weinberg AC, et al. Venous thromboembolism after major urologic oncology surgery: a focus on the incidence and timing of thromboembolic events after 27,455 operations. *Urology* 2014;84:799-806.

American Society of Anesthesiologists Task Force on Prevention of Perioperative Peripheral Neuropathies: Practice advisory for the prevention of perioperative peripheral neuropathies: an updated report by the American Society of Anesthesiologists Task Force on Prevention of Perioperative Peripheral Neuropathies. *Anesthesiology* 2018;128:11-26.

Bishoff JT, Allaf ME, Kirkels W, et al. Laparoscopic bowel injury: incidence and clinical presentation. *J Urol* 1999;161:887-890.

Chuang KW, Zaretz W, Gordon S. Complications of surgical positioning AUA Update Series. 2011. Vol 30, Lesson 17. Dindo classification of surgical complications is not a statistically reliable system for grading morbidity in pediatric urology. *J Urol* 2016;195(2):460-464.

Clavien PA, Barkun J, de Oliveira ML, et al. The Clavien-dindo classification of surgical complications: five-year experience. *Ann Surg* 2009;250:187-196.

Dwyer ME, Dwyer JT, Cannon GM Jr, et al. The Clavien-dissection at the time of robot-assisted radical prostatectomy. *Eur Urol* 2017;71(2):155-158.

Felder S, Rasmussen MS, King R, et al. Prolonged thromboprophylaxis with low molecular weight heparin for abdominal or pelvic surgery. *Cochrane Database*

Syst Rev 2019;8(8):CD004318.

Grande P, Di Pierro GB, Mordasini L, et al. Prospective randomized trial comparing titanium clips to bipolar coagulation in sealing lymphatic vessels during pelvic lymph node dissection at the time of robot-assisted radical prostatectomy. *Eur Urol* 2017;71(2):155-158.

Hefermehl LJ, Largo RA, Hermanns T, et. al. Lateral temperature spread of monopolar, bipolar and ultrasonic instruments for robot assisted lapaprsocopic surgery. *BJU Int* 2013;114:245-252.

Hershlag A, Loy R, et al. Femoral neuropathy after laparoscopy. *J Reprod Med* 1990;35:575-576.

Hyams ES, Pierorazio P, Proteek O, et al. Iatrogenic vascular lesions after minimally invasive partial nephrectomy: a multi-institutional study of clinical and renal functional outcomes. *Urology* 2011;78:820-826.

Jiang R, Wolf S, Alkazemi MH, et al. The evaluation of three comorbidity indices in predicting postoperative complications and readmissions in pediatric urology. *J Pediatr Urol*. 2018;14(3):244, e1-e7.

Liss M, Skarecky D, Morales B, et al. Preventing perioperative complications of robotic-assisted radical prostatectomy. *Urology* 2013;81:319-323.

Morey AF, Brandes S, Dugi DD, et al. Urotrauma: AUA guideline. *J Urol* 2014;192:327-335.

Mumtaz FH, Chew H, Gelister JS. Lower limb compartment syndrome associated with the lithotomy position: concepts and perspectives for the urologist. *BJU Int* 2002;90:792-799.

Smith A, Anders M, Auffenberg G, et al. *Optimizing outcomes in urologic surgery: postoperative*. American Urological Association White Paper, 2018.

附录：缩略语

17-OHP	17-OH- 黄体酮
5-ARI	5-α 还原酶抑制剂
AACE	美国临床内分泌医师协会
AAP	美国儿科学会
AAST	美国创伤外科协会
AB	无症状菌尿症
AC	增强膀胱成形术
ACC	肾上腺皮质癌
ACE	血管紧张素转化酶
ACKD	获得性囊性肾病
ACOG	美国妇产科医师学会
ACT	抗凝乳蛋白酶
ACTH	促肾上腺皮质激素
ADC	表观扩散系数映射
ADHD	注意力缺陷多动障碍
ADL	日常生活活动
ADPKD	常染色体显性多囊肾病
ADT	雄激素剥夺治疗
A-F	交叉异位融合肾
AFP	甲胎蛋白
AGT	乙醛酸氨基转移酶
AJCC	美国癌症研究联合会
AKI	急性肾损伤
ALARA	尽可能低
AMACR	α- 甲基酰基辅酶 A 消旋酶
AMH	抗米勒管激素
AML	血管平滑肌脂肪瘤
ANC	中性粒细胞绝对值
ANP	心房钠尿肽

AP	抗血小板
APN	急性肾盂肾炎
APRPD	肾盂前后径
APT	抗血小板治疗
AR	雄激素受体
ARCD	获得性肾囊肿病
ARPKD	常染色体隐性多囊肾病
ARR	醛固酮 - 肾素比值
AS	主动监测
ASA	美国麻醉医师协会
ASC	经腹阴道骶骨固定术
ASCO	美国临床肿瘤学会
AT Ⅱ	血管紧张素 Ⅱ
ATFP	盆筋膜腱弓
ATP Ⅲ	美国胆固醇教育计划成人治疗小组 Ⅲ 报告
AUA	美国泌尿外科协会
AUGS	美国妇科泌尿协会
AUR	急性尿潴留
AUS	人工尿道括约肌
AVF	动静脉瘘
AVS	肾上腺静脉取样
AWT	间变型肾母细胞瘤
AZF	无精子症
BBD	膀胱直肠功能障碍
BCG	卡介苗
BEP	博来霉素、依托泊苷、顺铂
BHD	Birt-Hogg-Dube
BlCa	膀胱癌
BMG	颊黏膜移植物
BMI	体重指数
BMP	基础代谢检查
BN	膀胱颈

BNC	膀胱颈挛缩
BOO	膀胱出口梗阻
BP	血压
BPE	良性前列腺增大
BPH	良性前列腺增生
BPO	良性前列腺梗阻
BPS	间质性膀胱炎/膀胱疼痛综合征
BT	近距离放疗
BUN	血尿素氮
BXO	闭塞性干燥性龟头炎
CAD	冠状动脉疾病
CAH	先天性肾上腺皮质增生症
CAIS	完全雄激素不敏感综合征
CA-IX	碳酸酐酶IX
CAP	持续抗生素预防感染
CaP	卡铂联合紫杉醇
CAUTI	导尿管相关UTI
CBC	全血细胞计数
CC	阴茎海绵体
CCH	胶原酶溶组织梭菌
CCSK	肾透明细胞肉瘤
CD	库欣病
CDUS	彩色多普勒超声
ceVUS	对比增强排尿声尿道造影
CFTR	囊性纤维化跨膜调节基因
CFU	菌落形成单位
CHADS2	充血性心力衰竭,高血压,年龄,糖尿病,卒中
CIC	间歇性清洁导尿
CIS	原位癌
CISCA	顺铂、环磷酰胺联合多柔比星
CK	细胞角蛋白
CK7	细胞角蛋白7
CKD	慢性肾脏疾病

CMN	先天性中胚叶肾瘤
CNS	中枢神经系统
CO_2	二氧化碳
COMT	代谢酶儿茶酚-O-甲基转移酶
COPD	慢性阻塞性肺疾病
CPDN	囊性部分分化型肾母细胞瘤
CPG	临床实践指南
CPRE	完全性一期膀胱外翻修复术
CR	完全缓解
CrCl	肌酐清除率
CRH	促肾上腺皮质激素释放激素
CS	库欣综合征
CSF	脑脊液
CSS	肿瘤特异性生存率
CT	X线计算机断层扫描
CTU	泌尿系增强CT
CV	常规输精管切除术
CVA	肋脊角
CVD	心血管疾病
CXR	胸片
$CYP11B_2$	醛固酮合成酶
DASI	杜克活动状态指数
DC	多西他赛联合顺铂
DE	延迟射精
DHEA	脱氢表雄酮
DHEA-S	硫酸化脱氢表雄酮
DHT	双氢睾酮
DIG	背侧嵌体移植
DLPP	逼尿肌漏尿点压
DMSA	二巯基丁二酸
DMSO	二甲亚砜
DPP-IV	二肽基肽酶-iv
DPT	双联抗血小板治疗

DRE	直肠指诊
DS	双效
DSD	性发育障碍
DSNB	动态前哨淋巴结活检
DST	地塞米松抑制试验
DTPA	二乙烯三胺五醋酸
DV	背深静脉
DVC	背静脉复合体
DVT	深静脉血栓形成
DWI	扩散加权成像
EAU	欧洲泌尿外科协会
EBRT	外放射治疗
EC	胚胎癌
ECG	心电图
ECOG	东部肿瘤协作组
ECOG-PS	东部肿瘤协作组的活动状态评分
ED	勃起功能障碍
EDO	射精管梗阻
EEA	端端吻合
EFS	无事件生存率
eGFR	估计肾小球滤过率
EGIR	欧洲胰岛素抵抗研究小组
EjD	射精功能障碍
EMA	上皮膜抗原
EMG	尿流肌电图
EMPD	乳头外 Paget 病
ENE	淋巴结包膜外侵犯
EORTC	欧洲癌症研究与治疗组织
EP	气性肾盂肾炎
EPA	切除且一期吻合术
ERAS	术后早期恢复
ESRD	终末期肾病
EUS	尿道外括约肌

FA	股动脉
FDG	氟脱氧葡萄糖
FFA	游离脂肪酸
FG	富尼埃坏疽
FH	家族性醛固酮增多症
FHWT	预后良好型肾母细胞瘤
FISH	荧光原位杂交
FNA	针吸细胞学检查
FOD	女性性高潮障碍
FPG	空腹血糖
FSAD	女性性唤起障碍
FSD	女性性功能障碍
FSGS	局灶性节段性肾小球肾炎
FSH	卵泡刺激素
FSID	女性性兴趣唤起障碍
FTSG	全厚皮片
FV	股静脉
G-6-PD	葡萄糖-6-磷酸脱氢酶
GC	吉西他滨联合顺铂
GCNIS	原位生殖细胞瘤变
GCT	生殖细胞肿瘤
GDMT	指南指导的药物治疗
GFR	肾小球滤过率
GH	肉眼血尿
GI	胃肠
GLP-1	高血糖素样肽-1
GN	肾小球肾炎
GnRH	促性腺激素释放激素
GU	泌尿生殖系统
hCG	人绒毛膜促性腺激素
HDL	高密度脂蛋白
HDL-C	高密度脂蛋白胆固醇
HD-MVAC	高剂量 MVAC

HDR	高剂量
HIFU	高强度聚焦超声
HLRCC	遗传性平滑肌瘤病和肾细胞癌
hMG	人类绝经期促性腺激素
HNPCC	遗传性非息肉病性结直肠癌
HOLEP	钬激光前列腺剜除术
HPA	下丘脑 - 垂体 - 肾上腺
HPF	高倍镜视野
HPI	现病史
HPRC	遗传性乳头状肾细胞癌
HPV	人乳头瘤病毒
HR	心率
HRQOL	健康相关生活质量
HU	Hounsfield 单位
HVA	高香草酸
IADL	日常生活工具活动量表
ICI	海绵体内注射
ICS	国际尿控协会
ICSI	胞质内精子注射
ICUD	国际泌尿外科疾病协议会
IDF	国际糖尿病联合会
IDSA	美国传染病学会
IFG	空腹血糖受损
IFN	干扰素 - α
IgA	免疫球蛋白 A
IGT	糖耐量减低
IHC	免疫组织化学
IIEF	国际勃起功能指数
IL	腹股沟韧带
ILI	病灶内注射
ILND	腹股沟淋巴结清扫术
IM	肌内注射
IMA	肠系膜下动脉

IMDC	国际转移性肾细胞癌数据库联盟
IMRT	调强放射治疗
INR	国际化标准化比率
IPC	间歇充气加压
IPG	植入式脉冲发生器
IPP	充气阴茎假体
IPSS	国际前列腺症状评分
ISD	尿道固有括约肌缺陷
ISUP	国际泌尿外科病理学会
ITGCN	管内生殖细胞瘤变
ITT	阵发性睾丸扭转
IUI	宫内授精
IUS	尿道内栓剂
IV	静脉注射
IVC	下腔静脉
IVF	体外受精
IVLT	阴道内潜伏期
IVP	静脉肾盂造影
JN	幼年性肾痿
KUB	肾、输尿管和膀胱
LAM	淋巴管平滑肌瘤病
LCV	外侧皮静脉
LD-DST	低剂量地塞米松抑制试验
LDH	乳酸脱氢酶
LDR	低剂量
LDUH	低剂量普通肝素
LE	白细胞酯酶
LESS	单点
LFT	肝功能检查
LH	黄体生成素
LMWCK	低分子量细胞角蛋白
LMWH	低分子肝素
LND	扩大淋巴结清扫

LOS	住院时间
LPP	漏尿点压
LS	苔藓样硬化症
LUT	下尿路
LUTO	LUT 阻塞
LUTS	下尿路症状
LVI	淋巴管血管受侵
MAC	麻醉监护
MACE	Malone 顺行可控性灌肠手术
MAG3	巯基乙酰三甘氨酸
MAGPI	尿道口前移阴茎头成形术
MAO	单胺氧化酶
MCDK	多囊性肾发育不良
MCN	多囊性肾瘤
mCRPC	转移性去势抵抗性前列腺癌
MCV	内侧皮静脉
MDAH	MD 安德森医院
mDOR	中位缓解持续时间
MELD	终末期肝病模型
MEN	多发性内分泌肿瘤
MET	代谢当量
MGD	混合性腺发育不良
MH	显微镜下的血尿
MIBC	肌层浸润性膀胱癌
MIBG	间碘苄胍闪烁显像
MIST	微创外科干预
MiTF	小眼相关转录因子
MIV	小切口输精管切除术
MMC	丝裂霉素 C
MMK	耻骨后膀胱尿道悬吊固定术
mpMRI	多参数磁共振成像
MR	磁共振
MRI	磁共振成像

MRKH	先天性子宫阴道缺如综合征
MRU	磁共振尿路造影
MSKCC	纪念斯隆-凯特琳癌症中心
MSRE	分阶段膀胱外翻修补术
MSV	有效剂量
mTESE	显微镜下睾丸内精子提取术
MUCP	最大尿道关闭压力
MUI	混合性尿失禁
MUS	尿道中段悬吊术
MVAC	甲氨蝶呤、长春碱、多柔比星多柔比星联合顺铂
N/A	不适用
NAAT	核酸扩增试验
NAT-2	N-乙酰基转移酶2
NBI	窄带光成像
NCCN	美国国立综合癌症网络
NCCT	非增强X线计算机断层扫描
ND	没有披露
NDO	神经源性逼尿肌过度活动
NF	神经纤维瘤病
NGU	非淋菌性尿道炎
NICE	英国国家健康与卓越护理研究所
NMIBC	非肌层浸润性膀胱癌
NO	氧化亚氮
NOA	非阻塞性无精子症
NOTES	自然开口
NR	未报告
NSAID	非甾体抗炎药
NSF	肾源性系统性纤维化
NSGCT	非精原生殖细胞肿瘤
NSS	保留肾单位肿瘤切除术
NSV	无手术刀输精管切除术
NV	神经血管束

Nx	减瘤术
OAB	膀胱过度活动症
OIF	加盖带蒂皮瓣
OMG	口腔黏膜
ONB	原位新膀胱
OR	手术室
OS	总体生存率
OSA	阻塞性睡眠呼吸暂停
PA	原发性醛固酮增多症
PAC	血浆醛固酮浓度
PAI-1	纤溶酶原激活物抑制剂 1
PAIS	部分雄激素不敏感综合征
PBS	Prune-Belly 综合征
PCG	紫杉醇、顺铂联合吉西他滨
PCNL	经皮肾镜取石术
PCR	聚合酶链反应
PCS	化疗后手术治疗
PD	阴茎海绵体硬结症
PD-1	程序性细胞凋亡分子 -1
PDE5	5 型磷酸二酯酶
PDE5I	5 型磷酸二酯酶抑制剂
PDS	聚对二氧环己酮或聚二噁烷酮缝线
PDU	阴茎双重超声
PE	早泄
PET	正电子发射断层显像
PFME	盆底肌肉锻炼
PFMT	盆底肌肉治疗
PFS	无进展生存期
PFUI	骨盆骨折尿道损伤
PGE_2	前列腺素 E_2
PI-RADS	前列腺影像报告和数据评估系统
PIRAS	欧洲多中心研究
PMDS	米勒管永存综合征

PN	肾部分切除术
PNE	经皮神经评估
PNMT	苯酒精胺-氮甲基转移酶
PO	口服
POP	盆腔器官脱垂
POP-Q	盆腔器官脱垂量化
PPS	戊糖多硫酸钠
PRA	血浆肾素浓度
PRL	催乳素
PSA	前列腺特异性抗原
PSCS	挽救性化疗后手术治疗
PSMA	前列腺特异性膜抗原
PT	凝血酶原时间
PTEN	季戊四醇四硝酸酯
PTH	甲状旁腺激素
PTHrP	PTH相关蛋白
PTNS	胫后神经刺激
Ptubule	肾小管内压
PUC	原发性尿道癌
PUL	前列腺段尿道悬扩术
PVR	残余尿
PVS	耻骨阴道吊带术
PVSA	输精管切除术后精子质量分析
QoL	生活质量
qts	棉签试验
RAAS	肾素-血管紧张素-醛固酮系统
Rafferent	入球小动脉阻力
RALRP	机器人辅助腹腔镜前列腺根治切除术
RAS	肾素-血管紧张素系统
RBC	红细胞
RBC/HPF	每个高倍镜视野下的红细胞数量
RBF	肾血流
RBUS	肾脏和膀胱超声

RCC	肾细胞癌
RE	逆行射精
Refferent	出球小动脉阻力
RF	对流射频
RFA	射频消融
RMB	肾肿物活检
RN	根治性肾切除术
RNC	放射性核素膀胱显像
RP	肾盂
RPF	腹膜后纤维化
RPG	逆行肾盂造影
RPLND	腹膜后淋巴结清扫
RR	缓解率
RT	放疗
RTA	肾小管酸中毒
RTK	肾横纹肌样瘤
RUG	逆行尿道造影
RUSD	肾脏超声
SA	精液分析
SBP	收缩压
SC	皮下
SCD	镰状细胞病
SCIV	旋髂浅静脉
SDH-RCC	琥珀酸脱氢酶缺陷型肾细胞癌
SEPV	浅阴部外静脉
SEV	上腹部浅静脉
SFU	美国胎儿泌尿外科协会
SGLT-2	钠-葡萄糖协同转运蛋白2
SGS	妇科外科医师学会
sHR	风险比
SIMS	单切口尿道中段悬吊术
SNM	骶神经调节
SNS	交感神经系统

SPA	耻骨上穿刺
SPECT	单光子发射计算机断层扫描
SPT	耻骨上膀胱造瘘管
SSC	精原干细胞
SSI	手术部位感染
SSLF	骶棘韧带固定术
SSRI	选择性 5- 羟色胺再摄取抑制剂
STI	性传播感染
STSG	中厚皮片
SUFU	泌尿动力学协会，女性盆腔医学，泌尿生殖系统重建
SUI	压力性尿失禁
SWL	冲击波碎石术
SWOG	美国西南肿瘤学组
T2DM	2 型糖尿病
TA	热消融
TART	睾丸肾上腺残基组织
TB	结核病
TCC	上尿路移行细胞癌
TD	阴茎腹侧皮管尿道成形术
TE	肿瘤剜除术
TG	甘油三酯
Th1	T-helper-1 型
Tic	膀胱憩室
tid	一天三次
TIP	尿道板纵切卷管
TMP-SMX	甲氧苄啶 / 磺胺甲噁唑
TNM	肿瘤，区域淋巴结，远处转移
TO	经闭孔
TPIF	带蒂包皮内板岛状皮瓣尿道成形术
TPN	全胃肠外营养
TRT	睾酮替代疗法
TRUS	经直肠超声检查

TSC	结节性硬化复合症
TUIP	经尿道前列腺切开术
TUMT	经尿道微波热疗
TUNA	经尿道针刺消融术
TUR	经尿道切除术
TURBT	经尿道膀胱肿瘤切除术
TURP	经尿道前列腺电切术
TVP	经尿道汽化电切术
TVT	无张力阴道吊带
UA	尿液分析
UCC	尿路上皮细胞癌
UCSF CAPRA	加利福尼亚大学，圣弗朗西斯科前列腺癌风险评估
UD	尿道憩室
UDS	尿动力学检查
UDT	睾丸下降不全
UFC	尿游离皮质醇
UFH	肝素
UG	泌尿生殖
UI	尿失禁
UPJ	肾盂输尿管连接处
UPJO	肾盂输尿管连接部梗阻
UR	尿道复发
URS	经输尿管镜碎石术
US	超声
USL	宫骶韧带悬吊术
USPSTF	美国预防服务工作组织
UT	尿路
UTI	尿路感染
UTUC	上尿路尿路上皮癌
UU	输尿管输尿管吻合术
UUI	急迫性尿失禁
UVJ	输尿管静脉交界处

UVJO	输尿管静脉交界处梗阻
VAC	负压辅助闭合装置
VAD	长春新碱,放线菌素,多柔比星
VCUG	排尿性膀胱尿道造影
VE	附睾输精管吻合术
VHL	脑视网膜血管瘤病
VMA	香草扁桃酸
VOS	阴道-闭孔悬吊术
VTE	静脉血栓栓塞
VUR	膀胱输尿管反流
VV	输精管吻合术
VVF	膀胱阴道瘘
WAGR	肾母细胞瘤,无虹膜,生殖器异常,智力发育低下
WBC	白细胞
WHO	世界卫生组织
WT	肾母细胞瘤
XGP	黄色肉芽肿性肾盂肾炎

索引

F

G

O

P

Q

R

S